妇科·儿科·外科·皮肤科·耳鼻喉科·眼科

症状诊断鉴别与治疗

管秀芬　孙海艳　孙艳红　主编

内蒙古出版集团

内蒙古科学技术出版社

图书在版编目（CIP）数据

症状诊断鉴别与治疗／管秀芬,孙海艳,孙艳红主编.—赤峰:内蒙古科学技术出版社,2016.8（2022.1重印）
ISBN 978-7-5380-2679-5

Ⅰ.①症… Ⅱ.①管… ②孙… ③孙… Ⅲ.①疾病－诊疗 Ⅳ.①R4

中国版本图书馆 CIP 数据核字（2016）第 163891 号

症状诊断鉴别与治疗

作　　者:管秀芬　孙海艳　孙艳红
责任编辑:那　明
封面设计:卜小平
出版发行:内蒙古出版集团　内蒙古科学技术出版社
地　　址:赤峰市红山区哈达街南一段 4 号
网　　址:www.nm-kj.cn
邮购电话:（0476）5888903
排版制作:赤峰地质宏达印刷有限责任公司
印　　刷:三河市华东印刷有限公司
字　　数:435千
开　　本:880mm×1230mm　1/32
印　　张:14.125
版　　次:2016 年 8 月第 1 版
印　　次:2022 年 1 月第 3 次印刷
书　　号:ISBN 978-7-5380-2679-5
定　　价:78.00 元

《症状鉴别诊断与治疗》编委会

主　　编　管秀芬　隆化县中医院
　　　　　　孙海艳　承德市中医院
　　　　　　孙艳红　承德县中医院

副 主 编　袁素民　宽城县中医院
　　　　　　李怀斌　宽城县中医院
　　　　　　刘福兴　宽城县中医院
　　　　　　刘丽伟　承德市双桥区水泉沟镇卫生院
　　　　　　曹乃达　兴隆县半壁山中心卫生院
　　　　　　陈国林　承德县新杖子卫生院
　　　　　　王　玉　承德市中医院
　　　　　　张　娟　围场满族蒙古族自治县中医院
　　　　　　赵春生　承德医学院附属医院

参编人员　刘亚茹　承德市中医院
　　　　　　国艳艳　承德市中医院
　　　　　　纪品川　承德市中医院
　　　　　　陈鑫瑶　承德市中医院
　　　　　　相艳丰　围场县四合永镇中心卫生院

执行主编　丁广谦　承德市中医院

目　录

第一章　妇科病症状

第一节　月经症状…………………………………………… 1

一、经色浅淡………………………………………………… 1

二、经色紫黯………………………………………………… 3

三、经质黏稠………………………………………………… 5

四、经质清稀………………………………………………… 7

五、经行先期………………………………………………… 9

六、经行后期………………………………………………… 12

七、经行先后无定期………………………………………… 14

八、月经过多………………………………………………… 15

九、月经过少………………………………………………… 18

十、经闭……………………………………………………… 22

十一、崩漏…………………………………………………… 24

十二、经来骤止……………………………………………… 26

十三、经行发热……………………………………………… 28

十四、经行头痛……………………………………………… 31

十五、经行身痛……………………………………………… 32

十六、经行腹痛……………………………………………… 33

十七、经行腰痛……………………………………………… 36

十八、经行呕吐……………………………………………… 37

十九、经行泄泻……………………………………………… 39

二十、经行吐衄……………………………………………… 40

二十一、经行便血 …………………………………… 42

二十二、经行浮肿 …………………………………… 43

二十三、经血挟块 …………………………………… 44

二十四、经行抽搐 …………………………………… 46

二十五、经前乳胀 …………………………………… 48

二十六、经前不寐 …………………………………… 50

二十七、经断复行 …………………………………… 51

第二节　带下症状 …………………………………… 53

一、白带 ……………………………………………… 53

二、黄带 ……………………………………………… 55

三、赤白带 …………………………………………… 56

四、五色带 …………………………………………… 57

第三节　妊娠症状 …………………………………… 59

一、妊娠呕吐 ………………………………………… 59

二、妊娠心烦 ………………………………………… 61

三、妊娠咳嗽 ………………………………………… 63

四、妊娠喑哑 ………………………………………… 66

五、妊娠肿胀 ………………………………………… 68

六、妊娠眩晕 ………………………………………… 69

七、子痫 ……………………………………………… 71

八、妊娠下肢抽筋 …………………………………… 72

九、妊娠心腹胀满 …………………………………… 73

十、妊娠腹痛 ………………………………………… 74

十一、妊娠小便不通 ………………………………… 76

十二、妊娠尿痛 ……………………………………… 78

十三、妊娠尿血 ……………………………………… 80

十四、胎水 …………………………………………… 82

十五、胎漏 …………………………………………… 83

十六、胎动不安 ……………………………………… 86

十七、胎位不正 ……………………………………… 89

十八、滑胎 …………………………………………… 90

第四节　产后症状 ·················· 92

　　一、产后腹痛 ·················· 92

　　二、胞衣不下 ·················· 94

　　三、恶露不下 ·················· 95

　　四、恶露不断 ·················· 97

　　五、产后血崩 ·················· 99

　　六、产后多汗 ·················· 100

　　七、产后发热 ·················· 101

　　八、产后发痉 ·················· 104

　　九、产后眩晕 ·················· 105

　　十、产后大便难 ················ 106

　　十一、产后小便不通 ············ 108

　　十二、产后小便频数与失禁 ······ 109

　　十三、乳汁不行 ················ 111

　　十四、产后乳汁自漏 ············ 112

　　十五、产后浮肿 ················ 113

　　十六、产后腰痛 ················ 116

　　十七、产后身痛 ················ 117

　　十八、产后胁痛 ················ 118

　　十九、流产后闭经 ·············· 119

第五节　妇人杂病症状 ············ 120

　　一、不孕 ···················· 120

　　二、癥瘕 ···················· 123

　　三、妇人脏躁 ················ 124

　　四、阴挺 ···················· 125

　　五、外阴痛肿 ················ 128

　　六、阴疮 ···················· 128

　　七、女阴白斑 ················ 130

　　八、阴痒 ···················· 133

　　九、经前面部粉刺 ············ 134

　　十、交接出血 ················ 135

第二章　儿科病症状

一、小儿发热 ……………………………………………… 137

二、小儿低热 ……………………………………………… 140

三、小儿手足心热 ………………………………………… 143

四、小儿风疹(附:婴幼儿奶麻) ………………………… 145

五、小儿麻疹 ……………………………………………… 146

六、小儿丹痧 ……………………………………………… 150

七、小儿丹毒 ……………………………………………… 151

八、小儿发黄 ……………………………………………… 152

九、小儿水痘 ……………………………………………… 154

十、小儿呕吐 ……………………………………………… 155

十一、小儿腹泻 …………………………………………… 158

十二、小儿紫癜 …………………………………………… 160

十三、鼻翼煽动 …………………………………………… 161

十四、顿咳 ………………………………………………… 163

十五、痄腮 ………………………………………………… 164

十六、急惊 ………………………………………………… 165

十七、慢惊 ………………………………………………… 167

十八、胎毒 ………………………………………………… 169

十九、胎弱 ………………………………………………… 170

二十、囟门下陷 …………………………………………… 171

二十一、囟门凸起 ………………………………………… 172

二十二、囟门不合 ………………………………………… 173

二十三、小儿鹅口 ………………………………………… 174

二十四、小儿木舌 ………………………………………… 175

二十五、小儿重舌 ………………………………………… 176

二十六、小儿大便不通 …………………………………… 177

二十七、小儿小便不通 …………………………………… 178

二十八、小儿啼哭 ………………………………………… 179

二十九、积滞 …………………………………………… 182

三十、疳积 …………………………………………… 183

三十一、小儿痞块 …………………………………… 185

三十二、小儿蛲虫症 ………………………………… 186

三十三、小儿蛔虫症 ………………………………… 187

三十四、小儿浮肿 …………………………………… 189

三十五、小儿遗尿 …………………………………… 192

三十六、小儿五软 …………………………………… 193

三十七、小儿五硬 …………………………………… 194

三十八、小儿鸡胸龟背 ……………………………… 195

三十九、小儿痿证 …………………………………… 197

第三章 外科病症状

第一节 头颈部症状 ………………………………… 199

一、头皮疖肿 ………………………………………… 199

二、口颊溃烂 ………………………………………… 200

三、颈后生痈 ………………………………………… 202

四、颈间生疮 ………………………………………… 204

五、瘰疬 ……………………………………………… 206

六、缺盆溃烂 ………………………………………… 207

第二节 胸背部症状 ………………………………… 208

一、腋窝红肿 ………………………………………… 208

二、肩背生痈 ………………………………………… 209

三、指头肿痛 ………………………………………… 211

四、乳房胀痛 ………………………………………… 212

五、乳中结核 ………………………………………… 213

六、乳房红肿 ………………………………………… 214

七、乳头破裂 ………………………………………… 216

第三节 腹、臀部症状 ……………………………… 217

一、脐突 ……………………………………………… 217

二、脐漏 …………………………………………… 217

三、脐内出血 ……………………………………… 218

四、鼠蹊肿痛 ……………………………………… 219

五、臀部生痈 ……………………………………… 221

第四节 四肢症状 ………………………………… 222

一、下肢生疽 ……………………………………… 222

二、臁疮 …………………………………………… 224

三、足趾发黑 ……………………………………… 226

四、足趾溃烂 ……………………………………… 227

五、丹毒 …………………………………………… 228

六、红丝走窜 ……………………………………… 230

七、痰核流注 ……………………………………… 231

八、无名肿毒 ……………………………………… 232

第五节 二阴部症状 ……………………………… 233

一、阴茎溃烂 ……………………………………… 233

二、脱肛 …………………………………………… 235

三、肛裂 …………………………………………… 237

四、肛漏 …………………………………………… 238

五、肛门瘙痒 ……………………………………… 240

六、肛周生痈 ……………………………………… 241

七、肛周疮毒 ……………………………………… 243

八、肛门生痔 ……………………………………… 244

第四章 毛发、皮肤病症状

第一节 毛发症状 ………………………………… 247

一、头皮脱屑 ……………………………………… 247

二、白头秃 ………………………………………… 249

三、毛发变异 ……………………………………… 250

四、脱发 …………………………………………… 251

第二节　皮肤症状……………………………………… 253

一、红鼻子 ……………………………………………… 253

二、口唇湿烂 …………………………………………… 255

三、唇肿 ………………………………………………… 257

四、腰部疱疹 …………………………………………… 258

五、掌跖发疱 …………………………………………… 260

六、指甲变形 …………………………………………… 262

七、指缝湿烂 …………………………………………… 264

八、肌肤麻木 …………………………………………… 266

九、皮肤瘙痒 …………………………………………… 268

十、皮肤脱屑 …………………………………………… 270

十一、皮肤风疹 ………………………………………… 273

十二、水疱 ……………………………………………… 275

十三、皮肤脓疱 ………………………………………… 278

十四、皮肤皲裂 ………………………………………… 280

十五、皮肤粟疹 ………………………………………… 282

十六、皮肤糜烂 ………………………………………… 285

十七、皮肤萎缩 ………………………………………… 287

十八、皮肤瘢痕 ………………………………………… 289

十九、皮肤结节 ………………………………………… 290

二十、皮肤肥厚 ………………………………………… 293

二十一、皮肤红斑 ……………………………………… 295

二十二、皮肤紫斑 ……………………………………… 298

二十三、皮肤白斑 ……………………………………… 301

二十四、皮肤褐斑 ……………………………………… 302

二十五、皮肤黑斑 ……………………………………… 303

二十六、肌肤甲错 ……………………………………… 305

二十七、痱子 …………………………………………… 308

二十八、痤疮 …………………………………………… 309

二十九、白疕 …………………………………………… 311

三十、皮肤疣 …………………………………………… 314

第五章 耳鼻喉科病症状

第一节　耳部症状…………………………………………………… 317

　　一、耳聋、耳鸣 ……………………………………………… 317

　　二、耳痒 ……………………………………………………… 321

　　三、耳痛 ……………………………………………………… 322

　　四、耳衄 ……………………………………………………… 324

　　五、耳内流脓 ………………………………………………… 325

　　六、耳内长肉 ………………………………………………… 326

第二节　鼻部症状…………………………………………………… 327

　　一、鼻塞 ……………………………………………………… 327

　　二、鼻流涕 …………………………………………………… 329

　　三、鼻痒 ……………………………………………………… 332

　　四、鼻痠 ……………………………………………………… 334

　　五、鼻干 ……………………………………………………… 335

　　六、鼻衄 ……………………………………………………… 338

　　七、鼻痛 ……………………………………………………… 341

　　八、鼻肿 ……………………………………………………… 342

　　九、鼻臭 ……………………………………………………… 344

　　十、失嗅 ……………………………………………………… 345

第三节　喉部症状…………………………………………………… 347

　　一、喉痒 ……………………………………………………… 347

　　二、咽干 ……………………………………………………… 349

　　三、咽肿 ……………………………………………………… 351

　　四、咽喉痛 …………………………………………………… 353

　　五、声音嘶哑 ………………………………………………… 355

　　六、咽喉白腐 ………………………………………………… 357

　　七、喉中梗阻 ………………………………………………… 360

　　八、悬雍下垂 ………………………………………………… 362

第六章　眼科病症状

一、目痒 …………………………………………………… 363

二、羞明怕热 ……………………………………………… 365

三、胞睑肿胀 ……………………………………………… 366

四、眼胞瘀痛 ……………………………………………… 367

五、眼睑丹毒 ……………………………………………… 368

六、眼生偷针 ……………………………………………… 369

七、眼皮跳 ………………………………………………… 371

八、上胞下垂 ……………………………………………… 372

九、眼生痰核 ……………………………………………… 374

十、目生椒粟 ……………………………………………… 375

十一、胞内生肉 …………………………………………… 376

十二、拳毛倒睫 …………………………………………… 377

十三、流泪 ………………………………………………… 378

十四、漏睛 ………………………………………………… 380

十五、目赤 ………………………………………………… 382

十六、目赤烂 ……………………………………………… 385

十七、目干涩 ……………………………………………… 387

十八、白睛生疮 …………………………………………… 387

十九、白睛鱼胞 …………………………………………… 389

二十、白睛溢血 …………………………………………… 391

二十一、赤脉传睛 ………………………………………… 393

二十二、赤膜下垂 ………………………………………… 394

二十三、胬肉攀睛 ………………………………………… 396

二十四、轮上赤豆 ………………………………………… 398

二十五、抱轮红 …………………………………………… 400

二十六、目生星翳 ………………………………………… 401

二十七、目生云翳 ………………………………………… 403

二十八、疳翳 ……………………………………………… 404

二十九、蟹睛 ·· 406

三十、黄液上冲 ·· 407

三十一、目札 ·· 409

三十二、目昏 ·· 410

三十三、目珠自胀 ·· 412

三十四、目视无神 ·· 413

三十五、头目胀痛 ·· 414

三十六、目偏视 ·· 416

三十七、瞳神散大 ·· 419

三十八、血灌瞳神 ·· 421

三十九、近视 ·· 423

四十、远视 ·· 424

四十一、行经目痛 ·· 425

四十二、云雾移睛 ·· 427

四十三、暴盲 ·· 429

四十四、内障 ·· 430

四十五、视物变形 ·· 433

四十六、夜盲 ·· 434

四十七、小儿青盲 ·· 436

第一章　妇科病症状

第一节　月经症状

一、经色浅淡

(一)概念

是指月经颜色较正常浅淡的症状而言。《丹溪心法·妇人》论及本症云:"经不调而血水淡血。"其后,《女科证治准绳》、《济阴纲目》等,对此症发病机理及治疗原则,做了较详细的阐述。

(二)常见证候

1. 血虚经色浅淡

【证候表现】经色淡红,经期后延而量少,少腹绵绵而痛,面色无华,头晕目眩,心悸不寐,爪甲不荣,唇舌淡白,脉细。

【病因病机】孕产过频,或半产漏下,亡血失血,致使冲任血少,无余可下。

【证候分析】冲任血少,无余可下,可见经行后期色淡量少;营血不足,濡养不及可见少腹绵绵而痛,爪甲不荣,唇舌淡白,脉细。

【治法方剂】养血兼以益气。方用四物汤加黄芪、元肉。

2. 气虚经色浅淡

【证候表现】经色淡红,质清稀,经期提前量多,或逾期不净或漏下淋漓,面色㿠白,气短身倦,自汗恶风或少腹空坠,舌质淡嫩,边有齿痕,苔薄润,脉沉弱。

【病因病机】多因饮食劳倦,耗伤中气所致。

【证候分析】气虚失于固摄可见经色淡红,质地清稀经期提前而量多,或逾期不止,或漏下淋漓等;气虚失于温煦之职,故兼有面色㿠白,身倦懒言,自汗恶风,少腹空坠等;舌质淡嫩,边有齿痕,脉沉弱也属于气虚的重要指征。

【治法方剂】益气兼以和血。方用保元汤加当归、白芍。

3. 脾肾阳虚

【证候表现】经色黯淡,质地清稀或挟有瘀块,经期大多错后,手足欠温,唇青面白,小腹冷痛或伴有腰膝酸软,带下清稀或便溏溺频,舌淡胖而嫩,苔薄白水滑,脉沉细而迟。

【病因病机】或因脾阳先伤,穷而及肾;或因肾阳先衰,不温中土所致。

【证候分析】阳气既衰,阴血不生,冲任虚冷,故见经色黯淡,质地清澈,经行延期或挟瘀块;阳和无力,阴寒自盛,故见手足欠温,唇青面白,小腹冷痛,便溏溺频,喜暖畏冷等兼症。

【治法方剂】温补肾阳,补火生土。方用右归饮加茯苓、干姜。

4. 痰湿下注经色浅淡

【证候表现】经来色淡质黏,经行延期,带下黏稠,胸闷脘胀,口腻乏味,时时欲呕,或泛吐痰涎或头晕身重,面色萎黄,舌苔白腻,脉象弦滑。

【病因病机】多因饮食劳倦,损伤脾胃,中运失健,蕴湿生痰,下注冲任,阻滞胞脉所致。

【证候分析】痰湿阻滞,胞脉不畅,则见经行后期,涩滞量少,色淡质黏,中挟带浊;湿邪内停,脾失运化,可见形体肥白,口腻乏味,泛恶纳差;湿性重浊可见头晕身重;苔腻,脉滑等均为痰湿内停表现。

【治法方剂】健脾化湿,消痰行滞。方用芎归二陈汤加减。

(三)鉴别诊断

1. 血虚经色浅淡与气虚经色浅淡的鉴别

(1)血虚经色浅淡 为虚证,虚重在"血",主证特点为经行后期,色淡量少。并兼见因营血不足,失于濡养所致的少腹绵绵而痛,爪甲不荣,唇舌淡白,脉细等症。

(2)气虚经色浅淡 为虚证,虚重在"气",主证特点为经色淡红,质地清稀,经期提前而量多,或逾期不止或漏下淋漓等。并兼见身倦懒言,自汗恶风,少腹空坠等气虚表现。

2.脾肾阳虚经色浅淡与痰湿下注经色浅淡的鉴别

（1）脾肾阳虚经色浅淡 属虚寒证,脾肾阳气既衰,阴血不生,冲任虚冷,主证见经色黯淡,质地清澈,经行延期或挟瘀块等。并兼见手足欠温,唇青面白,小腹冷痛,喜暖畏冷等阳虚寒盛表现。

（2）痰湿下注经色浅淡 属本虚标实证,饮食劳倦,损伤脾胃,中运失健,痰湿内生下注冲任。主证见经行后期,涩滞量少,色淡质黏,中挟带浊。兼见形体肥白,口腻乏味,纳差,头晕身重,苔腻,脉滑等痰湿内停表现。

二、经色紫黯

（一）概念

是指经血颜色紫黯不鲜而言。《景岳全书·妇人规》有经色"紫而兼黑"、"沉黑色败"、"紫与黑相近"等类似记载。经色"紫"常与"红"或"黑"同时可见,无论是"紫红"或"紫黑",都必见晦黯不泽,才能称作"经色紫黯"。

（二）常见证候

1.瘀热内结

【证候表现】经色紫红而黯,质浓稠夹块,腹痛拒按,烦躁口渴或经前低热,甚则壮热,带下黄稠,舌质黯红,有紫斑,脉弦数而涩。

【病因病机】经期或产后血室正开之时,外邪乘虚侵袭,入里化热,蓄于胞宫;或胞宫素有停瘀,蕴而化热所致。

【证候分析】瘀热互结阻于胞宫,经行不畅可见经色紫红而黯;瘀阻于内,不通则痛可见腹痛拒按;血热内扰,可见烦躁口渴或经前低热,甚则壮热,带下黄稠;舌质黯红,有紫斑,脉弦数而涩均为瘀热内阻表现。

【治法方剂】泻热逐瘀。方用桃核承气汤。

2.气滞血瘀

【证候表现】经血色紫晦黯,有瘀块夹杂,小腹胀痛,甚则硬痛拒按,精神郁闷不乐,胸乳发胀,面色晦滞不泽,舌质紫黯,脉弦涩。

【病因病机】多因情志不畅,郁怒伤肝,肝郁不达,则血随气滞所致。

【证候分析】气滞血瘀阻于胞宫，经行不畅，可见经血色紫晦暗；气滞则血瘀，可见瘀块夹杂；气滞运行不畅可见小腹胀痛，甚则硬痛拒按；肝郁气滞，可见精神不快，乳胁胀痛；面色暗滞不泽，舌质紫黯，脉弦涩均为气滞血瘀表现。

【治法方剂】行气活血。方用血府逐瘀汤。

3. 寒气凝滞

【证候表现】经色紫黑不鲜，质薄或有血块，小腹及腰腿冷痛，得温较舒，舌质正常，苔白润，脉沉紧。

【病因病机】多因经期或产后饮食生冷，冒雨涉水，感受寒凉或误服寒凉药物，血为寒凝所致。

【证候分析】寒气凝滞胞宫，见经色黑紫不鲜，质薄；寒主收引，寒邪阻滞经脉，血运不畅，可见小腹及腰腿冷痛，得温较舒；苔白润，脉沉紧均为寒邪内停表现。

【治法方剂】温经散寒。方用温经汤加减。

4. 血虚有寒

【证候表现】经色紫黯如豆沙样，经质清稀，小腹隐痛而冷，喜暖喜按，患者面色㿠白，头晕眼花，心悸怔忡，舌淡或兼黯，脉沉细。

【病因病机】多因久病或失血等原因致阴血先伤，复于经产之时感受寒冷，寒气客于血室而成。

【证候分析】血虚有寒见经色紫黯，经质清稀；血虚胞宫失养可见小腹隐痛；寒客胞宫，可见小腹喜暖喜按；血虚清窍不充，心失所养，可见面色㿠白，头晕眼花，心悸怔忡。

【治法方剂】养血温经。方用当归生姜羊肉汤或胶艾四物汤加减。

（三）鉴别诊断

1. 瘀热内结与气滞血瘀经色紫黯的鉴别

（1）瘀热内结经色紫黯　为实证，瘀与热结，主证见经色紫红而黯；兼见经质黏稠，身热烦躁，唇红口渴，脉数等血热证表现。

（2）气滞血瘀经色紫黯　为实证，气与血结，主证见经血色紫晦暗，有瘀块夹杂；兼见精神不快，乳胁胀痛等肝气郁滞的表现。

2. 寒气凝滞经色紫黯与血虚有寒经色紫黯的鉴别

（1）寒气凝滞经色紫黯　属实证，寒气内滞，主证见经色紫黑不鲜,质薄。重在寒邪阻滞经脉,血运不畅。其腹痛多在经期或经前,呈绞痛或掣痛,喜温而畏寒。尤其在行经时四肢逆冷,面色苍白,口唇发青是其特点。

(2)血虚有寒经色紫黯 属虚证,血虚有寒,主证见经色紫黯如豆沙样,经质清稀,重在血海空虚而兼夹寒邪,其腹痛多在经后,且多为隐痛,喜温喜按;兼见心悸眩晕,面色爪甲不荣等血虚之象。

三、经质黏稠

(一)概念

是指经血质地稠厚而言。《景岳全书·妇人规》所述的经水"紫而浓"、"浓而成片"、成"条"的"浓",即指经质黏稠;《医宗金鉴·妇科心法要诀》中,有经血"色深红而浊"、"稠黏臭秽"的记载,其中的"浊",亦指本症。"经质黏稠"与"经血夹块"不同。"经血夹块"是指月经混有凝结的血块而言,这种血块在黏稠或清稀的经血中均可出现。

(二)常见证候

1. 心肝火旺

【证候表现】月经先期量多,甚或血崩,质浓稠如膏,经色鲜红,或紫红或紫黑,并见面红目赤,心烦急躁,失眠多梦,胸胁胀痛,口苦而渴;或经行发热,吐血,舌红苔黄,脉弦数。

【病因病机】多因素禀阳旺之体;或因素嗜辛辣食物,热伏冲任;或因劳心过度,心阴暗耗,心阳独亢;或因情欲不遂,气郁化火;或因纵欲过度,耗伤肾精,水不济火等,致君相二火鸱张,血为热灼所致。

【证候分析】心肝火旺,热扰血室可见月经先期量多,甚或血崩,质浓稠如膏;邪热内扰,见面红目赤,心烦急躁;肝经循胁肋,肝火旺可见胸胁胀痛,口苦而渴;邪热内盛,迫血妄行,可见吐血;舌红苔黄,脉弦数均为里热炽盛表现。

【治法方剂】清热凉血。方用三黄四物汤或丹栀逍遥散加减。

2. 瘀热内结

【证候表现】经来提前量多,色紫红而黯,黏稠有块,行经时小腹疼痛拒按或行经发热,烦躁口干,舌质黯红,脉弦数而涩。

【病因病机】主因情志所伤,肝郁不舒,血随气滞,瘀久化热或适值经期感受外邪,外邪乘虚入里化热,搏结冲任所致。

【证候分析】热邪内扰血室,可见经来提前,量多;瘀热互结可见经色紫红而黯,黏稠有块;瘀阻冲任,不通则痛,可见行经时小腹疼痛拒按;热伤津液,可见经行发热,烦躁口干;舌质黯红,脉弦数而涩均为瘀热内结的表现。

【治法方剂】泄热逐瘀。方用桃核承气汤加减。

3. 湿热蕴结

【证候表现】经行超前量多,稠浊臭秽,色黯红或经带杂下,并见面黄而垢,头胀且重,脘腹痞胀,大便黏腻,带下增多,色黄臭秽,外阴瘙痒,舌苔黄腻,脉弦滑数。

【病因病机】多因饮食劳倦伤脾,健运失职,湿蕴化热;或素嗜肥甘厚味,湿热内盛;或思虑过度,情怀不畅,肝郁脾弱,郁久化火;或经期、产后不禁房事,均可致湿热之邪蕴结胞宫,并与气血相搏而发病。

【证候分析】湿热蕴结,热扰血室,迫血妄行,可见经行超前量多;湿性重浊,黏滞,可见经血稠浊臭秽,色黯红,头胀且重;湿邪困脾,脾失健运,可见脘腹痞胀,大便黏腻;湿性趋下,易袭阴位,可见带下增多,外阴瘙痒;舌苔黄腻,脉弦滑数均为湿热内蕴表现。

【治法方剂】清热利湿。方用龙胆泻肝汤。

4. 痰湿下注

【证候表现】经期延后,量少,稠而色淡。平时痰多,口淡乏味,头眩呕恶,胸痞腹胀,白带浓稠兼热者,心烦少寐,苔白腻,脉弦滑。

【病因病机】多因饮食劳倦,居处潮湿或冒雨受淋所致。

【证候分析】脾虚湿聚,痰湿阻滞,可见经期延后,量少,稠而色淡;痰湿内停,可见平时痰多,口淡乏味;痰湿困脾,可见胸痞腹胀;痰扰清窍,可见头眩;痰扰心神,可见心烦少寐;苔白腻,脉弦滑均为痰湿内阻的表现。

【治法方剂】化湿祛痰。方用芎归二陈汤加减。

(三)鉴别诊断

1. 心肝火旺与瘀热内结经质黏稠的鉴别

(1)心肝火旺经质黏稠　心肝火旺,血为热灼,可见月经先期,量多,色紫红,甚则漏下淋漓、暴下如注。本证内火亢盛表现突出,如心烦,急躁易怒,面目红赤,眩晕失眠,舌红,脉弦数等。

(2)瘀热内结经质黏稠 瘀热内结,月经先期,稠而量多,但颜色紫黯不鲜,瘀块较多,小腹痛而拒按,舌黯红有瘀斑。如果瘀热壅滞胞宫,血行受阻较甚,月经亦可涩少。

2. 湿热蕴结与痰湿下注经质黏稠的鉴别

(1)湿热蕴结经质黏稠 湿热蕴结胞宫,并与气血相搏而发病,其证经行先期,黏稠量多。兼见经色黯红,带下色黄臭秽,舌苔黄腻,脉弦滑数等湿热内蕴表现。

(2)痰湿下注经质黏稠 脾虚湿聚,痰湿阻滞,故可见经期错后而涩少不畅。兼见经色浅淡,带下色白气腥,苔白腻,脉弦滑等痰湿内蕴表现。

四、经质清稀

(一)概念

是指经血质地稀薄而言。在《医宗金鉴·妇科心法要诀》中称经水"清澈"、"形清"。

(二)常见证候

1. 血虚经质清稀

【证候表现】经色淡红而稀,经行错后,量少或点滴即净;经后小腹绵绵作痛,且喜揉按,面色㿠白,头晕目昏,心悸少寐,唇舌淡白,脉沉细弱。

【病因病机】多因长期患有慢性出血性疾病(如月经过多、崩漏、吐血、便血等)及堕胎、小产、产后大出血等耗伤营血;或饮食素少,水谷精微不足,生血乏源,致使冲任血虚。

【证候分析】冲任血虚,故经色淡红而量少,经行错后,量少;血虚机体失养,可见经后小腹绵绵作痛,喜揉按;清窍失充,可见面色㿠白,头晕目昏,心悸少寐;唇舌淡白,脉沉细弱均为血虚的表现。

【治法方剂】养血调经为主,佐以益气。方用四物汤加黄芪、香附之类。

2. 气虚经质清稀

【证候表现】经质清稀而色淡,经期超前,量多,或崩或漏,少腹空坠,精神不振,气短懒动,自汗怯冷,舌质淡体胖,脉沉弱或虚大无力。

【病因病机】多因素体脾胃虚弱,生化之源不足;还可见于劳役过度或久病耗伤正气所致。

【证候分析】气虚不能化汁为赤,可见月经浅淡而稀;气不摄血则经行先期,量多,或逾期不断或淋漓不止;气虚失于温煦、固摄,可见自汗怯冷;脉沉弱或虚大无力均为气虚的表现。

【治法方剂】益气调经为主,佐以养血。方用四君子汤加当归、白芍,或选补中益气汤。

3.寒湿凝滞经质清稀

【证候表现】经质稀薄而量涩少,经期大多后延,色紫黑不鲜或如黑豆汁样,间夹瘀块,行经时小腹疼痛而冷,得温则减,白带甚多,腰酸体重或胸痞脘胀,大便溏薄,苔白腻,脉沉紧。

【病因病机】多由久居阴湿之地;或经期冒雨涉水感受寒湿,寒湿搏结冲任,客于胞宫,凝滞经血所致。

【证候分析】寒湿凝滞,寒性收引属阴邪,证见经质稀薄而量涩少,经期大多后延,色紫黑不鲜;寒性凝滞,寒湿之邪损伤阳气的温煦推动作用,致使经脉气血阻滞不通可见经血间夹瘀块,不通则痛,可见行经时小腹疼痛而冷,得温则减;湿性重浊,黏滞,趋下,可见白带甚多,腰酸体重,大便溏薄;湿邪困脾可见胸痞脘胀;苔白腻,脉沉紧均为寒湿内阻表现。

【治法方剂】温经活血,温化寒湿。方用温经汤加茯苓、干姜。

4.肝肾阴亏经质清稀

【证候表现】经质稀而色鲜红,经来错后,量少,或超前量多或日久淋漓不断,面颊潮红,手足心热,心悸失眠,眩晕耳鸣,腰膝酸软,舌质嫩红,脉细数无力。

【病因病机】多因素体阴虚,或久患热病,或房劳过度等耗伤精血所致。

【证候分析】精血不充,血海空虚,则经质清稀而量少,可见经色鲜红;或阴虚火旺,迫血妄行,也可导致经期提前,经量过多;或为崩中漏下,并兼见虚火上炎之象,如颧红口干,五心烦热,耳鸣眩晕,心悸失眠,脉象细数等。

【治法方剂】滋补肝肾。方用左归饮。

5.脾肾阳虚经质清稀

【证候表现】月经逾期而至,经色淡黯或淡白似水,量少或多,经期唇青面白,手足厥冷,小腹冷痛,喜温,平素面色苍白,四肢不温,腰膝冷痛,白带多,大便溏泻,小便频数,舌质淡胖而嫩,脉沉迟弱。

【病因病机】多因素体阳虚,或恣食生冷或误服寒凉攻下之剂,损伤脾胃之阳;或久泻久利,损伤脾肾之阳而致。

【证候分析】脾肾阳虚,气血生化乏源,血海空虚,可见月经逾期而至,经色黯淡或淡白似水,量少;脾肾阳虚失于温煦,可见经期唇青面白,手足厥冷,小腹冷痛,喜温,四肢不温,腰膝冷痛;阳虚气化不利,失于固摄,可见经量多,白带多,小便频数;舌质淡胖而嫩,脉沉迟弱均为脾肾阳虚表现。

【治法方剂】温补肾阳,补火生土。方用右归饮。

(三)鉴别诊断

1.血虚经质清稀与气虚经质清稀的鉴别

(1)血虚经质清稀 血虚不能化汁为赤,可见经色淡红而稀,经行错后,量少;或点滴即净的主证,兼见头晕目昏,心悸少寐等血虚的表现。

(2)气虚经质清稀 气虚不能摄血,可见经行先期,量多,或逾期不断或淋漓不止的主证,兼见倦怠气短,自汗怯冷等气虚的表现。

2.肝肾阴亏经质清稀与脾肾阳虚经质清稀的鉴别

(1)肝肾阴亏经质清稀 证属阴虚。精血不充,血海空虚,阴虚火旺可见经质清稀而量少,经色鲜红;兼见颧红口干,五心烦热,耳鸣眩晕,心悸失眠,脉象细数等虚火上炎表现。

(2)脾肾阳虚经质清稀 证属阳虚。阳失温煦,血海空虚可见经色黯淡或淡白如水的主证。兼见面色苍白,形寒肢冷,经期唇青,小腹冷痛而喜暖按,脉沉迟等阳虚表现。

五、经行先期

(一)概念

是指月经周期缩短到 21～23 天,甚至一个月两次。若周期仅提前

3～7 天,并无其他明显症状,仍属正常范围;或偶尔一次提前者,亦不作先期论。

（二）常见证候

1. 血热经行先期

【证候表现】经期超前,来时量多,色深红或紫黑成块,质浓黏稠;或有臭秽之气,心烦口干,喜冷怕热,便秘溲赤,舌质红,苔薄黄,脉象滑数。

【病因病机】多因素体内热;或嗜食辛辣,过服辛热助阳之品,致使热扰血海,迫血妄行所致。

【证候分析】热扰血海,迫血妄行,可见经期超前,来时量多;血热灼阴,可见经色深红或紫黑成块,质浓黏稠;里热炽盛,可见心烦口干,喜冷怕热,便秘溲赤;舌质红,苔薄黄,脉象滑数均为里热内盛的表现。

【治法方剂】清热凉血。方用芩连四物汤加减。

2. 阴虚经行先期

【证候表现】经期提前,量少,色红无块,头晕,心悸失眠,腰酸,手足心热,或有低热或两颧潮红,舌红少苔,脉象细数。

【病因病机】多因素体阴虚;或久病失血伤阴,热迫血行所致。

【证候分析】阴虚火旺,迫血妄行,可见经期提前,量少,色红无块;阴虚亏虚,心失所养,可见心悸失眠;阴虚火旺,可见手足心热,或有低热,或两颧潮红;舌红少苔,脉象细数等表现。

【治法方剂】滋阴清热。方用两地汤加甘草。

3. 肝郁化热经行先期

【证候表现】月经提前,量或多或少,色红或紫;或有血条血块,经行不畅,兼有行经时乳房、胸胁、小腹胀痛;或精神抑郁,心烦易怒,口苦咽干;或面色青黯,舌质红,苔薄黄,脉弦数。

【病因病机】多因性情易怒,肝郁化火,迫血妄行所致。

【证候分析】肝郁化火,迫血妄行,可见月经提前,量或多或少,色红或紫;肝喜条达,肝郁则气机不利,可见经行不畅,兼有行经时乳房、胸胁、小腹胀痛或精神抑郁、心烦易怒等表现。

【治法方剂】疏肝解郁,清热凉血。方用丹栀逍遥散加减。

4. 血瘀经行先期

【证候表现】经期提前,一般先量多而后少;或淋漓不止,色紫黯有块,下腹部发胀、压痛,舌质正常或见瘀斑,脉沉涩或沉细。

【病因病机】多因气滞日久;或行经期不注意卫生,致胞中气滞血瘀所致。

【证候分析】血瘀阻络,血不行经,可见经期提前;气滞血瘀,故可见经色紫黯夹有血块,小腹胀痛拒按。

【治法方剂】活血行滞。方用桂枝蟅虫汤。

5. 气虚经行先期

【证候表现】经水前期,量多色淡,质清稀,小腹空坠;或腰部发胀,神疲肢软,心悸气短;或纳少便溏,面浮色㿠白,舌淡苔薄;或边有齿痕,脉弱无力。

【病因病机】多由脾气虚弱,不能固摄冲任所致。

【证候分析】气虚不能固摄冲任,可见经水前期,量多色淡,质清稀;气虚气化失常,可见神疲肢软,心悸气短;脾气虚失于运化,可见纳少便溏;舌淡苔薄,脉弱无力均为气虚的表现。

【治法方剂】补气固经。方用举元煎加阿胶、黄精。

(三)鉴别诊断

1. 血热经行先期、阴虚经行先期与肝郁化热经行先期的鉴别

(1)血热经行先期 热扰血海,迫血妄行,可见经期超前,来时量多;里热炽盛,可兼见心烦口干,喜冷怕热,便秘溲赤;舌质红,苔薄黄,脉象滑数均为里热内盛的表现。

(2)阴虚经行先期 阴虚火旺,迫血妄行,可见经期提前,量少,色红无块;阴虚火旺,可兼见手足心热,或有低热或两颧潮红,舌红少苔,脉象细数等表现。

(3)肝郁化热经行先期 肝郁化火,迫血妄行,可见月经提前,量或多或少,色红或紫;肝郁则气机不利,可兼见经行不畅,兼有行经时乳房、胸胁、小腹胀痛或精神抑郁、心烦易怒等表现。

2. 血瘀经行先期与气虚经行先期的鉴别

(1)血瘀经行先期 血瘀阻络,血不行经,可见经期提前,经色紫黯夹有血块,下腹胀痛拒按。

（2）气虚经行先期　气虚不能固摄冲任，可见经水前期，量多色淡，质清稀；气虚气化失常，可兼见神疲肢软，心悸气短，脉弱无力等气虚的表现。

六、经行后期

（一）概念

是指月经周期延后7天或1个月以上，甚至两三个月（排除早孕）者。若仅延期6~7天，又无其他所苦，或偶尔一次间隔较长，均不作后期论。

（二）常见证候

1. 冲任血虚经行后期

【证候表现】月经错后，量少，色淡红，无腹痛，伴有头晕，心慌，舌质淡，脉细弱。

【病因病机】多因久病体虚或长期慢性失血；或孕产过多，耗伤精血；或脾胃虚弱，生化之源不足，营血亏少，致冲任血虚。

【证候分析】冲任血虚，血海到期不能盈满而溢，可见月经错后，量少，色淡红；血虚机体失养，可见头晕、心慌，舌质淡，脉细弱均为血虚的表现。

【治法方剂】补血益气。方用党参补血汤。

2. 冲任虚寒经行后期

【证候表现】月经延后，量少，质稀，经色黯黑；或混有小血块，腹痛绵绵，喜按，得热痛减，畏寒肢冷，面色晦暗，舌质淡润，苔薄白，脉沉迟无力。

【病因病机】多因素体阳虚；或因生育及其他慢性病，导致肾阳亏弱，冲任虚寒所致。

【证候分析】冲任虚寒，可见月经延后；寒性凝滞，可见经色黯黑，或混有小血块；虚寒证属阳虚，可见腹痛绵绵，喜按，得热痛减；畏寒肢冷，舌质淡润，苔薄白，脉沉迟无力均为虚寒的表现。

【治法方剂】养血温经，补阳散寒。方用仙桂饮。

3. 冲任寒瘀经行后期

【证候表现】月经延期，血量涩少，经色紫黯夹块，小腹疼痛拒按，喜热熨,面色青黯,形体壮实,舌质润或紫黯,苔白,脉沉迟有力或沉紧。

【病因病机】多由经期贪食生冷;或淋雨、涉水、游泳;或坐卧湿地,寒凉客于冲任,气血运行不畅所致。

【证候分析】寒瘀客阻胞宫,可见月经延期,血量涩少;寒性凝滞,可见经色紫黯夹块;寒凝气滞,可致血瘀,不通则痛,可见小腹疼痛拒按,喜热熨;舌质润或紫黯,苔白,脉沉迟有力或沉紧,均为寒瘀内滞的表现。

【治法方剂】温经行滞。方用温经汤。

4.肝气郁结经行后期

【证候表现】经期间隔延长,经色紫红夹块,小腹胀痛,胸胁乳房作胀,苔正常,脉弦或涩。

【病因病机】多因精神刺激,情志抑郁不畅,肝失疏泄,气滞血瘀所致。

【证候分析】肝气郁结不畅影响血液运行,可见经期间隔延长,经色紫红夹块;肝经循行胸胁,肝气郁结可见胸胁乳房作胀;脉弦或涩均为肝气郁结表现。

【治法方剂】开郁行气,活血调经。方用理气通经汤。

5.痰湿阻滞经行后期

【证候表现】经期延后,色淡而黏,身体较胖,胸闷纳少,痰多,懒于行动,心悸气短,平时白带多,舌淡苔腻,脉濡细。

【病因病机】多因脾肾阳虚,痰湿壅滞,冲任气血运行受阻所致。

【证候分析】痰湿为阴邪,易阻遏气机,留滞于脏腑经络,可见经期延后;湿易困脾,可见胸闷纳少;湿性重浊,可见周身困重,懒于行动;湿性趋下,易袭阴位,可见平时白带多;舌淡苔腻,脉濡细均为痰湿内阻表现。

【治法方剂】温肾健脾,化痰祛湿。方用鹿角霜饮。

(三)、鉴别诊断

1.冲任血虚经行后期与冲任虚寒经行后期的鉴别诊断

(1)冲任血虚 病变多在肝脾,冲任血虚,主证可见月经错后,量少。兼见头晕,心慌,舌质淡,脉细弱等血虚表现。

（2）冲任虚寒　病变多在肝肾，冲任虚寒，主证见经行后期，虽月经量少，舌质淡润。兼有血质清稀，经色黯黑，腹痛绵绵，畏寒肢冷，面色晦暗，脉象沉迟无力等阳虚内寒表现。

2. 冲任寒瘀经行后期、肝气郁结经行后期与痰湿阻滞经行后期的鉴别诊断

（1）冲任寒瘀经行后期　属于实证，寒瘀客于冲任，气血运行不畅，主证见月经延期，血量涩少；兼见小腹疼痛拒按，经血夹有血块，血块排出后痛减或消失等实寒夹瘀的表现。

（2）肝气郁结经行后期　属于实证，肝气郁结，气滞血瘀，主证见经期间隔延长；兼见小腹胀痛，胸胁乳房作胀，脉弦或涩等气郁表现。

（3）痰湿阻滞经行后期　属于实证，痰湿内阻胞宫，冲任气血运行受阻，可见经行后期；兼见形体较胖，胸闷纳差，白带多等痰湿内阻表现。

七、经行先后无定期

（一）概念

是指月经不按周期来潮，或先或后，没有一定规律，称为"经行先后无定期"，亦称"月经紊乱"。本症如日久不愈，不但不宜孕育，并且容易演变为"冲任失调性子宫出血"。但在49岁前后，月经将绝未绝之时，往往出现周期紊乱，则属正常生理现象。

（二）常见证候

1. 肝郁肾虚经行先后无定期

【证候表现】经期有时提前，有时错后，或两月一行或一月两行，血量或多或少，经前或月经刚来时乳房胀痛，或小腹胀痛，连及两胁，腰部酸胀，脉沉弱或兼弦。亦有少数病人仅见经期紊乱症状而无其他兼症者。

【病因病机】多由于素体肾虚，或久病伤肾，且平素情志不舒所致。

【证候分析】肝郁肾虚，疏泄闭藏失职，导致冲任气血功能紊乱，可见月经周期紊乱；肝气郁滞，可见经前或月经刚来时乳房胀痛或小腹胀痛连及两胁；肾虚可见腰部酸胀。

【治法方剂】疏肝补肾。方用定经汤，或益肾调肝汤。

2.心脾虚弱经行先后无定期

【证候表现】经期先后不定,量少色淡,头晕心悸,神疲乏力,大便易溏,舌质淡,苔白,脉虚细。

【病因病机】多因素体脾虚;或忧思;或饮食伤脾,气血生化乏源;或暗耗心血致使心脾两虚。

【证候分析】心脾两虚,气血不足,冲任亏虚,可见月经延期;气虚失于固摄,也可见月经先期;气血亏虚,可见神疲乏力;脾虚失于运化,可见大便易溏。

【治法方剂】补益心脾。方用归脾汤。

(三)鉴别诊断

肝郁肾虚与心脾虚弱经行先后无定期的鉴别

(1)肝郁肾虚　肝郁肾虚,疏泄失司,封藏失职可见月经周期紊乱;兼见乳房胀痛或小腹胀痛,连及两胁的肝气郁滞表现,以及腰部酸胀等肾虚表现。

(2)心脾虚弱　心脾两虚,气血不足,可见经来延期,先后不定;兼见头晕心悸,神疲乏力等气血亏虚表现及大便溏泻等脾虚表现。

八、月经过多

(一)概念

是指月经量超过正常或经行时间延长,其出血量增多,但仍然保持正常的周期性,叫作"月经过多"。古典医籍中,各家对本症的描述基本上是一致的。如《丹溪心法》、《证治准绳》、《傅青主女科》、《医宗金鉴》等书籍谓"来多不已"、"经来十数日不止"等,都突出了本症"经量过多"的特点。"月经过多"与临床上所说的"崩"症概念不同。后者是在非行经期内的阴道大量出血,而前者的月经周期正常,经量虽多,但不如"崩"症那样来势凶猛。然而"月经过多"如果迁延不愈,也可逐渐发展为"崩"。

(二)常见证候

1.肝肾阴亏月经过多

【证候表现】月经超前量多或日久淋漓不断,经色鲜红,质稀,形体消瘦,面颊时有烘热,五心烦热,眩晕耳鸣,潮热盗汗,失眠多梦,腰膝酸软,两目干涩,大便偏干,舌质嫩红少苔,脉细数。

【病因病机】多由素体阴虚火旺,或产育过多或纵欲过度或久病失养等原因,引起肝肾亏虚,精亏血耗,水不济火,迫血妄行所致。

【证候分析】阴虚火旺,迫血妄行,可见月经超前量多,或日久淋漓不断;肝血亏虚,筋脉失养,头目失荣可见形体消瘦,两目干涩;阴血亏虚,虚热内扰,可见面颊时有烘热,五心烦热,潮热盗汗;舌质嫩红少苔,脉细数均为阴虚火旺表现。

【治法方剂】滋补肝肾,凉血固经。方用六味地黄汤加枸杞子、旱莲草、龟板等,或用两地汤加减。

2. 肝火偏亢月经过多

【证候表现】月经提前,经量过多或兼经期延长,色鲜红或紫黑,经质浓稠,有瘀块,面赤心烦,急躁易怒,胸闷乳胀,头晕头痛,夜寐多梦,口苦口干,食欲不振,大便干结,小便短赤,舌红苔黄,脉弦数。

【病因病机】多由情志不遂,肝郁化火,或暴怒伤肝,肝火偏亢迫血妄行所致。

【证候分析】肝火偏亢,迫血妄行,可见经期提前,经量过多或兼经期延长;火易伤津,可见经质浓稠,口苦口干,大便干结,小便短赤等表现;肝火偏亢,肝气郁结,可见面赤心烦,急躁易怒,胸闷乳胀;舌红苔黄,脉弦数均为肝火亢盛表现。

【治法方剂】清热凉血,疏肝解郁。方用丹栀逍遥散加减。

3. 脾虚气弱月经过多

【证候表现】月经先期量多,或行经时间延长,经色淡红而清稀,小腹空坠;或行经后少腹空痛且喜揉按,面色㿠白,体倦神疲,气短懒言,自汗恶风,食少纳呆,大便溏薄,甚则泄泻,面浮肢肿,平素白带量多,如涕如唾;或兼见子宫脱垂,舌质淡体胖,边有齿痕,脉沉弱。

【病因病机】多因素体中气不足,或饮食失调,或忧思伤脾,劳力伤气,使脾虚失于固摄,冲任不固,血不归经所致。

【证候分析】脾虚冲任不固,可见月经先期量多,或行经时间延长;脾主升清,脾气虚可见小腹空坠,或兼见子宫脱垂;脾主运化,脾气虚,运化失职,气血生化乏源,可见行经后少腹空痛喜按,面色㿠白,体倦神疲,气短懒言,自汗恶风等气血亏虚表现;兼见食少纳呆,大便溏薄,甚则泄泻等脾失运化变现。

【治法方剂】补中益气,升提固摄。方用补中益气汤,归脾汤,或举元煎加减。

4.冲任虚寒月经过多

【证候表现】经行后期,量多或逾期不断,经色淡黯,质稀薄,或如黑豆汁或挟有瘀块,多于行经时少腹冷痛,喜热喜按,平时精神委顿,面色苍白或晦暗,四肢欠温,腰膝酸冷,带下清稀,大便溏薄,夜尿多;或不孕,舌质淡黯,脉沉迟而弱。

【病因病机】多由早婚早孕;或产育过多;或房事过劳;或因经期过食生冷、冒雨涉水,寒邪郁结冲任;或素体阳虚,胞宫虚寒,冲任失固所致。

【证候分析】虚寒客于胞宫,失于固摄,可见经行后期,量多或逾期不断;冲任虚寒,本属阳虚,可见行经时少腹冷痛,喜热喜按,四肢欠温,腰膝酸冷,带下清稀;寒性收引,可见经血挟有瘀块;阳气亏虚,失于固摄,可见大便溏薄,夜尿多等表现。

【治法方剂】温经散寒,养血固冲。方用温经汤加减。

5.湿热下注月经过多

【证候表现】经期提前量多,色深红或紫黑,有臭气,经质浓稠而间杂带浊,外阴瘙痒,行经前后带下增多,或黄或赤或呈黄绿色,稠浊而臭秽,并见面垢身重,胸脘痞闷,食少腹胀,大便垢腻,小便短赤,舌质红,苔黄腻,脉滑数。

【病因病机】湿热产生有两种途径:一是直接感受外界湿毒,二是脏腑功能失调湿从内生。一般多由饮食劳倦伤脾,中运不健,湿浊内聚,蕴而化热;或嗜食肥甘厚味,湿热内蕴;或忧思恼怒,伤及肝脾,致郁火内炽,运化失司,湿热内结;或经期、产后不禁房事,秽浊湿毒乘虚内侵所致。

【证候分析】湿热内蕴,冲任受灼,迫血妄行可见经期提前量多;湿邪偏重,湿性重浊、黏滞,可见经质浓稠间杂带浊,带下量多,面垢身重;湿邪困脾,可见胸脘痞闷,食少腹胀;热邪偏重,热伤津液,可见经色紫黑,浓稠臭秽,带下黄稠,口苦而干,小便短赤,大便垢腻;舌质红,苔黄腻,脉滑数均为湿热内停的表现。

【治法方剂】清利湿热。方用龙胆泻肝汤加减。

（三）鉴别诊断

1. 肝肾阴亏与肝火偏亢月经过多的鉴别诊断

（1）肝肾阴亏月经过多　属虚证。阴虚火旺，迫血妄行，可见月经超前量多或日久淋漓不断；兼见颧红潮热，盗汗失眠，五心烦热，舌质嫩红，脉细数等一派虚火亢盛之象。

（2）肝火偏亢月经过多　属实证。肝火偏亢，迫血妄行，可见月经提前而至，经量过多或兼经期延长；兼见经色紫黑或鲜红，经质黏稠，间夹瘀块，行经时乳房作胀，少腹胀痛，急躁易怒，头晕头痛，心烦口苦，脉弦数等肝郁气滞和肝火亢盛表现。

2. 脾虚气弱月经过多与冲任虚寒月经过多的鉴别诊断

（1）脾虚气弱月经过多　重在脾虚、气虚。脾虚失摄，冲任不固，可见月经先期量多或行经时间延长；兼见月经色淡，小腹坠胀，体倦神疲，气短懒言，食少纳呆，大便溏薄等脾气虚表现。

（2）冲任虚寒月经过多　重在肾虚、阳虚。胞宫虚寒，冲任失固，可见经行后期，量多或逾期不断，经色清稀黯淡，中夹瘀块，少腹冷痛喜按；兼见面色苍白，形寒肢冷，畏寒喜暖，带下清稀，夜尿多频，舌质淡黯，脉沉迟等阳虚表现。

九、月经过少

（一）概念

是指每逢经期，经来涩滞不爽，经量很少，甚至仅见点滴或行经时间缩短。本症历代中医典籍中不乏记载。《金匮要略》称"经水不利"；《诸病源候论》称"月候不利"；《丹溪心法》、《证治准绳》称"经水涩少"；《妇人良方》和《女科经纶》又有"经水不利"之称。月经正常的妇女，偶有一次经量减少，不能诊断为"月经过少"。更年期妇女若出现月经量渐次减少，是绝经的征兆，也不可作"月经过少"而论。本症常是"经闭"的先兆，并可导致不孕。

（二）常见证候

1. 血虚月经过少

【证候表现】月经量少，甚至点滴即止，血色淡红质稀或淡如黄水，经期延后,经后少腹绵绵作痛,喜揉按,面色苍白,头晕眼花,心悸怔忡,健忘少寐,口唇指甲淡白,皮肤干燥,舌质淡,脉沉细无力。若内生虚热,兼见颧红,潮热盗汗,五心烦热,舌红,脉细数等。

【病因病机】多由长期慢性失血,或孕育过多或脾胃素虚,不能奉心化赤为血,致使冲任血海不满,无余可下所致。

【证候分析】血虚冲任血海不满,可见月经量少,甚至点滴即止;血虚不荣,可见面色苍白,头晕眼花,心悸怔忡,唇舌指甲淡白,经色淡黄;若虚热内扰,可见心烦潮热,颧红盗汗等表现。

【治法方剂】养血调经。方用四物加葵花汤;血虚内热,养血清热。方用地骨皮饮。

2. 脾胃虚弱月经过少

【证候表现】经行量少或点滴而下,经色淡红质稀,经期错后,面色萎黄,气短自汗,声音低怯,口淡无味,食少便溏;或略现浮肿,带下清稀量多,唇舌淡白,脉濡弱。

【病因病机】多因饮食不节;或思虑劳倦过度,损伤脾胃;或因误服攻伐之药伤其中气,导致气血生化不足所致。

【证候分析】气血不足,血海不得充盈,故见经行量少或点滴而下;脾气不健,则见口淡乏味,食少便溏,带下稀白;面色不华,唇舌淡白,倦怠少气,经色淡红质稀等均为气血不足表现。

【治法方剂】益气健脾,和胃。方用参苓白术散加当归、川芎。

3. 血瘀月经过少

【证候表现】经来涩滞,量少,经色紫黯,经质黏稠夹块,少腹刺痛拒按,经期错后,面色晦暗,肌肤甲错,经前乳房胀痛,舌质紫黯或有瘀斑,脉沉涩。

【病因病机】一由情志不舒,肝气抑郁,气机不利,血为气滞,冲任受阻而成;一由经期或产后余血未净,外受寒凉,或内伤生冷,血为寒凝或误服寒凉收涩之剂,余血内滞,壅阻胞脉,冲任受阻所致。

【证候分析】瘀血内滞,冲任受阻,可见经来涩滞量少或经期错后,经色紫黯;瘀血为有形之邪,瘀血内停,络脉不通,气机受阻,不通则痛,可见少腹刺痛拒按;瘀血阻络,气血运行不畅或瘀血不去,新血不生,肌肤失养,故面色黧黑,肌肤甲错;舌质紫黯或有瘀斑,脉沉涩均为瘀血内阻表现。

【治法方剂】活血化瘀,行气调经。方用牛膝散。

4.肾虚月经过少

【证候表现】月经量少,色淡红或暗红,经质稀薄,经后少腹朽痛,周期不准,面色不荣,眩晕耳鸣,腰膝酸软,小便频数,或夜尿频多或性欲淡漠,舌质淡红,脉沉细无力。

【病因病机】多由先天禀赋不足,或多孕多产,或房事不节,精血亏耗,血海不得充盈所致。

【证候分析】肾水不足则经血少,可见月经量少;肾火不足,则经色浅淡而稀;肾虚失于固摄,可见小便频数或夜尿频多;腰为肾之腑,肾虚可见腰膝酸软;肾藏精主水,为全身阴阳之根本,肾精亏虚,机体失养,可见面色不荣,眩晕耳鸣;肾精主司人体生长发育及生殖,肾虚,可见性欲淡漠。

【治法方剂】补肾养血调经。方用当归地黄饮加减。

5.寒客胞宫月经过少

【证候表现】经来涩少或点滴即无,色淡红或黯黑,经质稀薄或夹瘀块,少腹冷痛,得温则舒,经期后延,四肢清冷,带下清稀量多,舌质淡黯,苔白,脉沉紧。

【病因病机】多由过食生冷或冷水洗浴,或冒雨涉水,或过服寒凉药物,致寒邪客于胞宫所致。

【证候分析】寒邪客于胞宫,血为寒凝,胞脉阻滞,可见经来涩少,经期后延或点滴即无;寒性凝滞,寒邪损伤阳气,致使经脉气血不通,不通则痛,可见经血夹瘀块,少腹冷痛,得温则舒,四肢清冷,带下清稀量多;舌质淡黯,苔白,脉沉紧均为寒邪内阻表现。

【治法方剂】温经散寒,活血调经。方用温经汤加减。

6.痰湿阻滞月经过少

【证候表现】经行后期量少,色淡稠黏,或混有黏条样物,体形肥胖,头眩而重,四肢酸困,胸闷脘痞,时欲呕恶,口中淡腻,食少纳呆,大便溏泻,白带量多而稠浊,其气腥秽,舌苔白腻,脉弦滑。

【病因病机】多由气候潮湿,或经行涉水淋雨,久居潮湿之地,或素体脾虚,过食肥甘厚味损伤脾胃,脾气虚弱,运化失司,湿聚生痰所致。

【证候分析】痰湿下注冲任,壅塞胞宫,阻滞经脉,可见经行后期量少;湿性黏滞,可见经色淡黏稠或混有黏条样物;湿性重浊,可见头晕而重,四肢酸困;湿易困脾,脾失健运,可见胸闷脘痞,食少纳呆,大便溏泻;湿性趋下,可见白带量多而稠浊,其气腥秽;舌苔白腻,脉弦滑均为痰湿阻滞表现。

【治法方剂】健脾化湿祛痰。方用苍附导痰丸或芎归二陈汤加减。

(三)鉴别诊断

1. 血虚月经过少与肾虚月经过少的鉴别诊断

(1)血虚月经过少 血虚冲任血海不充,可见月经量少,甚至点滴即止;兼见面色苍白,头晕眼花,心悸怔忡等血虚表现,也可见颧红,潮热盗汗,五心烦热等阴虚火旺表现。

(2)肾虚月经过少 肾水不足则经血少,可见月经量少;兼见眩晕耳鸣,腰酸肢软,小便频数,夜尿频多等肾精亏虚,肾气虚失于固摄的表现。

2. 脾胃虚弱月经过少与痰湿阻滞月经过少的鉴别诊断

(1)脾胃虚弱月经过少 脾胃为气血生化之源,脾胃虚弱气血不足,血海不得充盈,故见经行量少或点滴而下;兼见气短自汗,带下清稀量多等气虚失于固摄表现,也可见食少便溏,口淡无味等脾虚失于健运表现。

(2)痰湿阻滞月经过少 痰湿下注冲任,壅塞胞宫,阻滞经脉,可见经行后期量少;兼见胸闷脘痞,时欲呕恶,口中淡腻,食少纳呆,大便溏薄等湿邪困脾,脾失健运表现。

3. 血瘀月经过少与寒客胞宫月经过少的鉴别诊断

(1)血瘀月经过少 瘀血内滞,冲任受阻,可见经来涩滞量少或经期错后经色紫黯;兼见少腹刺痛拒按,肌肤甲错,舌质紫黯或有瘀斑等瘀血内阻表现。

(2)寒客胞宫月经过少 寒邪客于胞宫,血为寒凝,胞脉阻滞,可见经来涩少,经期后延或点滴即无;兼见少腹冷痛,得温则舒,四肢清冷等寒邪内阻表现。

十、经闭

(一)概念

是指女子年满 18 岁,月经尚未来潮或月经周期建立后停经 3 个月以上者(已排除早孕)均称为经闭。前者为原发性经闭,后者为继发性经闭。生理性停经,多见于青春期前、妊娠、哺乳及绝经后期,以及少见的居经、避年及暗经等,均不属于经闭范畴。这里主要讨论功能失调所致的经闭,经药物调理,能收到治疗效果者。凡属先天性无子宫、无阴道或处女膜闭锁等器质性病变所致的闭经,均不在此论述。

(二)常见证候

1. 肾气亏虚经闭

【证候表现】月经超龄未至或初潮较迟,量少,色红或褐,渐至经闭。一般无白带,腹无胀痛,腰背酸痛,四肢不温,头晕耳鸣,面色黯淡或有褐斑,舌质正常或稍淡,脉沉细无力。

【病因病机】多由先天肾气不足,冲任空虚或产后出血过多,致精血亏损,经闭不行。

【证候分析】肾藏精,主生殖,肾气亏虚,精血不足,可见月经超龄未至或初潮较迟,量少,渐至经闭;腰为肾之腑,肾开窍于耳,肾气亏虚,可见腰背酸痛,头晕耳鸣;肾阳不足,机体失于温煦,可见四肢不温。

【治法方剂】温补肾阳,调理冲任。方用温肾通经汤。如月经行后,可用补肾养血汤继续治疗,巩固疗效。

2. 气血虚弱经闭

【证候表现】月经大多后期而至,量少而渐至停闭,小腹无胀痛。或面色萎黄淡白,头晕心悸或纳少便溏,面浮肢肿,神疲乏力,舌质正常或淡,脉象细弱,或细数无力。也有少数患者,除经闭主症外,并不伴有其他见症。

【病因病机】多由脾虚,失血,虫疾,营血内亏或严重营养不良所致。

【证候分析】气血亏虚,胞宫失充,可见月经后期而至,量少而渐至停闭;气虚可见神疲乏力,纳少便溏;血虚机体失养,可见面色萎黄淡白,头晕心悸;脉象细弱或细数无力均为气血虚弱表现。

【治法方剂】益气养血通经。方用养血通经汤。待月经来潮后,续用滋血汤调补。

3.气滞血瘀经闭

【证候表现】月经数月不通,小腹胀痛或拒按,精神抑郁,胸闷胁痛,性情急躁易怒,舌边紫黯或有瘀点,脉象沉弦。

【病因病机】多由精神刺激或生活环境改变,导致肝气郁结,冲任气血失于畅通。

【证候分析】气滞血瘀,冲任气血失于畅通,可见月经数月不通;气滞肝失疏泄,可见小腹胀痛或拒按,精神抑郁,性情急躁易怒;肝经循胁肋,可见胸闷胁痛;瘀血内阻,可见舌边紫黯或有瘀点。

【治法方剂】疏肝理气,活血通经。方用四逆散加丹参、月季花。月经来潮后,再用人参养荣丸、八珍益母丸补益气血以善其后。

4.痰湿阻滞经闭

【证候表现】经水逐渐减少以致经闭,形体日渐肥胖,腰酸浮肿,带下较多,胸闷恶心,心悸气短,食少纳呆,倦怠乏力,面色㿠白,舌质淡胖或舌苔白腻,脉沉濡或细滑。如经闭时间过长,可有溢乳现象。

【病因病机】多由素体脾肾阳虚,或久居潮湿之地,冒雨涉水,痰湿滞于冲任,阻遏血脉流通所致。

【证候分析】痰湿滞于冲任,血脉流通不畅,可见经水逐渐减少以致经闭;痰湿困脾,可见胸闷恶心,食少纳呆,倦怠乏力;痰湿内停,可见形体日渐肥胖,腰酸浮肿。

【治法方剂】温肾补脾,祛痰利湿。方用鹿角霜饮重剂服之。

（三）鉴别诊断

1.肾气亏损经闭与气血虚弱经闭的鉴别诊断

(1)肾气亏损经闭 肾气亏虚,精血不足,可见月经超龄未至或初潮较迟,量少,渐至经闭;或有大出血病史,常伴有腰背酸痛,头晕耳鸣,面色黯淡,脉象沉细等肾阳虚弱,精血不足的表现。

(2)气血虚弱经闭 气血亏虚,胞宫失充,可见月经后期而至量少而渐至停闭;兼见面色萎黄淡白,头晕心悸,纳少便溏,神疲乏力等气血不足表现。

2.气滞血瘀经闭与痰湿阻滞经闭的鉴别诊断

（1）气滞血瘀经闭　气滞血瘀，冲任气血失于畅通，可见月经数月不通；兼见小腹胀痛拒按，精神抑郁，胸闷胁痛，性情急躁，舌边紫黯或有瘀点等气滞血瘀表现。

（2）痰湿阻滞经闭　痰湿滞于冲任，血脉流通不畅，可见经水逐渐减少以致经闭；兼见腰酸浮肿，带下量多，胸闷恶心，食少纳呆，倦怠乏力，舌质淡胖或舌苔白腻等痰湿内阻表现。

十一、崩漏

（一）概念

是指妇女不规则的阴道出血。《诸病源候论·妇人杂病诸候》说："血非时而下，淋漓不断，谓之漏下。""忽然崩下，谓之崩中。"崩与漏的临床表现虽然不同，但病因相同，且在病机发展的过程中，常可互相转化。如崩势稍缓，可变成漏；若久漏不止，亦能成崩。如《济生方》云："崩漏之疾，本乎一证。轻者谓之漏下，甚者谓之崩中。"更由于本症出血量时多时少，常不固定，因此崩与漏不易截然划分，所以在临床上常是崩漏并称。

崩漏是多种妇科疾病所表现的共有症状。如冲任失调性子宫出血、月经过多、五色带、胎漏、产后血晕、恶露不绝、癥瘕等所出现的阴道出血，都属崩漏范畴。近代之论崩漏，多趋向于冲任失调性阴道出血。

（二）常见证候

1.肾阴虚崩漏

【证候表现】阴道出血量多或淋漓不断，血色鲜红，或紫红，质稠，偶有血块，腰酸肢软，头晕耳鸣，五心烦热，口干不欲饮，舌质红或淡（血虚时），脉细数。

【病因病机】多由素体阴虚或因早婚，房劳，多产损伤肾阴所致。

【证候分析】肾阴亏虚，以致虚火内动，冲任失守，发生崩漏；虚火灼伤津液，可见血色鲜红，质稠，偶有血块；肾精亏虚，机体失养，可见腰酸肢软，头晕耳鸣；阴虚火旺，热扰心神，可见五心烦热；舌质红，脉细数均为阴虚火旺表现。

【治法方剂】滋阴补肾，凉血止血。方用滋阴止血方。血止后可用滋肾调周方。

2. 肾阳虚崩漏

【证候表现】阴道出血量多或淋漓不断,色淡红,质稀,无块;或面生黄褐斑,形寒肢冷,身体较胖,腰痛,舌体淡胖或有齿痕,脉沉弱或虚数(血虚时)。

【病因病机】多由素体阳虚,或青春期肾气不足或因患有阴虚证过服甘寒之剂所致。

【证候分析】肾阳虚,阳虚则冲任之气不固,可见阴道出血量多或淋漓不断;肾阳虚,机体失于温养,可见形寒肢冷;阳虚运化失司,痰湿内停,可见身体较胖,舌体淡胖或有齿痕。

【治法方剂】温补肾阳,益气止血。方用温阳止血方。血止后用温肾调周方。

3. 脾虚崩漏

【证候表现】阴道出血量多或淋漓不止,血淡,质稀,面色㿠浮,身倦纳少,下腹坠胀,或大便不实,舌淡,脉细弱或虚数。

【病因病机】多由素体脾虚或过失肥甘厚味损伤脾气所致。

【证候分析】脾胃为后天之本,气血生化之源,脾主统血,脾虚气失固摄,可见阴道出血量多或淋漓不止,血淡,质稀;脾气虚失于健运,可见身倦纳少;气失固摄,不能升提,可见下腹坠胀。

【治法方剂】补脾益气,兼以止血。方用益气止血方。血止后改用补脾调周方。

4. 血瘀崩漏

【证候表现】阴道出血量多或淋漓不止,经色紫黯,挟有瘀块,小腹疼痛,拒按,瘀块排出后则疼痛减轻,舌质紫黯或舌尖边有瘀点,脉沉涩或弦滑(血虚或血瘀化热时)。对一些出血时间长,久漏不止的患者,用辨证方药治疗无效者,尽管无上述瘀血证候也应该考虑为瘀滞所致。

【病因病机】多由行经期间或产后情志抑郁,或感受寒邪,使寒凝气滞,血离经脉,积于胞宫所致。

【证候分析】瘀血内阻,血不循经可见阴道出血量多或淋漓不止,经色紫黯,挟有瘀块;瘀阻经络,不通则痛,可见小腹疼痛,拒按,瘀块排出后痛减;舌质紫黯或舌边尖有瘀点均为瘀血内阻表现。

【治法方剂】活血化瘀，兼以益气。方用化瘀止血方。血止后根据以上3个证候，辨证论治。

（三）鉴别诊断

1. 肾阴虚崩漏与肾阳虚崩漏的鉴别诊断

（1）肾阴虚崩漏　肾阴亏虚，以致虚火内动，冲任失守，发生崩漏；兼见头晕耳鸣，五心烦热，口干不欲饮，舌质红，脉细数等阴虚火旺表现。

（2）肾阳虚崩漏　肾阳虚，冲任不固，可见阴道出血量多或淋漓不断；兼见形寒肢冷，身体较胖，舌体胖淡或有齿痕等阳虚失于温煦，水湿内停表现。

2. 脾虚崩漏与血瘀崩漏的鉴别诊断

（1）脾虚崩漏　脾主统血，脾虚气失固摄，可见阴道出血量多或淋漓不止；兼见面色㿠白，神倦乏力，下腹坠胀等脾气虚表现。

（2）血瘀崩漏　瘀血内阻，血不循经可见阴道出血量多或淋漓不止；兼见经色紫黯，挟有瘀块，小腹疼痛，拒按，瘀块排出后痛减，舌质紫黯或舌尖边有瘀点等瘀血内阻表现。

十二、经来骤止

（一）概念

是指妇女在行经期间，大多在月经的第一、第二天，由于某种原因而致月经突然停止者。如《金匮要略·妇人杂病脉证并治》载有："妇人中风，七、八日，续来寒热，发作有时，经水适断……"《景岳全书·妇人规》则云："妇人伤寒……适值经行，以致热入血室，或血不止，或血不行……"宋陈自明《妇人良方大全·调经门》中则称："月水行止"，"经脉顿然不行"均是指本症。本症与"经闭"的概念不同。经来骤止是经水正行时突然中断，而"经闭"时经候当至不至，数月不行。妇女行经期间，经水忽来忽断，断而又来或产后恶露骤停者，都不属本症的讨论范围。

（二）常见证候

1. 热入血室经来骤止

【证候表现】月经骤停，小腹或胸胁硬满，发热恶寒或寒热往来，口苦咽干,舌质偏红,脉弦数。

【病因病机】多因妇女行经期间,感受风寒或温热之邪,外邪乘虚入血室,热与血搏,致经血断止。

【证候分析】热与血结,经血运行不畅,可见月经骤停,小腹或胸胁硬满;感受外邪,正邪对抗可见发热恶寒或寒热往来;热伤津液,可见口苦咽干;舌质偏红,脉弦数均为热邪内阻表现。

【治法方剂】清解血室之热。方用小柴胡汤。可针刺期门,以泻其邪。

2.寒邪凝滞经来骤止

【证候表现】经血忽断,小腹绞痛或冷痛拒按,四肢欠温,舌质正常,苔白润,脉沉紧。

【病因病机】多因行经期间过食生冷或服寒凉药物,寒客胞宫或经期冒雨、涉水,寒气乘虚陷入冲脉,致经血遂止。

【证候分析】寒客胞宫,冲任受阻,经血忽断;寒性凝滞,经络不通则痛,可见小腹绞痛或冷痛拒按;寒为阴邪,易伤阳气,可见四肢欠温。

【治法方剂】温阳行血调经。方用桂枝桃仁汤或温经汤加减。

3.瘀血阻滞经来骤止

【证候表现】经血骤然停止,腰腹胀痛或刺痛,按之则痛,舌多紫黯,脉沉涩。

【病因病机】多与经期起居不慎,寒凝血滞有关,病机重在瘀。

【证候分析】瘀血闭阻经络,可见经血骤然停止;不通则痛,可见腰腹胀痛或刺痛,按之则痛,舌质紫黯是瘀血内停表现。

【治法方剂】化瘀通经。方用少腹逐瘀汤加减。

4.肝气郁结经来骤止

【证候表现】经血突然中断,两胁及少腹胀痛,舌质正常,苔薄白,脉沉弦。

【病因病机】多由情志不遂,肝气抑郁,气结血滞,导致经血不得下行所致。

【证候分析】肝气郁结,经血不得下行,可见经血突然中断;肝经循胁肋,肝气郁滞,可见两胁及少腹胀痛。

【治法方剂】疏肝解郁。方用乌药散加减。

（三）鉴别诊断

1.寒邪凝滞与瘀血阻滞经来骤止的鉴别诊断

（1）寒邪凝滞经来骤止　寒客胞宫，冲任受阻，经血忽断；兼见小腹冷痛拒按，四肢欠温，面白唇青，肢冷背寒，脉沉紧等寒邪内停表现。

（2）瘀血阻滞经来骤止　瘀血闭阻经络，可见经血骤然停止；兼见腰腹刺痛，拒按，并见面色黯滞，舌质紫黯，脉涩等瘀血内阻表现。

2.热入血室与肝气郁结经来骤止的鉴别诊断

（1）热入血室经来骤止　热与血结，经血运行不畅，可见月经骤停；兼见口苦咽干，舌质偏红，脉弦数等热邪内阻表现。

（2）肝气郁结经来骤止　肝气郁结，经血不得下行，可见经血突然中断；兼见两胁及少腹胀痛，脉沉弦等肝气郁结表现。

十三、经行发热

（一）概念

是指妇女在经前或经期出血发热，经后则退。经行时偶然一次发热者，不属本症讨论范围。

（二）常见证候

1.肝郁化火经行发热

【证候表现】经前或经期低热，经后即退，月经先期，量多色紫质稠；或行经时间延长，胸闷胁胀，心烦，头晕或面红目赤；或口苦咽干，舌质偏红，苔薄或黄腻，脉弦数。

【病因病机】多由内伤七情，肝失条达郁久化热所致。

【证候分析】肝郁化火，可见经前或经期低热；热扰血室，可见月经先期，量多或行经时间延长；肝气郁结，可见胸闷胁胀痛；热伤津液，可见口苦咽干；热邪上扰清窍，可见心烦，头晕或面红目赤；舌质红，苔黄腻，脉弦数均为内有火邪表现。

【治法方剂】疏肝解郁，清热调经。方用丹栀逍遥散加减。

2.阴虚火旺经行发热

【证候表现】平时低热缠绵，经行热势升高，月经大多超前，量少色黯红，心中烦热，口干咽燥，头晕目眩，形体消瘦，舌红苔薄，脉细数。

【病因病机】多由素体阴虚或经行量多，致阴血不足而生内热。

【证候分析】阴虚火旺,可见平时低热缠绵;经行阴虚更甚,可见热势升高;热迫血行,可见月经大多超前;阴血亏虚,虚热内扰,可见心中烦热,口干咽燥;机体失充,可见形体消瘦;舌红苔薄,脉细数均为阴虚火旺表现。

【治法方剂】滋阴清热调经。方用加味地皮饮。

3. 外感风寒经行发热

【证候表现】每届经前或经期,发热恶寒,周身疼痛,头痛鼻塞,月经量少色淡,小腹隐痛,舌淡苔薄白,脉浮缓或浮滑。

【病因病机】多因素体气虚,行经期间,气血更虚,风寒之邪乘虚而入所致。

【证候分析】行经期间气虚亏虚,感受风寒之邪,可见恶寒发热,恶寒重,发热轻,头痛鼻塞;寒邪束表,经络不通,可见周身疼痛,小腹隐痛。

【治法方剂】疏风调经。方用桂枝四物汤加荆芥。

4. 外感风热经行发热

【证候表现】每届经前或经期,发热不恶寒,鼻流清涕,头痛且胀,口渴咽痛,月经先期而至,经量稍多,经色红,舌红苔薄黄,脉浮数。

【病因病机】多因素体气虚,行经之际感受风热之邪所致。

【证候分析】素体气虚,行经期间,气血虚弱更甚,气虚则外感,风热之邪侵袭机体,可见每届经前或经期,发热不恶寒;热盛动血,可见月经先期而至,经量稍多;热伤津液,可见口渴咽痛;舌红苔薄黄,脉浮数均为外感风热表现。

【治法方剂】清热调经。方用银翘散加减。

5. 胞宫血瘀经行发热

【证候表现】经前或经期低热,月经量少,色褐质稠,少腹疼痛拒按,或痛如针刺,或腰强难以转侧,面色黯黑,失眠多梦,口干不欲饮,舌质黯红或有紫斑,脉弦涩。

【病因病机】多由瘀血停滞胞宫,久而化热,逢经期瘀热加重所致。

【证候分析】胞宫瘀血,郁久化热,逢经期瘀热加重,可见经前或经期低热;瘀血阻络,血行不畅,气机受阻,可见月经量少,色褐质稠,少腹疼痛拒按或痛如针刺;瘀血不去,新血不生,肌肤失养,可见面色黯黑;

郁久化热伤津,可见口干不欲饮;舌质黯红或有紫斑,脉弦涩均为瘀血内阻表现。

【治法方剂】活血化瘀,清热调经。方用莪术汤加减。

6.气虚血亏经行发热

【证候表现】经行微热,月经先期,量多色淡,心悸少寐,面目虚浮,头晕目花,倦怠神疲,舌体胖嫩,苔薄,脉细略数。

【病因病机】多由久病气血亏损或因脾胃虚弱,气血生化不足,逢经期气血更虚所致。

【证候分析】素体气血不足,经期更甚,可见经行微热;气不摄血,可见月经先期,量多色淡;心失所养,可见心悸少寐;清窍不充,可见面目虚浮,头晕眼花;倦怠神疲,均为气虚表现。

【治法方剂】益气养血。方用八珍汤加减。

(三)鉴别诊断

1.肝郁化火与胞宫血瘀经行发热的鉴别诊断

(1)肝郁化火经行发热　属实证,肝郁化火,多在经前或经期发热;常伴有胸胁胀痛,心烦头晕,舌质偏红,脉弦数等肝郁表现。

(2)胞宫血瘀经行发热　属实证,瘀血内停久而化热,可见经前或经期发热;常伴有少腹疼痛拒按或痛如针刺,面色黯黑,口干不欲饮,舌质黯红,脉弦涩等瘀血内停表现。

2.外感风寒与外感风热经行发热的鉴别诊断

(1)外感风寒经行发热　属风邪外袭,行经期间气血更虚,可见经前或经期,发热恶寒;常伴周身疼痛,头痛鼻塞,舌淡苔白,脉浮等外感风寒表现。

(2)外感风热经行发热　属风邪外袭,行经期间外感风热之邪,可见发热不恶寒;常伴有头痛且胀,口渴咽干,月经先期而至,舌红苔黄,脉浮数等外感风热之邪的表现。

3.阴虚火旺与气虚血亏经行发热的鉴别诊断

(1)阴虚火旺经行发热　属虚证,素体阴虚,行经期间阴虚更甚,可见平素低热缠绵,经行热势升高;常伴有心中烦热,口干咽燥,形体消瘦,舌红苔薄,脉细数等阴虚火旺表现。

(2)气虚血亏经行发热　属虚证,气血亏虚,可见经行低热;常伴有倦怠神疲,舌体胖嫩等气虚表现。

十四、经行头痛

(一)概念

是指经期或月经前后头痛。若偶然发生一次月经期头痛者,不属本症讨论范围。

(二)常见证候

1. 血瘀经行头痛

【证候表现】多发生于经前或经期,疼痛部位固定,痛如锥刺,经行不爽,量少,有瘀块,少腹疼痛,舌边有瘀点,苔薄腻,脉弦紧。

【病因病机】多由肝郁气滞,瘀血阻于络脉,蒙蔽清窍所致。

【证候分析】瘀血阻络,不通则痛,可见经前或经期头痛,疼痛部位固定,痛如锥刺;瘀血阻于胞宫,可见经行不爽,量少有瘀块,少腹疼痛;舌边有瘀点,脉弦紧均为瘀血内阻表现。

【治法方剂】活血化瘀。方用血府逐瘀汤。

2. 肝阳上亢经行头痛

【证候表现】经前或经期头晕胀痛,心烦易怒,睡眠不安,腰酸耳鸣或见胁肋疼痛,口苦咽干,月经先期,量多色鲜红,平素带多色黄,舌质偏紫红,苔薄腻或黄腻,脉弦。

【病因病机】多由于肝阴或肾阴不足,阴不济阳,阳亢于上所致。

【证候分析】肝阳上亢,上扰清窍,可见经前或经期头晕胀痛,耳鸣;热扰心神,可见心烦易怒,睡眠不安;肝经循行胁肋,可见胁肋疼痛;肝阳上亢,灼伤胆液,可见口苦咽干;热盛动血,可见月经先期,量多色鲜红,平素带多色黄;舌质紫红,苔黄腻,脉弦,均为肝阳上亢表现。

【治法方剂】平肝潜阳。方用天麻钩藤饮。

3. 血虚经行头痛

【证候表现】经期或经后头部空痛,牵掣眼眶,眉棱骨,伴头晕目眩,怕光喜静,心悸少寐,口干咽燥,不思饮食,面色萎黄,月经量少,色淡红,舌淡,苔薄中剥苔,脉细。

【病因病机】多由血虚不能养脑,脑髓不足,逢经期血海更亏所致。

【证候分析】平素血虚,经期更甚,清窍失养,可见经期或经后头部空痛,头晕目眩;心失所养,可见心悸少寐;阴虚失于濡润,可见口干咽燥;脾胃为气血生化之源,血虚可兼见不思饮食,面色萎黄表现;血虚胞宫失充,可见月经量少,色淡红。舌淡,脉细均为血虚表现。

【治法方剂】养血益气。方用加味四物汤。

(三)鉴别诊断

血瘀经行头痛与肝阳上亢经行头痛的鉴别

1. 血瘀经行头痛　瘀血阻络,蒙蔽清窍,可见经行头痛;兼见痛处固定,痛如锥刺,经量少有瘀块,舌边有瘀点等瘀血内阻表现。

2. 肝阳上亢经行头痛　阴不济阳,阳亢于上,可见经行头痛;兼见心烦易怒,胁痛口苦,腰酸耳鸣等阴虚阳亢表现。

十五、经行身痛

(一)概念

是指行经期间遍身作痛,经后消失。"痹症"身痛,不属于本条讨论范围。

(二)常见证候

1. 血虚经行身痛

【证候表现】经行遍身酸痛麻木,经量多色淡,面色萎黄,小腹隐痛,头晕目眩,舌淡,苔薄腻,脉细。

【病因病机】多因经行量多,以致血虚筋脉失养而引起。

【证候分析】血虚筋脉失养,可见行经期间遍身酸痛麻木;血虚胞宫失养,可见经色淡,小腹隐痛;清窍失养,面色失荣,可见面色萎黄,头晕目眩。

【治法方剂】养血和络。方用独活寄生汤。

2. 外感风寒经行身痛

【证候表现】经行遍身骨节酸痛,恶寒发热,鼻塞头痛,无汗,月经量少不畅,小腹凉痛,舌淡,苔薄白,脉浮细而紧;若恶风有汗,则脉浮细而缓。

【病因病机】多由于经期卫阳不固,风寒乘虚袭于经络而致。

【证候分析】经期外感风寒,寒束肌表,经络不通可见遍身骨节酸痛,无汗;邪正交争,可见恶寒发热,寒为阴邪,易伤阳气,阻滞经络,可见月经量少,小腹凉痛;舌淡苔白,脉浮紧等均为风寒外感表现。

【治法方剂】养血和营。方用桂枝四物汤。

(三)鉴别诊断

血虚经行身痛与外感风寒经行身痛的鉴别诊断

1. 血虚经行身痛　经行量多,血虚筋脉失养,可见经行遍身酸痛麻木;兼见面色萎黄,小腹隐痛,头晕目眩等血虚失养的表现。

2. 外感风寒经行身痛　经期风寒乘虚袭于经络,可见经期遍身骨节酸痛;兼见恶寒发热,鼻塞头痛,无汗,舌淡,苔白,脉浮紧等风寒外袭的表现。

十六、经行腹痛

(一)概念

是指妇女在月经期或行经前后小腹疼痛难忍的症状,简称"痛经"。如果经期仅感小腹或腰部轻微胀痛,为正常现象,不属于"经行腹痛"范围。

(二)常见证候

1. 肝郁气滞经行腹痛

【证候表现】经前或行经期间小腹坠胀而痛,经量多少不定,经血色或红或紫,亦可夹有血块,经行不畅,胸痛乳胀,烦躁胸闷,舌质正常或紫黯,脉弦。肝郁日久化热,则见口苦,目赤,眩晕,胸胁胀闷,月经色紫黏稠,便秘溲赤,舌质黯红,脉细数或弦数。

【病因病机】属实证,多由于七情所伤,肝气不舒,气机不利,血因气滞,阻于胞宫所致。

【证候分析】肝气不舒,血因气滞,阻于胞宫,可见经前或行经期间小腹坠胀而痛;气滞则血瘀,可见经行不畅夹有血块;肝主疏泄,肝气郁滞,可见胸痛乳胀,烦躁胸闷;肝郁化火,熏灼胆液,可见口苦;肝开窍于目,肝火旺盛,可见目赤;舌质紫黯,脉弦均为肝郁气滞表现。

【治法方剂】疏肝理气止痛,方用柴胡疏肝散或加味乌药汤;若肝郁化火,方用宣郁通经汤。

2. 胞宫血瘀经行腹痛

【证候表现】经行时小腹疼痛比较剧烈,痛引腰骶,经行不畅,经色紫黯有块,瘀块下则痛减,舌质黯或有瘀斑,脉沉迟而涩。

【病因病机】多由于气郁日久,血脉瘀滞或宿有血瘀痼疾,致使经血瘀滞而引起。

【证候分析】血脉瘀阻,不通则痛,可见经行时小腹疼痛剧烈,痛引腰骶;瘀血内阻,血不循经,日久可见经色紫黯有块,瘀块下经络通则痛减;舌质黯或有瘀斑,脉沉迟而涩均为瘀血内阻表现。

【治法方剂】活血化瘀为主,兼以理气,方用琥珀散;若小腹冷痛则选少腹逐瘀汤。

3. 寒湿凝滞经行腹痛

【证候表现】经前或经期小腹冷痛,得热则减,形寒肢冷,月经后期,经量少,涩滞不爽,经色黯红挟有血块,大便多溏,带下绵绵,舌质黯或有瘀斑,舌苔白腻而滑,脉沉紧或沉迟。

【病因病机】多由于寒邪客于冲任而引起。

【证候分析】寒性凝滞,至经脉气血阻滞不通,可见经前或经期小腹冷痛;寒为阴邪,易伤阳气,可见小腹冷痛,得热则减,形寒肢冷;湿性黏滞,可见月经滞涩不爽;湿性重浊,可见大便多溏,带下绵绵;舌苔白腻而滑,脉沉均为寒湿内阻表现。

【治法方剂】温经散寒,理气行血。方用吴茱萸汤去荆芥、防风加半夏、茯苓。

4. 湿热郁结经行腹痛

【证候表现】经前或经期,少腹刺痛而有灼热感,且拒按,月经提前或先后不定期,经色黯红秽臭,质黏稠,平素黄白带下,大便干或不爽,小便短赤,舌质红,苔黄腻,脉滑数。

【病因病机】多由于情志不遂致使肝郁脾虚,肝郁生热,脾虚生湿,湿热蕴结;或因平素喜食辛辣厚味,使湿热内生;或经期房事不慎,下焦感受湿热之邪,湿热蕴结胞中,气血运行不畅,以致经血滞于胞中而作痛。

【证候分析】湿热蕴结胞中,气血运行不畅,可见经前或经期,少腹刺痛而有灼热感,且拒按;湿性黏滞,可见经质黏稠;湿性重浊,趋下,可见平素黄白带下,大便干或不爽;舌质红,苔黄腻,脉滑数均为湿热内蕴表现。

【治法方剂】清热利湿止痛。方用丹栀逍遥散加炒薏苡仁、败酱草等。

5. 气血两虚经行腹痛

【证候表现】经期或经后腹痛绵绵，喜按喜温，月经量少，色淡质稀，面白或萎黄，头晕心悸，倦怠无力，舌质淡，苔薄白，脉细无力。

【病因病机】多由素体虚弱或大病久病之后，气血虚弱，运行无力所致。

【证候分析】气血两虚，胞宫失养，可见经期或经后腹痛绵绵，喜按，月经量少；气虚，见倦怠无力；血虚机体失养，可见面白或萎黄，头晕心悸；舌淡，苔薄白，脉细无力均为气血两虚表现。

【治法方剂】补气养血。方用当归建中汤或三才大补丸。

6. 冲任虚寒经行腹痛

【证候表现】经期或经后小腹冷痛，得热则痛减，遇寒加剧，喜温喜按，经期延后，量少色淡，带下清稀，腰脊酸痛，背寒肢冷，小便清长，舌质淡嫩，舌苔薄白，脉象沉弱。

【病因病机】为虚证，多由于肾阳不足，冲任虚寒所致。

【证候分析】冲任虚寒，经络不畅，可见经期或经后小腹冷痛，得热则痛减，遇寒加剧；寒性凝滞，可见经期延后；寒为阴邪，易伤阳气，可见背寒肢冷；阳虚温煦气化失司，可见带下清稀，小便清长；舌质淡，苔薄白，脉沉弱均为虚寒证表现。

【治法方剂】温经止痛。方用当归四逆汤去木通加肉桂、干姜。

7. 肝肾亏损经行腹痛

【证候表现】经期或经后小腹隐隐作痛，经量少，色淡红，腰膝酸软，头晕耳鸣，舌质红嫩少苔，脉沉细数。

【病因病机】多由于禀赋不足，肝肾素虚或因房事不节，阴精暗耗，经后血海更虚，胞脉失养所致。

【证候分析】肝肾亏虚，胞宫失养，可见经期或经后小腹隐隐作痛；腰为肾之腑，肾精不足，可见腰膝酸软；肝肾阴精不足，清窍失养，可见头晕耳鸣；舌质红嫩少苔，脉沉细数均为肝肾亏虚表现。

【治法方剂】补益肝肾，理气止痛。方用归芍地黄汤或一贯煎加减。

（三）鉴别诊断

1.肝郁气滞经行腹痛与胞宫血瘀经行腹痛的鉴别诊断

（1）肝郁气滞经行腹痛　属实证,肝郁气滞,经行不畅,可见经前及经期小腹胀痛或经前数日即有胸闷乳胀之感,经行后便逐渐消失;兼见烦躁胸闷;肝郁化火,可见口苦,目赤便秘溲赤等表现。

（2）胞宫血瘀经行腹痛　属实证,胞宫血瘀,经行不畅,可见腹痛较剧烈,其持续时间较长,经色紫黯,经行不畅,血块下后痛减,唇舌紫黯等表现。

2.寒湿凝滞经行腹痛与冲任虚寒经行腹痛的鉴别诊断

（1）寒湿凝滞经行腹痛　属实证,一般在经前或经期小腹冷痛,得热则痛减,经色黯红而有血块;兼见大便多溏,带下绵绵,形寒肢冷,舌苔白腻而滑,脉沉等表现。

（2）冲任虚寒经行腹痛　属虚证,其痛多在经期或经后,月经量少色淡,舌苔薄白,舌质淡嫩,脉象沉弱。

3.肝肾亏损经行腹痛与气血两虚经行腹痛的鉴别诊断

（1）肝肾亏损经行腹痛　肝肾亏损,血海不充,可见经行过后,小腹隐痛,血量较少,周期延后,腰膝酸软,头晕耳鸣,舌淡红苔薄,脉沉细。

（2）气血两虚经行腹痛　气血两虚,可见经量或多或少,色淡质稀,面色㿠白或萎黄,精神倦怠,头晕心慌,语言低微,倦怠无力,舌苔薄白,质淡,脉虚细。

十七、经行腰痛

（一）概念

是指经期腰部作痛,经后疼痛消失。

（二）常见证候

1.血虚气滞经行腰痛

【证候表现】经行腰部作痛,少腹发胀,经量不多,行之不畅,苔薄腻,脉弦细。

【病因病机】多由于血虚气滞,筋脉拘急所致。

【证候分析】血虚气滞,经行不畅,可见经行腰部作痛,少腹发胀;

血虚胞宫失于充盈,可见经量不多,脉弦细均为血虚气滞表现。

【治法方剂】养血调气,佐以补肾。方用宽带汤去麦冬、莲子、肉苁蓉加元胡、香附、甘草。

2.肝肾亏损经行腰痛

【证候表现】行经时腰痛如折,卧床休息后渐缓解,经期后延,经量少,色淡,舌淡苔薄白,脉沉细,尺脉弱。

【病因病机】多由于素体肝肾不足或经行量多,致精血亏虚引起。

【证候分析】肝肾亏虚,胞宫失养,可见行经时腰痛如折,卧床休息后渐缓;脉沉细,尺脉弱均为肝肾亏损表现。

【治法方剂】补益肝肾。方用加味青娥丸。

(三)鉴别诊断

血虚气滞经行腰痛与肝肾亏损经行腰痛的鉴别诊断

(1)血虚气滞经行腰痛　经行腰部作痛,少腹发胀,经量少而不畅,苔薄腻,脉弦细。

(2)肝肾亏损经行腰痛　行经时腰痛如折,卧床休息缓解,经期后延,量少,色淡,舌淡苔薄白,脉沉细。

十八、经行呕吐

(一)概念

是指每于行经期间发生呕吐者。若月经期间偶然发生一两次呕吐者,不作病态。

(二)常见证候

1.肝气犯胃经行呕吐

【证候表现】行经之际,嗳气吞酸,呕吐频繁,心烦易怒,神疲倦怠,食少纳呆,经前胸闷乳胀,月经量少,色红,挟有瘀块,舌质红,苔薄白,脉弦滑。

【病因病机】多由于情志不舒,肝气横逆,胃气失和所致。

【证候分析】肝气犯胃,胃失和降,可见行经之际,呕吐频繁,食少纳呆;情志不畅,肝气不舒,可见心烦易怒,经前胸闷乳胀;脾胃为后天之本,胃失受纳腐熟之功,气血生化乏源,可见神疲倦怠,月经量少;舌质红,苔薄白,脉弦滑,均为肝气犯胃表现。

【治法方剂】疏肝理气,和胃止呕。方用四七汤合左金丸。

2. 脾胃虚弱经行呕吐

【证候表现】行经之际,呕吐食物,食少腹胀,大便泄泻,月经提前,经量多色淡。偏寒者,呕吐多为清水,面色㿠白,四肢不温,舌质淡嫩,脉沉细;偏热者,多为干呕,口燥咽干,胃中嘈杂,舌质红,苔光剥少津,脉细数。

【病因病机】多由于脾胃素虚,运化失常,行经之际,脾胃之气更弱,致使清气下陷,浊气上逆,而致呕吐。

【证候分析】脾胃素虚,行经期间,运化失常更甚,可见行经之际,呕吐食物,腹胀食少;脾虚,升清降浊失司,可见大便泄泻;脾胃虚弱,气血不足,失于固摄、升提之功,可见月经提前,经量多,色淡;偏寒者,水液运化失常,可见呕吐多为清水,面色㿠白;寒为阴邪,易伤阳气,可见四肢不温;偏热者,热灼津液,可见干呕,口燥咽干,胃中嘈杂;舌红,脉细数均为阴虚火旺表现。

【治法方剂】健脾养胃止呕,方用香砂六君子汤;偏寒者,治宜温燥健脾止呕,方用理中汤加豆蔻、砂仁;偏热者,治宜清热和胃止呕,方用橘皮竹茹汤。

3. 痰饮伏胃经行呕吐

【证候表现】行经之际,呕吐痰涎,兼见胃脘痞满,口黏腻,食少纳呆,饮水即吐或头晕目眩,经期错后,月经量少,经色淡,舌质淡红,苔白腻,脉滑。

【病因病机】多由痰饮内伏,阻遏胃气所致。

【证候分析】痰饮内伏,阻遏胃气,可见行经之际,呕吐痰涎;胃失和降,运化失常,可见胃脘痞满,食少纳呆;饮停胃中,可见饮水即吐;痰饮上扰清窍,可见头晕目眩;舌质淡,苔白腻,脉滑均为痰饮内停表现。

【治法方剂】健脾和胃,化痰止呕。方用旋复代赭汤加减。

（三）鉴别诊断

肝气犯胃经行呕吐与痰饮伏胃经行呕吐的鉴别诊断

1. 肝气犯胃经行呕吐

属实证,肝气横逆,胃气失和,可见经行呕吐;兼见呕吐频繁,嗳气吞酸,经前乳房胀痛,烦躁易怒等肝失疏泄的表现。

2.痰饮伏胃经行呕吐

属实证,痰饮内伏,阻遏胃气,可见经行呕吐;兼见呕吐痰涎,形体肥胖,食少纳呆,口黏腻,饮水即吐等痰饮内停表现。

十九、经行泄泻

(一)概念

是指经期大便泄泻,经后则愈,呈周期性发作者。如某些胃肠疾病发生于月经期,引起泄泻或与月经周期无关的泄泻,均不属于本篇讨论范围。

(二)常见证候

1.脾气虚弱经行泄泻

【证候表现】行经时大便溏薄,次数增加或有少腹胀痛,月经先期,月经量多色淡,面色萎黄,面目与四肢虚浮肿胀,口淡乏味,食少纳呆,带下绵绵,舌质淡胖,苔薄腻,脉濡。

【病因病机】多由于脾气素虚,经行时血注冲任,致脾气更弱,清气下陷,湿浊不化,停滞内聚而成。

【证候分析】素体脾虚,经期更甚,脾失运化,升清降浊失司,可见行经时大便溏薄,次数增加或有少腹胀痛;脾气虚,失于固摄升提,可见月经先期,月经量多,带下绵绵;脾胃为气血生化之源,脾气虚,气血生化乏源,可见面色萎黄;脾失运化水湿之职,可见面目与四肢虚浮肿胀,舌质淡胖;运化水谷失职,可见口淡乏味,食少纳呆。

【治法方剂】健脾益气,温中止泻。方用香砂六君子汤。

2.脾肾阳虚经行泄泻

【证候表现】经行大便溏薄或如水样,少腹冷痛且坠,面色苍白或晦暗,形寒肢冷,月经后期,经量少,腰酸腿软,小便清长,带下清稀,舌淡胖,苔薄,脉沉细。

【病因病机】多由平素脾虚泄泻,日久脾虚及肾,以致脾肾阳虚。

【证候分析】脾肾阳虚,刊清降浊失司,可见经行大便溏薄或如水样;阳虚,失于温煦,可见形寒肢冷;腰为肾之府,脾肾阳虚,气化功能失司,可见腰酸腿软,小便清长,带下清稀;舌淡胖,苔薄,脉沉细均为脾肾阳虚表现。

【治法方剂】益气温肾,健脾止泻。方用附子理中汤加泽泻、胡芦巴。

3. 肝木犯脾经行泄泻

【证候表现】经前即有泄泻,痛则欲泻,泻后痛减,胸胁胀闷,食少纳呆,嗳气吞酸,恶心呕吐,经前乳胀,经期小腹胀痛,苔薄腻,脉弦或濡。

【病因病机】多由于肝木偏亢,肝气横逆,克伐脾气所致。

【证候分析】肝木偏亢,横逆犯脾,可见经前即有泄泻,痛则欲泻,泻后痛减;肝气不舒可见经前乳胀,经期小腹胀痛;脾失健运,可见食少纳呆,嗳气吞酸,恶心呕吐。

【治法方剂】疏肝和胃,扶土泻木。方用痛泻要方加香附、砂仁。

(三)鉴别诊断

脾气虚弱与脾肾阳虚经行泄泻的鉴别诊断

1. 脾气虚弱经行泄泻 属虚证,素体脾虚,经期更甚,脾失运化,升清降浊失司,可见行经时大便溏薄;兼见面色萎黄,面目与四肢虚浮肿胀,口淡乏味,带下绵绵等脾虚表现。

2. 脾肾阳虚经行泄泻 属虚证,脾肾阳虚,升清降浊失司,可见经行大便溏薄或如水样;兼见少腹冷痛,腰膝酸软,小便清长,带下清稀等脾肾阳虚表现。

二十、经行吐衄

(一)概念

又称"倒经",是指月经来潮前一两天,或正值经行时或在行经后所发生的周期性口鼻出血的症状而言。多数患者伴有月经量减少,甚至经闭不行。

(二)常见证候

1. 肝经郁火倒经

【证候表现】经前或经期发生吐衄,口苦咽干,面红目赤,头晕而胀,烦躁易怒,夜寐不安,胸胁及乳房胀痛,经行先后无定期,经来不畅,色红量少,少腹胀痛,小便黄赤,舌质红,舌苔黄,脉弦数。

【病因病机】多由于郁怒伤肝,气郁化火,肝火扰动,阴血失藏所致。

【证候分析】肝火扰动,损伤阳络,血溢于外,可见经前或经期发生吐衄;热伤津液,可见口苦咽干;气郁化火,可见烦躁易怒,头晕而胀,夜寐不安;肝气疏泄失职,血海蓄溢失常,可见经行先后不定期,经来涩滞不爽,经行少腹及乳房胀痛等;舌红苔黄,脉弦数均为肝经郁火表现。

【治法方剂】清肝解郁,降逆止血。方用丹栀逍遥散加减。

2. 胃火血热倒经

【证候表现】经前或经期吐衄,口渴口臭,喜冷恶热,牙龈肿痛或溃烂出血,经行先期,色红或紫,量多质黏,大便干结,小便黄赤,舌红苔黄,脉洪数。

【病因病机】多由嗜食辛辣,肥甘厚味,致使胃中积热,胃火上冲而致。

【证候分析】胃火上冲,热盛动血,可见经前或经期吐衄;胃主受纳腐熟,胃火炽盛,可见口渴口臭,牙龈肿痛或溃烂出血;热盛伤阴,可见大便干结,小便黄赤;舌红苔黄,脉洪数,均为里热炽盛的表现。

【治法方剂】清胃泻火,凉血止血。方用犀角地黄汤加味或用麦门冬汤加减,重者可用四生丸加黄芩、黄连等。

3. 阴虚肺燥倒经

【证候表现】吐衄多发于经期或经后,量少色红,平素头晕耳鸣,咽干鼻燥,干咳音哑,午后潮热,颧赤盗汗,月经量少,色红无块,舌质嫩红而干,舌苔花剥或无苔,脉细数无力。

【病因病机】多由于素体阴虚,产育过多,房劳过度等多种原因引起精亏血耗,阴虚火旺,灼肺伤津,损伤阳络而成。

【证候分析】阴虚火旺,灼伤阳络,可见经期或经后吐衄;阴血亏虚,可见月经量少,色红无块;阴虚火旺,灼伤津液,可见咽干鼻燥,干咳音哑,午后潮热,颧赤盗汗。

【治法方剂】养阴润肺,清热凉血。方用沙参麦冬汤加减。

4. 脾不统血倒经

【证候表现】经期或经后口鼻出血,色淡红,质稀薄,面色㿠白,倦怠嗜卧,气短懒言,食少腹胀,大便溏泻,带下绵绵,质稀色白,经行量多,或崩或漏,经色浅淡,质地清稀,舌胖质淡,边有齿痕,脉细弱或虚大无力。

【病因病机】多由于饮食劳倦损伤脾胃,中气不足,脾失统血所致。

【证候分析】中气不足,脾不统血,可见经期或经后口鼻出血,经行量多,或崩或漏;脾胃为气血生化之源,脾气不足,可见面色㿠白,倦怠嗜卧,气短懒言;脾主运化水谷失司,可见食少腹胀,大便溏泻,带下绵绵;舌质淡胖,边有齿痕,多由于脾失运化水湿,水湿内停的表现。

【治法方剂】健脾益气,引血归经。方用归脾汤加减。

(三)鉴别诊断

1. 肝经郁火倒经与胃火血热倒经。

(1)肝经郁火倒经　肝火扰动,损伤阳络,血溢于外,可见经前或经期发生吐衄;兼见头晕目眩,面红目赤,烦躁易怒,口苦咽干,胸胁胀痛等肝郁火旺表现。

(2)胃火血热倒经　胃火上冲,热盛动血,可见经前或经期吐衄;兼见齿痛龈肿,口臭,口渴,便秘,月经量多等胃火内炽的表现。

2. 阴虚肺燥倒经与脾不统血倒经的鉴别诊断

(1)阴虚肺燥倒经　阴虚火旺,灼伤阳络,可见经期或经后吐衄;兼见干咳音哑,鼻燥咽干,潮热盗汗,舌红少津,出血量少而色红等阴虚火旺表现。

(2)脾不统血倒经　中气不足,脾不统血,可见经期或经后口鼻出血,经行量多;兼见出血淡红,质地清稀,倦怠懒言,不思饮食,腹胀便溏,舌淡等症。

二十一、经行便血

(一)概念

是指妇女在经期或经前出现大便出血,经后即愈,周期性发作者。其他与月经周期无关的大便下血,不属于本症讨论范围。

(二)常见证候

1. 胃肠郁热经行便血

【证候表现】经前或经期大便下血,色深红或鲜红,或面赤唇干,口苦咽燥,经来量少,色紫红,质黏稠,甚至经闭不行,大便干,小便黄,舌红苔黄,脉滑数。

【病因病机】多因嗜食辛辣,燥血动火之物,热郁阳明,损伤肠络,致成血便。

【证候分析】冲为血海,隶于阳明。月经将来之际,胞中气血俱盛,遂引动肠中伏热,迫血下行,故便血多发生在经前一两天;血为灼热,故便血与经血皆呈紫红黏稠状;血失于后阴,故经行量少,甚至闭止;阳明郁热内盛,故有面赤、口燥、便干溲赤、舌红苔黄、脉滑数之兼症。

【治法方剂】清热凉血,调经止血。方用约营煎。

2. 脾失统摄经行便血

【证候表现】经期大便下血,血色黯淡,肢倦神疲,少气懒言,面色无华,心悸少寐或食少便溏,四肢欠温,经行提前而量多,经色黯淡,舌淡白或有齿痕,脉细缓无力。

【病因病机】多由久患便血,中气受损而致。亦有因饮食劳倦,七情内伤等因素,损伤中气而致者。

【证候分析】气为血帅,气虚则摄血无力,再值月经来潮,气随血泄,胃肠之气益虚,阴血失守,因而便血,故本症多发生在月经来潮之后,且血色黯淡而量多,兼见肢倦神疲,心悸少气,食少便溏,舌淡脉虚等脾虚气弱之症。

【治法方剂】补气摄血。方用归脾汤或黄土汤。

二十二、经行浮肿

(一)概念

是指妇女于经前或行经之际发生浮肿,经行后自行消退。如浮肿与月经周期无关,则不属本症讨论范围。

(二)常见证候

1. 脾肾阳虚经行浮肿

【证候表现】行经期间面目浮肿,四肢肿胀,按之凹陷不起,形寒肢冷,腰膝酸软,大便溏薄,小便清白量少,经行量多,色淡,舌质淡而胖,苔薄而滑,脉沉细无力。

【病因病机】多由于素体脾肾阳虚,水湿停聚,当行经之际,脾肾之阳亦虚,脾不能运湿,肾不能温化水液,则水湿泛溢肌肤,致经行浮肿。

【证候分析】脾肾阳虚,水湿泛溢肌肤,可见行经期间面目浮肿,四肢肿胀,按之凹陷不起;脾肾阳虚,温煦、推动和气化功能失司,可见形寒肢冷,大便溏薄,小便清白量少;舌质淡胖,苔薄滑,脉沉细无力,均为脾肾阳虚水泛的表现。

【治法方剂】温肾健脾,益气消肿。方用金匮肾气丸加减。

2.脾虚湿滞经行浮肿

【证候表现】每届经前面浮肢肿,按之凹陷,食欲不振,泛泛呕吐,脘腹膨胀,大便多而不实,舌质淡或体胖大,苔薄腻,脉濡。

【病因病机】多因素体脾气虚弱,湿浊内蕴,外散肌腠所致。

【证候分析】脾虚湿滞,可见经前面浮肢肿,按之凹陷;脾主运化,脾虚运化失司,可见食欲不振,泛泛呕吐,脘腹胀满;舌质淡或体胖大,苔薄腻,均为脾虚湿滞表现。

【治法方剂】益气健脾,化湿消肿。方用参苓白术散加减。

二十三、经血挟块

(一)概念

是指月经中混有凝结的血块而言。

(二)常见证候

1.气滞血瘀经血挟块

【证候表现】经量少而不畅,挟有血块,块色紫黑或如烂肉,血块排出后痛减,经期不调,经前或经期少腹胀痛而拒按,面色晦暗,甚则青紫,肌肤甲错,平素精神抑郁,胸胁、乳房胀痛,不思饮食。挟寒者,兼见畏寒肢冷,小腹冷痛,经质清稀,瘀块黯黑,舌质淡黯;若瘀久化热,则兼见心烦易怒,口燥咽干,经质黏稠,瘀块明亮等表现。

【病因病机】多由于郁怒伤肝,气郁不达,血不能随气而行,则滞而为瘀。

【证候分析】盖气者,血之帅也,气行则血行,气止则血止,气滞则血瘀,可见经量少而不畅,挟有血块,色紫黑或如烂肉;瘀血阻滞,不通则痛,可见血块排出后痛减;肝主疏泄,肝失调达,可见平素精神抑郁,胸胁、乳房胀痛;瘀血阻滞,瘀血不去,新血不生,可见面色晦黯,甚则青紫,肌肤甲错。

【治法方剂】行气解郁,活血化瘀。方用桃红四物汤加香附、郁金、台乌、木香。

2. 寒凝血滞经血挟块

【证候表现】经行量少,色黯红或黯黑,经质清稀,挟有血块,块色紫黯,经前或经期小腹绞痛而冷,得温可减,经期多延后。若面色苍白,肢冷畏寒,白带清稀,脉沉紧者,为寒实证;若月经量少而色淡,腹痛喜暖喜按,脉沉迟无力者,为虚寒证。

【病因病机】多由于素体阳虚,经行或产后恶血未尽之时,外感寒凉,内伤饮食,寒邪搏于冲任,以致血随寒凝,结成瘀块。

【证候分析】气温则血滑,气寒则血滞,血受寒则凝结成块,可见经行量少,色黯红或黯黑,挟有血块;寒凝,阳气不能温煦,可见经前或经期小腹绞痛而冷,得温可减,面色苍白,畏寒肢冷;素体阳虚,温煦失职,可见腹痛喜暖喜按,脉沉迟无力。

【治法方剂】温经散寒,活血调经。实寒者,方用少腹逐瘀汤;虚寒者,方用温经汤加减。

3. 气虚经血挟块

【证候表现】月经量多,或崩或漏,淋漓不止,色淡红而清稀,间挟少量小血块,块色浅淡,小腹时感空坠,经后小腹绵绵作痛或只胀不痛,经期错乱,平时面色㿠白,少气懒言,时有自汗,食少纳呆,舌淡而嫩,脉沉微或细弱。

【病因病机】多由于劳倦过度或大病、久病耗伤正气,气虚无力运血,血行滞涩,瘀而为块所致。

【证候分析】气虚不摄血,可见月经量多,或崩或漏,淋漓不止,色淡红清稀;气虚血滞,可见间挟少量小血块,块色浅淡;气虚不摄血,失血量多,胞宫失养,可见小腹时感空坠,经后小腹绵绵作痛或只胀不痛;气虚,全身机能活动低下,可见少气懒言,食少纳呆;气虚失于固摄,可见自汗。

【治法方剂】益气活血调经。方用圣愈汤加香附。

4. 血热经血挟块

【证候表现】经来量多,色紫红,质黏稠而有块,块色紫黑,而红唇干,心烦口渴,急躁易怒,舌苔薄黄,脉细数有力,此为实热证;经量少而色红,质稠挟块,两颧红赤,手心灼热或潮热盗汗,舌质或红嫩少津或光红无苔,为虚热证。

【病因病机】多由于外感热邪,或素嗜辛辣食物,或过服暖宫之药,或七情过极,五志化火等,导致热伏冲任,血受热灼,流行不畅而致瘀。

【证候分析】热伏冲任,血受热灼,可见经来量多,色紫红,质黏稠有块,块色紫黑;热伤津液,可见面红唇干,心烦口渴;热扰心神,可见急躁易怒;阴精不足,虚火内扰,可见两颧红赤,手心灼热,或潮热盗汗;舌苔薄黄,脉细数有力,均为热邪内郁的表现。

【治法方剂】清热养血调经。方用四物汤加黄芩、黄连、香附。阴虚有热者,养阴清热。方用一阴煎加减。

(三)鉴别诊断

1.气滞血瘀经血挟块与寒凝血滞经血挟块的鉴别诊断

(1)气滞血瘀经血挟块　为气滞,以肝郁气滞,瘀血内停的表现为主,如精神闷闷不乐,胸乳发胀,食欲不振,面色晦滞,唇舌发青或有瘀斑,脉涩等。其月经特点为:经血中瘀块较多,块大如烂肉样,经水迟至,颜色紫黑,腹痛较重,按之更甚,血块排出后痛势略减。

(2)寒凝血滞经血挟块　为寒凝,其特点除经行错后,量少不畅以外,还表现为经色黯红而清稀,瘀块晦黯无泽等。兼见腹部绞痛或冷痛,喜暖怕冷,手足欠温等阴寒内盛,阳气不能温煦的表现。

2.气虚经血挟块与血热经血挟块的鉴别诊断

(1)气虚经血挟块　气虚血滞,可见经血间挟少量小血块,块色浅淡;兼见经色淡红量多或淋漓漏下,过期不止等气虚失于固摄的表现;失血量多,胞宫失养,可见小腹时感空坠,经后小腹绵绵作痛或只胀不痛;气虚,全身机能活动低下,可见少气懒言,食少纳呆;气虚失于固摄,可见自汗。

(2)血热经血挟块　热伏冲任,血受热灼,可见经来量多,色紫红,质黏稠有块,块色紫黑;兼见唇红口干,面赤心烦,急躁易怒等里热炽盛表现;阴虚内热者,可兼见颧红盗汗,五心烦热等表现。

二十四、经行抽搐

(一)概念

是指行经期间肢体抽搐,经后即愈。

（二）常见证候

1. 血虚抽搐

【证候表现】经行肢体抽搐，程度较轻，伴有麻木，经后恢复正常，月经量多，经色淡，面色㿠白，舌质淡，脉细弱或细滑无力。

【病因病机】多由于素体血虚，加以经期失血，肝血更虚，筋失所养而致。

【证候分析】血虚筋失所养，可见经行肢体抽搐，伴有麻木；血虚面色失容，可见面色㿠白；舌质淡，脉细弱均为血虚的表现。

【治法方剂】补养阴血。方用八珍汤加磁石、龙齿，经后服十全大补丸调摄。

2. 肝郁血虚抽搐

【证候表现】经期情绪激动，心中烦乱，睡眠不安，继而四肢抽搐，发作时间较长，发病后头晕乏力，肢软，大便多秘结，舌质黯红或稍淡，苔少，脉细弦。

【病因病机】多由于忧思抑郁，肝气郁滞，郁久伤及阴血，以致筋脉失养所致。

【证候分析】肝气郁久伤阴，筋脉失养，可见经期情绪激动，睡眠不安，继而四肢抽搐；血虚机体失养，可见头晕乏力，肢软；舌质暗红或稍淡，苔少，脉细弦均为肝郁血虚表现。

【治法方剂】疏肝解郁，健脾养血。方用甘麦大枣汤合逍遥散加枳实、丹参；经后用归脾丸调理。

3. 风痰抽搐

【证候表现】经期胸闷恶心，头晕目眩，继而四肢抽搐，不省人事，舌苔白腻或薄腻，脉弦滑。

【病因病机】多由于素有风痰，经期正气较虚，风痰内扰，壅闭经络所致。

【证候分析】经期正气较虚，风痰内扰，闭阻经络，可见经期胸闷，头晕目眩，继而四肢抽搐，不省人事；舌苔白腻或薄腻，脉弦滑均为风痰内阻表现。

【治法方剂】熄风涤痰，镇心开窍。方用定痫丸加胆星、清半夏、僵蚕、钩藤。

（三）鉴别诊断

血虚抽搐与肝郁血虚抽搐的鉴别诊断

1. 血虚抽搐　血虚筋失所养，可见经行肢体抽搐，伴有麻木；兼见面色㿠白，舌质淡，脉细软无力等血虚表现。

2. 肝郁血虚抽搐　肝气郁久伤阴，筋脉失养，可见发病前多有神志的异常改变，如心中烦乱，睡眠不安等；发病时四肢抽搐，时间较长，发病后头晕，肢软，乏力，患者多有脏躁病史。

二十五、经前乳胀

（一）概念

是指每届经前3～7天出现乳房或乳头胀痛，甚至不能触及，经后消失。

（二）常见证候

1. 肝郁气滞经前乳胀

【证候表现】经前乳房胀痛，甚至不能触及，经行即消，月经后期，量少，经行少腹胀痛，精神抑郁，心情烦躁，胸闷胁胀，苔薄，脉弦。

【病因病机】多由于素体忧思抑郁，肝郁气滞，乳络失畅所致。

【证候分析】肝郁气滞，乳络失畅，可见经前乳房胀痛，甚至不能触及，经行即消；肝气郁滞，失于疏泄，可见经行少腹胀痛，精神抑郁，心情烦躁，胸闷胁胀。

【治法方剂】疏肝理气，活血通络。方用柴胡疏肝散加减。

2. 肝郁化火经前乳胀

【证候表现】经前乳房膨大胀痛或刺痛，痛不可触或触之有块，口干欲饮，烦躁易怒，月经先期，量多色红，经期少腹胀痛，平时带下黄稠且臭，舌红苔薄黄而糙，脉弦数。

【病因病机】多由于肝郁日久化热而致。

【证候分析】肝郁日久化热，气滞乳络失畅，可见经前乳房膨大胀痛或刺痛，痛不可触，或触之有块；热伤津液，可见口干欲饮；热扰心神，可见烦躁易怒；热盛动血，可见月经量多；舌红苔薄黄而糙，脉弦数均为肝郁化火的表现。

【治法方剂】疏肝消热，通络消胀。方用丹栀逍遥散加减。

3.肝郁肾亏经前乳胀

【证候表现】经前胸闷乳胀,触之柔软无块,月经初潮较迟,经行后期,量少,小腹冷痛,面色灰暗,性欲淡漠,舌质淡,苔薄白,脉沉弦。

【病因病机】多由于平素体虚或肾气不足,冲任亏损,加之情志不畅,肝气郁结所致。

【证候分析】肝气郁结,失于疏泄,可见经前胸闷乳胀;肾藏精,主生殖,肾气亏虚,冲脉不盛,胞宫不充,可见月经初潮较迟,经行后期,性欲淡漠;肾虚机体失养,可见小腹冷痛,面色晦黯;舌淡,苔薄白,脉沉弦均为肝郁肾亏的表现。

【治法方剂】调肝益肾。方用定经汤加鹿角霜、香附。

4.肝郁阴虚经前乳胀

【证候表现】经前胸胁胀痛或乳头胀痛,头晕目眩,夜寐不安,心烦易怒,月经先期,量多或少,色深红,有紫血块,舌红少苔,脉弦细而数。

【病因病机】多由于肾水亏虚,水不涵木,肝气郁滞所致。

【证候分析】肾水亏虚,水不涵木,肝气郁滞,可见经前胸胁胀痛,或乳头胀痛;肾阴亏虚,清窍失养,可见头晕目眩;肾阴亏虚,虚火内扰,可见夜寐不安,心烦易怒;虚火扰动血室,可见月经先期,量多或少,色深红,有紫血块;舌红少苔,脉弦细数,均为肝郁阴虚的表现。

【治法方剂】疏肝补肾。方用逍遥散合六味地黄丸。

5.肝郁脾虚经前乳胀

【证候表现】经前胸闷乳胀,食欲不振,泛泛欲吐,腹胀跗肿,月经量多色淡,舌淡而胖,苔薄白,脉弦细。

【病因病机】多由于肝郁脾虚,水湿留滞,络脉不和所致。

【证候分析】肝郁脾虚,水湿留滞,络脉不和,可见经前胸闷乳胀,腹胀跗肿;脾虚失于运化水谷,可见食欲不振,泛泛欲吐;脾胃为气血生化之源,脾虚气化无源,固摄失司,可见月经量多色淡;舌淡而胖,苔薄白,脉弦细,均为肝郁脾虚水泛表现。

【治法方剂】健脾利湿,理气行滞。方用逍遥散合参苓白术散。

(三)鉴别诊断

1.肝郁气滞经前乳胀与肝郁化火经前乳胀的鉴别诊断

（1）肝郁气滞经前乳胀　肝郁气滞,乳络失畅,可见经前乳房胀痛,甚至不能触及,经行即消;兼见精神抑郁,心情烦躁,胸闷胁胀等肝气郁滞的表现。

（2）肝郁化火经前乳胀　肝郁日久化热,气滞乳络失畅,可见经前乳房膨大胀痛或刺痛,痛不可触或触之有块;兼见口干欲饮,烦躁易怒,平素带下黄稠且臭,舌红苔黄而燥,脉弦数等肝郁化火表现。

2.肝郁肾亏经前乳胀与肝郁阴虚经前乳胀的鉴别诊断

（1）肝郁肾亏经前乳胀　肾水亏虚,水不涵木,肝气郁滞,可见经前胸胁胀痛或乳头胀痛;兼见月经初潮较迟,性欲淡漠,小腹冷痛,面色晦暗等肾亏的表现。

（2）肝郁阴虚经前乳胀　肾水亏虚,水不涵木,肝气郁滞,可见经前胸胁胀痛或乳头胀痛;兼见头晕目眩,夜寐不安,心烦易怒,经量多,色深红,有紫血块等阴虚火旺的表现。

二十六、经前不寐

（一）概念

是指平时睡眠正常,每值经前则失眠,甚至整夜不寐,经后又恢复正常者。

（二）常见证候

1.阴虚火旺经前不寐

【证候表现】经前心烦失眠,头晕目眩,口干咽燥,腰膝酸软,月经先期,量少色红。舌尖偏红,苔薄,脉细数。

【病因病机】多由于阴血亏耗,虚火扰心所致。

【证候分析】阴血亏耗,虚火扰心,可见经前心烦失眠,头晕目眩;阴虚热盛耗伤津液,可见口干咽燥;阴精不足,可见腰膝酸软;虚火内扰动血,可见月经先期;舌红,脉细数均为阴虚火旺的表现。

【治法方剂】养阴清心安神。方用黄连阿胶鸡子黄汤加减。

2.心肝火旺经前不寐

【证候表现】经前失眠,甚至通宵不寐,心烦易怒,口苦咽干,头痛头晕,乳头痛痒,月经先期,量多色黯,舌尖红刺,苔薄黄,脉弦滑。

【病因病机】多由于肝郁化火,心肝火旺所致。

【证候分析】心肝火旺,扰动心神,可见经前失眠,甚则通宵不寐,心烦易怒;热伤津液,可见口苦咽干;热盛动血,可见月经先期,量多色黯;舌尖红刺,苔薄黄,脉弦滑,均为心肝火旺的表现。

【治法方剂】清肝泻火安神。方用龙胆泻肝汤加减。

3. 心脾两虚经前不寐

【证候表现】经前不寐,夜梦多,心悸怔忡,面色无华或面浮肢肿,神疲乏力,月经先期,量多色淡,舌质淡胖,苔薄腻,脉细软。

【病因病机】多由于经期失血过多或经前思虑过度,劳伤心脾所致。

【证候分析】心脾两虚,心神失养,可见经前不寐,夜梦多,心悸怔忡;脾虚气血生化乏源,机体失养,可见面色无华,神疲乏力;气虚失于固摄,可见月经先期,量多色淡;脾虚运化水液失职,可见面浮肢肿;舌质淡胖,苔薄腻,脉细软,均为心脾两虚,水湿内停的表现。

【治法方剂】健脾养血安神。方用归脾汤。

(三)鉴别诊断

阴虚火旺经前不寐与心肝火旺经前不寐的鉴别诊断

1. 阴虚火旺经前不寐

属虚证,阴血亏耗,虚火扰心,可见经前心烦失眠,头晕目眩;兼见口干咽燥,月经先期,量少色红,舌尖偏红,脉细数等阴虚火旺的表现。

2. 心肝火旺经前不寐

属实证,心肝火旺,扰动心神,可见经前失眠,甚则通宵不寐;兼见心烦易怒,口苦咽干,月经先期,量多色黯,舌尖红刺,苔黄,脉弦滑等心肝火旺表现。

二十七、经断复行

(一)概念

是指老年妇女月经本已断绝一年以上,忽然又再行经而言。俗称"倒开花"。

(二)常见证候

1. 肝肾阴虚经断复行

【证候表现】断经数年,忽然经血又来,色鲜红,量不多,面颊时有烘热或潮红,眩晕耳鸣或手足心热,心烦失眠,唇红口燥,舌质嫩红,脉细数。

【病因病机】多由于素体阴虚或房劳过度,阴不制阳,肝失所藏,或年高体衰,肝肾阴精本亏,复因纵欲伤精,引动相火内发,火迫血行所致。

【证候分析】肝肾阴虚,虚火迫血妄行,可见断经数年,忽然经血又来,色鲜红,量不多;阴虚热扰,可见面颊时有烘热或潮热,手足心热,心烦失眠;阴精不能上养清窍,可见眩晕耳鸣;阴津失于濡润,可见唇红口燥;舌质嫩红,脉细数,均为阴虚火旺的表现。

【治法方剂】滋补肝肾,凉血固经为主。方用益阴煎或知柏地黄汤加龟板、女贞子、旱莲草之类。

2. 肝郁化火经断复行

【证候表现】经血忽来,量较多,色紫红或紫黑,质浓稠或挟有血块,心烦易怒,乳房胀痛,寐少多梦,舌红,苔薄白或薄黄,脉弦数。

【病因病机】多由于郁怒伤肝,气郁化火,迫血妄行所致。

【证候分析】气郁化火,迫血妄行,可见经血忽来,量较多,色紫红或紫黑;热灼津液,可见经色紫红或紫黑,质浓稠或挟有血块;热扰心神,可见心烦易怒,寐少梦多;舌红,脉弦数,均为肝郁化火的表现。

【治法方剂】疏肝解郁,清热凉血。方用丹栀逍遥散加减。

3. 脾气虚弱经断复行

【证候表现】经血色淡,量少,面色㿠白,肢体困倦,口淡无味,食少,或见浮肿,舌质胖淡,脉沉弱。

【病因病机】多由于脾气素虚,或饮食不节或忧思过度等原因损伤脾气,以致脾虚气陷,不能统摄营血而成。

【证候分析】脾气虚弱,不能统摄营血,可见经血色淡;脾气虚,机体活动机能减退,可见肢体困倦;脾虚运化水湿失职,可见浮肿;运化水谷不利,可见口淡无味,食少;舌质胖淡,脉沉弱,均为脾气虚的表现。

【治法方剂】健脾益气摄血。方用归脾汤加伏龙肝。

4. 湿毒下注经断复行

【证候表现】经血忽来,色暗红而浓,甚至五色杂见,奇臭难闻,口苦而黏,溲赤便秘,苔黄腻,脉弦细而滑。

【病因病机】多因经行或产后不禁房事或洗浴不洁,湿毒秽浊之气乘虚侵袭胞宫,以致湿毒内蕴,流注下焦,冲任受灼,迫血妄行而致。

【证候分析】湿毒下注,冲任受灼,迫血妄行,可见经血忽来,色暗红而浓,奇臭难闻;湿性黏滞,可见口苦而黏;湿毒蕴结,热灼津液,可见溲赤便秘;苔黄腻,脉弦细而滑,均为湿毒内郁表现。

【治法方剂】清热利湿解毒。方用胜湿丸。

(三)鉴别诊断

肝肾阴虚经断复行与肝郁化火经断复行的鉴别诊断。

1. 肝肾阴虚经断复行

属虚证,肝肾阴虚,虚火迫血妄行,可见断经数年,忽然经血又来;兼见面颊时有烘热或潮热,眩晕耳鸣或手足心热,心烦失眠,唇红口干等肝肾阴虚火旺的表现。本证常见于性交后。

2. 肝郁化火经断复行

属实证,气郁化火,迫血妄行,可见经血忽来,量较多,色紫红或紫黑;兼见心烦易怒,乳房胀痛,少寐多梦等肝火旺盛的表现。

第二节　带下症状

一、白带

(一)概念

在正常情况下,妇女阴道内有少量白色黏液,无臭气,亦无局部刺激症状,起润滑和保护阴道表面作用。正如王孟英说:"带下女子生而即有,津津常润,本非病也。"若黏液增多,绵绵如带,并有临床其他症状者,称为白带。至于妊娠初期或月经前后白带增多,均属正常生理现象,不作病论。

(二)常见证候

1. 脾虚白带

【证候表现】白带量多,质黏,无特殊臭气,终日淋漓不断,食少纳呆,神疲乏力,四肢酸软,劳累后白带更多,或伴有浮肿或伴有腹胀,舌淡,苔白或腻,脉缓弱。

【病因病机】多由于脾气虚弱,带脉约束无力,阴液不守而致。

【证候分析】脾虚带脉失约,可见白带量多,质黏,无特殊臭气,终日淋漓不断;脾失健运,可见食少纳呆,或伴有浮肿,或伴有腹胀;脾虚气血生化乏源,可见神疲乏力,四肢酸软;舌淡,苔白或腻,脉缓弱均为脾虚的表现。

【治法方剂】健脾益气,升阳除湿。方用完带汤或补脾止带汤。

2. 肾虚白带

【证候表现】白带量多如注,清稀如水,无臭气,小腹及四肢发冷,腰酸腿软,头晕眼花,小便清长,舌质淡,苔薄白,脉象微弱。

【病因病机】多由于肾阳不足,带脉约束功能减退,任脉不固,阴精下滑所致。

【证候分析】肾阳不足,带脉失约,阴精下滑,可见白带量多如注,清稀如水;肾阳亏虚,机体失于温养,可见小腹和四肢发冷;肾阳不足,机体气化功能减退,可见小便清长;肾经亏损,机体失养,可见腰酸腿软,头晕眼花。

【治法方剂】温肾健脾,固涩止带。方用内补丸或补肾止带汤。

3. 湿热白带

【证候表现】带下色乳白,呈凝乳块状或豆腐渣状,气味腥秽,外阴异常瘙痒或兼阴道刺痛,苔薄白或黄腻,脉象濡数。

【病因病机】多由于湿邪侵入带脉后,湿从热化,秽浊下流所致。

【证候分析】湿郁化热,秽浊下流,可见带下色乳白,呈凝乳块或豆腐渣,味腥秽状;湿性趋下行,湿热下注,可见外阴异常瘙痒或兼阴道刺痛;苔黄腻,脉濡数,均为湿热内郁的表现。

【治法方剂】清热除湿。方用止带汤。

4. 痰湿白带

【证候表现】白带量多,质黏稠,痰多,恶心纳差,胸闷腹胀,口淡而腻,舌苔白腻,脉象沉滑。

【病因病机】多因湿邪聚而为痰,痰浊下注所致。

【证候分析】痰湿下注,可见白带量多,质黏稠,痰多;湿易困脾,脾失运化,可见恶心纳差,胸闷腹胀;口淡而腻,舌苔白腻,脉象沉滑均为痰湿内阻的表现。

【治法方剂】燥湿化痰,扶脾温肾。方用六君子汤加鹿角霜、当归、益母草。

(三)鉴别诊断

1.脾虚白带与肾虚白带的鉴别诊断

(1)脾虚白带　脾虚带脉失约,可见白带量多,质黏,无特殊臭气,终日淋漓不断;兼见食少纳呆,神疲乏力;或伴有浮肿,腹胀等脾虚表现。

(2)肾虚白带　肾阳不足,带脉失约,阴精下滑,可见白带量多如注,清稀如水;兼见小腹和四肢发冷,腰酸腿软,小便清长等肾虚的表现。

2.湿热白带与痰湿白带的鉴别诊断

(1)湿热白带　湿郁化热,秽浊下流,可见带下色乳白,呈凝乳块或豆腐渣,味腥秽状;兼见外阴异常瘙痒,阴道刺痛等湿热下注表现。

(2)痰湿白带　痰湿下注,可见白带量多,质黏稠;兼见痰多,恶心纳差,胸闷腹胀,口淡而腻等痰湿内阻的表现。

二、黄带

(一)概念

是指妇女阴道中排出一种黄色黏液,黏稠而淋漓不断,间或微有腥臭。

(二)常见证候

1.湿热黄带

【证候表现】带下量多,色黄绿如脓,有臭气,外阴瘙痒或有刺痛感,每逢经期症状加重或带下黏稠如脓,有秽臭气,小腹坠痛,小便觉热,舌苔薄黄,舌质红或正常,脉濡数。

【病因病机】多由于脾湿下注,郁久化热,湿热蕴结任脉;或感染病虫,虫蚀阴中所致。

【证候分析】湿热蕴结任脉;或感染病虫,可见带下量多,色黄绿如脓,有臭气;湿性重浊,黏滞,可见带下黏稠如脓,小腹坠痛;湿性趋下行,可见外阴瘙痒或有刺痛感。

【治法方剂】清热利湿,排脓止带。方用加味排脓汤,如外阴瘙痒加白鲜皮、鬼箭羽,并用蛇床子散煎水熏洗阴部。

2.气虚黄带

【证候表现】黄带日久不止,量多而稀薄,色淡黄无臭气,月经周期不准,经期多延长,腰酸腿软,食欲不振,面部及下肢或见浮肿,舌苔薄白,脉虚缓。

【病因病机】多因黄带日久不愈,脾气益虚所致。

【证候分析】气虚失于固摄,可见黄带日久不止,量多而稀薄,色浅黄无臭气,经期多延长;气虚失于运化,可见食欲不振,面部及下肢或见浮肿。

【治法方剂】补脾益气,升阳止带。方用补中益气汤加山茱萸。

三、赤白带

(一)概念

是指妇女阴道中排出一种赤白相杂的黏液,连绵不绝,称为赤白带。若时而排出赤色黏液,时而又排出白色黏液者,亦称赤白带。

(二)常见证候

1.湿热赤白带

【证候表现】带下赤白相兼,质黏气秽,量多,绵绵不断,外阴湿痒,甚或肿痛,少腹坠胀而痛,小便赤涩或频数而痛,胸闷心烦,口干苦,舌苔滑腻而黄,脉滑数。

【病因病机】多由于湿热久结带脉,损伤阴络所致。

【证候分析】湿热久结带脉,损伤阴络,可见带下赤白相兼,质黏气秽,量多;湿性黏滞,可见带下绵绵不断;湿性重浊,可见少腹坠胀;湿性趋下行,可见外阴湿痒,甚或肿痛;口干苦,舌苔滑腻而黄,脉滑数,均为湿热内蕴的表现。

【治法方剂】清热除湿。方用加味三补丸。

2.肝郁湿火赤白带

【证候表现】白带量多,黏稠而有腥臭,时夹血液;或阴部刺痒,少腹胀痛,心烦易怒,头晕,胁胀,舌边红,苔黄,脉弦滑。

【病因病机】多由于肝经湿火下注,浸淫带脉,伤及血分所致。

【证候分析】肝经湿火下注,浸淫带脉,伤及血分,可见白带量多,黏稠而有腥臭,时夹血液;肝失疏泄,可见少腹胀痛,胁胀,心烦易怒;舌边红,苔黄,脉弦滑均为肝郁湿火的表现。

【治法方剂】疏肝泻火。方用龙胆泻肝汤加减。

3.虚热赤白带

【证候表现】白带多,质稀薄,有时混有血液,阴部干涩灼热,有瘙痒感,头晕耳鸣,心悸而烦,口苦咽干,小便色黄,腰酸,舌红苔少或呈花剥,脉细数无力。

【病因病机】多由于阴虚内热,扰动冲任,损伤血络所致。

【证候分析】阴虚内热,损伤血络,可见白带多,质稀薄,有时混有血液;虚火内灼,可见阴部干涩灼热,有瘙痒感;虚火上扰清窍,可见头晕耳鸣;热扰心神,可见心悸而烦;津液不足,虚火内扰,可见口苦咽干,小便色黄;舌红少苔,脉细数无力,均为虚火内扰的表现。

【治法方剂】滋阴清热。方用知柏地黄丸加三七粉、椿根皮。

四、五色带

(一)概念

是指妇女阴道流出的分泌物,呈数种颜色而言。分泌物或如稀水,或如米汤,或呈血水,或呈脓样,且气味恶臭难闻,这是与其他带下症的主要区别。此种带下,常是子宫或子宫颈恶性病变的一个特征,临床应予重视。

(二)常见证候

1.气郁五色带

【证候表现】带下颜色或白或红,气味腥臭,小腹疼痛,精神郁闷,头胀胁疼或胸闷少食,舌质时有略青,苔白,脉多弦涩。

【病因病机】多由于气郁不舒,肝脾郁结,聚湿停瘀,积久化热,损伤任带二脉所致。

【证候分析】气郁,积久化热,损伤任带二脉,可见带下颜色或白或红,气味腥臭;气郁,肝气不舒,可见小腹疼痛,精神郁闷,头胀胁疼;气郁脾虚,失于健运,可见胸闷少食。舌质时青,脉弦涩,均为气郁的表现。

【治法方剂】理气活血,佐以祛湿清热。方用逍遥散加减。

2. 湿热五色带

【证候表现】带下色质不一,量或少或多,气味恶臭难闻,常觉头晕乏力,身体消瘦,有时低热,口中黏腻,舌苔腻而微黄,脉弦滑而数。

【病因病机】多因任、带脉虚,久积湿热所致。

【证候分析】湿热内郁,损伤任带二脉,可见带下色质不一,量或少或多;湿性黏滞,可见口中黏腻,或少或多,气味恶臭难闻;湿蒙清窍,可见头晕乏力;舌苔腻而微黄,脉弦滑而数,均为湿热内蕴的表现。

【治法方剂】清利湿热为主,兼以养阴。方用知柏地黄丸加蜀羊泉、白花蛇舌草、半枝莲。

3. 阴虚五色带

【证候表现】带下赤多白少,恶臭更甚,小腹疼痛,其痛放射至大腿部或背部,伴有发热,小便频数刺痛,舌质黯红,苔薄黄,脉细数。

【病因病机】多由于湿热五色带进一步发展,阴液耗伤所致。

【证候分析】阴虚内热,伤及任带二脉,可见带下赤多白少,恶臭更甚;阴虚胞宫失养,可见小腹疼痛,其痛放射至大腿部或背部;阴虚热灼,可见发热,小便频数刺痛;舌质黯红,苔薄黄,脉细数,均为阴虚内热的表现。

【治法方剂】清热坚阴为主,兼以调理肝肾。方用六味地黄丸加当归、白芍、蜀羊泉、白花蛇舌草、半枝莲。

4. 虚寒五色带

【证候表现】五色带下,缠绵日久,量多稀薄,其气腐臭,腰酸腿软,时而腹痛,肌肉消瘦,头目眩晕,身倦神疲,舌淡苔少,脉虚细。

【病因病机】多由于带下日久,阴精先虚,继而阴损及阳所致。

【证候分析】带下日久,阴精先虚,继而阴损及阳,伤及任带二脉,可见五色带下,缠绵日久,其气腐臭;阳虚机体活动功能下降,可见肌肉消瘦,头晕目眩,身倦神疲;阳虚气化不利,可见带下量多稀薄,腰酸腿软;舌淡苔少,脉虚细,均为虚寒的表现。

【治法方剂】温补固涩,兼养气血。方用左归丸去牛膝加党参、黄芪、当归、三七粉。

总之,五色带应分辨虚实,虚证多是阴阳亏损或气血不足,实证多是气郁或湿热下注。久治不愈则实证可以转为虚证,局部虚弱也有可能导致全身虚弱。本证的治疗除针对病因用药外,尚需要用健脾补肾法以固本。根据文献报道和个人临床体会,五色带不论哪一证,在辨证用药的基础上,都可以加入蜀羊泉、白花蛇舌草、半枝莲三味中药。或加用犀黄丸(成药)与汤药同服,疗效更佳。

第三节　妊娠症状

一、妊娠呕吐

(一)概念

是指妊娠期恶心呕吐,恶闻食气,食入即吐,或吐不能食而言。一般见于妊娠早期。轻者往往至妊娠两三个月,自然消失,重者频频呕吐或不食亦吐,可持续到妊娠后期。呕吐之物,多为食物、痰涎或为清水、酸水、黄绿苦水,甚则混血如同酱色。严重者,可危及胎儿与孕妇。

本症应与妊娠期因患黄疸、感冒、春温、暑温、湿温等疾病所引起的呕吐相鉴别,后者不在本书讨论范畴。

(二)常见证候

1. 胃虚妊娠呕吐

【证候表现】素体虚弱,妊娠初期,呕不能食或食入即吐,脘闷腹胀,精神倦怠,乏力思睡,舌淡苔白,脉滑无力。

【病因病机】多由于素体脾胃虚弱,受孕后,经闭血海不泻,冲脉气盛,冲脉隶属阳明,其气上逆犯胃,胃失和降,上逆则呕。

【证候分析】冲脉气盛,上逆范胃,可见呕不能食或食入即吐;胃虚,运化失常,可见脘闷腹胀;脾胃为气血生化之源,胃虚,可见精神倦怠,乏力思睡。

【治法方剂】益气健中,佐以调气降逆。方用半夏茯苓汤、保生汤。

2. 胃寒妊娠呕吐

【证候表现】妊娠早期,呕吐不食或吐清水,脘腹作痛,喜食热饮,体倦畏寒,肢冷蜷卧,面色青白,舌质淡,苔白滑,脉沉迟。

【病因病机】多由于平素中阳不振,脾胃虚寒,孕后胞门闭塞,脏气内阻,寒饮逆上所致。

【证候分析】寒饮上逆,可见妊娠早期,呕吐不食或吐清水;胃寒失于温养,可见中脘作痛,喜食热饮;脾胃为气血生化之源,胃寒影响阳气生化,机体失于温煦,可见体倦胃寒,肢冷蜷卧,面色清白;舌质淡,苔白滑,脉沉迟,均为寒邪内郁表现。

【治法方剂】温中散寒,降逆止呕。方用人参丁香散,寒甚用干姜人参半夏丸。

3. 胃热妊娠呕吐

【证候表现】受孕后,恶心呕吐,心烦口渴,颜面潮红,喜冷饮,便秘,舌质红,苔黄而干,脉滑数。

【病因病机】多由于平素胃有积热,或素嗜食辛辣厚味,以致胃失和降。

【证候分析】胃热内扰,胃失和降,可见恶心呕吐;热扰心神,可见心烦;热伤津液,可见口渴,喜冷饮,便秘;舌质红,苔黄而干,脉滑数均为胃热内郁的表现。

【治法方剂】清泻胃火,降逆止呕。方用苏叶黄连汤加竹茹、半夏、麦冬。

4. 痰滞妊娠呕吐

【证候表现】妊娠两三个月,呕吐痰涎或黏沫,头晕目眩,恶心,胸膈满闷,不思饮食,心悸气促,口中淡腻,舌质淡,苔白腻,脉滑。

【病因病机】多由于其人素有痰饮停滞中脘,气机升降受阻,复因冲脉之气挟痰饮上逆以致呕吐。

【证候分析】痰饮停滞中脘,气机升降受阻,可见呕吐痰涎或黏沫;痰邪内阻,清阳不升,可见头晕目眩;饮邪上凌心肺,可见心悸气短;湿困中州,可见胸闷脘闷,口中淡腻,不思饮食;夹热者,常见呕吐苦水,头晕心烦,口干而腻,舌红,苔黄腻,脉滑数等湿热之象;夹寒者,常见面色苍白,呕吐清水,晨起较重,口淡无味,舌淡,苔白腻,脉沉无力等虚寒表现。

【治法方剂】夹热者,治以清热化痰,降逆止呕。方用芦根汤;夹寒者,治以温化痰饮,降逆止呕。方用茯苓丸。

5. 肝热妊娠呕吐

【证候表现】妊娠早期,呕吐酸水或苦水,食入即吐,头目眩晕,口臭口苦,胸闷胁痛,嗳气,舌质红,苔正常或微黄,脉弦滑而数。

【病因病机】多因平素肝阳偏亢,孕后血聚养胎,肝阴愈虚,肝阳愈亢或肝郁化热,横逆犯胃所致。

【证候分析】肝热横逆犯胃,可见呕吐酸水或苦水,食入即吐;肝阳上亢,可见头目眩晕;肝热犯胃,可见口臭嗳气;肝热内盛,熏灼胆液,可见口苦;舌质红,脉弦滑而数,均为热邪内郁的表现。

【治法方剂】清肝和胃,降逆止呕。方用芩连竹茹汤。

(三)鉴别诊断

1. 胃虚妊娠呕吐与胃寒妊娠呕吐的鉴别诊断

(1)胃虚妊娠呕吐 属气虚。素体脾胃虚弱,受孕后,经闭血海不泻,冲脉气盛,上逆犯胃,可见呕不能食或食入即吐;兼见脘闷腹胀,精神倦怠,乏力嗜睡等脾胃气虚的表现。

(2)胃寒妊娠呕吐 属阳虚。寒饮上逆,可见妊娠早期,呕吐不食或吐清水;兼见中脘作痛,喜食热饮,体倦畏寒,肢冷蜷卧,面色青白等脾胃虚寒的表现。

2. 胃热妊娠呕吐与肝热妊娠呕吐的鉴别诊断

(1)胃热妊娠呕吐 胃热内扰,胃失和降,可见恶心呕吐;兼见心烦口渴,颜面潮红,喜冷饮,便秘,舌红苔黄,脉滑数等胃热内郁表现。

(2)肝热妊娠呕吐 肝热横逆犯胃,可见呕吐酸水或苦水,食入即吐;兼见头晕目眩,口臭口苦,胸闷胁痛,嗳气等肝热内郁的表现。

由于频频呕吐,吐不能食,以致水饮不进,常常使胃液匮乏,失于濡养,其逆愈甚。往往出现干呕口渴,口唇干燥,大便秘结,小便短赤,舌红少津,舌苔光剥,脉细数等胃阴耗伤的症状。此时,治宜滋养胃阴。方用麦门冬汤。

呕吐是胃失和降的主要临床表现之一。妊娠呕吐有虚实寒热之不同。胃虚者,因气虚不能纳谷,食则即吐;痰滞者,喜吐痰涎黏沫;肝热者多呕吐酸苦水。从脉象辨之,胃虚多滑而无力;胃寒则多沉迟;痰滞脉滑;胃热者滑而数;肝热则弦滑而数。临证须脉证互参,才能鉴别清楚。

二、妊娠心烦

(一)概念

是指孕妇心惊胆怯、烦闷不安,抑郁不乐而言。古称"子烦"。如怀孕初期,微觉烦热,为常有现象,不属于子烦证候。

(二)常见证候

1.阴虚妊娠心烦

【证候表现】妊娠五六月,心中烦闷,坐卧不宁,或五心烦热,或午后潮热,咽燥口干,但不欲多饮,小便短黄,舌质红,苔薄黄而干或无苔,脉细数而滑。

【病因病机】多由于阴血素虚,孕后阴血聚养胎元,阴血愈虚,阴虚则内热,虚热上扰神明所致。

【证候分析】虚热上扰神明,可见心中烦闷,坐卧不宁或五心烦热;阴亏机体失养,可见口燥咽干,但不欲多饮;热灼津液,可见小便短黄;舌质红,苔薄黄而干,脉细数等均为阴虚症候。

【治法方剂】养阴清热,除烦安神。方用人参麦冬散。

2.痰火妊娠心烦

【证候表现】孕妇心悸胆怯,烦闷不安,头重眩晕或中脘满闷,口黏恶食,时有泛恶,呕吐痰涎,苔黄腻,脉滑。

【病因病机】多因痰饮内停,孕后阳气偏盛,痰热相搏,上冲于心而致。

【证候分析】痰热相搏,上冲于心,可见心悸胆怯,烦闷不安;痰蒙清窍,可见头重眩晕;湿邪困脾,可见中脘满闷,口黏恶食,时有泛恶,呕吐痰涎;舌苔黄腻,脉滑,均为痰火内阻的表现。

【治法方剂】清热涤痰,除烦安神。方用竹沥汤加浙贝、天竺黄。

3.肝郁妊娠心烦

【证候表现】妊娠数月,心惊胆怯,烦闷不安,精神抑郁易怒,两胁胀痛,善太息,舌质红,苔薄黄少津,脉弦滑而数。

【病因病机】多由于忿怒忧思,肝郁气滞,郁久化热,木火上逆,扰及心神所致。

【证候分析】肝郁化火,扰及心神,可见心惊胆怯,烦闷不安;肝郁气滞,可见精神抑郁易怒,善太息,两胁胀痛;舌质红,苔薄黄少津,脉弦滑而数等为肝郁化火的表现。

【治法方剂】疏肝解郁,清热除烦。方用逍遥散加减。

妊娠心烦一症,李太素曾明确指出:"由受胎后,血热于心,心气不清,故人郁闷撩乱不宁。因妊娠而烦,故曰子烦。非子在腹中烦也。"孕妇热扰心神的原因,不外乎阴虚、痰火、肝郁三者,应根据临床表现加以鉴别。

（三）鉴别诊断

（1）阴虚妊娠心烦　妊娠五六月,心中烦闷,坐卧不宁,五心烦热或午后潮热,咽燥口干不欲饮,小便短黄,舌质红,苔薄黄而干或无苔,脉细数而滑。

（2）痰火妊娠心烦　孕妇心悸胆怯,烦闷不安,头重眩晕或中脘满闷,口黏恶食,时有泛恶,呕吐痰涎,苔黄腻,脉滑。

（3）肝郁妊娠心烦　妊娠数月,心惊胆怯,烦闷不安,精神抑郁易怒,两胁胀痛,善太息,舌质红,苔薄黄少津,脉弦滑而数。

三、妊娠咳嗽

（一）概念

是指妊娠期,咳嗽不已,亦称子嗽。

（二）常见证候

1. 风寒妊娠咳嗽

【证候表现】咳嗽痰白而稀,兼有喉痒声重浊,鼻塞流涕,头痛,四肢酸楚,恶寒发热,无汗,舌苔薄白,脉浮滑。

【病因病机】多由于风寒袭肺,肺失宣降所致。

【证候分析】风寒袭肺,肺失宣降,可见咳嗽痰白而稀;风邪束表,经络闭塞不输,可见头痛,四肢酸楚;正邪交争,可见恶寒发热;风邪上受,首先袭肺,肺开窍于鼻,风邪闭阻,可见鼻塞流涕;舌苔薄白,脉浮均为风寒袭肺的表现。

【治法方剂】疏风散寒,宣肺止咳。方用杏苏散或止嗽散加减。

2. 风热妊娠咳嗽

【证候表现】咳嗽痰黄而黏稠,咳痰不爽,身热,恶风或头痛,有汗,口干咽痛,苔薄黄,脉浮数。

【病因病机】多由于风热袭肺,热邪伤津所致。

【证候分析】风热袭肺,肺失宣降,可见咳嗽痰黄而黏稠;热灼伤津炼液为痰,可见咳痰不爽;风热熏蒸,腠理疏松,可见恶风;营阴外泄,可见有汗出;热伤津液,可见口干咽痛;舌红,苔薄黄,脉浮数均为风热外袭的表现。

【治法方剂】疏风清热,宣肺止咳。方用桑菊饮加减。

3. 燥热妊娠咳嗽

【证候表现】干咳无痰或咳嗽少痰,咯痰不爽或痰中带血,兼有鼻燥咽干,或咽喉痒痛,形寒身热,舌尖红,苔薄黄,脉浮数或滑数。

【病因病机】多见于气候干燥的秋季,系秋燥之邪伤肺所引起。

【证候分析】燥邪伤肺,肺失宣降,可见干咳无痰或咳嗽少痰,咯痰不爽;燥伤血络,可见痰中带血;燥伤津液,可见鼻燥咽干;舌尖红,苔薄黄,脉浮数为燥热伤肺的表现。

【治法方剂】清热润燥,化痰止咳。方用桑杏汤或清燥救肺汤加减。

4. 阴虚妊娠咳嗽

【证候表现】干咳无痰,日久不止或呛咳带血,咽干口燥,音哑,两颧发红,午后潮热,舌质红,苔薄黄而干,脉虚细数。

【病因病机】多由于素禀阴虚之体,肺阴不足,痰热内阻或热病之后,肺阴耗伤,痰热留恋,气失清肃所致。

【证候分析】肺阴耗伤,痰热留恋,气失清肃,可见干咳无痰,日久不止;虚火灼伤血络,可见呛咳带血;阴虚火旺,可见两颧发红,午后潮热;舌质红,苔薄黄而干,脉细数均为阴虚内热的表现。

【治法方剂】养阴润肺,止咳安胎。方用百合固金汤或补肺阿胶汤加减。

5. 痰湿妊娠咳嗽

【证候表现】咳嗽痰多,色白易咯出,胸脘痞闷,食少,便溏,苔白腻,脉濡滑。

【病因病机】多由于脾虚生湿,湿聚为痰,痰湿上聚于肺,肺气失于宣畅所致。

【证候分析】痰湿上聚于肺,肺气失于宣畅,可见咳嗽痰多,色白易咯出;湿邪困脾,脾失健运,可见胸脘痞闷,食少,便溏;苔白腻,脉濡滑均为痰湿内阻的表现。

【治法方剂】健脾化湿,理肺祛痰。方用二陈平胃汤或六君子汤加减。

6.肺肾两虚妊娠咳嗽

【证候表现】咳嗽气促,咯痰不爽,动则气短,咽干,耳鸣,头晕,腰酸,舌红无苔,脉细数。

【病因病机】多由于素体虚弱,肾虚不能纳气,肺虚不能降气,痰阻于内,升降失常所致。

【证候分析】肾虚不能纳气,肺虚不能降气,可见咳嗽气促,咯痰不爽;肾虚不能纳气,可见动则气短;肾精亏虚,清窍失养,可见头晕耳鸣;腰为肾之府,肾精亏虚,可见腰酸;舌红无苔,脉细数均为肺肾阴虚的表现。

【治法方剂】益肾补肺,止咳宁嗽。方用参麦地黄丸或补中益气汤合都气丸加减。

(三)鉴别诊断

1.风寒妊娠咳嗽与风热妊娠咳嗽的鉴别

(1)风寒妊娠咳嗽　风寒袭肺,肺失宣降,可见咳嗽痰白而稀;兼见头痛,四肢酸楚,鼻塞流涕,恶寒重发热轻,无汗,舌苔薄白等表寒证的表现。

(2)风热妊娠咳嗽　风热袭肺,肺失宣降,可见咳嗽痰黄而黏稠;兼见发热,微恶风寒,汗出,口干,咽痛,苔薄黄,脉浮数等表热证的表现。

2.燥热妊娠咳嗽与阴虚妊娠咳嗽的鉴别

(1)燥热妊娠咳嗽　属实证,多见于秋季。燥邪伤肺,肺失宣降,可见干咳无痰或咳嗽少痰,咯痰不爽;兼见鼻燥咽干,咽喉痒痛,形寒身热,舌尖红,苔薄黄,脉浮数或滑数等燥热伤肺的表现。

(2)阴虚妊娠咳嗽　属虚证,病程较长。肺阴耗伤,痰热留恋,气失清肃,可见干咳无痰;兼见两颧发红,午后潮热等阴虚内热的表现。

3.痰湿妊娠咳嗽与肺肾两虚妊娠咳嗽的鉴别

(1)痰湿妊娠咳嗽　属本虚标实证。痰湿上聚于肺,肺气失于宣降,可见咳嗽痰多,色白易咯出;兼见胸脘痞满,纳少便溏等脾虚湿困的表现。

(2)肺肾两虚妊娠咳嗽　属虚证。肾虚不能纳气,肺虚不能降气,可见咳嗽气促,咯痰不爽;兼见咳嗽气促,动则气短,腰酸,咳则小便自溢等肺肾亏虚的表现。

四、妊娠喑哑

(一)概念

是指妊娠期间出现声音嘶哑,甚则不能出声。

(二)常见证候

1. 风寒妊娠喑哑

【证候表现】卒然声音不扬,甚则嘶哑,并兼有咳嗽,鼻塞流涕,恶寒发热,苔薄白,脉浮滑等。

【病因病机】多由于妊娠期间风寒袭肺肺失宣降,寒邪客于会厌,开合不利所致。

【证候分析】风寒之邪客于会厌,开合不利,致音不能出,可见卒然声音不扬,甚则嘶哑;风邪上受首先袭肺,肺失宣降,可见咳嗽,鼻塞流清涕;正邪交争,可见恶寒发热;舌苔薄白,脉浮滑均为风寒外袭的表现。

【治法方剂】疏风散寒,宣肺利咽。方用金沸草散或三拗汤加桔梗、蝉衣、前胡、象贝母。

2. 痰热妊娠喑哑

【证候表现】 声音重浊不扬或不能出声,喉间有痰,咯痰黄稠,咽干或痛,便秘溲赤,苔黄腻,脉滑数。

【病因病机】多由于外感风热之邪,上犯于肺,灼液为痰或风寒不解,郁久化热,津液被灼成痰以致痰热交阻,壅遏于肺所致。

【证候分析】痰热交阻,壅遏于肺,可见声音重浊不扬或不能出声;痰阻气道,可见喉间痰鸣;热伤津液,可见咽干或痛,便秘溲赤;舌苔黄腻,脉滑数均为痰热内阻的表现。

【治法方剂】清化痰热,宣肺利咽。方用清咽宁汤加杏仁、蝉衣、天竺黄。

3. 肺阴亏虚妊娠喑哑

【证候表现】妊娠期间,声音逐渐嘶哑,口干咽燥,或咳嗽气短,舌红少津,脉细数。

【病因病机】多由于肺脏素有燥热,阴液耗伤,孕后血养胎元,阴血更虚,肺失濡养所致。

【证候分析】肺阴亏虚,肺失濡养,致使声道燥涩,发音不利,可见声音逐渐嘶哑,口干咽燥;肺阴亏虚,失于宣降,可见咳嗽气短;舌红少津,脉细数,均为阴虚火旺的表现。

【治法方剂】滋养肺阴。方用养津汤加减。

4.肾阴不足妊娠喑哑

【证候表现】声音逐渐嘶哑或不能出声,至傍晚加重,时有颧红,头晕,目眩,耳鸣,咽干,腰膝酸软,舌红或有裂纹,苔花剥,脉细数。

【病因病机】多由于平素体虚,或病后精虚,或操劳过度,肾精耗伤所致。

【证候分析】阴虚则内热,可见时有颧红;肾阴不足,清窍失养,虚火上扰,可见头晕,目眩,耳鸣,咽干;腰为肾之腑,肾精亏虚,可见腰膝酸软;舌红或有裂纹,苔花剥,脉细数,均为阴虚有热表现。

【治法方剂】滋养肾阴。方用都气丸加减。

(三) **鉴别诊断**

1.风寒妊娠喑哑与痰热妊娠喑哑的鉴别诊断

(1)风寒妊娠喑哑　风寒之邪客于会厌,开合不利,致音不能出,可见卒然声音不扬,甚则嘶哑;兼见卒然声音不扬,鼻塞流涕,恶寒发热等表证。

(2)痰热妊娠喑哑　痰热交阻,壅遏于肺,可见声音重浊不扬或不能出声;兼见声音重浊不扬,咳痰黄稠,咽喉干痛,苔黄腻等痰热内盛的表现。

2.肺阴亏虚妊娠喑哑与肾阴不足妊娠喑哑的鉴别诊断

(1)肺阴亏虚妊娠喑哑　肺阴亏虚,肺失濡养,致使声道燥涩,发音不利,可见声音逐渐嘶哑,口干咽燥;兼见久咳不已,潮热盗汗,午后颧红等阴虚火旺表现。

(2)肾阴不足妊娠喑哑　肾阴亏虚,不能上荣舌本,可见声音逐渐嘶哑,竟或不能出声;兼见咽燥,耳鸣,目眩,腰膝酸软,手足心热等表现。

五、妊娠肿胀

(一)概念

妊娠肿胀,简称"子肿"。是指妊娠三四月始,至六七月间,发生足面浮肿,渐及下肢,甚则遍身俱肿的症状。若"妊娠八九月开始脚肿,尚是常事,其证本轻,既不上升大剧,则娩后自消,固不必治。非若妊娠三四月而即肿可比。"本症与"胎水",同为妊娠期间发生的肿胀。二者均可出现遍身俱肿,但本症以肢体肿胀为主;而后者则以腹大异常,喘逆不安最为突出。故另立专节论述。

(二)常见证候

1. 脾虚妊娠肿胀

【证后表现】妊娠数月,面目虚浮,四肢浮肿,渐及遍身悉肿,肤色淡黄,肿处皮薄光亮,按之凹陷,良久不起,气短乏力,四肢不温,口淡乏味,食欲不振或大便溏薄,舌质淡,苔薄白而润,脉缓滑无力。

【病因病机】多由于脾胃素虚,或妊娠早期,饮食不节,呕吐泄泻损伤脾胃,或恣食生冷损及脾阳所致。

【证候分析】脾虚不能运化水湿,复因胎体阻遏气机升降,水湿停聚,浸渍于四肢肌肤,发为肿胀;脾虚气血生化乏源,可见气短乏力,四肢不温;脾虚失于健运水谷,可见口淡乏味,食欲不振,或大便溏薄;舌质淡,苔薄白而润,脉缓滑无力,均为脾虚湿盛的表现。

【治法方剂】健脾行水,方用白术散;若下部肿甚者,方用补中益气汤加茯苓;若因饮食不节,呕吐泄泻所致者,方用六君子汤;若四肢胀急,小便不利者,方用木通散。

2. 肾虚妊娠肿胀

【证候表现】妊娠五六月始,面浮肢肿,肿处皮薄光亮,按之如泥,面色晦暗,心悸气短,下肢逆冷,腰酸腿软,舌质淡,苔白或白腻而润,脉象沉迟。

【病因病机】"良由真阴凝聚,以养胎元,肾家阳气不能敷布,则水道泛滥莫制。"(《沈氏女科辑要笺正·妊娠肿胀》)。

【证候分析】肾为胃关,肾虚关门不利而水聚为肿;肾阳虚气化失司,可见面色晦黯,下肢逆冷,腰酸腿软;舌质淡,苔白或白腻而润,脉象沉迟,均为肾虚不足的表现。

【治法方剂】益火消阴,化气行水。方用真武汤。

3.气滞妊娠肿胀

【证候表现】妊娠三四个月,肢体肿胀,多自脚始,渐及于腿,肿胀之处,皮色不变,按之凹陷,抬指即变,胸闷胁胀,头眩,心烦易怒,食少,苔白腻,脉弦滑。

【病因病机】多由于妊娠三四个月时,胎体长大,有碍气机升降,复因肝气郁滞,气机升降失常,阳气不升,浊阴聚而不散所致。

【证候分析】肝气郁滞,气机升降失常,阳气不升,浊阴聚而不散,可见肢体肿胀,皮色不变,按之凹陷,抬指即变;肝郁气滞,可见胸闷胁胀;郁怒伤肝,肝失疏泄,可见头眩,心烦易怒。

【治法方剂】理气行滞。方用天仙藤散。

临证常有气滞夹湿与脾虚兼气滞的妊娠肿胀。前者系因木郁而土不运,脾虚而不能运湿所致;后者则因土虚而木郁,气滞水道不利而致。

气滞夹湿者,治以疏肝理气,佐以健脾利湿,方用天仙藤散合四苓散;脾虚气滞者,治以健脾化湿,佐以理气行滞,方用白术散加陈皮、枳壳。

六、妊娠眩晕

(一)概念

是指妊娠后期所发生的头目眩晕,耳鸣眼花等症状而言,又称"子眩"。本症与素有眩晕者不尽相同。妊娠恶阻有时亦可引起眩晕,但不属本症范围。

(二)常见证候

1.妊娠阴虚阳亢眩晕

【证候表现】妊娠五六个月,头晕目眩,耳鸣眼花,心烦急躁,心悸失眠,腰酸痛,两腿酸软或时有面色潮红,舌质红,少苔或无苔,脉弦细而滑。

【病因病机】多由于妊娠后,阴血聚以养胎,肝肾阴虚,水不涵木,木少滋荣,肝阳偏亢所致。

【证候分析】肝肾阴虚,肝阳偏亢,上扰清窍可见头晕目眩;肝肾阴虚,清窍失养,可见耳鸣眼花;虚火内扰,可见心烦急躁,心悸失眠;肾精亏虚,机体失养,可见腰肌酸痛,两腿酸软;阴虚火旺,可见时有面色潮红;舌红,少苔或无苔,脉弦细而滑,均为阴虚阳亢的表现。

【治法方剂】养阴清热,平肝潜阳。方用杞菊地黄汤或用一贯煎加黄芩、钩藤、石决明;病情重者,加用生龙骨、生牡蛎、知母、黄柏。

2. 妊娠气血亏虚眩晕

【证候表现】妊娠后期,头晕目眩,动作时加重,心悸气短,语音低微,心烦少寐,神疲纳呆,皮肤不润,面色㿠白,唇淡,舌质淡,苔薄白,脉细滑无力。

【病因病机】多由于脾胃素虚,化源不足或妊娠恶阻较重,胃气受损,致气血亏虚,不能上养清窍所致。

【证候分析】气血亏虚,不能上奉,可见头晕目眩,动作时加重;气血亏虚,不能养心,可见心悸气短,心烦少寐;气虚,可见神疲纳呆,面色㿠白;血虚不能濡润,可见皮肤不润,唇淡;舌淡,苔薄白,脉细滑无力,均为气血亏虚的表现。

【治法方剂】益气养血,补益心脾。方用归脾汤或八珍汤。

3. 妊娠脾虚挟痰眩晕

【证候表现】妊娠后期,头目眩晕,头重眼花,胸膈满闷,恶心纳少,四肢倦怠,小便短少,舌质淡,苔白腻,脉滑无力。

【病因病机】多由于脾胃素虚,至妊娠后期,胞宫逐渐增大,影响气机升降,使脾运不健,湿聚生痰,痰气交阻,清阳不升,浊气不降所致。

【证候分析】脾虚夹痰,致使清阳不升,浊气不降,可见头目眩晕,头重眼花;痰湿困脾,脾失健运,可见胸膈满闷,恶心纳少;脾虚,气血生化乏源,可见四肢倦怠,小便短少;舌淡,苔白腻,脉滑无力,均为脾虚挟痰的表现。

【治法方剂】健脾化痰,理气除湿。方用六君子汤或二陈汤。

妊娠眩晕一症,以阴虚阳亢者居多,若病情发展,常常出现头疼,手足面目浮肿,视物昏花,尿少,甚则恶心呕吐等症状,此为肝风欲动之候,若不及时治疗甚则发生子痫,所以对妊娠眩晕一症,应及早治疗,以免贻误病情。

七、子痫

(一)概念

是指妊娠后期,或正值分娩时或分娩后,忽然神志丧失,颈项强直,牙关紧闭,口流白沫,手足抽搐,须臾抽搐停止,渐渐醒转,但醒后仍可再发,又称"妊娠痫证"或"子冒",亦有称"痉"、"厥"、"中风"、"癫痫"的。严重者,发作频频,甚至昏迷不醒,可以引起孕妇和胎儿死亡。但在发病以前,一般都有头痛、头晕、眼花、胸闷、呕吐等先兆,可供早期诊断和提早预防。本症讨论以先兆子痫为主。

(二)常见证候

1. 阴虚肝旺子痫

【证候表现】妊娠后期,常感头痛、头晕、头胀、眼花、视力模糊,或有恶心,心悸气短,手足发麻,面目及下肢微有浮肿等子痫先兆;病发时卒然昏仆,抽搐,口流白沫,舌红或绛,脉弦劲而数。

【病因病机】多由于肾阴素亏,孕后血养胎元,阴液益虚,水不涵木,肝失所养,以致肝阳上亢。

【证候分析】阴虚肝旺,肝阳上亢,可见头痛,头晕,头胀,眼花,视力模糊;阴精不足,机体失养,可见心悸气短,手足发麻。

【治法方剂】育阴潜阳,平肝熄风。方用羚羊钩藤汤。若病情进一步发展而出现抽搐或昏迷即为子痫,可用羚羊钩藤汤加莲子心、菖蒲以清心开窍,并可选用安宫牛黄丸,每日 2 丸,用凉开水调匀,分 2～4 次鼻饲或口服;紫雪丹,每日 3 次,每次 1～3 克,凉开水调匀,鼻饲或口服;至宝丹,每日 2 丸,用凉开水调化,分 2～4 次鼻饲或口服。

2. 脾虚肝旺子痫

【证候表现】妊娠后期,水肿逐渐加剧,尿少,胸闷恶心,纳差,并见头痛头胀,头晕眼花等子痫先兆;病发时突然仆倒,不省人事,手足抽搐,舌质淡胖,苔薄或腻,脉虚弦或滑。

【病因病机】多由于脾虚不运,水湿停聚,发为水肿,留滞经络,精血输送受阻,脾不散精,肝失濡养,以致肝阳上亢。

【证候分析】脾虚失于运化水湿,可见妊娠后期,水肿逐渐加剧,尿少;脾失健运水谷,可见胸闷恶心,纳差;肝阳上亢,上扰清窍,可见头痛头胀,头晕眼花;发作时痰蒙清窍,可见突发仆倒,不省人事;阴虚不足,肝阳上亢,筋脉失养,可见手足抽搐;舌质淡胖,苔薄或腻,脉虚弦或滑,均为脾虚肝旺表现。

【治法方剂】健脾利湿,平肝潜阳。方用加减羚羊角散或当归芍药散加羚羊角粉、葛根、桑寄生。若病情未及时控制,发生抽搐和昏迷者,即为子痫。方用加减羚羊角散去葛根、川芎,另加苏合香丸,每日 2 次,每次 1 丸,鼻饲。

先兆子痫之临床辨证,首先要鉴别阴虚肝旺或脾虚肝旺。亦有少数患者并无明显先兆征象,而突然发为子痫的。治疗原则:阴虚肝旺,以养血育阴为主,重点在肾;脾虚肝旺,以健脾利湿为主,重点在脾。

妊娠水肿、先兆子痫和子痫,三种证候之间的病因病机,存在着内在联系。如脾虚水湿不运,溢而为肿,继则土湿木郁,肝郁化火,灼伤阴津,阴虚阳亢,遂致眩晕,进而肝风内动,酿成子痫,因此及时治疗水肿或先兆子痫,是防止发生子痫的关键。

八、妊娠下肢抽筋

(一)概念

是指妊娠后期小腿或足部抽搐而言。其抽痛常在夜间和睡眠时加剧,它是妊娠后期常见的并发症之一。

(二)常见证候

1. 妊娠血虚下肢抽筋

【证候表现】妊娠后期,时常下肢抽筋疼痛,抽时动弹不得,入睡后尤甚,或心悸失眠,或多梦易醒,舌质正常或稍淡,脉虚滑。

【病因病机】多由于孕后精血养胎,筋脉失养所致。

【证候分析】孕后精血养胎,筋脉失养,可见妊娠后期,时常下肢抽筋疼痛;血虚心失所养,可见心悸失眠或多梦易醒;舌质稍淡,脉虚滑,均为血虚的表现。

【治法方剂】养血柔筋。方用芍药甘草汤加味。

2. 妊娠寒凝下肢抽筋

【证候表现】妊娠后期,时有小腿抽搐,遇寒加重,得热则舒,或畏寒,或四肢不温,舌苔白滑,脉细滑。

【病因病机】多由于寒遏经络,下肢血脉运行不畅所致。

【证候分析】寒遏经络,下肢血脉运行不畅,可见妊娠后期,时有小腿抽搐;寒为阴邪,易伤阳气,可见遇寒加重,得热则舒,或畏寒,或四肢不温;舌苔白滑,脉细滑,均为寒邪内袭的表现。

【治法方剂】温经散寒,活血舒筋。方用桂枝汤加味。

九、妊娠心腹胀满

(一)概念

是指妊娠期间心腹部胀满,甚则呼吸不畅,两胁疼痛而言。本症,在《太平圣惠方》称"妊娠心腹胀痛",《妇人良方》称"子悬",《证治准绳》称"胎上逼心",《景岳全书》称"胎气上逼",《沈氏女科辑要》则称"子上撞心"。

妊娠心腹胀满与胎水,均以胸腹胀满为主,甚则气促。妊娠心腹胀满是由于气逆上冲心胸所致;而胎水心腹胀满,乃由胞中蓄水引起。前者,病在气;后者,病在水,病因不同,治法亦不同。

(二)常见证候

1.胎热妊娠心腹胀满

【证候表现】妊娠中期,胸膈痞闷胀满,呼吸短促,两胁胀痛,内热口干,心烦失眠,溲赤,舌质红,脉洪数。

【病因病机】多由于素体有热,孕后阴血聚以养胎,其热益甚,胎热气逆,上凑心胸所致。

【证候分析】胎热气逆,上凑心胸,遂致胀满痞闷,呼吸迫促,两胁胀痛;热伤津液,可见口干,大便干,溲赤;热扰心神,可见心烦失眠;舌质红,脉洪数,均为里热内盛的表现。

【治法方剂】清热理气安胎,方用紫苏饮加黄芩、栀子;若胀满已除,续应滋阴养血清热,方用阿胶养血汤加地骨皮。

2.肝郁妊娠心腹胀满

【证候表现】妊娠七八月,胸膈胀满,两胁胀痛,呼吸不利,有气阻闷塞感,烦躁易怒,善太息。舌苔薄黄,脉弦滑。

【病因病机】多由于平素血虚,肝失所养,孕后阴亏于下,气浮于上,复因郁怒伤肝,肝气郁滞,不得条达,逆冲心胸所致。

【证候分析】肝郁气滞,逆冲心胸,可见胸膈胀满,两胁胀痛;肝主疏泄,肝郁则气机不利,可见呼吸不利,有气阻闷塞感,善太息;舌苔薄黄,脉弦滑,均为肝郁内热的表现。

【治法方剂】疏肝解郁,方用丹栀逍遥散加绿萼梅、沉香粉;继当养血育阴,方用阿胶养血汤加当归、白芍。

3. 脾虚气结妊娠心腹胀满

【证候表现】怀孕后期,心腹胀满,呼吸不畅或头重眩晕,体倦思卧,四肢乏力,不思饮食,苔薄白,脉虚弦。

【病因病机】多由于脾胃素虚,妊娠后期,胎体增大而有碍气机升降所致。

【证候分析】脾虚气结,气机升降失司,可见心腹胀满,呼吸不畅;脾虚不能化精,机体失养,可见头重眩晕,体倦思卧,四肢乏力;脾失健运,可见食少纳呆;舌苔薄白,脉虚弦,均为脾虚气结的表现。

【治法方剂】健脾理气。方用紫苏饮加砂仁、厚朴花。

妊娠心腹胀满一症,总因气逆上冲心胸所致。而以胎热、肝郁者居多,脾虚气结亦间或有之。《张氏医通·妇人门》说:"大抵胎气逆上,皆属火旺,急用芩术香附之类,不可服大寒之药,反致他变。"此乃治标用药之要,待标病解除,需养血育阴以培其本。

十、妊娠腹痛

(一)概念

是指孕妇发生小腹部疼痛而言。如不及时调治,往往会引起"胎动不安",甚至下血、"小产"。

(二)常见证候

1. 妊娠虚寒腹痛

【证候表现】妊娠数月,形寒肢冷,小腹冷痛,得热痛减,腹胀纳差,舌质淡,苔薄白而滑,脉弦或细弱。

【病因病机】多由于素体阳虚,孕后胎系于肾,肾阳愈虚,阳虚生内寒,寒凝胞阻所致。

【证候分析】阳虚寒凝胞阻,可见形寒肢冷,小腹冷痛,得热痛减;阳虚气化无力,可见腹胀纳差;舌苔薄白而滑,脉弦或细弱均为里虚寒的表现。

【治法方剂】暖宫散寒,通痹止痛。方用艾附暖宫丸。

2. 妊娠血虚腹痛

【证候表现】妊娠五六个月,小腹绵绵作痛,按之痛缓,头晕目眩,心悸怔忡,口干不欲多饮,面色萎黄,舌淡红,苔薄白,脉细弦滑。

【病因病机】多由于素体血亏,孕后血聚养胎,阴血亏虚更甚,血少则气行不利,胞脉阻滞所致。

【证候分析】血虚气行不利,胞脉阻滞,可见小腹绵绵作痛,按之痛减;血虚清窍失养,可见头晕目眩;血不养心,可见心悸怔忡;阴虚失于濡润,可见口干不欲多饮;舌淡红,苔薄白,脉细均为血虚的表现。

【治法方剂】养血止痛,方用胶艾汤;若血虚兼湿,证见水湿泛溢,及脾不运化等脾虚湿滞的临床表现,则宜养血利湿止痛,方用当归芍药散。

3. 妊娠气虚腹痛

【证候表现】妊娠数月,小腹疼痛下坠,时作时止,甚则日发数十次,心慌气短,不耐劳作,稍劳腹痛即发,舌质淡,脉滑无力。

【病因病机】多由于中气不足,气虚运行无力,血行迟滞所致。

【证候分析】气虚,可见心慌气短,不耐劳作;舌质淡,脉滑无力,均为气虚的表现。

【治法方剂】益气止痛。方用加味黄芪汤。

4. 妊娠风寒腹痛

【证候表现】妊娠小腹冷痛,恶寒发热,头痛身疼,口淡食少,舌质正常,苔薄白,脉滑而浮或浮紧。

【病因病机】多由于寒邪外袭,客于胞宫,胞络不通所致。

【证候分析】寒邪客于胞宫,胞络不通,可见小腹冷痛;正邪交争,可见恶寒发热;寒邪闭阻经络,可见头身疼痛;舌苔薄白,脉滑而浮或浮紧,均为风寒外袭的表现。

【治法方剂】祛风解表,散寒止痛。方用桂枝汤加艾叶、苏梗、葱白。

5. 妊娠气滞腹痛

【证候表现】妊娠数月,小腹胀痛,胸闷胁胀或痛,性急躁易怒,时时嗳气,不欲饮食,苔薄白,脉弦滑。

【病因病机】肝为血海,孕后血聚养胎,肝血虚而肝气易怒,肝郁则气滞,气滞则血行不畅,阻滞胞宫所致。

【证候分析】妊娠气滞,痹阻胞宫,可见小腹胀痛;肝气郁滞,可见胸闷胁胀或痛;肝喜调达,肝气郁滞,可见性急躁易怒,时时嗳气;舌苔薄白,脉弦滑,均为气滞的表现。

【治法方剂】养血调肝,理气止痛。方用逍遥散加乌药、香附。

(三)鉴别诊断

1. 妊娠虚寒腹痛与妊娠风寒腹痛的鉴别

(1)妊娠虚寒腹痛　　阳虚寒凝胞阻,可见形寒肢冷,小腹冷痛,得热痛减;兼见腹胀纳差,苔白滑等症状。

(2)妊娠风寒腹痛　　寒邪客于胞宫,胞络不通,可见小腹冷痛;兼见恶寒发热,头身疼痛,脉浮及寒客胞脉等寒邪袭表的表现。

2. 妊娠血虚腹痛与妊娠气虚腹痛的鉴别

(1)妊娠血虚腹痛　　血虚气行不利,胞脉阻滞,可见小腹绵绵作痛,按之痛减;多因血少而气不行,兼见面色萎黄,头晕目眩,心悸怔忡,舌淡红,脉细等血虚的表现。

(2)妊娠气虚腹痛　　气虚运行无力,血行迟滞,可见小腹疼痛下坠,时作时止;多因气虚而血流不畅,兼见心慌气短,不耐劳作,舌淡,脉滑无力等中气不足的表现。

妊娠腹痛的原因,一般是由于气血运行不畅,胞脉阻滞所致。而引起胞脉痹阻的原因,以寒凝气滞为多。若腹痛剧烈,大汗淋漓,应立即施救,以免贻误病情。

十一、妊娠小便不通

(一)概念

是指妊娠七八个月,膀胱受压所致小便不通者。

本症《金匮要略》称"转胞",《甲乙经》称"胞转",《诸病源候论》称"妊娠小便不利",《本草纲目》称"妊娠尿难"。

本症与妊娠小便淋痛在证候上有类同点,也有不同之处。如《证治要诀》说:"子淋与转胞相类,但小便频数,点滴而痛,为子淋;频数出少而不痛,为转胞,间有微痛,终是与淋不同。"说明疼痛与否,是二者的主要区别。

(二)常见证候

1. 脾虚妊娠小便不通

【证候表现】妊娠七八个月,小便不通或频而量少,小腹胀急,心悸气短,神疲乏力,头重目眩,舌淡苔薄,脉虚缓而滑。

【病因病机】胎居母腹,赖气以载胎。《女科经纶》引赵养葵说:"多由于中气虚怯,不能举胎,胎压其胞,胞系了戾,小便不通。"

【证候分析】脾气中气下陷,胎压其胞,可见小便不通或频而量少,小腹胀急;脾虚气血乏源,可见心悸气短,神疲乏力,头重目眩;舌淡苔薄,脉虚缓均为脾虚的表现。

【治法方剂】补气升陷举胎,方用益气导溺汤或补中益气汤加茯苓、车前子;若气血两虚者,治当佐以养血,方用举胎四物汤加乌药。

2. 肾虚妊娠小便不通

【证候表现】妊娠后期,小便频数,滴沥不利,继则闭而不通,小腹胀急,四肢浮肿,面色晦黯,体倦畏寒,头晕,腰腿酸软,舌质淡,苔薄白而润,脉沉迟或沉滑无力。

【病因病机】多由于孕妇素体虚弱,肾虚系胎无力,胎压其胞所致。

【证候分析】肾虚胎压其胞,致令胞系了戾,膀胱气化功能失职,则小便滴沥或闭而不通,小腹胀急作痛;肾阳亏虚,机体失于温养,可见面色晦黯,体倦畏寒;阳虚水泛,可见四肢浮肿;肾精亏虚,机体失养,可见腰腿酸软;舌质淡,苔薄白而润,脉沉迟或沉滑无力,均为肾虚的表现。

【治法方剂】补肾温阳,化气行水。方用肾气丸加减。

3. 气郁妊娠小便不通

【证候表现】妊娠七八个月,突然小便不通,小腹胀急作痛。胸闷胁胀,心烦易怒,善太息,舌苔正常,脉沉弦而滑。

【病因病机】多由于忧郁多怒,气郁水气内停,致使胞系了戾,小便不通。

【证候分析】气滞水停,可见突然小便不通,小腹胀急作痛;肝郁气滞,可见胸闷胁胀,心烦易怒,善太息;脉沉弦而滑均为肝郁气滞的表现。

【治法方剂】调气行水。方用琥珀散加乌药。

4. 热结妊娠小便不通

【证候表现】妊娠后期,小便短黄,继而不通,小腹作胀,饮食如故,头重眩胀,大便干燥或泻而不爽,舌质红,苔黄而腻,脉滑数。

【病因病机】多由于下焦湿热,蕴于膀胱;或者小肠有热,传于膀胱所致。

【证候分析】下焦热邪,蕴于膀胱,可见小便短黄,继而不通,小腹作胀;此小便难者,膀胱热郁,气结成燥,病在下焦,所以饮食如故;湿热之邪,闭阻清窍,可见头重眩胀;湿热蕴结肠腑,可见大便干燥或泻而不爽;舌质红,苔黄而腻,脉滑数,均为湿热内结的表现。

【治法方剂】清热利湿,方用当归贝母苦参丸或清胞饮;若胸中痞闷,头重而痛,苔白腻,脉濡,此为湿盛,治以燥湿行水,方用五苓散加车前子。

妊娠小便不通,古人认为由于胎压膀胱,胞系了戾所致,辨证应分虚实。治疗时,不可拘泥于小便不通,概用通利。若尿闭时间长,腹部胀痛难忍者,宜急用导尿法。

十二、妊娠尿痛

(一)概念

是指妊娠期间出现小便频数,淋漓疼痛,亦称为子淋。

本症《诸病源候论》称"子淋",《太平圣惠方》称"妊娠小便淋涩",《产科百问》称"妊娠小便淋"。

(二)常见证候

1. 妊娠实热尿痛

【证候表现】妊娠期间,小便频数,短赤灼热,尿意急迫,艰涩疼痛,伴口苦,口渴,且喜饮冷,口舌生疮,大便干结,舌质红,苔黄偏干,脉滑数。

【病因病机】多由于素体阳盛,孕后阴血下聚养胎,不能上济心火,心火偏亢,邪热下移小肠或奉养太厚,喜食辛热之物,以致内热下注膀胱,灼伤津液所致。

【证候分析】实热内蕴膀胱,可见小便频数,短赤灼热,尿急,艰涩疼痛;热伤津液,可见口渴喜冷饮,大便干结;里热炽盛,可见口苦,口舌生疮;舌质红,苔黄偏干,脉滑数,均为里热炽盛的表现。

【治法方剂】清热泻火通淋,方用导赤散;大便燥结,用地肤大黄汤去通草。

2. 妊娠虚热尿痛

【证候表现】妊娠期,小便频数窘涩,点滴而下,色黄灼痛,体瘦颧红,咽燥口干,心烦不宁,舌质红嫩,少苔或苔花剥或无苔,脉细数。

【病因病机】多由于虚体阴虚,孕后血聚养胎,其阴愈虚,阴亏肾水不足,热灼膀胱所致。

【证候分析】阴亏肾水不足,热灼膀胱,可见小便频数窘涩,点滴而下,色黄灼痛;阴虚内热,可见体瘦颧红,咽干口燥,心烦不宁;舌红嫩,少苔或苔花剥,脉细数,均为阴虚内热的表现。

【治法方剂】清热滋阴通淋。方用子淋汤。

3. 妊娠湿热尿痛

【证候表现】妊娠数月,小便涩痛,频数量少,色赤灼热,面色垢黄,肢体倦怠,口苦心烦,渴不多饮,大便不爽,舌质红,苔黄厚而燥,脉滑数。

【病因病机】多由于湿热内侵,蕴结膀胱,气化失司所致。

【证候分析】湿热内侵,蕴结膀胱,气化失司,可见小便涩痛,频数量少;湿热内蕴,可见面色垢黄;湿热困脾,可见肢体倦怠;湿热熏蒸,可见口苦心烦,渴不多饮;湿性黏滞,可见大便不爽;舌质红,苔黄厚而燥,脉滑数,均为湿热内蕴的表现。

【治法方剂】清热利湿通淋,方用五苓散;若见头晕耳鸣,胸闷胁胀,急躁易怒,为肝经郁热或肝经湿热。肝经郁热尿痛者,治宜清肝泻热,舒郁通淋,方用丹栀逍遥散加黄芩、冬葵子、车前子;肝经湿热尿痛者,若尿中混有血液,为血淋,乃热入血分,迫血妄行所致,加用凉血止血之品。

4. 妊娠气虚尿痛

【证候表现】妊娠期间,小便滴沥涩痛,色淡黄,或欲解不能或溲出不禁,常溺后痛甚,小腹坠胀,体倦乏力,舌淡,苔薄白,脉虚滑。

【病因病机】多由于中气素虚,妊娠数月,胎体长大,气虚无力举胎,胎坠压迫膀胱,水行不利,而为尿痛。

【证候分析】气虚无力举胎,胎坠压迫膀胱,水行不利,可见小便滴沥涩痛,或欲解不能,或溲出不禁,溺后痛甚;气虚固摄无力,可见小腹坠胀;气虚可见体倦乏力;舌淡,苔薄白,脉虚滑,均为气虚的表现。

【治法方剂】益气止淋。方用益气止淋汤。

(三)鉴别诊断

1.妊娠实热尿痛与妊娠湿热尿痛的鉴别

(1)妊娠实热尿痛　实热内蕴膀胱,可见小便频数,短赤灼热,尿急,艰涩疼痛;兼见口苦口渴,喜冷饮,口舌生疮,大便干结等实热内郁的表现。

(2)妊娠湿热尿痛　湿热内侵,蕴结膀胱,气化失司,可见小便涩痛,频数量少;兼见面色垢黄,肢体倦怠,大便不爽等湿热内郁之象。

2.妊娠虚热尿痛与妊娠气虚尿痛的鉴别

(1)妊娠虚热尿痛　阴亏肾水不足,热灼膀胱,可见小便频数窘涩,点滴而下,色黄灼痛;兼见体瘦颧红,口燥咽干,饮而不多等阴虚火旺的表现。

(2)妊娠气虚尿痛　气虚无力举胎,胎坠压迫膀胱,水行不利,可见小便滴沥涩痛,或欲解不能,或溲出不禁,溺后痛甚;兼见小腹坠胀,体倦乏力等气虚的表现。

(3)妊娠尿痛,热证居多,但有虚热,实热之分,又有因气虚而尿痛者。临证应仔细辨别,切不可执"痛则不通"之论,而一概予以通利之法处方遣药,亦须慎用滑利之品,以防伤胎。

十三、妊娠尿血

(一)概念

是指妊娠期小便带血的症状而言。

尿血与血淋,同是尿中带血,而以有无疼痛相区别。如《杂病源流犀烛·五淋二浊源流》所说:"其分辨处,则以痛与不痛为断,盖痛则为血淋;不痛则为尿血也。"尿血虽亦间或有轻微胀痛之感,但不如血淋之滴沥涩痛,痛苦难忍可比。本症与胎漏,均为无痛性出血,但胎漏由阴道下血,且无时频出;尿血则自尿道下血,仅见于溺时。临证当明辨血出自何处,小便时有无涩痛,为辨证提供依据。

(二)常见证候

1. 心火亢盛妊娠尿血

【证候表现】妊娠期间,小便带血,其色鲜红,心烦口渴,夜寐不安,口舌生疮,小便热赤,舌尖红,苔薄黄,脉细数。

【病因病机】多由于平素心阴不足,心火偏亢,受孕之后,阴血聚以养胎,不能上承于心,心火亢盛,下移小肠,渗于膀胱,热扰血分,逼血流溢所致。

【证候分析】心火下移小肠,渗于膀胱,热扰血分,可见小便带血,其色鲜红;热扰心神,可见心烦,夜寐不安;热伤津液,可见口渴,口舌干燥,大便秘结,小便热赤;心开窍于舌,心火亢盛,热盛肉腐,可见口舌生疮;舌尖红,苔薄黄,脉细数,均为里热内盛的表现。

【治法方剂】清心泻火,凉血止血。方用导赤散。

2. 阴虚火动妊娠尿血

【证候表现】妊娠期间尿血,头晕目眩,耳鸣,腰酸腿软,神疲乏力,舌质嫩红,无苔,脉象细数,两尺脉弱。

【病因病机】多由于肾阴不足,水不济火,相火妄动,热灼脉络所致。

【证候分析】阴虚内热灼伤脉络,可见妊娠期间尿血;阴虚阳亢,上扰清窍,可见头晕目眩,耳鸣;精血亏虚,机体失养,可见腰酸腿软,神疲乏力;舌质嫩红,脉细数,均为阴虚火旺的表现。

【治法方剂】滋阴清热止血。方用知柏地黄汤,去丹皮,加藕节、琥珀末。

3. 肝经虚热妊娠尿血

【证候表现】妊娠期间尿血,心烦口渴,寒热往来,胸胁乳房胀痛,急躁易怒,精神抑郁,不思饮食,善太息,舌质正常或淡红,脉弦细无力。

【病因病机】多由于素体血虚,复因郁怒火动,扰于血分,迫血妄行,渗溢膀胱所致。

【证候分析】肝经虚热,迫血妄行,可见妊娠期间尿血;热扰心神,可见心烦;肝郁气滞,可见胸胁乳房胀痛,急躁易怒,精神抑郁,善太息,不思饮食;舌质淡红,脉弦细无力,均为肝经虚热的表现。

【治法方剂】养血柔肝,舒郁止血。方用丹栀逍遥散,兼服六味地黄丸。

妊娠尿血之症,总由热扰血分,迫血妄行,下出膀胱所致。然其热有虚实之不同。心火亢盛者为实证,阴虚火动及肝经虚热者属虚证。临床兼证,各不相同,详辨舌质脉象甚为紧要。心火亢胜者,舌质红多见于舌尖,常伴有口舌糜烂,其脉细数有力;阴虚火动者,舌红而质嫩,常无苔或花剥,脉细数而两尺无力;肝经虚热者,舌质正常或淡红,脉弦细而弱,以资鉴别。

十四、胎水

(一)概念

是指妊娠五六个月,腹大异常,胸膈胀满,喘急不安等症状而言。《妇科玉尺·胎前》说:"若不早治,生子手足必然软短,形体残疾,或水下即死。"说明本症常常发生畸形或死胎。

(二)常见证候

1. 脾虚胎水

【证候表现】妊娠五六个月,腹部迅速增大,手足面目浮肿,小便少,重则胸闷气喘,不能平卧,舌质淡,苔薄白而润,脉沉细而滑。

【病因病机】多由于脾胃素虚;或饮食不节,恣食生冷,损伤脾阳;或因泄泻下痢,耗损脾胃;或因寒热疟疾,烦渴引饮太过,湿渍脾胃,中阳不运,致水湿停聚胎中。

【证候分析】脾虚水湿停聚胎中,可见腹部迅速增大;脾虚不能运化水湿,可见手足面目浮肿,小便短少,重则胸闷气喘,不能平卧;舌淡苔薄白而润,脉沉细而滑,均为脾虚湿盛的表现。

【治法方剂】健脾利湿。轻者用黄芪赤昆汤,喘促不得平卧者,可用千金鲤鱼汤与四君子汤、全生白术散加减。

2. 脾肾阳虚胎水

【证候表现】妊娠五六个月,腹部异常增大,气促心悸,遍身俱肿,腰脊酸痛,两膝软弱,肢冷畏寒;或大便溏薄,面色晦黯或苍黄,舌质淡,苔薄白而滑,脉沉弦滑。

【病因病机】多由于平素脾肾之阳不足;或房事不节,肾气内伤,肾阳衰微,不能温养脾土;或脾虚益甚,导致肾阳亦衰。

【证候分析】脾肾阳虚,水湿停聚,开阖不利,水蓄胞中,可见腹部异常增大;脾肾阳虚,水饮不化,水湿内停,可见遍身俱肿,大便溏薄;阳虚机体失于温养,可见畏寒肢冷,面色晦黯或苍黄;肾阳不足,可见腰脊酸痛,两膝软弱;舌质淡,苔薄白而滑,脉沉弦滑,均为脾肾阳虚水饮内停的表现。

【治法方剂】温肾健脾,理气行水。方用千金鲤鱼汤加桂枝、紫苏、砂仁,或实脾饮加减。

十五、胎漏

(一)概念

是指妊娠前半期,阴道不时少量出血,或点滴不止,或时有时无。若下血不止,常可导致堕胎、小产。《本草纲目》说:"下血不止,血尽子死。"因此,重视胎漏的诊治,是防止发生流产的关键。

本症在古典医籍中,名称不一。《金匮要略》称"妊娠下血",《妇科大全》称"胞漏血",《妇人良方》称"胞漏",《太平圣惠方》称"胎漏",《本草纲目》称"漏胎"。

(二)常见证候

1.气虚胎漏

【证候表现】妊娠早期,阴道不时下血,量少不鲜或下黄水,面色㿠白,精神倦怠,怕冷,气短,腰酸腹胀下坠,舌质淡或有齿痕,苔薄白,脉滑。

【病因病机】多由于素体虚弱或脾胃素虚,中气不足或孕后罹疾,损伤正气,以致气虚下陷,养胎之血无所凭依,冲任失守则胎漏生矣。

【证候分析】气虚下陷,养胎之血无所凭依,冲任失守,可见阴道不时下血,量少不鲜或卜黄水;气虚可见面色㿠白,精神倦怠,气短;气虚下陷,可见腰酸腹胀下坠;阳气亏虚,可见怕冷;舌质淡或有齿痕,苔薄白,脉滑均为气虚的表现。

【治法方剂】补中益气,升陷安胎。方用补中益气汤或举元煎加阿胶、艾叶。

2. 血虚胎漏

【证候表现】妊娠胎漏下血，量少色淡，面色淡黄，头晕目眩，心悸少寐，大便干燥，舌质淡红，苔薄黄或无苔，脉细数而滑。

【病因病机】多由于素体血虚或孕后恶阻较重，以致脾胃受损，化源不足而血少，血少则胎失所养，冲任不固，遂致胎漏。

【证候分析】血虚机体失养，可见面色淡黄，头晕目眩；心失所养，可见心悸少寐；阴虚肠道失于濡润，可见大便干燥；舌质淡红，苔薄黄或无苔，脉细数而滑，均为阴虚火旺的表现。

【治法方剂】养血安胎。方用胎元饮或胶艾汤。

3. 肾虚胎漏

【证候表现】胎漏下血，量少色淡，腰脊酸痛，腿软乏力，头晕耳鸣，小便频数，舌淡，苔白滑，脉滑或沉弱、两尺尤弱。

【病因病机】多因禀赋素弱，先天不足，肾气虚怯，冲任不固而发生胎漏下血，亦有房事不节，损伤肾气，以致冲任不固，先漏而后堕者。

【证候分析】肾虚冲任不固，可见胎漏下血，量少色淡；肾虚机体失养，可见腰脊酸痛，头晕耳鸣；肾阳虚，气化不利，可见小便频数。

【治法方剂】补肾安胎。方用加味寿胎丸。

4. 血热胎漏

【证候表现】妊娠前半期，阴道不时下血，血色鲜红，面红唇赤，心烦失眠，大便干燥，小便短赤，舌质红，苔黄少津，脉数而滑。

【病因病机】多由于素体阳盛，孕后阴血养胎，阳气益盛或母体罹患温热之疾，邪热内伤胎元所致。

【证候分析】邪热炽盛，内伤胎元，可见阴道不时下血，血色鲜红；里热内盛，可见面红唇赤；热扰心神，可见心烦失眠；热灼津液，可见大便干燥，小便短赤；舌质红，苔黄少津，脉数而滑，均为里热内盛的表现。

【治法方剂】清热养血，止漏安胎。方用保阴煎加侧柏炭。若兼见口苦咽干，胸闷胁胀，心烦多怒，脉弦数而滑者，其热缘由肝郁化火所致，治宜疏肝解郁，清热止漏。方用丹栀逍遥散。

5. 虚热胎漏

【证候表现】胎漏下血，时下时止，头目眩晕，心悸少寐，口燥咽干，心烦失眠,饮水不多,两颧潮红,午后发热,掌心灼热,舌红无苔,脉细数,两尺尤细。

【病因病机】多由于肾阴不足,阴虚而生内热,热扰胎元所致。

【证候分析】虚热内扰胎元,可见胎漏下血,时下时止;阴血亏虚,机体失养,可见头晕目眩,口燥咽干;虚热内扰心神,可见心烦失眠;阴虚里热蒸腾,可见两颧潮红,午后发热,掌心灼热;舌红无苔,脉细数,两尺尤细,均为阴虚内热的表现。

【治法方用】滋阴清热,止漏安胎。方用阿胶地黄汤。

6. 外伤胎漏

【证候表现】体质虚弱,胎漏下血,腰酸腿软或小腹坠胀,神疲乏力,舌淡,苔正常,脉滑无力。

【病因病机】多由于跌仆,触撞,坠落,闪挫或劳累过度,损伤胎气,以致胎漏下血。

【证候分析】素体虚弱,又感外伤,损及胎元,可见胎漏下血,腰酸腿软;气虚不固,可见小腹坠胀,神疲乏力。

【治法方剂】益气养血,安胎止漏。方用圣愈汤合寿胎丸。

(三) 鉴别诊断

1. 血热胎漏与虚热胎漏的鉴别

(1) 血热胎漏　属实证。邪热炽盛,内伤胎元,可见阴道不时下血,血色鲜红;血热胎漏者,因"胎气有热而不安者,其证必多烦热,或渴,或燥,或上下不清,或漏血溺赤,或六脉滑数等症"。

(2) 虚热胎漏　属虚证。虚热内扰胎元,可见胎漏下血,时下时止;虚热胎漏者,必见头目眩晕,心悸少寐,口燥咽干,欲饮不多及午后潮热,掌心灼热,舌红无苔,脉细数等阴虚内热表现。

2. 气虚胎漏与血虚胎漏的鉴别

(1) 气虚胎漏　气虚下陷,养胎之血无所凭依,冲任失守,可见阴道不时下血,量少不鲜或下黄水;兼见面色㿠白,精神倦怠,腹胀下坠,舌淡,脉虚等气虚的表现。

(2) 血虚胎漏　血少则胎失所养,冲任不固,可见妊娠胎漏下血,量少色淡;兼见面色淡黄,头晕目眩,心悸少寐,舌质淡红,脉细滑而数等血虚不荣的表现。

胎漏一症,总因冲任不固,不能制约其经血,以致荫胎之血下漏。究其原因,有气虚、血虚、肾虚、血热、虚热及外伤诸端。临床鉴别时,要详审病因,细辨脉证,还应与激经相鉴别。激经,又称"妊娠经来"、"盛胎"、"垢胎"。其临床特点是:在妊娠初期,月经仍按期来潮,但来亦必少,且"饮食精神如故,六脉和缓,滑大无病"。对孕妇、胎儿无明显损害,属一种异常生理现象,到妊娠四个月自行停止,不必用药。而胎漏下血乃不时而来,且多有全身见症,又易堕胎、小产,不可忽视。

胎漏与胎动不安亦不同。《医学入门》说:"心腹痛而下血者,为胎动不安;不痛而下血者为胎漏。二者所由分也。"

十六、胎动不安

(一)概念

是指妊娠期间,自觉胎动下坠,腹痛腰酸或兼见阴道少量出血而言。若小腹坠痛及腰酸加重,阴道流血增多,易致"堕胎"、"小产"或"胎死腹中"。因此,胎动不安常为堕胎、小产之先兆。

(二)常见证候

1.气虚胎动不安

【证候表现】妊娠胎动下坠,腹胀腰酸,阴道不时有少量出血,色淡质稀或下黄水,面色㿠白,精神疲倦,气短懒言,畏寒,舌质淡,苔薄白,脉浮滑无力或沉弱。

【病因病机】多由于孕妇身体羸弱或脾胃素虚,中气不足或孕后罹疾,损伤正气,气虚不能载胎、护胎,以致冲任不固,胎动不安。

【证候分析】气虚冲任不固,胎动不安,可见妊娠胎动下坠,阴道不时有少量出血,色淡质稀;气虚,机体气化功能失常,可见精神疲倦,气短懒言;阳气亏虚,可见畏寒;舌淡苔薄白,脉浮滑无力或沉弱,均为气虚的表现。

【治法方剂】补气安胎,佐以养血。方用举元煎加味。

2.血虚胎动不安

【证候表现】妊娠腰酸腹胀或自觉胎动不安,重迫下坠,阴道不时下血,面色萎黄,头晕心悸,神疲乏力,皮肤不润,舌质淡红,苔薄或无苔,脉细数。

【病因病机】多由于素体血亏或孕后患病,损伤阴血,冲任不足,无以荫胎,以致胎动不安。

【证候分析】血虚冲任不足,无以养胎元,可见自觉胎动不安,重迫下坠,阴道不时下血;血虚机体失养,可见面色萎黄,头晕心悸,神疲乏力;舌质淡红,苔薄或无苔,脉细数均为阴血亏虚的表现。

【治法方剂】益气养血安胎。方用安胎饮。

3. 肾虚胎动不安

【证候表现】妊娠小腹下坠,或胀或痛,腰酸腰痛,阴道下血,头晕耳鸣,两腿软弱,尿频或失禁,舌质淡,苔薄白,脉沉细无力。

【病因病机】多由于禀赋素虚,先天不足或房事不节,耗伤肾气或屡孕屡坠,损及下元,以致冲任不固,胎动下坠。

【证候分析】肾虚冲任不固,可见妊娠小腹下坠,或胀或痛,腰酸腰痛。《妇科玉尺·胎前》说:"妊娠腰痛,最为紧要,盖以胞胎系于腰,故腰疼酸急,胞欲脱肾,必将产也。"惟肾虚胎动不安,尚有阴虚、阳虚之别。肾阴虚者,阴虚生内热,迫血妄行,上扰清窍,可见阴道下血,头晕耳鸣;肾阳虚者,阳虚气化失司,固摄失职,可见四肢不温,尿频或失禁;舌质淡,苔薄白,脉沉细无力均为肾虚的表现。

【治法方剂】肾阴虚,治宜滋阴养血安胎,方用内补丸合寿胎丸加减;肾阳虚,治宜固肾安胎,方用补肾安胎饮。

4. 血热胎动不安

【证候表现】孕后三五个月,阴道不时下血,色鲜红,腰酸,小腹坠痛,口干咽燥,渴喜冷饮,小便短赤,大便秘结,舌质红,苔薄黄而干,脉滑数有力。

【病因病机】多由于素体阳盛,怀孕后阴血聚以养胎,阳气愈亢,阳盛则热,热扰血海,损动胎元或孕后染疾,邪热下扰冲任所致。

【证候分析】血热下扰冲任,冲任不固,可见阴道不时下血,小腹坠痛;热盛动血,可见血色鲜红;热伤津液,可见口干咽燥,渴喜冷饮,小便短赤,大便秘结;舌质红,苔薄黄而干,脉滑数有力,均为内有郁热的表现。

【治法方剂】清热凉血安胎。方用保阴煎。

5.气郁胎动不安

【证候表现】妊娠期间,腰酸胎动,腹痛隐隐,下血黯红,精神抑郁,心烦易怒,胁肋胀痛,嗳气食少,舌质红,苔薄黄,脉弦滑。

【病因病机】多由于孕后郁怒伤肝,肝气郁滞而致胎动不安。

【证候分析】气机郁滞,胎动不安,可见妊娠期间,腰酸胎动,腹痛隐隐;气郁则血行不畅,可见下血黯红;肝主疏泄,肝气不舒,可见精神抑郁,心烦易怒,胁肋胀痛;肝气横逆犯胃,可见嗳气食少;舌红,苔薄黄,脉弦滑,均为气郁的表现。

【治法方剂】疏肝理气安胎。方用顺气饮子。

6.外伤胎动不安

【证候表现】妊娠期间,突然胎动下坠,腰酸痛,腹胀或痛,下血色红,神疲乏力,舌质正常,脉滑无力。

【病因病机】多因跌仆、挫闪、触撞或持重涉远,冲任损伤,气血紊乱,不能载胎、养胎所致。

【证候分析】外伤致使冲任损伤,气血紊乱,不能载胎、养胎,可见突然胎动下坠,腰酸痛,腹胀或痛;外伤气虚,可见神疲乏力。

【治法方剂】扶气养血安胎。方用圣愈汤合寿胎丸或用佛手散治之。

(三)鉴别诊断

气虚胎动不安与血虚胎动不安的鉴别诊断。

1.气虚胎动不安

气虚冲任不固,胎动不安,可见妊娠胎动下坠,阴道不时有少量出血,色淡质稀;兼见精神疲倦,气短懒言,面色㿠白,舌质淡,苔薄白,脉无力等气虚的表现。

2.血虚胎动不安

血虚冲任不足,无以养胎元,可见自觉胎动不安,重迫下坠,阴道不时下血;兼见面色萎黄,皮肤不润,头晕心悸,舌质淡红,苔薄或无苔,脉细数等血虚的表现。

胎动不安、胎漏、妊娠腹痛三者,关系极为密切。妊娠腹痛若继而腰酸、阴道下血;或者胎漏兼见小腹下坠疼痛、腰酸者,均属胎动不安。因此,妊娠腹痛与胎漏,乃是胎动不安之轻症;胎动不安,则是妊娠腹痛及胎漏之重症。

十七、胎位不正

（一）概念

是指妊娠后期,胎儿在母腹内位置不正常而言,亦称胎位异常。常见的有臀位、横位和后位。古称"倒产"、"横产"、"偏产"。

胎位不正是引起难产原因之一,故在怀孕六七个月,如发现有胎位异常情况,应设法及时纠正,以免分娩时发生难产。

（二）常见证候

1.气滞胎位不正

【证候表现】妊娠后期,胎位异常,形体多黄瘦,面部隐隐带青或胸闷,上腹部胀满不舒或一侧胀满较剧,甚至胸腹胀痛,呼吸急促,舌苔薄白,脉细滑或兼弦。

【病因病机】多由于气机郁滞,胎儿转位受阻所致。

【证候分析】气滞,胎儿转位受阻,可见胎位异常;气滞,气机运行不畅,可见胸闷,上腹部胀满不舒或一侧胀满较剧,甚至胸腹胀满;气滞则血瘀,可见面部隐隐带青;舌苔薄白,脉细滑或兼弦均为气滞的表现。

【治法方剂】理气行滞,养血转胎。方用保产无忧方。

2.脾湿胎位不正

【证候表现】妊娠后期,胎位异常,身体较胖,但肌肉不结实,身重力弱,不耐繁劳,或脘闷纳少,或食欲不振,或见浮肿,舌质胖淡,脉滑或兼濡。

【病因病机】多由于脾虚湿停,影响胎儿转位所致。

【证候分析】脾虚湿停,胎儿转位受阻,可见胎位异常;脾主肌肉,脾虚四肢不实,可见肌肉不结实;脾虚湿邪内停,可见身体较胖;脾虚气血生化乏源,可见身重力弱,不耐繁劳;脾失健运,可见脘闷纳少,或食欲不振,或见浮肿;舌质淡胖,脉滑或兼濡,均为脾虚湿滞的表现。

【治法方剂】扶脾利湿,养血补肾转胎。方用加味当归芍药散。

3.气血虚弱胎位不正

【证候表现】妊娠后期,胎位异常,肌肉消瘦或体胖而不结实,少气乏力,易感疲劳,面色苍白,唇舌淡白,脉细滑而弱。

【病因病机】多由于体质虚弱,气血不足,无力转位所致。

【证候分析】气血虚弱,无力转胎,可见胎位异常;气虚可见少气乏力,易感疲劳;血虚,机体失养,可见面色苍白;唇舌淡白,脉细滑而弱,均为气血虚弱的表现。

胎位不正,根据临床辨证是以气滞,脾湿居多,但有相当一部分病人,除胎位不正的主症外,其他症状并不明显,很难判断是气滞还是脾湿所致。临床体会尽管无证可辨,其治疗仍可选用保产无忧方或加味当归芍药散,常能收到满意效果。盖两方都具有理气、祛湿、养血的功能,但前方偏重理气,后方着重调血。因此可作为气滞胎位不正,脾湿胎位不正的通治方。

十八、滑胎

(一)概念

是指连续发生三次以上的堕胎或小产而言,又称"数堕胎"。《金匮要略》云:"虚寒相搏,此名为革。妇人则半产漏下,男子则亡血失精。"半产即时日未足,胎气未全而产者,亦即小产。《医宗金鉴·妇人心法要诀》云:"若怀胎三、五、七月,无故而胎自堕,至下次受孕,亦复如是。数数堕胎,则谓之滑胎。"甚者,屡孕屡堕,而终不能正产。

滑胎后再次受孕,常有腰酸腹坠或阴道流血等症,与胎动不安一症无异,但滑胎有反复堕胎史,可资区别。

(二)常见证候

1. 肾气不固滑胎

【证候表现】曾数次堕胎,受孕之后腰膝酸软,小腹下坠,头晕耳鸣,尿频或失禁或阴道流血,舌质淡,脉滑,两尺尤弱。

【病因病机】多由于先天禀赋不足,肾气虚弱或房事不节,耗伤肾气,肾虚不能滋养胎元,胎气不固所致。

【证候分析】胎系于肾,肾气壮则胎固,肾气虚,胎气不固,则见次堕胎;肾气虚,失于固摄,可见小腹下坠,尿频或失禁,阴道流血;肾精亏虚,机体失养,可见腰膝酸软,头晕耳鸣;舌质淡,脉滑,两尺尤弱,均为肾气虚的表现。

【治法方剂】补肾固胎。方用千金保孕丸合寿胎丸加减。

2. 脾胃气虚滑胎

【证候表现】数次堕胎或小产,面色微肿,腹胀下坠,神疲乏力,少气懒言,口淡纳呆,大便溏薄,舌淡红,苔薄白,脉缓。

【病因病机】多由于脾胃素虚或劳役伤中,不能运化水谷精微以生气血,胎元失其营养,亦能引起堕胎或小产。

【证候分析】脾胃气虚,气血生化乏源,胎失所养,可见数次堕胎或小产;脾失健运,水湿内停,可见面色微肿,大便溏薄;气虚失于固摄,可见腹胀下坠;气虚机体气化失司,可见神疲乏力,少气懒言;脾虚健运水谷失职,可见口淡纳呆;舌淡红,苔薄白,脉缓,均为脾胃气虚的表现。

【治法方剂】补脾益气固胎。方用补中益气汤加味。

3. 相火妄动滑胎

【证候表现】多次堕胎,形瘦色枯,两颧红赤,五心烦热,口干喜饮,腰酸痛,阴道流血,舌质红赤,苔少,脉滑数或尺部虚大。

【病因病机】多由于七情内郁,郁而化火或房事不节,欲火内炽,火愈炎而水愈涸所致。

【证候分析】相火妄动,热扰胎元,可见多次堕胎;阴虚火热内扰,可见两颧红赤,五心烦热;热伤津液,可见口干喜饮;虚热破血妄行,可见阴道流血;舌质红赤,苔少,脉滑数或尺部虚大,均为阴虚火热内郁的表现。

【治法方剂】滋阴降火固胎。方用保阴煎。

4. 虚寒相搏滑胎

【证候表现】有滑胎史,少腹冷痛,四肢不温,形寒喜暖,腰膝酸痛,大便泄泻,小便清长,舌质淡,苔薄白滑润,脉沉迟无力。

【病因病机】多由于素体气血亏虚,风冷之邪客于胞宫,胎元失去温阳,譬如风吹则果落,胎自早堕。

【证候分析】体虚邪袭,胎元失养,可见滑胎;寒为阴邪,易伤阳气,可见少腹冷痛,四肢不温,形寒喜暖;阳虚,机体气化失司,可见大便泄泻,小便清长;舌质淡,苔薄白滑润,脉沉迟无力,均为虚寒内郁的表现。

【治法方剂】补气温经固胎。方用安胎白术散。

5.外伤滑胎

【证候表现】孕期有明显外伤史,多次堕胎,孕后腰酸腹痛,阴道流血,胎动欲堕,精神困倦,脉滑无力。

【病因病机】多由于跌仆闪挫;或持重,远涉,直接损伤胎气所致。

【证候分析】外伤,直接损伤胎气,可见堕胎,腰酸腹痛,阴道流血;伤后耗气伤血,可见精神困倦,脉滑无力。

【治法方剂】扶气养血,补肾安胎。方用圣愈汤合寿胎丸。

(三)鉴别诊断

1.肾气不固滑胎与脾胃气虚滑胎的鉴别

(1)肾气不固滑胎 肾气虚,胎气不固,则见数次堕胎;兼见腰膝酸软,头晕耳鸣,尿频或失禁,舌淡,脉滑,两尺尤弱等肾气虚的表现。

(2)脾胃气虚滑胎 脾胃气虚,气血生化乏源,胎失所养,可见数次堕胎或小产;兼见神疲乏力,少气懒言,口淡纳呆,大便溏薄等脾胃气虚的表现。

2.相火妄动滑胎与虚寒相搏滑胎的鉴别

(1)相火妄动滑胎 相火妄动,热扰胎元,可见多次堕胎;兼见两颧红赤,五心烦热,口干喜饮,舌质红赤,苔少,脉滑数或尺部虚大等阴虚火旺的表现。

(2)虚寒相搏滑胎 体虚寒邪外袭,胎元失养,可见滑胎;兼见少腹冷痛,四肢不温,形寒喜暖,大便泄泻,小便清长,舌苔薄白滑润,脉沉迟无力等虚寒的表现。

滑胎一症,病因复杂,证候亦多,不可执一不辨。防治之法,药物调养固然重要,而慎房事尤为要紧,所以古人曾将"欲火"视为妊娠之大忌。如戒忿怒,勿妄作劳,亦应一一注意。

第四节 产后症状

一、产后腹痛

(一)概念

是指产妇分娩后所出现的小腹疼痛,亦名"儿枕痛"。

《医宗金鉴·妇科心法要诀》把产后伤食所罹致的腹痛,亦归列于产后腹痛,然考虑其病因与产后无关,且疼痛部位在胃脘,故不属本症讨论范围。

(二)常见证候

1. 血虚产后腹痛

【证候表现】小腹绵绵作痛,腹部柔软喜按,恶露色淡量少,头晕心慌,腰骶坠胀,舌质淡红,脉象细弱。

【病因病机】多由于素体血虚或产后失血过多,血海骤虚,胞宫挛缩所致。

【证候分析】产后血虚,胞宫挛缩,可见小腹绵绵作痛,喜按;血虚机体失养,可见头晕心慌;血能载气,气随血失,气失固摄,可见腰骶坠胀;舌质淡红,脉象细弱,均为血虚的表现。

【治法方剂】养血和营止痛。方用当归建中汤、当归生姜羊肉汤或八珍益母汤。

2. 血瘀产后腹痛

【证候表现】小腹疼痛拒按,恶露少而不畅,色黯有块,舌质黯红,舌边紫,脉象细涩。

【病因病机】多由于产后瘀血滞留、胞宫收缩受阻所致。

【证候分析】产后瘀血滞留,胞宫收缩受阻,可见小腹疼痛拒按,恶露少而不畅,色黯有块;舌质黯红,舌边紫,脉细涩,均为瘀血内阻的表现。

【治法方剂】活血化瘀。方用生化汤合失笑散。

3. 寒凝产后腹痛

【证候表现】小腹冷痛拒按,时觉抽掣,得温痛缓,恶露下而不畅,面色青白,四肢不温,舌质黯淡,苔白滑,脉象沉迟或弦紧。

【病因病机】多由于产时受寒,胞脉瘀阻所致。

【证候分析】寒凝血瘀,胞脉阻滞,可见小腹冷痛拒按;寒为阴邪,易伤阳气,可见四肢不温,面色青白,腹痛得温痛减;舌质黯淡,苔白滑,脉象沉迟或弦紧,均为寒邪内阻的表现。

【治法方剂】温经散寒。方用香桂散或温经汤。

产后腹痛,临床分辨虚实最为要紧。《景岳全书·妇人规》说:"产后腹痛,最当辨查虚实,血有留瘀而痛者,实痛也。无血而痛者,虚痛也。大都痛而且胀,或上冲胸胁,或拒按而手不可近者,皆实痛也,宜行之散之。若无胀满,或喜揉按,或喜热熨,或得食稍缓者,皆属虚痛,不可妄用推逐等剂。"诚为经验之谈。

二、胞衣不下

(一)概念

胞衣,又称胎衣、胎盘。胎儿娩出后,胎盘经过较长时间不能娩出者,称为胞衣不下,又称"息胞"。

(二)常见证候

1. 气虚胞衣不下

【证候表现】产后胞衣留置腹中,少腹微胀,按之有块,恶露量多,色淡,面色苍白,喜热畏寒,心慌气短,甚则烦躁,昏晕,自汗,唇指或黯淡或发绀,舌淡苔薄,脉虚弱。

【病因病机】多由于产妇禀赋素弱,元气不足;或产程过长,用力过度,分娩后气血双虚,无力送出胞衣所致。

【证候分析】产后气虚,无力送出胞衣,可见产后胞衣留置腹中,按之有块;气虚失于固摄,可见恶露量多,自汗;气血亏虚,可见面色苍白,心慌气短;气血亏虚,清窍失养,可见烦躁,昏晕;阳气虚,机体失于温煦,可见喜热畏寒;气虚则血瘀,可见唇指或黯淡或发绀;舌淡苔薄,脉虚弱均为气虚的表现。

【治法方剂】益气缩宫。方用补中益气汤加益母草;如伤血过多,气血两虚者,可用八珍汤加益母草。

2. 血瘀胞衣不下

【证候表现】产后胞衣不下,小腹疼痛,坚硬有块而拒按,恶露甚少,面色紫黯,自觉腹满,上冲心胸,舌质紫,脉细涩。

【病因病机】多由于恶露流入胞衣,胀滞不出所致。

【证候分析】恶露流入胞衣,胀滞不出,可见胞衣不下,小腹疼痛;瘀血内阻,可见腹痛拒按,面色紫黯,自觉腹满,上冲心胸;舌质紫,脉细涩,均为瘀血内阻的表现。

【治法方剂】逐瘀缩宫。方用牛膝散去朴硝,加益母草、枳壳。

3. 寒凝胞衣不下

【证候表现】产后胞衣留腹,小腹冷痛而拒按,恶露较少,其色或淡或黯,面色青白,心烦急躁,舌质淡,苔薄白,脉沉迟或紧。

【病因病机】多由于外寒乘虚搏于血分,致令气血凝滞,胞衣不能及时排出所致。

【证候分析】寒凝气滞血瘀,可见胞衣留置不下;寒邪损伤阳气,可见小腹冷痛而拒按,面色青白;寒凝则血滞,可见恶露较少,色淡或黯;舌质淡,苔薄白,脉沉迟或紧,均为寒邪内阻的表现。

【治法方剂】温经散寒。方用黑神散,去炒黑豆,加牛膝、枳壳。

产后胞衣不下,临床以气虚与寒凝两证最为多见,而血瘀类型最为严重。《产育保庆集》说:"母生子讫,血流入衣中,衣为血所胀,故不得下,治之稍缓,胀满腹中,上冲心胸,疼痛喘急者,难治。"自采用新法接生以后,该证已属少见。

三、恶露不下

(一)概念

胎儿娩出后,胞宫内的瘀血和浊液留滞不下,或虽下甚少,称为恶露不下,或称恶露不行。

本症在《经效产宝》称"产后余血不尽",《妇科玉尺》则称"恶露停结"。

恶露不下停蓄体内,严重者可导致"三冲"急证,且不可轻视。

(二)常见证候

1. 气滞恶露不下

【证候表现】产后恶露不下,或虽下不畅,小腹胀痛,胸胁胀满,脘闷食少,舌正常,脉沉弦。

【病因病机】多由于临产情志不遂,或过分忧惧,使气机不舒,气滞则血结所致。

【证候分析】气滞血瘀,则见产后恶露不下,或虽下不畅;气行不畅,可见小腹胀痛,胸胁胀满;气滞横逆犯胃,可见脘闷食少;脉沉弦,亦为气滞的表现。

【治法方剂】调气活血。方选香艾芎归饮加减。

2. 血瘀恶露不下

【证候表现】产后恶露所下极少,色紫黯,夹有血块,腹痛拒按或痛处有块,舌质紫,苔薄白,脉沉细或沉涩。

【病因病机】多由于恶血留滞,瘀阻胞宫所致。

【证候分析】瘀血阻于胞宫,可见产后恶露所下极少,色紫黯,夹血块;不通则痛,可见腹痛拒按;瘀血闭阻,可见痛处有块;舌质紫,苔薄白,脉沉细或沉涩,均为瘀血内阻的表现。

【治法方剂】活血祛瘀。方用生化汤化裁。

3. 寒凝恶露不下

【证候表现】产后恶露不行,小腹冷痛,喜热熨,肢冷,唇淡,舌淡苔白,脉沉迟。

【病因病机】多由于风冷之邪搏结血分,宫内恶血凝滞所致。

【证候分析】寒凝血滞,可见产后恶露不行;寒邪伤阳气,可见小腹冷痛,喜热熨,肢冷;舌淡苔白,脉沉迟,均为寒邪内阻的表现。

【治法方剂】温经散寒。但应结合兼证分别处治,伴恶寒发热的表证者,用熟料五积散发之;若兼腹痛呕吐或咳逆者,用大温经汤散之;若腹部冷痛者,用香桂散温之;若四肢厥冷,唇淡口和,偏实者用少腹逐瘀汤温而行之,偏虚者则用当归生姜羊肉汤温而补之。

4. 气血双虚恶露不下

【证候表现】产后恶露虽下而忽然终止,自觉小腹坠胀,但不痛,头晕耳鸣,心悸气短,神疲倦怠,舌淡苔白,脉虚细。

【病因病机】多由于身体素虚,气血不足;或因滞产、难产耗伤气血,致气虚血少,无血可下。

【证候分析】气血不足,无血可下,可见产后恶露虽下而忽然终止;气虚,不能固摄,可见小腹坠胀;气血亏虚,机体失养,可见头晕耳鸣,心悸气短,神疲倦怠;舌淡苔白,脉虚细,均为气血不足的表现。

【治法方剂】益气补血。轻者用圣愈汤,重者用十全大补汤、归脾汤等;若虚不受补,宜远食频服。

(三)鉴别诊断

1. 气滞恶露不下与血瘀恶露不下的鉴别

(1)气滞恶露不下　气滞血瘀,则见产后恶露不下或虽下不畅;兼见小腹胀痛,胸胁胀满,脘闷食少,脉沉弦等气滞的表现。

(2)血瘀恶露不下　瘀血阻于胞宫,可见产后恶露所下极少,色紫黯,夹血块;兼见腹痛拒按或痛处有块,舌质紫,脉沉细或沉涩等瘀血内阻的表现。

2.血瘀恶露不下与寒凝恶露不下的鉴别

(1)血瘀恶露不下　为单纯性的胞宫恶血留滞,以瘀为主;兼见腹痛拒按或痛处有块,舌质紫,脉沉细或沉涩等瘀血内阻的表现。

(2)寒凝恶露不下　寒凝血滞,可见产后恶露不行;兼见小腹冷痛,喜热熨,肢冷,舌淡苔白,脉沉迟等寒邪内阻的表现。

产后恶露不下,若逆而上行,则会引起败血冲心,败血冲肺,败血冲胃,即"产后三冲",属危重证候,应予及时抢救。

四、恶露不断

(一)概念

产后由阴道排出的瘀浊败血,称为恶露。一般应在产后 20 天左右排尽。如果超过这段时间,仍淋漓不断者,称为"恶露不断",又称"恶露不绝"。

(二)常见证候

1.气虚恶露不断

【证候表现】恶露过期不止,量多,色淡,质稀,无臭味,小腹坠胀,神疲乏力或汗出,畏寒,舌质淡或胖,脉缓弱。

【病因病机】多由于素体虚弱,或孕期脾虚,中气不足,或产时失血耗气,或产程过长,或产后过劳,耗损正气,致气虚不能摄血,冲任不固,胞宫收缩无力而致。

【证候分析】气虚不能摄血,冲任不固,胞宫收缩无力,可见恶露过期不止,量多,色淡,质稀,小腹坠胀;气虚,机体气化功能减退,可见神疲乏力;气虚失于固摄,可见汗出;阳气虚,失于温煦,可见畏寒;舌质淡或胖,脉缓弱均为气虚的表现。

【治法方剂】大补元气。方用益气缩宫汤。

2.血瘀恶露不断

【证候表现】恶露日久不止,色紫黯,间有血块(有时如烂肉样),小腹疼痛拒按或按之有块,舌质黯或边有瘀点,脉沉细或沉涩。

【病因病机】多由于胞宫瘀血留滞或产后受寒,寒与血搏,恶血内留,使新血不得归经,而致恶露不绝。

【证候分析】恶血内阻,新血不得归经,可见恶露日久不止,色紫黯,间有血块;瘀血内阻,气机不畅,不通则痛,可见小腹疼痛拒按或按之有块;舌质黯或边有瘀点,脉沉细或沉涩,均为瘀血内阻的表现。

【治法方剂】活血化瘀。方用缩宫逐瘀汤。

3.血热恶露不断

【证候表现】恶露淋漓不绝,色鲜红,质黏稠或有臭味,腹痛拒按,或低热起伏,或口干咽燥,舌质红或淡(血虚时),苔少,脉细数或滑数。

【病因病机】多由于产时邪毒内侵胞宫,与血相搏,蕴而化热,迫血下行所致。

【证候分析】血热迫血下行,可见恶露淋漓不绝,色鲜红;热灼津液,可见恶露质黏稠,口干咽燥;舌质淡或红,脉细数或滑数,均为血热内阻的表现。

【治法方剂】清热凉血。方用清宫饮。

4.阴虚恶露不断

【证候表现】恶露淋漓不尽,色红质稀,腰酸,头晕耳鸣或潮热盗汗,舌红或淡(血虚时),苔少或光剥,脉细数。

【病因病机】多由于素体阴虚,虚热内炽,血不内藏所致。

【证候分析】阴虚内热,迫血妄行,可见恶露淋漓不尽,色红质稀;阴虚火旺,上扰清窍,可见头晕耳鸣;虚热熏蒸,可见潮热盗汗;舌红或淡,脉细数,均为阴虚火旺的表现。

【治法方剂】养阴清热。方用加减保阴煎。

(三)鉴别诊断

1.气虚恶露不断与血瘀恶露不断的鉴别

(1)气虚恶露不断　气虚不能摄血,冲任不固,胞宫收缩无力,可见恶露过期不止;兼见恶露色淡,小腹坠胀不痛,倦怠乏力,汗出,脉缓弱或细数无力等气虚的表现。

(2)血瘀恶露不断　恶血内阻,新血不得归经,可见恶露日久不止,色紫黯;兼见小腹疼痛拒按或按之有块,舌质黯或边有瘀点,脉沉细或沉涩等血瘀的表现。

2.血热恶露不断与阴虚恶露不断的鉴别

（1）血热恶露不断　血热迫血下行,可见恶露淋漓不绝,色鲜红;兼见恶露有臭味,腹痛拒按,口干咽燥,舌质红或淡,脉细数或滑数等血热内阻的表现。

（2）阴虚恶露不断　阴虚内热,迫血妄行,可见恶露淋漓不尽,色红质稀;兼见头晕耳鸣或潮热盗汗,舌红,脉细数等阴虚火旺的表现。

总之,本症之虚证、实证、热证,须从小腹痛与不痛,恶露有无臭气来区分。至于治疗,虽然气虚应补气摄血,血瘀当活血祛瘀,血热宜清热凉血,阴虚必养阴清热,但由于产后胞宫易因虚致瘀,又易因瘀致虚,因此,治法也应宜虚实兼顾。

本症的病因病机及辨证施治与产后血崩基本一致。但产后血崩发病较早,病情急重,本症则至少要在产后三周以上才能成立,病情也较缓和。

五、产后血崩

（一）概念

胎盘娩出后阴道大量出血,称为产后血崩。本症多见于产后两小时内。如短时间内大量失血,可以发生"产后血晕"（即头晕眼黑,手足厥冷,神识昏迷等）,这是产后病的一种危急证候,故必须给予足够的重视。

由于胎盘滞留或胎盘残留,以及软产道损伤造成的产后大出血,均不属于本症讨论的范围。

（二）常见证候

1.产后气虚血崩

【证候表现】胎盘娩出不久,产道骤然下血如崩,无腹痛,头晕眼花,面色苍白,心悸,气短不能言,肢冷汗出或两目视物模糊,舌质淡,脉虚数或微细。

【病因病机】多由于产妇素体虚弱或产程过长,产时疲劳过度,致气虚不能摄血而引起。

【证候分析】产后气虚,气不摄血,可见阴道骤然下血如崩;失血过多,机体失养,可见头晕眼花,面色苍白,心悸,两目视物模糊;阳气亏虚,机体失养,固摄失司,可见肢冷汗出;舌质淡,脉虚数或微细,均为气血亏虚的表现。

【治法方剂】补气摄血。应急投独参汤,如证见汗多黏冷,烦躁不安,呼吸快,四肢厥逆,脉微欲绝,应急投参附汤加童便;证轻者,可给益气救脱汤以峻补元气,止血固脱。

2.产后血瘀血崩

【证候表现】胎盘娩出后,阴道出血较多,有血块,小腹阵疼拒按,舌质淡或有瘀点,脉细数或沉涩,小腹按之有硬块。

【病因病机】多由于宫腔瘀血滞留,使新血不得归经所致。

【证候分析】血瘀新血不得归经,可见胎盘娩出后,阴道出血较多,有血块;瘀血阻滞,气机不畅,可见小腹阵痛拒按;舌质有瘀点,脉沉涩,小腹按之有硬块,均为血瘀的表现。

【治法方剂】祛瘀止血,佐以益气。方用加味失笑散加三七粉。

总之,本症有虚实两型,虚为气虚,子宫出血量多,脉虚数,子宫软,实为血瘀,子宫出血较少,呈持续性,有时下大血块,子宫硬。产后血崩,证情危急,应予积极抢救,必要时可先输血补液,同时根据具体病情辨证治疗,待血止之后,再予补益气血,以复其源。

六、产后多汗

(一)概念

新产气血较虚,腠理不密,故进食或睡眠时,汗出较多,常在分娩7～10天自然减少或停止,这是产后正常的生理现象。如汗出过多或日久不止者,则为"产后多汗"或称"产后自汗、盗汗"。

(二)常见证候

1.产后气虚多汗

【证候表现】汗出恶风,动则更甚,四肢不温,面色㿠白,心慌气短,倦怠乏力,舌淡胖,苔薄白,脉濡或细弱。

【病因病机】多由于素体虚弱,复因产时气血耗伤太多,肺气益虚,卫阳不固,腠理不密所致。

【证候分析】产后气虚,腠理不密,可见汗出恶风,动则更甚;阳气亏虚,机体失于温养,可见四肢不温,面色㿠白;气虚,气化功能减退,可见心慌气短,倦怠乏力;舌淡胖,苔薄白,脉濡或细弱,均为气虚的表现。

【治法方剂】补气固表,御风止汗。方用玉屏风散或牡蛎散加当归、生白芍。

2.产后阴虚多汗

【证候表现】睡中汗出,醒来自止,面色潮红,头晕耳鸣,口干不饮,五心烦热,腰膝酸软,舌红无苔或苔薄,脉细数无力。

【病因病机】多由于素体营阴虚弱,产后失血,阴血益亏,阴虚内热,迫汗外泄而引起。

【证候分析】《女科经纶》说:"产后去血过多则阴不维阳,阴虚而阳无所附,周身汗出不止。"阴虚内热,迫汗外泄,可见睡中汗出,醒来自止;阴虚火旺,上扰清窍,可见头晕耳鸣;虚热内扰,可见面色潮红,五心烦热;舌红无苔或苔薄,脉细数无力,均为阴虚火旺的表现。

【治法方剂】益气养阴,生津敛汗。方用生脉散加百合、生地、生白芍、糯稻根。

新产数日内,产妇出汗较多,多因产后气血骤虚,腠理不密。这种出汗常在数日内自行好转,一般不伴有其他症状。如汗出过多或持续时间较长,兼有心慌失眠,气短乏力,畏寒等症,则属产后多汗证的范围,应辨证施治。

本症的治疗,与内科临床相同。气虚者,重在益气固表;阴虚者,重在滋阴敛汗;同时还应结合产后亡血伤津的特点,辅以养血生津之品。

七、产后发热

(一)概念

分娩后出现全身发热,并伴有其他症状者,称为产后发热。

早在《素问·通评虚实论》中就有"乳子而病热"、"乳子中风热"的记载;至汉代,《金匮要略·妇人产后病脉证治篇》则有产后发热的证治。产后1~2日,由于阴血骤虚而出现的轻微发热,属生理现象,不需治疗。

(二)常见证候

1.产后外感风邪发热

【证候表现】发热恶寒,头疼身痛,腰背酸楚,口干不渴,无汗或自汗,舌苔薄白,脉浮。

【病因病机】多由于产后感受风邪,营卫失和所致。

【证候分析】产后外感风邪,营卫失和,邪正相争,可见发热恶寒;外邪闭阻经络,可见头身疼痛,腰背酸楚;风为阳邪,伤及津液,可见口干;舌苔薄白,脉浮均为外感风邪的表现。

【治法方剂】解表散邪。方用竹叶汤加减。

2.产后外感邪毒发热

【证候表现】发热,微恶寒,汗出,头痛,面红,口干,饮水不多,小腹疼痛或拒按,恶露秽臭,舌质稍红,苔薄黄,脉滑数。

【病因病机】多由于产后血室正开,邪毒乘虚内侵或会阴裂伤,感受邪毒化脓所致。

【证候分析】产后外感毒邪,邪正交争,可见发热恶寒;邪阻经络,不通则痛,可见头痛,小腹疼痛或拒按;邪毒郁而发热,可见面红,口干;舌质稍红,苔薄黄,脉滑数均为邪毒瘀阻的表现。

【治法方剂】清热泄火。方用抽薪饮加枳壳。

3.产后气虚发热

【证候表现】身热不甚,动则热增,头晕目眩,心慌气短,语声低怯,身体倦怠;或自汗出,舌质胖淡,苔薄白,脉浮数无力。

【病因病机】多由于气虚阳虚之体,复因产后操劳过早,损伤中气,虚阳外浮所致。

【证候分析】产后气虚,虚阳外浮,可见发热不甚,动则热增;气虚,机体气化功能失常,可见身体倦怠,语声低怯;气虚,清阳不升,可见头晕目眩;气虚失于固摄,可见自汗出;舌质淡胖,苔薄白,脉浮数无力,均为气虚的表现。

【治法方剂】甘湿除热。方用补中益气汤加五味子。

4.产后血虚发热

【证候表现】发热夜甚,两颧时赤或有盗汗,头晕目眩,心悸失眠,纳差,舌质淡苔少,脉细数。

【病因病机】多见于血虚阴虚之体,由于产时出血过多,阴不维阳所致。

【证候分析】产后血虚,阴不维阳,可见发热夜甚;里热熏蒸,可见两颧时赤或有盗汗;血虚,清窍失养,可见头晕目眩;心失所养,可见心悸失眠;舌质淡苔少,脉细数,均为阴虚火旺的表现。

【治法方剂】养血清热。方用丹栀逍遥散加白薇、党参。

5. 产后伤食发热

【证候表现】发热不扬,恶食嗳腐,恶心呕吐,脘腹胀满,大便异臭,舌苔多厚腻,脉滑。

【病因病机】多由于产后饮食不节,食停胃脘所致。

【证候分析】产后饮食不节,食停胃脘,可见发热不扬;食滞胃脘,可见恶食嗳腐,恶心呕吐,脘腹胀满,大便异臭;舌苔厚腻,脉滑,均为伤食的表现。

【治法方剂】健脾和胃,化滞消食。方用保和丸加味。

6. 产后血瘀发热

【证候表现】时有低热,恶露较少,色紫黯或夹血块,少腹阵痛拒按,口燥不欲饮,舌略紫,苔薄,脉涩或细弱。

【病因病机】多由于恶露不下,瘀血阻滞,营卫不和所致。

【证候分析】产后血瘀,营卫不和,可见时有低热;瘀血内阻,可见恶露色紫黯或夹血块;瘀血阻络,不通则痛,可见少腹阵痛拒按;血瘀津不上承,可见口燥不欲饮;舌紫,脉涩或细弱均为内有瘀血的表现。

【治法方剂】活血散瘀。方用生化汤加丹参、红花、益母草。

7. 产后蒸乳发热

【证候表现】产后 2～3 日忽然发热,乳房胀满疼痛但不红肿,性急躁易怒,舌质正常,脉弦滑或弦数。

【病因病机】多由于阳明气滞,乳脉不通,乳汁停滞所致。

【证候分析】产后乳脉不通,乳汁停滞,可见产后 2～3 日忽然发热;乳汁停滞,不通则痛,可见乳房胀满疼痛但不红肿;脉弦滑或弦数,均为郁热内阻的表现。

【治法方剂】养血通乳。方用四物汤加王不留行、通草、漏芦等。

(三)鉴别诊断

1. 产后外感风邪发热与产后外感邪毒发热的鉴别

(1)产后外感风邪发热　产后外感风邪,营卫失和,邪正相争,可见发热恶寒;兼见头身疼痛,腰酸背疼,脉浮等外感风邪的表现。

(2)产后外感邪毒发热　产后外感毒邪,邪正交争,可见发热恶寒;兼见面红,口干,小腹疼痛或拒按,恶露秽臭,舌质稍红,苔薄黄,脉滑数等外感毒邪的表现。

2.产后气虚发热与产后血虚发热的鉴别

(1)产后气虚发热　产后气虚,虚阳外浮,可见发热不甚,动则热增;兼见身体倦怠,自汗出,语声低怯,心慌气短等气虚的表现。

(2)产后血虚发热　产后血虚,阴不维阳,可见发热夜甚;兼见两颧时赤,头晕目眩,心悸失眠,舌质淡苔少,脉细数等阴虚火旺的表现。

3.产后血瘀发热与产后蒸乳发热的鉴别

(1)产后血瘀发热　产后血瘀,营卫不和,可见时有低热;兼见恶露较少,色紫黯或夹血块,口燥不欲饮,舌紫,脉涩或细弱等瘀血内阻的表现。

(2)产后蒸乳发热　产后乳脉不通,乳汁停滞,可见产后2~3日忽然发热;兼见乳房胀满疼痛但不红肿,脉弦滑或弦数等乳汁内停的表现。

产后发热证因复杂,临床辨证,要根据产后的生理特点,即虚中夹瘀,瘀中有虚,然后视其邪气之盛衰来确定证候的性质。

八、产后发痉

(一)概念

是指新产后,如发生手足抽搐,项背强直,甚至口噤,角弓反张者。《金匮要略》在新产妇人三病中称"病痉",《千金要方》则称"褥风"。名称虽异,所指则同。还有产创感染邪毒而发痉者,名为"产后破伤风",亦附于本篇论述。

(二)常见证候

1.产后血虚发痉

【证候表现】骤然口噤不开,项背强直,四肢抽搐,甚则角弓反张,面色苍白,舌淡红苔少,脉细。

【病因病机】多由于产后出血过多,复大汗出,伤其津液,血少津枯,筋脉失养所致。

【证候分析】产后血虚,筋脉失养,肝风内动,可见骤然口噤不开,项背强直,四肢抽搐,甚则角弓反张;血虚面部失荣,可见面色苍白;舌淡红苔少,脉细,均为血虚的表现。

【治法方剂】养血止痉。方用十全大补汤加减。

2. 产后风寒发痉

【证候表现】初起发热恶寒,头疼身痛,无汗,继而四肢抽搐,项背强直,口噤,角弓反张,苔薄白,脉浮弦。

【病因病机】多由于产后血虚感受风寒之邪所致。

【证候分析】本症有明显的感受风寒史,风寒外袭,邪正相争,可见恶寒发热;风寒之邪,闭阻经络,可见头疼身痛;寒性收引,可见无汗,项背强直,口噤,角弓反张;苔薄白,脉浮弦均为风寒外袭的表现。

【治法方剂】疏风解表,发汗止痉。方用葛根汤加天花粉。

3. 产后邪毒发痉

【证候表现】初起发热恶寒,头项强痛,牙关紧闭,口角搐动,面呈苦笑,继而项背强直,角弓反张或发热神昏,舌质青黯,苔薄白,脉弦劲。

【病因病机】多由于产创伤口不洁,感染邪毒所致。

【证候分析】产后感染邪毒,窜入经脉,可见头项强痛,牙关紧闭,口角搐动,面呈苦笑,继而项背强直;邪毒内侵,正邪相争,可见发热恶寒;邪毒内阻,上扰清窍,可见发热神昏。

【治法方剂】祛风解表,理血止痉。方用止痉愈风散。

产后发痉一症,总以血虚为本,风邪相搏为标。而风邪又有外风、内风之不同,所以治则不外乎养血祛风两种,关键在于早治,若延误时日,多至危候而难救。

九、产后眩晕

(一)概念

产后忽然头晕目眩,不能起坐或心中满闷,恶心呕吐或痰涌气急,甚则神识昏迷,不省人事,称为"产后眩晕"。《金匮要略》称"郁冒",后世称"血晕"、"血运"、"血厥"。乃产后危证之一,如不及时抢救,易致暴脱,故应引起重视。

(二)常见证候

1. 产后血虚眩晕

【证候表现】恶露过多,时时昏晕,面色苍白,心悸胸闷,恶心呕吐,甚至昏不知人;气随血脱,则眼闭口开,手撒肢冷,冷汗淋漓,舌淡无苔,脉微细或浮大而虚。

【病因病机】多由于平素血虚气弱,复因产后失血过多或过度劳倦,以致营血下夺,孤阳上冒所致。

【证候分析】《石室秘录·血运》说:"产后血燥而运,不省人事,此呼吸危亡时也。盖因亡血过多,旧血既出,新血不能骤生,阴阳不能接续,以致如此。"由此可见,营血亏虚,孤阳上冒,可见时时昏晕;血虚心失所养,可见心悸胸闷;机体失养,可见面色苍白,甚至昏不知人;气随血脱,出现亡阳之证,可见眼闭口开,手撒肢冷,冷汗淋漓;舌淡无苔,脉微细或浮大而虚均为血虚的表现。

【治法方剂】气脱者,治宜回阳固脱,方用独参汤或参附汤;血脱者,不省人事,面色苍白,脉浮大而虚,宜养血固脱,方用当归补血汤;气血两脱者,宜气血双补,方用救运至圣丹或白薇汤。

2. 产后血瘀眩晕

【证候表现】恶露过少或不下,少腹阵痛拒按,甚至心下急满,气粗喘促或痰涎上涌,突然神昏口噤,不省人事,两手握拳,牙关紧闭,面色紫黯,舌唇发紫,脉涩。

【病因病机】多由于产后恶露不下,瘀血内壅,上攻心胸,扰乱心神所致。

【证候分析】瘀血内壅,上攻心胸,扰乱心神,可见突然神昏口噤,不省人事;瘀血内阻,血运不畅,可见恶露过少或不下;瘀血内郁,不通则痛,可见少腹阵痛拒按;瘀阻心脉,可见心下急满,气粗喘促;面色紫黯,舌唇发紫,脉涩,均为血瘀的表现。

【治法方剂】若见闭证表现,治宜和营逐瘀,方用清魂散合失笑散;若挟有寒滞,宜温经散寒,方用黑神散;挟有热结者,宜清热化瘀,方用清晕汤冷服;挟风者,宜活血祛风,方用加味荆芥散;偏于气郁者,宜开郁散结,方用逍遥散去芍药加郁金、香附;挟痰者,宜祛痰化瘀,方用二味参苏饮合二陈汤。

十、产后大便难

(一)概念

产后大便难与一般大便秘结虽有其相同之处,但又自具特点。本症首见于《金匮要略·妇人产后病脉证并治》，是妇人产后常见的三种病证(痉、郁冒、大便难)之一。故《张氏医通·产后大便秘结》说："产后去血过多，大肠干涸，每至三、五日而大便始通，此其常也"。本症应与大便秘结等相互参看。

(二)常见证候

1. 血虚津亏产后大便难

【证候表现】产后数日，甚或旬日不解大便，腹微胀，无痛楚，或无任何自觉腹部不适症状，或伴有一般产后表现，如体质虚弱，自汗等，舌红苔燥少津液，脉细数无力。

【病因病机】为虚证。多由于产后失血过多或复因大汗，呕吐亡津所致。

【证候分析】《景岳全书》说："产后大便秘结，以其失血之津液不足而然。"产后血虚津亏，肠府失于濡润，可见产后不解大便；血虚津亏，机体失养，可见体质虚弱，自汗；舌红苔燥少津，脉细数无力，均为血虚火旺的表现。

【治法方剂】养血滋阴，润肠通便。方用济川煎加减或八珍汤加桃仁、杏仁、何首乌等。

2. 阳明腑实产后大便难

【证候表现】与一般阳明腑实大便难所不同的是发生于妇人产后，同样具有脘腹痞满胀痛，拒按或发热，口渴，小便黄，舌苔黄，脉数等。

【病因病机】为本虚标实证。产后血虚津亏，复因热邪与有形燥屎搏结于肠腑所致。

【证候分析】产后下血过多或汗出过多，可见血亏津伤；热邪与燥屎互结，阻于肠腑，肠道不通，可见不大便，脘腹痞满胀痛，拒按；热伤津液，可见口渴，小便黄，舌苔黄，脉数等表现。

【治法方剂】滋阴通下。方用增液承气汤加减。

产后血气即虚，津液方乏，大便难一症总因虚者为多而实者少见，所以用药宜滋润温通，切忌苦寒峻下，非不得已而下之者，十去其七，衰其大半即可。然后改用补气养血，滋润温通之剂，以复其本原。

十一、产后小便不通

（一）概念

产后小便不通,在历代医籍中记载颇多。《诸病源候论》专立"产后小便不通"与"产后大小便不通"候,《张氏医通》《女科经纶》《沈氏女科辑要笺正》等则有"产后小便不通"证治,《证治准绳》《济阴纲目》则将"产后大小便不通"合并论述。

（二）常见证候

1. 气虚产后小便不通

【证候表现】产后小便不通,小腹胀急,精神萎靡,说话无力,苔薄白,脉正常或脉弱。

【病因病机】多由于体质素虚,产时失血过多,气随血耗,以致脾肺气虚,不能通调水道,下输膀胱所致。

【证候分析】产后气随血耗,以致气虚不能通调水道,可见产后小便不通,小腹胀急;气虚,机体气化无力,可见精神萎靡,说话无力;舌苔薄白,脉弱,均为气虚的表现。

【治法方剂】益气健脾,宣肺行水。方用补气通脬饮加桔梗、杏仁或补中益气汤加肉桂、通草。

2. 肾虚产后小便不通

【证候表现】产后小便不通,小腹胀满,腰部酸胀,坐卧不宁,面色晦黯,舌苔白或质淡,脉沉迟。

【病因病机】多由于产时损伤肾气或素体肾气亏损,膀胱气化不利所致。

【证候分析】产后肾虚,膀胱气化不利,可见产后小便不通,小腹胀满;腰为肾之府,肾虚,可见腰部酸胀,坐卧不宁;舌苔白或质淡,脉沉迟,均为肾虚的表现。

【治法方剂】温阳补肾,暖脬通尿。方用加味肾气丸或肾气丸加益母草、当归。

3. 气滞产后小便不通

【证候表现】产后小便不通,小腹胀痛,神情抑郁或胸胁烦满,舌苔薄白,脉弦细。

【病因病机】多由于精神刺激,情志不畅,肝气郁结,气机阻滞,清浊升降失调,膀胱气化不利所致。

【证候分析】产后气滞,清浊升降失调,膀胱气化不利,可见小便不通,小腹胀痛;气机疏泄失常,可见神情抑郁,或胸胁烦满;舌苔薄白,脉弦细,均为气滞的表现。

【治法方剂】疏肝理气,通利小便,方用木通散加乌药、益母草;体弱者,用逍遥散去煨姜、薄荷,加乌药、枳壳、车前子、益母草。

十二、产后小便频数与失禁

(一)概念

产后小便频数,是指产后小便次数增多,甚至日夜可达数十次。产后小便失禁,是指产后小便淋漓,不能自止;或小便自遗,不能约束。两者症状虽有不同,但其原因基本相同,故合并叙述。

(二)常见证候

1.气虚产后小便频数与失禁

【证候表现】产后小便频数或不禁,小腹坠胀,胸闷气短,语声低弱,面色㿠白,四肢乏力,舌淡少苔,脉细弱。

【病因病机】多由于产妇素体虚弱,肺气不足,产后耗损气血,使肺气更虚,不能制约水道而致。

【证候分析】《金匮要略·肺痈肺痿》篇中所说:"肺微……遗尿,小便频,以上虚不能制下也。"说明肺气虚则不足以制下,是以膀胱失约,即见产后小便频数或不禁;气虚,清阳不升,可见小腹坠胀;气虚,机体气化失司,可见语声低弱,四肢乏力;舌淡少苔,脉细弱,均为气虚的表现。

【治法方剂】补气固摄。方用补中益气汤加山茱萸、益智仁。

2.肾阴虚产后小便频数与失禁

【证候表现】小便频数,尿量不多,形体瘦弱,腰膝酸软,手足心热,午后潮热,两颧发红,舌光红,脉细数。

【病因病机】多由于素体阴精不足,产时复伤阴血,阴液益虚或湿热蕴结下焦,迁延不愈,肾阴受损,膀胱积热所致。

【证候分析】肾阴受损,膀胱积热,可见产后小便频数,尿量不多;

阴虚火旺,可见手足心热,午后潮热,两颧发红;阴精不足,可见腰膝酸软;舌光红,脉细数,均为阴虚火旺的表现。

【治法方剂】滋肾降火,方用知柏地黄丸或左归饮;若阴虚及阳,宜滋阴济阳,益精填髓,方用左归丸。

3. 肾阳虚产后小便频数与失禁

【证候表现】小便频数不禁,尿量较多,夜间尤甚,兼有面色灰黯,精神衰疲,四肢不温或下肢浮肿,舌淡苔白,脉微弱。

【病因病机】多由于肾阳素虚,命门火衰,产后复伤气血,以致肾气不固,膀胱失约。

【证候分析】肾阳虚,肾气不固,膀胱失约,可见小便频数不禁,尿量较多,夜间尤甚;阳虚失于温煦,可见四肢不温;阳虚,气化功能减退,可见精神衰疲,下肢浮肿;舌淡苔白,脉微弱,均为肾阳虚的表现。

【治法方剂】补肾固脬,方用右归丸或金匮肾气丸加桑螵蛸、覆盆子、补骨脂;如虚甚而小便自遗者,可改用桑螵蛸散。

4. 外伤产后小便频数与失禁

【证候表现】产时损伤膀胱,小便淋漓不断,间或挟有血液,舌苔正常,脉缓。

【病因病机】多由于分娩时外伤膀胱引起。

【证候分析】分娩时外伤膀胱,可见小便淋漓不断或挟有血液。

【治法方剂】补气固脬。方用黄芪当归散。

(三)鉴别诊断

1. 肾阴虚产后小便频数与失禁和肾阳虚产后小便频数与失禁的鉴别

(1)肾阴虚产后小便频数与失禁　肾阴受损,膀胱积热,可见产后小便频数,尿量不多;兼见手足心热,午后潮热,两颧发红,舌红,脉细数等阴虚火旺的表现。

(2)肾阳虚产后小便频数与失禁　肾阳虚,肾气不固,膀胱失约,可见小便频数不禁,尿量较多,夜间尤甚;兼见面色灰黯,四肢不温,舌淡白,脉细弱等阳虚的表现。

十三、乳汁不行

（一）概念

产后乳汁甚少或全无，称为乳汁不行，亦称"缺乳"。

本病不仅出现于产后，整个哺乳期均可出现。哺乳期由于再度妊娠而出现的缺乳或妇人先天无乳，皆不能作乳汁不行论，故不属本症讨论范围。

（二）常见证候

1.气血虚弱乳汁不行

【证候表现】产后乳汁不行或甚少，乳房无胀痛感，面色苍黄，皮肤干燥，食少便溏，畏寒神疲，头晕耳鸣，心悸气短，腰酸腿软，或溲频便干，舌淡少苔，脉虚细。

【病因病机】多由于脾胃素虚，气血化源不足，从而导致乳汁分泌减少或分娩失血过多，气随血耗，亦可影响乳汁的化生，造成缺乳；亦有因产乳过众，气血津液极度匮乏，身体羸瘦，营阴枯涸所致者。

【证候分析】气血虚弱，导致乳汁分泌减少，可见产后乳汁不行或甚少；血虚肌肤失养，可见面色苍黄，皮肤干燥；脾气虚，运化水谷失职，可见食少便溏；阳气虚，机体失于温阳，气化失司，可见畏寒神疲，腰酸腿软；气血亏虚，机体失养，可见头晕耳鸣，心悸气短；舌淡少苔，脉虚细，均为气血虚弱的表现。

【治法方剂】补中益气为主，佐以通乳。方选通乳丹。

2.肝郁气滞乳汁不行

【证候表现】产后乳汁忽然不行，乳房胀闷微痛，精神抑郁，胸胁不舒，胃脘胀满，食欲减退，舌质正常，苔薄黄，脉沉弦。

【病因病机】多由于产后情志抑郁，肝失调达，气机不畅，乳络涩滞而致。

【证候分析】《儒门事亲·乳汁不下》说："或因啼、哭、悲、怒、郁、结，气溢闭塞，以致乳脉不行。"可见本症多由于七情等精神刺激所致，病伤在气分；肝郁气滞，可见乳汁忽然不行，乳房胀闷；肝气疏泄失司，可见精神抑郁，胸胁不舒；肝郁犯胃，可见胃脘胀满，食欲减退；苔薄黄，脉沉弦，均为肝郁气滞的表现。

【治法方剂】疏肝理气通乳。方用解肝煎加漏芦、通草、花粉、王不留行。

3. 血脉壅滞乳汁不行

【证候表现】产后乳汁不行或全无,乳房硬痛而拒按,胸闷嗳气或伴少腹胀痛,恶露量少,色黯有块,面色略带青紫,舌略呈青色,脉沉涩。

【病因病机】多由于产后气血瘀阻,经络壅滞,阻碍乳汁化生所致。

【证候分析】血脉壅滞,化乳受阻,可见产后乳汁不行或全无;血阻经络,不通则痛,可见乳房硬痛而拒按;血瘀影响气机运行,气行不畅,可见少腹胀痛,胸闷嗳气;面色青紫,舌质色青,脉沉涩,均为血瘀的表现。

【治法方剂】活血化瘀通乳。方选生化汤合涌泉散,酌加木通、甲珠等。

乳汁不行,临证辨别虚实最为要紧,一般以乳房有无胀痛为辨证要领。若乳房柔软无胀痛感,多属气血俱虚;若乳房硬痛拒按或有身热,多属气血壅滞。前者多伴有气血虚弱的全身症状,后者则多有气血壅滞的临床表现,治疗当遵"虚当补之,实当疏之"的原则,若能配合针灸治疗,效果更佳。

十四、产后乳汁自漏

(一)概念

是指产妇乳汁不经婴儿吮吸而自然流出者,俗称"漏奶"。如产妇体质壮实,乳房饱满而乳汁溢出者,乃气血旺盛,乳汁充沛,不属病态,无需治疗。

(二)常见证候

1. 气虚乳汁自漏

【证候表现】乳汁终日自漏,量少质稀,乳房柔软无胀满感,面色苍白,皮肤不润,心慌气短,神疲乏力,舌淡,脉细弱。

【病因病机】多由于产后失养或伤血过多,导致气血虚弱,胃气不固,失去控制机能所致。

【证候分析】气血亏虚,胃气不固,可见乳汁终日自漏,量少质稀,乳房柔软无胀满感;气血亏虚,肌肤失养,可见面色苍白,皮肤不润;气虚,机体气化无力,可见神疲乏力;舌淡,脉细弱均为气血亏虚的表现。

【治法方剂】补气养血,佐以固摄。方用益气收乳汤。

2.肝郁乳汁自漏

【证候表现】乳汁不断自行漏出,量少质浓,两乳胀硬疼痛,精神抑郁,性急易怒或脘胀纳少,舌质正常或偏黯红,脉弦涩。

【病因病机】多由于怒气伤肝,肝气横逆犯胃,胃气固摄失约所致。

【证候分析】肝气犯胃,胃失固摄,可见乳汁不断自行漏出;肝失疏泄,可见精神抑郁,性急易怒;肝气犯胃,可见脘胀纳少;脉弦涩均为肝郁气滞的表现。

【治法方剂】疏肝养血。方用通肝收乳汤。

3.肝热乳汁自漏

【证候表现】乳汁绵绵流出,量较多,质浓或见乳房胀痛,口苦咽干,心烦易怒,多梦,头胀目眩,便秘尿黄,舌质红,苔薄黄,脉弦数或细数。

【病因病机】多由于郁怒伤肝,肝火亢盛,疏泄太过,迫乳外溢所致。

【证候分析】肝火亢盛,迫乳外溢,可见乳汁绵绵流出,量较多,质浓;热伤津液,可见口苦咽干,便秘尿黄;肝火上扰清窍,可见头胀目眩;舌质红,苔薄黄,脉弦数均为肝郁火旺的表现。

【治法方剂】疏肝解郁,清热止漏。方用丹栀逍遥散加丝瓜络;若兼有阴虚表现,则用滋肾清肝饮。

乳汁为血所化生,赖气以运行及制约,故乳汁的多少和排出情况均与人体的血气有密切关系。乳房属胃,乳头属肝,肝气条达,胃气健强,则乳汁蓄泄有时,故乳汁的蓄泄又受肝、胃功能的影响。产后气血虚弱,固摄无权或郁怒伤肝,肝横犯胃,胃气虚弱或因怒伤肝,肝火亢盛,疏泄太过,皆可引起乳汁自漏。其治疗,除辨证论治用药而外,均宜佐养血、滋阴、酸收之品。尚需注意饮食调理,保持心情舒畅。

十五、产后浮肿

(一)概念

是指妇女产后面目或四肢浮肿。亦有妊娠浮肿因失治而延至产后者。

产后浮肿,由于妇女生理上的特点,其病机和证治与内科杂病浮肿略有不同,故专列条目讨论。

(二)常见证候

1. 气虚血亏产后浮肿

【证候表现】全身浮肿,面色萎黄,口唇色淡,指甲苍白,头晕眼花,心悸气短,神疲乏力,舌淡,苔薄白,脉细弱无力。

【病因病机】多由于产时失血过多,正气耗损所致。

【证候分析】人身营卫之气,通则平,滞则胀,气虚血亏,可见全身浮肿;面色失养,可见面色萎黄,口唇色淡;清窍失养,可见头晕眼花;心失所养,可见心悸气短;机体气化失司,可见神疲乏力;舌淡,苔白,脉细弱无力,均为气血亏虚的表现。

【治法方剂】益气补血,佐以利水消肿。方用八珍汤加桂枝、益母草等。

2. 气滞血瘀产后浮肿

【证候表现】肿胀先见于足部,渐至腿腹,胸脘胀闷,神情抑郁,少腹疼痛拒按,恶露量少,色黯红,舌质紫黯,苔薄白,脉沉涩。

【病因病机】多由于素多忧郁,气机不畅,瘀血内停所致。

【证候分析】气机不畅,瘀血内停,可见肿胀先见足部,渐至腿腹;肝气郁滞,失于疏泄,可见神情抑郁,少腹疼痛拒按;肝气犯胃,可见胸脘胀闷;舌质紫黯,脉沉涩,均为气滞血瘀的表现。

【治法方剂】行气化瘀。方用小调经散加减。

3. 脾虚产后浮肿

【证候表现】面目四肢浮肿,肤色淡黄,神疲乏力,四肢不温,口淡无味,食欲不振,腹胀便溏,舌体胖,有齿痕,苔薄白而润,脉缓滑无力。

【病因病机】多由于脾气素虚或过吃生冷损伤脾阳,运化无权,水湿停聚或妊娠水肿因循失治,水湿滞留不去所致。

【证候分析】脾虚运化无权,水湿停聚,可见面目四肢浮肿;脾虚运化水谷失司,可见口淡无味,食欲不振,腹胀便溏;脾阳亏虚,机体气化无力,可见四肢不温,神疲乏力;舌体胖,有齿痕,苔薄白而润,脉缓滑无力,均为脾虚湿停的表现。

【治法方剂】健脾利水。方用实脾饮合白术散加减。

4. 肾虚产后浮肿

【证候表现】全身浮肿,腰以下为甚,按之凹陷,面色晦黯,心悸气短,四肢逆冷,腰痛腿酸,舌淡,苔白润,脉沉迟。

【病因病机】多由于平素肾虚,产后肾气衰弱,不能温化水液或产前即有肾虚浮肿,产时失于治疗所致。

【证候分析】肾虚不能温化水液,水液内停,可见全身浮肿,腰以下为甚,按之凹陷;肾阳虚,机体失于温养,可见四肢逆冷;水凌心肺,可见心悸气短;舌淡,苔白润,脉沉迟,均为肾虚水停表现。

【治法方剂】温肾行水。方用真武汤合苓桂术甘汤加减。

5. 湿热下注产后浮肿

【证候表现】下肢浮肿,身重困倦,胸闷脘胀,小便黄赤,尿频涩痛,食少纳呆,腰部酸胀,苔黄腻,脉濡滑。

【病因病机】多由于湿热素盛,复感湿热邪毒,蕴结下焦所致。

【证候分析】湿热下注,可见下肢浮肿;湿性重浊,可见身重困倦,腰部酸胀;湿邪困脾,可见胸闷脘胀,食少纳呆;湿性趋下行,可见小便黄赤,尿频涩痛;舌苔黄腻,脉濡滑,均为湿热内停的表现。

【治法方剂】清热利湿消肿。方用八正散或当归拈痛汤加减。

(三)鉴别诊断

1. 脾虚产后浮肿与肾虚产后浮肿的鉴别

(1)脾虚产后浮肿　脾虚运化无权,水湿停聚,可见面目四肢浮肿,其主要表现在面目手足或四肢浮肿;兼见食欲不振,腹胀便溏,神疲乏力等脾虚的表现。

(2)肾虚产后浮肿　肾虚不能温化水液,水液内停,可见全身浮肿,其主要表现在腰以下肿甚;兼见腰痛腿酸,四肢逆冷等肾气虚表现。

2. 气滞血瘀产后浮肿与湿热下注产后浮肿的鉴别

(1)气滞血瘀产后浮肿　气机不畅,瘀血内停,可见肿胀先见足部,渐至腿腹;兼见神情抑郁,少腹疼痛拒按,胸脘胀闷,舌质紫黯等气滞血瘀表现。

(2)湿热下注产后浮肿　湿邪内停,湿热下注,可见下肢浮肿;兼见身重困倦,食少纳呆,舌苔黄腻,脉濡滑等湿热内停的表现。

十六、产后腰痛

(一)概念

腰痛是产后常见症状之一。由于产后腰痛的病因及治疗与内科杂证腰痛不同,故后世医家列专篇论述。

(二)常见证候

1.肾亏血虚产后腰痛

【证候表现】腰痛绵绵,胫膝酸软,眩晕耳鸣,手足麻木,面色苍白或萎黄,舌质淡,脉沉细。

【病因病机】多由于产时劳伤肾气,损伤脉络,复因失血过多,致使肾亏血虚。

【证候分析】腰为肾之府,肾虚失养,可见腰痛绵绵;肾主骨,肾亏血虚,可见胫膝酸软;清窍失养,可见眩晕耳鸣;舌质淡,脉沉细,均为肾亏血虚的表现。

【治法方剂】养血滋肾。方用八珍汤加杜仲、阿胶、桑寄生等。

2.寒湿阻络产后腰痛

【证候表现】腰痛转侧不利,遇寒加重,腰腹冷,肢节酸楚,舌胖大有齿痕,苔白滑而腻,脉沉缓。

【病因病机】多由于产后气血不足,寒湿之邪乘袭,邪遏经脉而引起。

【证候分析】产后寒湿阻络,可见腰痛转侧不利,遇寒加重,腰腹冷;舌胖大有齿痕,苔白滑而腻,脉沉缓,均为寒湿阻络的表现。

【治法方剂】温阳利湿。方用甘草干姜茯苓白术汤加味治疗。

3.瘀血留着产后腰痛

【证候表现】腰痛如锥刺,活动后稍舒,或伴少腹疼痛,舌边可有瘀斑,脉弦涩。

【病因病机】多由于产后瘀血阻滞经脉所致。

【证候分析】产后瘀血阻滞经脉,可见腰痛如锥刺或伴少腹疼痛;舌边有瘀斑,脉弦涩,均为瘀血内阻的表现。

【治法方剂】祛瘀通络。方用独活寄生汤加减。

十七、产后身痛

(一)概念

是指分娩后的遍身疼痛。

本症是分娩后的常见症状之一，古代医籍论述颇多，由于产后的体质变化，使本症具有多虚夹瘀的特点，因此不能按一般杂证处治，故专列条目讨论。

(二)常见证候

1. 产后血虚身痛

【证候表现】遍身酸痛，诸关节紧皱并且活动不利，面色苍白，头晕目花，心悸怔忡，体倦乏力，恶露量多，色淡质稀，舌质淡红，苔薄白，脉虚细。

【病因病机】多由于产后失血过多所致。

【证候分析】产后血虚，机体失养，可见遍身酸痛；血虚清窍失养，可见面色苍白，头晕眼花；心失所养，可见心悸怔忡；气血亏虚，机体气化无力，可见体倦乏力；舌质淡红，苔薄白，脉虚细，均为血虚的表现。

【治法方剂】养血温经止痛。方用趁痛散加减。

2. 产后血瘀身痛

【证候表现】遍身疼痛，呈胀痛或掣痛或针刺样疼痛，面紫唇黯，恶露量少，色黯，质黏有块或伴少腹痛，拒按，舌边略青，苔薄腻，脉弦涩。

【病因病机】多由于产后失血，血虚夹瘀，阻滞经络所致。

【证候分析】产后血瘀，闭阻经络，可见遍身疼痛，呈胀痛或掣痛或刺痛；面紫唇黯，舌边青，脉涩均为瘀血内阻的表现。

【治法方剂】活血通络止痛。方用身痛逐瘀汤加减。

3. 产后风寒身痛

【证候表现】遍身疼痛，项背不舒，恶寒拘急，饮食减少，时有咳嗽咯痰，恶露减少，少腹时痛，舌质淡，苔薄润，脉浮紧。

【病因病机】多由于产后白节开张，血脉流散，防护不密，受风寒侵袭所致。

【证候分析】产后风寒袭表，风寒流窜经络，遂而出现遍身疼痛；寒性收引，可见项背不舒，恶寒拘急；风寒袭肺，肺失宣降，可见时有咳嗽咯痰;舌质淡,苔薄润,脉浮紧,均为风寒袭表的表现。

【治法方剂】祛风散寒,活血温经。方用五积散。

产后身痛,切忌发汗。误汗则易出现筋脉动惕,手足厥冷或变生它病。即便挟有风寒或伤食,需用五积散治疗,亦必须"衰其大半而止",不可尽剂,以防伤正。

十八、产后胁痛

(一)概念

是指孕妇分娩后,出现一侧或两侧胁肋部疼痛。

(二)常见证候

1. 产后血虚胁痛

【证候表现】两胁肋隐隐作痛,劳累更剧,头晕,面色苍白或萎黄,心怯惊恐,恶露量多,舌淡苔白,脉虚细。

【病因病机】多由于产时失血过多或恶露经久不断,肝血不足,经脉失养所致。

【证候分析】血虚经脉失养,可见两胁肋隐隐作痛,劳累更剧;血虚清窍失养,可见头晕,面色苍白或萎黄;血虚心失所养,可见心怯惊恐;舌淡苔白,脉虚细,均为血虚的表现。

【治法方剂】补血养营。方用四物汤加香附、橘络。

2. 产后气滞胁痛

【证候表现】常见右胁胀痛或串痛,脘满胸闷,噫气太息,口中乏味,不欲食,精神抑郁,或烦躁,舌淡苔薄腻,脉沉弦。

【病因病机】多由于情志不遂,肝失条达,气机不舒所致。

【证候分析】产后气滞,肝失疏泄,可见右胁胀痛或串痛,脘满胸闷;肝气犯胃,可见口中乏味;肝失疏泄,可见精神抑郁或烦躁;脉沉弦为气滞的表现。

【治法方剂】实脾疏肝。方用四君子汤加柴胡、青皮。

3. 产后血瘀胁痛

【证候表现】常见左胁掣痛或刺痛,面微紫,恶露量少,色黯有块,舌略青,脉弦涩。

【病因病机】多由于冲任瘀阻,肝经血行不畅所致。

【证候分析】冲任瘀阻,肝经血行不畅,可见左胁掣痛或刺痛;瘀血阻络,可见面微紫,恶露量少,色黯有块;舌青,脉弦涩,均为瘀血内阻的表现。

【治法方剂】活血化瘀。方用延胡索散加减。

产后胁痛,最当辨察虚实,一般喜按者为虚,拒按者为实;深呼吸不觉痛者为虚,痛甚者为实。

十九、流产后闭经

(一)概念

是指流产后(已排除继续妊娠及再次妊娠者)月经停闭不行者而言,是流产后的并发症之一。

(二)常见证候

1. 流产后气血不足闭经

【证候表现】症见月经不行,小腹柔软,无胀痛,无白带,头晕目眩,失眠心悸,面色萎黄,纳差消瘦,舌淡胖,脉细无力。

【病因病机】多由于流产时胞宫损伤严重,冲任气血不足所致。

【证候分析】流产后气血亏虚,胞宫失充,可见月经不行,小腹柔软,无胀痛;血虚,清窍失养,可见头晕目眩;心失所养,可见心悸失眠;面色失华,可见面色萎黄;脾胃气虚,运化失常,可见纳差消瘦;舌淡胖,脉细无力,均为气血不足的表现。

2. 流产后瘀血凝滞闭经

【证候表现】经水不行,多有周期性下腹疼痛或胀痛,少腹拒按,白带量少,舌淡紫或黯,脉细或弦。

【病因病机】多由于流产后,胞宫瘀滞,冲任失调所致。

【证候分析】产后胞宫瘀滞,可见经水不行;不通则痛,可见周期性下腹疼痛或胀痛,少腹拒按;舌淡紫或黯,脉细或弦,均为瘀血内阻的表现。

【治法方剂】活血通经。方用桃红四物汤加桂枝、蟅虫、香附、益母草。

3. 流产后肝气郁结闭经

【证候表现】月经闭止,常有周期性腹痛,下腹作胀或胀痛,或两乳或两胁作胀,精神抑郁,脘闷纳少,舌苔薄白,脉弦。

【病因病机】多由于患者在流产时精神过度紧张,肝郁不舒,致冲任气滞,血行不畅所致。

【证候分析】肝气郁结,气滞则血瘀,可见月经闭止;气滞不舒,可见下腹作胀或胀痛或两乳或两胁作胀;肝郁犯胃,可见脘闷纳少;脉弦,亦为气滞的表现。

【治法方剂】疏肝解郁,养血通经。方用柴附汤。

本症是由流产或手术(自然流产清宫术或人工流产手术)直接损伤胞宫及冲任功能而引起,它与一般闭经病因不同。临床首先要分辨虚实,并要注意有无虚实兼夹的情况。一般而论,小腹无胀痛者为虚,有疼痛或胀痛者属实。治法应本着虚者补之,实者通之的原则。但又必须做到补中有通,通中有补,不可一概峻补,或一律通破,否则反致燥精伤血。总之,无论何种方法治疗,均应佐以补肾或活血之品为宜。

第五节　妇人杂病症状

一、不孕

(一)概念

指育龄期妇女,婚后三年以上未避孕而不孕者。

本症《千金要方》称"全不产",《脉经》称"无子"。足月产或流产、早产后三年未生育的,《千金要方》称"断绪"。

(二)常见证候

1. 肾虚不孕

【证候表现】月经量少,血色黯淡,经期后延或闭经,小腹冷,性欲淡漠,腰酸腿软或小便清长,舌淡,苔白润,脉沉迟。

【病因病机】多由于素体虚弱,肾气不足,冲任虚衰,不能摄精所致。

【证候分析】《女科经纶·嗣育》说:"妇人所以无子,由冲任不足,肾气虚寒故也。"《内经·上古天真论》:"女子二七,天癸至,任脉通,太冲脉盛,阴阳和,故能有子。若冲任不足,肾气虚寒,不能系胞,故令无子。亦有本于夫病妇疾者,当原所因调之。"肾虚,胞宫失于充养,可见经量少,经期后延或闭经;腰为肾之府,肾虚,可见腰酸腿软;肾阳虚,失于固摄,可见小便清长;舌淡,脉沉迟,均为肾虚的表现。

【治法方剂】温补肾阳,调养冲任。方用毓麟珠。

2.气血不足不孕

【证候表现】月经量少或量多,色淡,经期多延后,面色萎黄或有黑斑,头晕目眩,形体消瘦,乏力,舌质淡,苔薄白,脉沉细。

【病因病机】多由于素体羸弱,或失血过多,或脾胃两虚,以致阴虚血少,冲任亏损,不能摄精成孕。

【证候分析】《丹溪心法·妇人》:"人之育胎,阳精之施也,阴血能摄之,精成其子,血成其胞,胎孕乃成,今妇人无子,率由血少,不足以摄精也。"血虚,胞宫失养,可见月经量少;气虚不能摄血,可见月经量多,经期延后;面色失容,可见面色萎黄或有黑斑;清窍失养,可见头晕目眩;舌质淡,脉沉细,均为气血亏虚的表现。

【治法方剂】益气补血,滋肾养精。方用养精种玉汤加党参、首乌。

3.阴虚血热不孕

【证候表现】月经先期,量多色红;或月经后期,量少色紫,面赤唇红,头晕耳鸣,失眠,口干咽燥;或心烦或潮热盗汗或有流产史,舌红,苔薄黄,脉数。

【病因病机】多由于素体阴虚,或肺痨久病,或温病伤阴,胞宫积热所致。

【证候分析】《女科经纶·嗣育》说:"妇人久无子者,冲任脉中伏热也。夫不孕由于血少,血少则热,其原必起于真阴不足,真阴不足,则阳胜而内热,内热则荣血枯,故不孕,益阴除热,则血旺易孕矣。"阴津亏虚,机体失养,可见口干咽燥;清窍失养,可见头晕耳鸣;阴虚血热,热扰心神,可见失眠,心烦;阴虚内热,可见潮热盗汗;舌红,苔薄黄,脉数,均为阴虚火旺的表现。

【治法方剂】养阴清热。方用清血养阴汤或清骨滋肾汤。

4.肝郁气滞不孕

【证候表现】经期先后无定,量多少不一,色紫或有小血块或痛经,经前乳房胀痛,急躁易怒,舌质正常或黯红,苔白或微腻,脉弦细。

【病因病机】多由于情志不畅,肝失调达,气血不和,胞脉不畅所致。

【证候分析】《济阴纲目·求子门》说:"凡妇人无子,多因七情所伤,致使血衰气盛,经水不调,或前或后,或多或少,或色淡如水,或紫如血块,或崩漏带下,或肚腹疼痛,或子宫虚冷,不能受孕。"肝郁气滞,可见急躁易怒,经前乳房胀痛;脉弦细亦为肝郁气滞的表现。

【治法方剂】疏肝解郁,养血益脾。方用开郁种玉汤。

5. 痰湿郁阻不孕

【证候表现】形体肥胖,肢体多毛,经闭不行或月经不调,白带多,头眩心悸,乏力,面肢浮肿,胸闷纳少,苔白腻,脉濡滑。

【病因病机】多由于体质肥胖,痰湿内生,气机不畅,冲任受阻,影响受精所致。

【证候分析】《丹溪心法·子嗣》:"若是肥盛妇人,禀受甚厚。恣于酒食之人,经水不调,不能成孕,谓之躯脂满溢,闭塞子宫。宜行湿燥痰。"痰湿内阻,可见形体肥胖,经闭不行,面肢浮肿;痰扰清窍,可见头眩;痰扰心神,可见心悸失眠;痰湿困脾,可见乏力,胸闷纳少;舌苔白腻,脉濡滑,均为痰湿内阻的表现。

【治法方剂】燥湿化痰,佐以理气。方用启宫丸加鹿角霜、当归。

6. 血瘀湿热不孕

【证候表现】少腹一侧或双侧疼痛,临经更甚或有低热,月经周期失调或经血淋漓不断,夹有血块,经色紫黯,腰酸带多,目眶暗黑,舌质红,苔薄黄,脉沉弦或滑数。

【病因病机】多由于经期或产褥期摄生不慎,邪毒侵入胞宫,气血失畅,湿热蕴结所致。

【证候分析】血瘀湿热内阻胞宫,故不孕,可见少腹一侧或双侧疼痛,或有低热;湿热内扰,血不归经,可见月经周期失调或经血淋漓不断;瘀血内阻,可见经血夹有血块,经色紫黯;湿邪内阻,可见白带量多;瘀血内阻,可见目眶暗黑;舌质红,苔薄黄,脉沉弦或滑数,均为血瘀湿热内阻的表现。

【治法方剂】清热解毒,活血化瘀。方用清热化瘀汤或朴硝盐胞汤加减。

（三）鉴别诊断

1. 肾虚不孕与气血不足不孕的鉴别

（1）肾虚不孕　若冲任不足，肾气虚寒，不能系胞，故令无子；兼见性欲淡漠，腰酸腿软或小便清长等肾虚的表现。

（2）气血不足不孕　气虚血少，不足以摄精也，故妇人无子；兼见面色萎黄，头晕目眩，形体瘦弱，乏力等气血不足的表现。

2. 阴虚血热不孕与肝郁气滞不孕的鉴别

（1）阴虚血热不孕　真阴不足，则阳胜而内热，内热则荣血枯，故不孕；兼见口干咽燥，或心烦，或潮热盗汗，舌红，苔薄黄，脉细数等阴虚火旺表现。

（2）肝郁气滞不孕　七情所伤，致使血衰气盛，故无子；兼见经前乳房胀痛，急躁易怒，脉弦等肝郁气滞表现。

3. 痰湿郁阻不孕与血瘀湿热不孕的鉴别

（1）痰湿郁阻不孕　痰湿内阻，躯脂满溢，闭塞子宫，故不孕；兼见形体肥胖，肢体多毛，白带量多，面肢浮肿，舌苔白腻，脉濡滑等痰湿内阻的表现。

（2）血瘀湿热不孕　血瘀湿热内阻胞宫，故不孕；兼见经血淋漓，夹有血块，经色紫黯，带多，目眶暗黑，舌质红，苔薄黄，脉沉弦或滑数等血瘀湿热内阻的表现。

二、癥瘕

（一）概念

是指女性盆腔内生殖系统发生肿块的一种疾患。由于其生长部位不同，名称亦有所不同，古人对肿块生于胞宫者称为"石瘕"，生于胞脉者称为"肠蕈"。前者多发生于30岁以上的妇女，后者可发生于任何年龄，但以20～50岁者较多。

（二）常见证候

1. 血瘀癥瘕（石瘕）

【证候表现】胞宫逐渐增大，发硬，一般无触痛，经血量多，有血块，经期延长或淋漓不断（如肿块生在胞宫外面，多无明显症状），周期不准，白带增多，有时为血性或脓样，有臭味，患者不易受孕，即或受孕亦易流产,舌质正常或黯红,脉弦细。

【病因病机】多由于肝脾不和,冲任失调,气血凝聚于胞宫或胞门而致。

【证候分析】气血凝聚于胞宫,可见胞宫逐渐增大,发硬;瘀血内阻,血不归经,可见经血量多,有血块,经期延长或淋漓不断;舌质黯红,亦为血瘀的表现。如病程中,反复多量出血,可出现气血两虚表现。

【治法方剂】活血化瘀为主,佐以理气软坚。方用桂枝茯苓丸加莪术、炙山甲或酒大黄、䗪虫,亦可用石瘕汤;在月经出血量多时,可先服用丹七饮,待出血停止,血虚症状纠正后,再用化瘀消癥之剂。

2.痰湿癥瘕(肠覃)

【证候表现】腹部肿块,多以下腹部一侧向上增大,呈球形,可移动,无触痛,肿块大小不一,最大者个别可达足月孕大小,小者仅在妇科检查时才能发现,月经大多正常,脉象及舌质变化不明显。

【病因病机】多由于肝脾失调,冲任气郁不和,以致痰湿聚结于胞脉而引起。

【证候分析】痰湿聚结胞脉,可见腹部肿块;湿性趋下行,亦可见带下量多;痰湿内阻,可见体胖,乏力等表现。

【治法方剂】温化痰湿。方用桂枝茯苓丸加王不留行、生薏苡仁,亦可用肠覃饮。

三、妇人脏躁

(一)概念

是指妇女情志烦乱欲悲或哭笑无常的症状而言。

本症首见于《金匮要略》,仲景云:"妇人脏躁,喜悲伤欲哭,象如神灵所作,数欠伸……"

(二)常见证候

1.肝气不舒脏躁

【证候表现】精神抑郁,喜悲伤欲哭,不能自制,胸闷不舒,善太息,心烦不宁,两胁胀痛或有月经不调,舌质淡红,苔薄白,脉弦。

【病因病机】多由于情志抑郁,肝脏疏泄失职,影响神志所致。

【证候分析】肝气不舒,可见精神抑郁,喜悲伤欲哭,善太息;肝气郁结,郁而化火,可见心烦不宁;脉弦亦为肝气不舒的表现。

【治法方剂】疏肝理气,养心安神。方用逍遥散合甘麦大枣汤。

2. 痰热郁结脏躁

【证候表现】喜悲伤欲哭,甚则哭笑无常,胸中窒闷,咯黄痰,心烦口苦,渴不欲饮,小便黄,大便干,舌质红,苔黄腻,脉滑数。

【病因病机】多由于气郁日久,郁而化火,炼液成痰,痰热郁结,影响心神所致。

【证候分析】痰热郁结,影响心神,可见悲伤欲哭,甚则哭笑无常;痰阻于肺,肺失宣降,可见胸中窒闷,咯黄痰;痰热内阻,可见渴不欲饮,小便黄,大便干;舌质红,苔黄腻,脉滑数,均为痰热内阻的表现。

【治法方剂】清热化痰,疏肝理气。方用温胆汤加疏肝理气药治之。

3. 阴虚阳亢脏躁

【证候表现】喜悲伤欲哭或善惊多疑,心烦失眠,午后面部烘热,头晕目眩,口燥咽干,小便短赤,舌质红,苔薄白而干,脉细而数。

【病因病机】多由于素体阴虚,阴不制阳,虚阳上亢,影响心神所致。

【证候分析】阴虚阳亢,影响心神,可见喜悲伤欲哭或善惊多疑;热扰心神,可见心烦失眠;热伤津液,可见口燥咽干,小便短赤;阴虚阳亢,上扰清窍,可见头晕目眩;舌质红,苔干,脉细而数,均为阴虚火旺的表现。

【治法方剂】滋阴清热,养心安神。方用百合地黄汤合甘麦大枣汤加减。

脏躁一症,当先分别虚实。实证或由肝气不舒,或因痰热郁结。以气郁为主者,精神抑郁,胸闷胁胀;以痰热为主者,胸闷,咯黄痰,心烦口苦。虚证则为阴虚阳亢,必见虚烦潮热,口燥咽干等症。临床从虚实、气郁、痰热入手,自能分辨清楚。

四、阴挺

(一)概念

阴挺,即子宫脱垂。是指子宫位置低于正常,下垂或脱出于阴道口外的症状。

本症《诸病源候论》称"阴挺出下脱",《千金方》称"阴脱"、"阴㿗"、"阴菌"、"阴痔",《三因极·病证方论》称"阴下脱",《叶天士女科》称"子宫脱出"。由于多发生于产后,故亦有"产肠不收"之称。

(二)常见证候

1.气虚阴挺

【证候表现】有物自阴道脱出,卧或收入,劳累加剧,小腹重坠,腰部酸胀,神疲乏力或小便频数,白带增多,舌质淡,苔薄,脉虚细。

【病因病机】多由于素体虚弱,中气不足,或分娩时用力过度,或产后劳力过早所致。

【证候分析】气虚下陷,使维系子宫的胞络松弛,不能固摄宫体,致使子宫位置下移,小腹重坠;阳气亏虚,气化不利,可见神疲乏力,小便频数;舌质淡,苔薄,脉虚细,均为气虚的表现。

【治法方剂】补气升陷。方用补中益气汤加枳壳、益母草。

2.肾虚阴挺

【证候表现】阴中有物脱出,少腹下坠,小便频数,腰酸腿软,头晕耳鸣,舌质淡红,脉沉细。

【病因病机】多由于早婚多产,肾气亏损,带脉失约,胞无所系;或产时处理不当,损伤胞络所致。

【证候分析】肾气亏虚,无力系胞,可见阴中有物脱出,小腹下坠;肾阳亏虚,气化失常,可见小便频数;肾虚,清窍失养,可见头晕耳鸣;腰为肾之府,肾虚,可见腰酸腿软;舌质淡红,脉沉细,均为肾虚的表现。

【治法方剂】补肾养阴,温阳益气。方用大补元煎加鹿茸粉、益母草。

3.气血两虚阴挺

【证候表现】子宫脱出,面色萎黄,皮肤干燥,头眩脑响,耳鸣眼花,腰酸骨楚,大便干燥,舌质偏淡,脉虚细数。

【病因病机】多由于产后出血过多,气随血脱,子宫失于摄纳所致。

【证候分析】气随血脱,子宫失于摄纳,可见子宫脱出;血虚,肌肤失养,可见面色萎黄,皮肤干燥;气血亏虚,清窍失养,可见头眩脑响,耳鸣眼花;血虚肠道失润,气虚运化失司,可见大便干燥;舌质淡,脉虚细数,均为气血两虚的表现。

【治法方剂】培补气血。方用十全大补汤去肉桂加鹿角霜。

4. 湿热阴挺

【证候表现】子宫突出阴道口外,灼热肿痛或溃烂流黄水,小腹坠痛,带多色黄,心烦口渴;或小便热赤,次频而痛;或大便秘结,舌苔黄腻,脉多滑数。

【病因病机】属本虚标实证,多由于气虚下陷或肾虚不固所致。

【证候分析】气虚或肾虚不固,可见子宫突出阴道口外,小腹坠痛;湿热内蕴,可见灼热肿痛;湿性重浊,趋下行,可见溃烂流黄水,带多色黄;热扰心神,热伤津液,可见心烦口渴,或小便热赤,或大便秘结;舌苔黄腻,脉滑数,均为湿热内阻的表现。

【治法方剂】清利湿热,佐以升提。方用龙胆泻肝汤去木通,加生黄芪。

本症亦可应用外治法:①枳壳 60 克,煎汤乘热先熏后洗外阴部,每日 1～2 次。②乌梅 15 克,五倍子 9 克,石榴皮 9 克,用法同上。③苦参 12 克,蛇床子 15 克,生黄柏 9 克,白芷 9 克,枯矾 6 克,用法同上。

(三)鉴别诊断

1. 气虚阴挺与气血两虚阴挺的鉴别

(1)气虚阴挺　气虚下陷,不能固摄宫体,致使子宫位置下移;兼见神疲乏力,小腹重坠,小便频数等气虚的表现。

(2)气血两虚阴挺　气随血脱,子宫失于摄纳,可见子宫脱出;兼见面色萎黄,皮肤干燥,大便燥结,舌质淡等血虚的表现。

2. 肾虚阴挺与湿热阴挺的鉴别

(1)肾虚阴挺　肾气亏虚,无力系胞,可见阴中有物脱出,小腹下坠;兼见小便频数,腰酸腿软等肾虚的表现。

(2)湿热阴挺　气虚或肾虚不固,可见子宫突出阴道口外,小腹坠痛;兼见灼热肿痛或溃烂流黄水,带多色黄,心烦口渴,舌苔黄腻,脉滑数等湿热内阻的表现。

五、外阴痛肿

(一)概念

是指妇女外阴部一侧或两侧红肿胀痛,甚至蕴而化脓者,称为外阴痛肿。《校注妇人良方》谓之"妇人阴肿"。

(二)常见证候

1. 湿重于热外阴痛肿

【证候表现】外阴部肿胀,色不红或微红,轻度疼痛,白带多或脘闷纳少,舌苔正常或白腻,脉象正常或濡数。

【病因病机】多由于素体脾虚水湿失运,久积化热所致。

【证候分析】湿性重浊,湿性趋于下行,可见外阴部肿胀,白带多;湿邪困脾,可见脘闷纳少;舌苔腻,脉濡数均为湿热内阻,湿重于热的表现。

【治法方剂】利湿清热。方用生苡仁饮,外用冲和膏局部外敷或用朴硝30克、马齿苋30克,煎水熏洗。

2. 热重于湿外阴痛肿

【证候表现】外阴部红肿热痛,行动不便,坐则疼痛更甚,黄带多,小便赤,舌苔黄腻,脉弦数。

【病因病机】多由于素体脾虚水湿失运,久积化热所致。

【证候分析】湿性重浊,湿性趋于下行,可见外阴部肿胀;热邪较重,可见局部红肿疼痛较甚,带下色黄;舌苔黄腻,脉弦数,均为湿热内阻,热重于湿的表现。

【治法方剂】清热利湿。方用龙胆泻肝汤合五味消毒饮加减,外用金黄散局敷或用朴硝30克、生大黄15克、黄柏10克、马齿苋30克煎汤熏洗;如果已经成脓,则宜托里排脓,清热利湿。方用透脓散合二妙散。

六、阴疮

(一)概念

阴疮,是指前阴生疮而言。疮面多有秽浊之物,边缘清楚,触之疼痛。

本症在古典医籍中,名称不一,如"阴蚀"、"阴蜃"等。《金匮要略》中的"狐惑"病,以口及外阴生疮为主症,故亦属本症讨论范围。

(二)常见证候

1. 肝胆湿热阴疮

【证候表现】起病较急,前阴有多个大小不等之疮,灼热疼痛,并有黄色秽浊之物,常伴有目涩不爽,耳鸣耳聋,口苦咽干,胁肋疼痛,带下黄色腥臭,小便黄浊,大便不畅等症状,舌苔黄腻,脉弦数。

【病因病机】多由于肝郁失于疏泄,水湿内停,郁而化热所致。

【证候分析】肝之经脉下络阴器,肝胆湿热下注,蕴滞不解,腐剥前阴,故而生疮,并有黄色秽浊物渗出,及带下色黄腥臭,小便黄浊等症状;肝脉布胁而上达咽喉,并连目系,故可兼见咽干,目涩,口苦,胁肋胀痛等表现。

【治法方剂】清利肝胆湿热。方用龙胆泻肝汤加减。

2. 脾胃积热阴疮

【证候表现】发病较急,阴疮灼热疼痛较剧,亦可见到大小不等之口疮,热痛亦甚,常伴有口干口臭,渴欲饮冷,牙龈肿痛,心中烦热,面红目赤,溲赤便干等症状,舌红苔黄,脉洪数或滑数。

【病因病机】多由于就是肥甘或辛辣之品,久郁化热所致。

【证候分析】《素问·厥论》云:"前阴者,宗筋之所聚,太阴阳明之所合也。"故前阴之疾,亦可因脾胃受病而致;脾开窍于口,阳明胃经挟口环唇,脾胃之疾亦可累及于口;今脾胃积热,下蚀于阴则生疮,上灼于口亦可生疮,且灼热疼痛尤较明显;如口干口臭,渴欲饮冷,牙龈肿痛等脾胃积热症状亦常出现。

【治法方剂】清胃养阴。方用玉女煎加减。

3. 肝肾阴虚阴疮

【证候表现】起病较缓,阴疮时轻时重,缠绵不愈,常伴有头晕目眩,两目干涩,视物不清,颧红口干,烦热盗汗,耳鸣耳聋,腰膝酸软,月经不调等症状,舌红少苔,脉沉细数。

【病因病机】多由于肝郁化火久郁伤阴或病程缠绵,久经不愈,耗伤肾阴所致。

【证候分析】肾开窍于二阴,肝之经脉下络阴器,肝肾阴虚,内热熏灼,亦可发生阴疮。病程缠绵不愈,是本症主要特征。由于肝肾阴虚,精血不足,虚火上炎,故见头晕目涩,五心烦热,颧红咽干等症状。

【治法方剂】补益肝肾,滋阴清热。方用知柏地黄丸加味。

4.外伤邪毒阴疮

【证候表现】先有阴部破损,后可见破损处生疮,疮处肿胀发热,疼痛较剧,时流脓血水,甚则形成瘘管或见发热身疼,口干口苦等症状,舌红苔薄黄,脉滑数。

【病因病机】多因阴痒抓搔,或乘骑不慎,或粗暴性交等,致使女阴破损,邪毒自破损处内侵,发为阴疮。

【证候分析】临床特点为先有阴部破损,后生阴疮。轻者仅局部生疮,重者可伴有发热寒战等全身症状;若日久不愈,阴疮蚀浸周围健康肌肤,可形成瘘管。

【治法方剂】清热解毒,利湿化浊,方用蛇床子方煎汤外洗;若阴痒甚者,加狼毒、密陀僧等;阴部红肿热痛,有秽浊之物渗出者,方用青白散研末外敷;内服五味消毒饮合二妙散。

七、女阴白斑

(一)概念

女阴白斑是指女阴部发生萎缩性的白色病变而言。其病变区域可在大小阴唇、阴蒂部,也可蔓延至会阴、肛门及阴股部。

祖国医学虽无"女阴白斑"的病名记载,但从临床症状来看,可归于"阴痒"、"阴肿"、"阴疮"、"阴痛"的范围。

(二)常见证候

1.肝经湿热女阴白斑

【证候表现】阴部红肿而痒,皮肤色素减退或伴湿疹,黄带多或口苦溲赤,舌苔黄腻或薄黄,脉弦细或弦滑。

【病因病机】多由于七情所伤,肝经湿热流注下焦,浸渍女阴所致。

【证候分析】湿性重浊,趋下行,湿热下注,可见阴部红肿而痒,黄带多;肝经湿热灼伤津液,可见溲赤、口苦;舌苔黄腻,脉弦滑均为湿热内郁的表现。

【治法方剂】清肝泻火,和血利湿。方用龙胆泻肝汤加减。

2.脾湿下注女阴白斑

【证候表现】女阴皮肤发白,增生肥厚,溃疡流水,疼痛,白带多,舌苔多白腻,脉濡细。

【病因病机】多由于脾虚不能运化水湿,湿郁化热,湿热下注,浸渍女阴所致。

【证候分析】脾虚不能发挥其滋、濡、润的作用,引起女阴皮肤发白,增生肥厚,溃疡流水疼痛;湿性趋下行,可见白带量多;舌苔白腻,脉濡细,均为湿邪内阻的表现。

【治法方剂】清利湿热,健脾止痒。方用萆薢渗湿汤。

3.血虚肝旺女阴白斑

【证候表现】女阴刺痛,奇痒难忍,夜间尤甚,外阴皮肤干燥变白,失去弹性,头晕目眩,月经量少,苔薄白,舌质偏淡,脉弦而虚。

【病因病机】多由于久病不愈,血虚风燥,肌肤失养所致。

【证候分析】血虚肌肤失养,可见外阴皮肤干燥变白,失去弹性;肝之经脉下络阴器,肝火旺盛,可见女阴刺痛,奇痒难忍;肝旺上扰清窍,可见头晕目眩;血虚胞宫失充,可见月经量少;舌苔薄白,舌质淡,脉弦而虚,均为血虚肝旺的表现。

【治法方剂】养血活血,清肝祛风。方用四物汤加白蒺藜、鸡血藤、川断、紫草、百部。

4.肝肾阴虚女阴白斑

【证候表现】女阴刺痒萎缩,色白,腰膝酸软或头晕目眩,急躁失眠,舌质红,苔薄,脉细数。

【病因病机】所有与久病不愈,阴精不足皮肤失养所致。

【证候分析】肝肾阴虚,肌肤失养,可见女阴刺痒萎缩,色白;腰为肾之府,肾精亏虚,可见腰膝酸软;阴精不足,清窍失养,心失所养,可见腰膝酸软,头晕目眩;舌质红,脉细数,均为阴虚火旺的表现。

【治法方剂】滋补肝肾,和血润肤。方用杞菊地黄丸加当归、赤芍。

5.肾虚阳衰女阴白斑

【证候表现】女阴干枯色白,有裂纹,甚至萎缩,弹性消失,局部瘙痒或刺痛,月经量少或闭经,少腹冷痛,腰酸乏力,舌淡苔薄,脉沉细尺弱。

【病因病机】多由于肾阳虚衰,精气不能充养阴器所致。

【证候分析】肾阳虚衰,精气不能充养阴器,可见女阴皮肤干燥萎缩变白,有裂纹;肾阳虚,失于温养,可见少腹冷痛;肾精亏虚,胞宫失充,可见月经量少或闭经;舌淡苔薄,脉沉细尺弱,均为肾虚阳衰的表现。

【治法方剂】温肾助阳,祛风止痒。方用右归饮加蛇床子、仙灵脾、威灵仙。

(三)鉴别诊断

1.肝经湿热女阴白斑与脾湿下注女阴白斑的鉴别

(1)肝经湿热女阴白斑　湿性重浊、趋下行,湿热下注,可见阴部红肿而痒,黄带多;兼见口苦溲赤,舌苔黄腻,脉弦细或弦滑等湿热内盛的表现。

(2)脾湿下注女阴白斑　脾虚不能发挥其滋、濡、润的作用,引起女阴皮肤发白,增生肥厚,溃疡流水疼痛;兼见白带量多,舌苔白腻,脉濡细等湿邪内盛的表现。

2.血虚肝旺女阴白斑与肝肾阴虚女阴白斑

(1)血虚肝旺女阴白斑　偏重于血虚风燥,临床特点为:女阴皮肤干燥变白,失去弹性,并兼有头晕目眩、月经量少,舌苔薄,舌质偏淡,脉弦而虚等血虚肝旺的表现。

(2)肝肾阴虚女阴白斑　偏重于阴精不足,临床特点为:外阴刺痒,萎缩色白,兼见腰膝酸软,头晕目眩,急躁失眠,舌质红,脉细数等肝肾阴虚的表现。

女阴白斑的病变虽在会阴部位,但根据祖国医学的整体观念及"审证求因"的辨证方法,结合临床实践,多与肝、脾、肾三脏功能失调,以及冲、任、督三脉气血运行失常有关。初起症状,多呈红肿刺痒,以脾经湿热下注、肝经湿热为常见,渐至血虚肝旺、肝肾阴虚、肾虚阳虚。后期呈现外阴干裂萎缩,有虫爬感,局部阵阵剧痒或针刺样疼痛。治疗应在辨证的基础上,配合外用药物,如用白斑熏洗方熏洗外阴,女阴白斑膏外敷局部或配合针灸治疗等,疗效更好。

八、阴痒

（一）概念

阴痒是指外阴或阴道瘙痒的症状。亦称"阴门瘙痒"、"阴䘌"等。患者常伴有不同程度的带下。

（二）常见证候

1. 湿热下注阴痒

【证候表现】阴部瘙痒，甚至奇痒难忍，黄带如脓，其气腥臭，心烦难寐，口苦而腻，胸胁苦闷，小便短数，舌苔黄腻，脉弦滑。

【病因病机】多由于湿热下注，犯扰肝经或洗浴不洁，感染虫病，虫蚀阴中所致。

【证候分析】属于实热证，湿热下注，可见阴部瘙痒，甚至奇痒难忍；湿性趋下行，可见黄带如脓，其气腥臭；热扰心神，可见心烦难寐；口苦而腻，舌苔黄腻，脉弦滑均为湿热内阻的表现。

【治法方剂】清利湿热，兼以杀虫。方用龙胆泻肝汤加白藓皮、鹤虱，外用蛇床子散蒸汤洗浴。

2. 肝肾阴虚阴痒

【证候表现】阴部干涩灼热，有瘙痒感，夜间加剧，带下量少色黄或如血样，眩晕耳鸣，腰酸腿软，或时有烘热汗出，舌质红，苔少，脉弦细或细数无力。

【病因病机】多由于久病或年老体衰或房劳多产，致肝肾阴虚。

【证候分析】肝肾阴虚，精血亏弱，阴器失于滋养，血燥生风，可见阴部干涩灼热，有瘙痒感，带下量少；肝肾精亏，机体失养，可见腰酸腿软；阴虚火旺，上扰清窍，可见眩晕耳鸣；舌质红，苔少，脉弦细或细数无力，均为肝肾阴虚的表现。

【治法方剂】滋阴降火，润燥疏风。方用知柏地黄丸加当归、白藓皮；烘热汗出加仙灵脾、仙茅。

总之，阴痒的辨证，首先要明辨虚实。一般而论，实证常带下量多，色黄或白，且阴痒较甚，多见于青、中年妇女；虚证每带下量少，色黄或赤，阴部干涩灼热，并每多见于绝经期后的妇女。

阴痒与带下常同时或先后发生，故本症常与带下病合并论治。

九、经前面部粉刺

(一)概念

每届经前面部起碎疙瘩,高出皮肤,经后即隐退者,称为经前面部粉刺,亦称"经前面部痤疮",多发生于青春期。

(二)常见证候

1.肝经湿热粉刺

【证候表现】经前面部起碎疙瘩,少数有痒痛,可挤出乳白色液体,甚则化脓成疖,或月经先期,或黄带绵绵,或脘闷纳少,或口干作腻,苔正常或薄黄,脉濡细或细滑。

【病因病机】多由于素喜糖类、辛辣、肉食之品,肝热脾湿相并,搏于血分而致。

【证候分析】肝热脾湿,搏于血分,可见经前面部起碎疙瘩,少数有痒痛;热盛动血,可见时有月经先期;湿热困脾,可见脘闷纳少;热伤津液,湿邪内阻,可见口干作腻;舌苔薄黄,脉濡细或细滑均为湿热内阻的表现。

【治法方剂】清热利湿。方用龙胆泻肝汤加减。

2.肝经郁火粉刺

【证候表现】经前面部出现丘疹或黄白色小脓疱,伴乳房胀痛,情绪急躁,大便干结或经行不畅,舌质偏红,脉弦数。

【病因病机】多由于肝气郁结,郁久化热生毒,熏蒸肌肤所致。

【证候分析】肝经郁火,熏蒸肌肤,可见经前面部出现丘疹或黄白色小脓疱;肝气不舒,可见乳房胀痛,情绪急躁;肝失疏泄,热伤津液,可见大便干结或经行不畅;舌质偏红,脉弦数,均为肝经郁火的表现。

【治法方剂】清火解郁。方用丹栀逍遥散加减。

3.肺热粉刺

【证候表现】经前面部出现毛囊性小丘疹,甚则色赤肿痛,破出白粉汁,伴干咳无痰,咽痛口干或两颧潮红。舌质红,苔薄白少津,脉细数。

【病因病机】《医宗金鉴·外科心法》肺风粉刺记载:"此证由肺经血热而成,每发于面鼻,起碎疙瘩,形如黍屑,色赤肿痛,破出白粉汁,日久皆成白屑,形如黎米白屑。"

【证候分析】肺热熏蒸肌肤,可见经前面部出现毛囊性小丘疹;肺热伤津,可见干咳无痰,咽痛口干,两颧潮红;舌质红,苔薄白少津,脉细数,均为热盛阴虚的表现。

【治法方剂】清泄肺热,佐以解毒。方用枇杷清肺饮去人参加当归、赤芍、生苡仁、野菊花,并外敷颠倒散。

总之,本症的辨证,除局部症状外,必须结合全身伴有的见症,才能分别出证候的病位与性质。

十、交接出血

(一)概念

指女子每逢性交即发生阴道流血而言。

早在唐《备急千金要方》中已有"女人交接辄血出"的记载,宋《妇人良方大全》始名"交接出血"。《女科备要》称"交结出血",《傅青主女科》又称"交感血出"。

新婚女子偶发性交出血,不属病态。妇女孕期的交接出血又当别论,不属本症的讨论范围。

(二)常见证候

1. 肝肾阴虚交接出血

【证候表现】血色鲜红,腰酸耳鸣,两颧红赤,失眠多梦,五心烦热,唇红口干,舌质嫩红,脉细数。

【病因病机】《景岳全书·妇人规》说:"凡妇人交接出血者,多由阴气薄弱,肾元不固,或阴分有火而然。"

【证候分析】多见于高龄妇女,其阴精本已匮乏,若复房事重竭其精,必致相火妄动,血失所藏而见交接出血;阴虚火旺,虚火内扰,可见两颧红赤,五心烦热;热伤津液,可见唇红口干;舌质嫩红,脉细数均为阴虚火旺的表现。

【治法方剂】滋阴降火。方用知柏地黄汤加味。

2. 冲任湿热交接出血

【证候表现】血色紫红,平时带多色黄或赤白夹杂,有时可见少量赤带或伴腰骶酸痛,便溏溲赤,舌苔多黄腻,脉滑数或濡数。

【病因病机】多由于经期或产后不注意卫生或不禁房事,致湿毒乘虚侵袭胞宫;或脾气不运,水湿下陷于肾,湿热灼伤络脉所致。

【证候分析】湿热内结,灼伤络脉,可见交接出血,色紫红;湿性重浊,可见腰骶酸痛;湿邪困脾,脾失健运,可见便溏溲赤;舌苔黄腻,脉滑数或濡数,均为湿热内阻的表现。

【治法方剂】清利湿热为主。方用清热止血方。

3. 脾气虚弱交接出血

【证候表现】血色淡红,肢倦乏力,气短懒言,食后腹胀,大便时溏,或伴浮肿,白带较多,舌淡,脉沉弱。

【病因病机】多由于饮食劳倦损伤脾气,病机的重点是脾虚气陷,统摄失司。

【证候分析】脾虚气陷,统摄失司,可见交接出血;脾气虚,气化失司,可见肢倦乏力,气短懒言;脾失运化水谷,可见食后腹胀,大便时溏;脾失运化水湿,可见浮肿;舌淡,脉沉弱均为脾气虚的表现。

【治法方剂】健脾益气。方用归脾汤加三七粉。

交接出血一症,临床常见于患带下症的妇女;《备急千金要方》和《女科证治准绳》曾有交接它物而引起交接出血的记载,临床确有所见。因此,临证尤需问明原因,并注意检查局部有无损伤及其他病变。

第二章　儿科病症状

一、小儿发热

（一）概念

是指小儿体温异常升高,并伴有其他症状者。婴幼儿体温可在一定范围内有短暂的波动,如全身情况良好,没有其他症状,可不考虑病态。

本症在古典医籍中名称繁多。如《诸病源候论·小儿杂病诸候》载有"温壮候"、"壮热候"、"伤寒候"、"温病候"、"寒热往来候"等,《圣济总录·小儿门》载有"小儿温壮"、"小儿壮热"、"小儿潮热"、"小儿风热"、"小儿热渴"等。本篇仅从常见的小儿发热症状加以鉴别。

（二）常见证候

1. 外感风寒发热

【证候表现】婴幼儿则见喜人怀抱,畏缩恶风寒,不欲露头面,其面色白,小儿则见恶寒发热,无汗,头痛身痛,项背拘急,咳嗽,鼻塞流涕,小便清利,舌苔薄白,脉浮紧,指纹浮露色红。

【病因病机】多由于风寒侵袭肌表所致。

【证候分析】风寒侵袭肌表,寒为阴邪,其气凝闭,卫外之阳被遏,故见恶寒发热,无汗,头痛,甚则四肢酸楚,项背拘急,舌苔薄白,脉浮紧,均为风寒外感的表现。

【治法方剂】辛温解表。方用葱豉汤、杏苏散。

2. 外感风温发热

【证候表现】婴幼儿多见喜人怀抱,畏缩恶风,口鼻气粗,吮乳口热,自汗出,小儿多见发热重,恶寒轻,恶风,自汗出,头痛咳嗽,口干口渴,鼻塞流涕,鼻孔有热感,咳痰不爽,咽喉疼痛,小便黄,舌苔薄黄,脉浮数,指纹浮露色红紫。

【病因病机】多由于外感风温之邪所致。

【证候分析】风温侵袭肌表,风为阳邪,其性疏泄,易伤阴浸,故见发热汗出,咽喉疼痛,口干口渴,指纹红紫等表现;舌苔薄黄,脉浮数均为风热外袭的表现。

【治法方剂】辛凉解表。方用桑菊饮、银翘散。

3. 外感暑邪发热

【证候表现】又有"中暑"与"伤暑"的不同。中暑发热,其症突然高热,汗出,头痛头重,四肢倦怠,嗜睡,烦渴引饮,甚则项强,抽搐,神识昏迷,四肢厥逆,舌苔薄白微黄,脉洪滑,指纹浮露色红紫达于气关;伤暑发热,其症发热而微恶风寒,无汗,口渴,或渴而不欲饮水,身体拘急,四肢酸痛,倦怠嗜睡,舌苔薄白,脉浮数,指纹浮露色红。

【病因病机】中暑属阳,伤暑属阴。中暑多由于小儿脏腑娇嫩,形气未充,夏令受暑所致;伤暑多由于暑夏玄府开豁,腠理不密,加之小儿畏暑贪凉,以致寒邪袭于肌表。

【证候分析】中暑:夏令受暑,汗出必多,阴液阳气易随汗泄,且暑为火热之邪,最易伤气,因此发病初起多径入阳明;其症状见突然高热,汗出,烦渴引饮,头痛头重,四肢倦怠,甚则项强,抽搐,神昏,肢厥等。伤暑:小儿畏暑贪凉,寒邪袭于肌表,则见发热恶寒,无汗,身体拘急,四肢酸痛等表现。

【治法方剂】中暑伤津而邪热不甚的宜清暑热,益元气,方用王氏清暑益气汤;若胃热偏甚者宜辛凉清热,方用白虎汤或白虎加人参汤;伤暑治以祛暑解表,方用新加香薷饮。

4. 阳明热盛发热

【证候表现】壮热不休,扬手掷足,揭去衣被,渴饮冷水(婴幼儿吮乳不休,是口渴的现象),大汗出,脉滑数,指纹沉滞色红紫。

【病因病机】多由于外感邪热传里不解或外邪直中阳明所致。

【证候分析】表邪入里,邪热炽盛,可见壮热不休,扬手掷足,揭去衣被,渴饮冷水;脉滑数,指纹沉滞色红紫均为热盛的表现。

【治法方剂】辛凉清热。方用白虎汤。

5. 阳明腑实发热

【证候表现】午后潮热,大便不通,腹满而痛,手足汗出,舌苔焦黄起刺,脉沉迟而滑,指纹郁滞色红紫。

【病因病机】多由于外感邪热传里不解或外邪直中阳明,肠中糟粕与热搏结而致。

【证候分析】胃中热盛,消耗津液,肠中糟粕与热搏结而成燥屎,则见大便秘结,热势蒸蒸,日晡更甚;热扰清窍,可见烦躁不安,神昏谵语;舌苔焦黄起刺,脉沉迟而滑均为阳明腑实的表现。

【治法方剂】苦寒清降。方用大承气汤。

6. 邪入营分发热

【证候表现】壮热不休,入夜更甚,口不甚渴,心烦躁扰,夜不成寐,斑疹隐隐,有时谵语,脉象细数,舌质红绛,指纹紫滞。

【病因病机】多由于邪在气分,其毒不解,患儿正气虚弱,津液亏乏,邪热乘虚内陷营分所致。

【证候分析】邪热乘虚内陷营分,可见壮热不休;营阴耗损,可见入夜热甚;营热蒸腾,则见舌绛,口不甚渴,或斑疹隐隐;邪热入营,心神被扰,则见烦躁,夜寐不成,甚或有时谵语。

【治法方剂】清营泄热。方用清营汤。

7. 邪入血分发热

【证候表现】高热神昏,夜晚更甚,躁扰不安,甚则发狂,斑疹透露,吐血、衄血或便血,溲血,脉象细数,舌质深绛,指纹紫滞透关射甲。

【病因病机】邪热乘虚内陷营分不解,深入血分所致。

【证候分析】邪热内陷,可见高热,夜晚更甚;热扰清窍,可见神昏,躁扰不安,甚则发狂;热盛动血,可见斑疹透露、吐血、衄血或便血、溲血;舌质深绛,指纹紫滞透关射甲,均为邪入血分的表现。

【治法方剂】清热凉血。方用犀角地黄汤。

（三）鉴别诊断

1. 外感风寒发热与外感风温发热的鉴别

（1）外感风寒发热　属表证,为外感风寒之邪所致,恶寒重发热轻;兼见头身疼痛,项背拘急,鼻塞流清涕,舌苔薄白,脉浮紧等风寒表证的表现。

（2）外感风热发热　属表证,为外感风热之邪所致,恶寒轻发热重;兼见鼻孔有热感,或黄黏稠涕,咯痰不爽利或觉咽喉疼痛,口干口渴而欲饮水,舌苔薄黄,脉浮数等风热表证的表现。

2.阳明热盛发热与阳明腑实发热的鉴别

（1）阳明热盛发热　属里实证,里热未与燥屎搏结,经证发热,体温逐渐升高;兼见壮热汗出,口渴引饮,舌苔薄黄,脉象滑数或洪大等表现。

（2）阳明腑实发热　属里实证,肠中糟粕与热搏结而成燥屎,发热盛衰有定时,一般在午后四时左右热势增高;兼见大便秘结,腹满而痛,舌苔焦黄起刺,脉沉迟而滑等表现。

3.邪入营分发热与邪入血分发热

（1）邪入营分发热　属里实证,热邪在气分不解,内陷营分,可见发热,入夜更甚;兼见心烦躁扰,斑疹隐隐,时有谵语,舌质红绛,脉细数等表现。

（2）邪入血分发热　属里实证,营分之邪不解,热邪深入血分,可见发热,夜晚更甚;兼见吐血、衄血或便血,溲血,以及斑疹透露,舌色深绛或躁扰发狂等表现。

二、小儿低热

（一）概念

是指小儿体温波动在 37.5～38℃ 之间而言。常伴有纳呆,乏力,神疲等症状。

本症,在《诸病源候论》中称"温壮",《证治准绳·幼科》解释谓:"但温温然不甚盛是温壮也。"古代医籍很少把小儿低热列为专条论述的,但近年来小儿低热并不乏见,为便于临证鉴别,故作专文讨论。

（二）常见证候

1.邪留肺卫低热

【常见证候】长期低热,温温然其势不盛,微恶风寒,鼻塞流涕,干咳少痰,舌红,苔薄白,脉数或浮,指纹浮红。

【病因病机】多由于外感风邪失治,以致余邪留滞肺卫,郁而发热。

【证候分析】邪留肺卫,郁久发热,可见长期低热,温温然不盛;邪在肺卫,可见鼻塞流涕,干咳少痰;舌红,苔白,脉浮数,均为邪在肺卫的表现。

【治法方剂】疏风解表。方用银翘散。

2. 湿热蕴结低热

【证候表现】低热缠绵,虽得汗暂解但继而复热,且午后明显;兼见纳呆呕恶,便溏尿少,渴不欲饮,舌红,苔腻,脉濡数,指纹隐隐内伏。

【病因病机】多由于感受暑湿之气,蕴结三焦,熏蒸而作热。

【证候分析】湿热蕴结三焦,熏蒸而见低热缠绵,汗出暂缓,午后明显;湿邪困脾,可见纳呆呕恶;脾失健运,可见便溏;湿热蕴结,可见渴不欲饮;舌红,苔腻,脉濡数,均为湿热内停的表现。

【治法方剂】清化湿热。方用甘露消毒丹加减。

3. 食滞脾胃低热

【证候表现】身热不扬,午后较著,脘腹胀满,嗳腐,不思饮食,恶心欲呕,大便溏薄臭秽或秘结,舌苔垢腻,脉滑实,指纹紫滞。

【病因病机】多由于乳食不节或多食生冷肥甘,致脾胃升降失调,运化失职,食滞不化,郁而作热。

【证候分析】食滞脾胃郁而发热,可见身热不扬,午后较著;食滞脾胃,可见脘腹胀满,嗳腐,不思饮食,恶心呕吐,大便臭秽或秘结;舌苔垢腻,脉滑实,均为食滞内停的表现。

【治法方剂】消食导滞,健脾和胃。方用保和丸加减。

4. 疳积低热

【证候表现】低热不退,体质羸瘦,毛发枯槁,目无光彩,喜睡懒言,口馋善饥或不食呕恶,大便或秘结或溏,腹胀可触及痞块,舌淡红,苔薄白,脉细无力,指纹浮露,色淡细滞。

【病因病机】多由于喂养不当,断乳过早,偏食异嗜,过食肥甘,或素禀脾胃虚弱,健运失职,乳食内积,久之成疳所致。

【证候分析】久疳耗伤气阴,可见低热不退;脾胃虚弱,后天气血生化乏源,可见体质羸瘦,毛发枯槁,喜睡懒言;脾失健运,可见大便秘结或溏,腹胀可触及痞块;舌淡红,苔薄白,脉细无力,均为脾虚疳积的表现。

【治法方剂】消疳健脾,养胃和中。方用消疳理脾汤加减。

5. **气虚低热**

【证候表现】低热多汗,活动加甚,倦怠乏力,少气懒言,动则气短,面色萎黄,食欲不振,舌胖嫩,边有齿痕,少苔,脉弱或浮大,指纹淡红而浮。

【病因病机】多由于素体虚弱,后天失养,元气未壮或它病之后,伤及中气,阴火浮越而发热。

【证候分析】中气不足,阴火浮越可见低热多汗,活动加甚;气虚,可见倦怠乏力,少气懒言,动则气短;脾气虚,运化失司,可见面色萎黄,食欲不振;舌胖嫩,边有齿痕,脉弱或浮大,均为气虚的表现。

【治法方剂】益气健脾,甘温除热。方用补中益气汤。

6. **阴虚低热**

【证候表现】午后身热或骨蒸渐热,颧赤盗汗,口燥咽干,口渴饮水不多,大便偏干,轻者只感面部烘热,舌质红,少苔或无苔,脉细数。

【病因病机】多由于热病伤阴,消耗津液,阴不敛阳而发热或素体阴虚,每遇外因扰动而生内热。

【证候分析】热病伤阴,阴虚可见午后身热或骨蒸渐热,颧赤盗汗;阴津亏虚,失于濡润,可见口燥咽干,大便偏干;舌质红,少苔或无苔,脉细数均为阴虚火旺的表现。

【治法方剂】养阴清热。方用秦艽鳖甲汤或清骨散等。

(三)鉴别诊断

1. 邪留肺卫低热与湿热蕴结低热的鉴别诊断

(1)邪留肺卫低热　邪滞肺卫,郁而发热,可见长期低热,温温然其势不盛;兼见微恶风寒,鼻塞流涕,干咳少痰,脉数或浮,指纹浮而红等邪在肺卫的表现。

(2)湿热蕴结低热　湿热蕴结三焦,熏蒸而作热,可见低热缠绵,虽得汗出暂解但继而复热;兼见纳呆呕恶,便溏尿少,舌红,苔腻,指纹隐伏等表现。

2. 食滞脾胃低热与疳积低热的鉴别诊断

(1)食滞脾胃低热　属实中夹虚,食滞脾胃郁而发热,可见身热不扬,午后较著;兼见腹胀,嗳腐,大便臭秽,舌苔垢腻等食滞的表现。

(2)疳积低热　久疳耗伤气阴,可见低热不退;兼见发枯,赢瘦,无神,腹有痞块等疳积表现。

3.气虚低热与阴虚低热的鉴别诊断

(1)气虚低热　中气不足,阴火浮越可见低热多汗,活动加甚;兼见倦怠乏力,少气懒言,动则气短,面色萎黄,食欲不振,舌胖嫩,边有齿痕等气虚的表现。

(2)阴虚低热　热病伤阴,阴虚可见午后身热或骨蒸渐热,颧赤盗汗;兼见口燥咽干,大便偏干,舌质红,少苔或无苔,脉细数等阴虚火旺的表现。

三、小儿手足心热

(一)概念

是指手心、足心部位的发热。这种发热在婴幼儿常为抚触所查觉,而年龄稍大一点的患儿也可自诉。

本症在《内经》、《难经》中称"掌中热"、"足下热",《伤寒论》中称"足心热",《诸病源候论》称"手掌心热",而后世医家则以"手足心热"相称。

本症与"手足微温"、"手足烦热"、"四肢烦热"等症候,虽同有"手足热"之意,但病变部位,发热程度不同。本书仅就手足心局部的发热,进行讨论。

本症与"五心烦热"亦有相同之处,但"五心烦热"还包括了胸前心窝处的发热,常为成年患者的自觉症状,故本篇不予论述。

(二)常见证候

1.疳积脾虚手足心热

【证候表现】手足心热,形体羸瘦,面色萎黄,皮毛憔悴,困倦喜卧,乳食懒进,脘腹胀满,颊赤烦躁,日晡潮热,骨蒸盗汗,夜寐不宁,大便溏薄或干结,小便黄浊如米泔,舌质红少苔,脉细数,指纹淡滞。

【病因病机】一是饮食不节,嗜食肥甘,损伤脾胃,运化失常,形成积滞,积滞日久,水谷精微无从吸收,形成疳积而发热;二是由其他疾病转化成疳,如吐泻、痢疾、寄生虫病等,损伤气血,耗散津液,使中焦纳运失调,日久形成疳证。

【证候分析】疳积日久,脾虚发热,可见手足心热;脾虚气血生化乏源,机体失养,可见形体羸瘦,面色萎黄,皮毛憔悴,困倦喜卧;脾虚运化水谷失职,可见乳食懒进,脘腹胀满,大便溏薄或干结;舌质红少苔,脉细数,指纹淡滞,均为脾虚火旺的表现。

【治法方剂】初期病在积滞,着重消积,方用消疳理脾汤、肥儿丸等,然后选用参苓白术散健脾益气;若体质虽虚,积滞未化,出现虚实夹杂之证,法当功补兼施,可用清热甘露饮,抑肝扶脾汤等;若呈现纯虚证,宜用益气养阴法,方选补肺散,鳖甲散,人参养荣汤等。

2. 血虚阴亏手足心热

【证候表现】手足心热,精神萎靡,形体消瘦,咳嗽少痰,目眩耳鸣,口干咽燥,午后潮热,颧红盗汗,心烦不寐,小便频数,大便秘结,舌质红少津,舌面光净少苔,脉细数无力。

【病因病机】多由于禀素虚弱,或大病、热病之后,失于调理,阴血耗伤,正气未复,各个脏器失于阴血的濡养,形成阴亏内热虚证。

【证候分析】阴血亏虚日久,可见手足心热;阴精不足,机体失养,可见精神萎靡,形体消瘦,目眩耳鸣;阴虚,失于濡润,可见口干咽燥,大便秘结;阴虚火旺,可见午后潮热,颧红盗汗;舌红少津,舌面光净少苔,脉细数无力,均为血虚阴亏的表现。

【治法方剂】若干咳,食少,便干明显的,宜肺胃阴虚,方用沙参麦冬汤滋养肺胃之阴;若神烦,少寐突出的,为心阴不足,方用酸枣仁汤养阴安神;若耳鸣,目眩,甚或筋脉拘挛的,为肝肾阴虚,当滋养肝肾,方用知柏地黄汤等。

疳积脾虚手足心热与血虚阴亏手足心热两证的鉴别,一要询问病史:前者初期多实证,渐至虚证显露;后者由它病损伤阴津发展而来。二要辨别症状:前者有明显的脾胃积滞症状,如脘腹胀满,大便有不消化食物,小便如米泔或食异物,如土块、煤渣等;后者呈现一派阴血不足,内热燔灼之象,如潮热,颧红,咽干,干咳,脉细数等。根据病史与脉证,二者不难区别。

小儿手足心热,在用药物治疗的同时,还要注意饮食调养。即是疳积脾虚的患儿,也要补充一定数量的富有营养的食品。古人有"养正则积自除"之说,确为经验之谈。另外,还要让患儿多晒阳光,呼吸新鲜空气,促进体质的复康。

四、小儿风疹(附:婴幼儿奶麻)

(一)概念

是一种症状轻微的发疹性传染病,多见于五岁以下小儿。

风疹又称"风痧",《金匮要略》中称"瘾疹",《麻科活人全书》称"风瘾"。

疹,包括麻疹、风疹、奶疹和丹痧等多种出疹性疾患,是儿科四大症之一。本篇仅以小儿风疹作鉴别,并附婴幼儿奶麻,其余请参阅"小儿麻疹"、"小儿丹痧"诸篇。

(二)常见证候

1. 卫分邪热风疹

【证候表现】初起恶风发热,发热一般不高,发热 1~2 日,即全身出现疹点,首先见于头面、躯干,随即遍及四肢,大多在一天以内即布满全身,疹色浅红,疹点细小稀疏,并有痒感,耳后及枕骨部有筋核肿大,伴有咳嗽、喷嚏、流涕、咽痛、目赤等,舌苔薄白,指纹红紫,脉象浮数。

【病因病机】主要是由于外感时邪,与气血相搏,郁于肌腠,发于皮肤所致。

【证候分析】此症邪毒较轻,一般只伤及卫分,邪正相争,可见恶风发热,发热一般不高,发热之初,或 1~2 日即出现疹点,疹出甚快,通常在 24 小时内出齐。其疹型特点细小疏散粒状红点,颜色淡红,状如痧,先于头面,次及于躯干、四肢,以达全身,手足心无疹。疹出 1~2 日即依出疹先后逐渐消退,出疹的同时皮肤有瘙痒感,疹退后无脱屑及瘢痕,且全身症状轻微,可见耳后有筋核肿大。

【治法方剂】疏风解表,清热解毒。方用加味消毒饮。

2. 气分邪热风疹

【证候表现】发热较高,疹色鲜红,疹点较密,口渴欲饮,烦躁不安,大便干燥,小便黄赤,舌苔薄黄,脉数有力,指纹红紫透达气关。

【病因病机】由于热毒炽盛,热邪传入气分所致。

【证候分析】邪传气分,此时症状逐渐加重,发热较高,因热盛于内,透发于外,疹色由淡红转为鲜红,疹型由细小疏散变为稠密,且伴有口渴欲饮,烦躁不安,大便干燥,小便短赤等。

【治法方剂】清热解毒,佐以凉血。方用透疹凉解汤。

小儿风疹,病儿在发热期间,精神、食欲无大影响,且出疹迅速,收没快,病程较短,所以一般一周即可痊愈。

附:婴幼儿奶麻

婴幼儿奶麻,是一种急性发疹性传染病,病因病机大致与风疹相同,唯临床症状有差异,其症状鉴别点:①发病年龄:奶麻患儿的发病年龄比风疹患儿的发病年龄小,多见于周岁以内婴儿;②疹型:奶麻比风疹细碎而稠密;③疹色:风疹呈淡红色,奶麻呈玫瑰色,周围有浅色红晕;④出疹同时,风疹皮肤有痒感,奶麻无痒感;⑤出疹时间:风疹是发热同时即见疹点,奶麻是热退后始见疹点;⑥出疹顺序:先发于颈部、面部、躯干、四肢,手足心无疹。治疗方法与风疹相似。

五、小儿麻疹

(一)概念

是指传染时邪疠毒,以致发热 3 日后,遍体出现红色疹点,稍见隆起,扪之碍手,状如麻粒而言。其中尤以颊黏膜出现麻疹黏膜斑为其特征。多见于半岁以上的婴幼儿。

古代所谓之"斑",《小儿药证直诀》称"疮疹",《小儿斑疹备急方论》称"斑疹",以及《小儿痘疹方论》称"痘疹",均包括本症。至元《麻证新书》始定名为麻疹。

由于地区不同,江浙一带将麻疹称"痧子"或"瘄子",华北称"疹子"或"糠疮",华南多称"麻子"等。

(二)常见证候

麻疹发病过程,一般经过初热期、见形期、收没期三个阶段。其险逆证的变化,又多见于见形期,现分别阐述之。

1.风热时邪侵袭肺卫(初热期)

【证候表现】发热,微恶寒,鼻塞流涕,喷嚏咳嗽,眼睑红赤,两目怕光,眼泪汪汪,倦怠思睡,唇腮较赤,颊黏膜接近下第一臼齿处,可见针尖大小的灰白点,围以红晕之麻疹黏膜斑,小便短黄,舌苔白薄或微黄,脉浮数,指纹红赤而浮露。

【病因病机】多由于感染时毒,邪伤肺卫所致。

【证候分析】时毒伤及肺卫,正邪交争,可见发热,微恶风寒,鼻塞流涕;热盛透疹,可见口腔出现麻疹黏膜斑;舌苔薄白或微黄,脉浮数均为风热表证的表现。

【治法方剂】疏风清热。方用银翘散或宣毒发表汤。

2. 邪毒入里肺部蕴热(见形期)

【证候表现】壮热烦渴,咳嗽加剧,烦躁或嗜睡或伴惊跳,目赤多眵,疹点先从耳后,发际及颈部出现,渐及额部颜面,胸腹四肢,最后见于手足心,疹色鲜红或黯红,稍觉隆起,扪之碍手,舌质红赤,苔黄腻,或黄燥,脉数或洪数,指纹紫滞。

【病因病机】肺卫邪毒不解入里,致使肺部蕴热。

【证候分析】正邪复争,内热炽盛,故见壮热,烦渴,咳剧,并开始由上而下,由阳面至阴面出现皮疹,疹色先鲜红后黯红,颗粒细而均匀,先稀后密;舌质红赤,苔黄,脉洪数,指纹紫滞等表现均为气分实热的表现。

【治法方剂】清热解毒,疏风透疹。方用清解透表汤。

3. 邪透疹没肺胃阴伤(收没期)

【证候表现】疹点依次隐没,发热渐退,胃纳转佳,精神渐复,4天后皮肤上有糠状脱屑,留下棕色的癍痕,1天后才完全消失,舌质红,苔薄腻,脉虚数,指纹淡滞。

【病因病机】多由于邪透疹没,久病伤及肺胃所致。

【证候分析】疹毒透发,故见疹点依次隐没,发热渐退,胃纳转佳,精神渐复,是为邪退正复的表现;舌红,苔薄腻,脉虚数,均为肺胃阴伤的表现。

【治法方剂】滋养阴液,清化余邪。方用沙参麦冬汤。

4. 邪毒炽盛闭肺内陷(险逆证)

【证候表现】疹出不畅,或暴出即没或疹色紫黯,稠稀不均,并见壮热咳剧,气急痰鸣,鼻煽胸高,口唇青紫,舌质红绛,苔薄黄或黄厚,脉浮数或洪数,指纹青紫,可达命关,或疹色紫黑,形成斑块,或疹点黯淡不红,或疹点凹陷,或神昏谵语,惊厥抽搐等。

【病因病机】多由于邪盛正衰,邪毒闭肺内陷所致。

【证候分析】机体正气亏虚,不能驱邪外出达于肌表,可见疹出不畅,或暴出即没或疹色紫黯,稀稠不均;邪毒炽盛,可见壮热咳剧,鼻煽胸高,口唇青紫;舌质红绛,苔薄黄或黄厚,脉浮数或洪数均为毒盛热赤的表现。

【治法方剂】宣肺开闭,清热解毒。方用麻杏石甘汤加减。

邪毒炽盛闭肺内陷与风热时邪侵袭肺卫、邪毒入里肺部蕴热、邪透疹没肺胃阴伤的鉴别:前证是麻疹病程中出现的逆险证候,较后三证之麻疹顺证为重笃危险,必须注意鉴别:

1. 体质:顺证多见于发育正常,身体健壮之小儿;而逆险证多见于年龄较小,体质较弱,发育欠佳之小儿。

2. 精神:病程中神识清楚是为顺证;若目闭不开,迷迷嗜睡,乃显示病趋严重;如神志昏糊,不省人事,不啼不哭,则有逆传心包之虞。

3. 体温:发热不高,皮肤微汗润泽是为顺证;若体温升高过剧,热盛变生喘咳惊厥;或体温不升,脉微肢厥,疹难外达,亦属邪陷正虚之逆险证。

4. 呼吸:咳嗽轻微,呼吸稍粗是为顺证;若气急喘促,咳呛频频,鼻翼煽动,乃是邪毒闭肺,并发肺炎喘咳之逆证;反之,呼吸微弱力少,面色㿠白,脉细无序,恐有邪陷正衰厥脱之险。诚如《疹科纂要》所说:"麻未出时,发热喘促者险。"

5. 舌苔:初热时苔现薄白,舌边尖微红,见形后苔转微黄,舌质转红,舌苔与证候相合是为顺证;若苔面干燥无津,舌质紫绛,甚或灰黑焦裂起刺,显示热毒炽盛,津液枯涸,有邪深陷营,真阴欲竭之变端。

6. 脉象:初热脉现浮数,见形后脉呈滑数,但不洪不滑实,是为顺证;若沉迟细涩,乃阳证见阴脉,故危。

7. 麻疹出没:发热3日后,逐渐外达,布齐收没,宜不疾不徐,是为顺证;如当出不透,或现而不畅,或一出即隐,或应收不回等现象,乃属热毒亢盛或正不胜邪之逆证。

8. 发疹顺序和疏密:先由耳后、发际、颈项、额部、颜面、肩背等阳部渐次出现,继而胸腹四肢、手心、足心等阴部均见疹点,即所谓"先起于阳,后归于阴"为顺候;由疏到密,以阳部密,阴部疏为顺候。收没应由上而下,逐渐见回。若胸腹见疹,颜面不露,以及两足见疹,腹部隐约,上身无点,均为毒炽气虚,阳气内郁,难以上升为逆险之象。

9. 疹点之色泽形态:红活润泽,颗粒分明,点形尖耸,突于皮肤,一日三潮,潮来红润,潮退稍淡,此乃气血充足,热毒易达的吉顺征象;若点粒难分,繁密成片,疹形平坦,色呈紫瘢,为热毒亢盛,势防邪陷,丛生变证。故《麻科活人全书》说:"似锦而明矣,不药而愈,如煤之黑兮,百无一痊。"如疹点隐而不显,色淡红,或干枯晦暗,是气血亏乏,正虚邪陷,也为险证。

此外,麻疹在见形前易与风热感冒相混淆,透疹以后应与其他发疹证候相鉴别,现分析如下:

麻疹初起有发热,咳嗽,喷嚏等类似感冒的表现,但麻疹发热,早轻夜重,或一日数潮,或热退后复升,且高于初热,身虽热但两手足梢及耳轮发凉,眼胞肿而泪汪汪,鼻喷嚏而涕浊浊。《幼科证治准绳》说:"以火照之,遍身如涂朱之状,此疹将出之伏。"《麻科活人全书》说:"认麻须细看两耳根下,颈项连耳之间,以及脊背以下至腰间,必有三五个红点,此即麻之报标,如无红点以为证佐,则当以别证施治。"若口腔出现麻疹黏膜斑,则更是早期鉴别诊断的依据。此外,对于是否在流行季节和曾否患过麻疹,以及有无与麻疹患者接触,均可作为早期鉴别的参考。

小儿风疹、奶麻、丹痧均现发疹,易与麻疹发疹混淆,所不同者,风疹全身症状较轻,出疹前口内无麻疹黏膜斑,发热当天或一天后即可出现疹点,色呈淡红,细小稀疏,瘙痒异常,先见于头面部,第二天见于躯干及四肢,仅2~3天即消退,疹回以后既不脱屑,也无瘢痕,耳后、颈后及枕后筋核常肿大,按之疼痛,可在出疹前一天出现,持续2~7天或更长。奶麻多发于哺乳期婴幼儿,疹形与麻疹相似,但以热退疹出为特征,且起病急骤,体温较高,持续3~4天,自行退热,除饮食欠佳外,精神尚好,热退后全身出现玫瑰红色较细碎而稠密的疹点,面部较少,常见于躯干,尤以腰臀部为多,一天内迅速出齐,一两天退尽而愈,退后不留色痕,亦无脱屑。丹痧一般起病半日至一天即行透痧,皮疹先见于颈、胸,3~4天遍及全身,弥漫密布,状若涂丹,颜面部潮红而无皮疹,疹退后有明显的皮肤脱屑,并见咽喉肿痛或伴腐烂,尤以口唇周围无痧,呈苍白口环,舌质红绛起刺,状如杨梅,皮肤皱折处呈线状疹为特征。

麻疹有常有变,有重有轻,有顺有逆,且易与其他发疹病相混淆。鉴别要点在于以病程日期分证候阶段,以症状轻重辨顺逆安危,以特有见症与其他外感病、发疹性疾病相区别。

六、小儿丹痧

(一)概念

是指身出痧疹,其色鲜红如涂丹的症状。

本症除全身丹痧外,并有咽喉肿痛起腐,故前人又有"烂喉痧"、"烂喉丹痧"、"疫喉痧"、"烂喉痧疹"等之称。

考《金匮要略》有阳毒病,其症状与丹痧颇相似。丹痧的记载,最早见于叶天士的"喉痧医案",案中云:"有烂喉痧一证,可冬春之际,不分老幼,遍相传染,发则壮热烦渴,丹密肌红,宛如锦纹,咽喉疼痛肿烂……"此后《喉痧正的》中讲到:"其琐碎小粒者为痧,红晕如尘沙而起,……其成片如云头突起者为丹,或隐在皮肤之间。"清代以前,痧与疹不分。本书只讨论"丹痧","疹"另立专条论述。

(二)常见证候

1.疫毒侵袭肺胃丹痧

【证候表现】初起憎寒发热或热不甚,头痛,咽红喉梗或有咳嗽呕恶,继则壮热烦渴,咽喉梗痛红肿,甚或起腐,颈项胸背肌腠丹疹隐隐,苔薄白,或薄黄,舌质红,脉浮数。

【病因病机】多由于感受疫疠之邪,从口鼻皮毛内犯肺胃所致。

【证候分析】咽喉为肺胃之门户,肺胃受邪,郁而化火,火热内炽,故见憎寒发热,头痛呕恶,咽喉红肿疼痛,甚或起腐,丹痧隐隐,苔黄舌红等表现。其辨证要点为:具有部分表证,咽喉肿痛,甚而起腐,丹痧隐隐可见。

【治法方剂】治宜宣透为主,当用解肌表散之法,使邪有外透之机,此即《内经》"火郁发之"之意。方选银翘散或解肌透痧汤;若咽喉肿痛甚者,可用清咽汤或玉钥匙吹喉。

2.疫毒燔灼气营丹痧

【证候表现】壮热有汗不解,咽喉红肿起腐,丹痧遍布全身,其状遍身点驳似朱红,烦躁口渴或渴不欲饮,甚则神昏谵语或见抽搐,舌红苔黄或舌红绛而干或舌赤起刺状如杨梅,脉数或洪数。

【病因病机】多由于表邪已解,而疫毒化火入里,热毒攻冲咽喉所致。

【证候分析】疫毒入里化火,热毒攻冲咽喉,证见壮热烦渴,咽喉红肿起腐,舌红苔黄。

【治法方剂】清气泄热。方用清心凉膈散;咽喉肿痛腐烂者,可外用锡类散吹喉,去腐生新;若气热亢盛,壮热烦渴而汗出溱溱,营血热炽而丹痧密布且舌绛而干,舌起红刺,急需凉营透气,清热凉血。方选凉营清气汤,犀角地黄汤;若大便燥结不通,可加大黄、元明粉下之;若邪毒攻心,神志昏迷不醒者,可用局方至宝丹,安宫牛黄丸清热开窍之品。

3. 肺胃阴伤余热丹痧

【证候表现】壮热已除或午后低热,咽喉肿痛腐烂减轻,不思饮食,丹痧渐退,皮肤脱屑,喉痧既愈之后,周身肤脱如麸,舌红或绛而干,少苔或无苔,脉细数。

【病因病机】多由于热邪久居,伤及阴津所致。

【证候分析】此为阴虚有热之候,临床特点为壮热已除或惟午后有热,咽喉肿痛腐烂减轻,丹痧减退皮肤脱屑;此时恶候虽减,余热未尽而阴液耗伤,出现午后低热,舌红而干,脉细数等一派阴虚内热之象。

【治法方剂】甘寒养阴,清泄余热。方用清咽养营汤。

七、小儿丹毒

(一)概念

是指皮肤变红,赤若涂丹的症状,多见于婴幼儿。

古人对丹毒记载颇详,例如《颅囟经》载丹毒一十六种;《诸病源候论》记载丹毒三十种;《圣济总录》记载丹毒二十五种;再加小儿游肿赤痛,总共三十余种;如今常用"丹毒"、"赤游丹"、"赤游风"等名称。

此外,初生儿因胎脂脱落,与外界环境接触,皮肤颜色红赤,但无任何症状;又因初生儿皮肤嫩薄,局部感受邪毒,呈现红赤,但吮乳如常,精神好,称"苔赤",均不属本症范围。

（二）常见证候

1. 邪毒在表丹毒

【证候表现】初起恶寒发热,两目生眵,惊搐多啼,继而出现皮肤红肿,形如云片,赤若涂丹,色泽光亮,局部皮肤僵硬,焮热疼痛,游走不定,指纹浮紫。

【病因病机】多由于小儿胎中毒火内伏或生后皮肤损伤,护理不当,为外风邪毒所侵。

【证候分析】丹毒初起,邪毒在表,由轻至重,多见恶寒轻发热重,局部皮肤焮红肿胀,迅速向周围蔓延,形如云片,赤若涂丹,皮肤僵硬,游走不定或两目多眵或惊搐多啼。

【治法方剂】清热解毒。方用普济消毒饮。

2. 邪毒入里丹毒

【证候表现】壮热不休,烦躁多啼,唇焦口干,胸腹胀满,甚则神识昏迷,气促鼻煽,二目直视,皮肤红紫色,肿势较高,局部灼热,疼痛难忍,进而结毒化脓,溃烂流水,指纹紫滞,舌质红绛。

【病因病机】多由于小儿胎中毒火内伏;或生后皮肤损伤,护理不当,为外风邪毒所侵。

【证候分析】热邪炽盛,邪毒入里,营阴损伤,此时症状逐渐加重,皮肤由初起之鲜红,转为紫红,皮肤僵硬肿势更甚,局部灼热,疼痛难忍,拒按摸,严重时结毒化脓,溃烂流水,并伴有壮热不休,烦躁多啼,唇焦口干,胸腹胀满,神识昏迷,全身抽搐,指纹紫滞,舌质红绛等。

【治法方剂】邪传入里,丹毒面积大,红肿严重,法当清营解毒,凉血泻火。方用犀角解毒饮;更甚者,可用清瘟败毒饮;若见神昏抽搐者,加服紫雪丹或安宫丸;无论病情轻重,都可用如意金黄散适量,以大青叶煎水调敷患处。

丹毒多发于婴幼儿,发病急,传变速,对小儿危害严重,因此,对此症不可掉以轻心。

八、小儿发黄

（一）概念

是指小儿出生以后,全身皮肤,面目及小便均出现黄色的症状。古人对本症的名称记载较多,如《诸病源候论》称"胎疸";《婴童百问》称"胎黄"。小儿初生以后 2～5 天,面目及全身皮肤发黄,有的黄色轻微。

(二)常见证候

1.湿热发黄

【证候表现】面目及皮肤发黄,黄色鲜明呈橘子色,汗与小便俱如栀子水,染物呈黄色,发热口渴而欲饮水,腹部胀满,大便灰白或秘结,精神倦怠,不思乳食,舌苔黄腻,指纹紫滞。

【病因病机】多由于母体素蕴湿热之毒,遗于胎儿;或出生以后,感受湿热,蕴结脾胃,熏蒸肝胆所致。

【证候分析】湿热蕴结脾胃,熏蒸肝胆,致使胆汁外泄,溢于肌肤,则发身黄;实热内结,可见身热,口渴,大便秘结等表现;湿邪困脾,可见胸闷腹胀,不思乳食;舌苔黄腻,亦为湿热内阻的表现。

【治法方剂】热邪偏重,治法当清热利湿,佐以泄下,使黄从里解,方用茵陈蒿汤;湿邪偏重的,法当利湿化浊,佐以清热,使黄从小便解,方用茵陈五苓散。

2.寒湿发黄

【证候表现】面目及皮肤发黄,黄色晦暗无华或黄色如烟熏而暗,精神疲倦,喜卧嗜睡,不思乳食,脘腹胀满,大便灰白或溏薄,小便短赤,舌苔白腻,指纹淡红。

【病因病机】多由于小儿禀赋不足,脾胃阳气虚弱,湿浊不运,内从寒化或阳黄迁延失治,阳气受损,寒湿内阻所致。

【证候分析】阳气受损,寒湿内阻,则身亦发黄;阳虚,可见黄色晦暗,如烟熏,伴有畏寒肢冷,食欲不振,大便溏薄,精神疲倦,喜卧嗜睡等表现;湿邪困脾,可见脘腹胀满,大便溏薄等表现;舌苔白腻,亦为寒湿内阻的表现。

【治法方剂】若见腹胀少食,畏寒便溏,属脾胃虚寒,治法当温脾利湿,方用茵陈理中汤;若见形寒肢冷,大便灰白,小便自利,则属肾阳虚弱,法当温肾利湿,方用茵陈四逆汤。

湿热发黄与生理发黄亦有异同之处,须加以鉴别它们的共同点为:①两目发黄;②全身皮肤发黄。不同点为:①湿热发黄无有定时,生理发黄多在初生之后 2～5 天;②湿热发黄色深而不能自退,生理发黄色浅而可以自退;③湿热发黄,伴有发热,口渴,便秘,溲赤,指纹紫滞等实热症状,而生理发黄不伴有其他症状。

另外,若小儿出生后不久即见身黄,色如烟熏,持续不退,日渐加重,迁延 4～5 个月不愈,伴有面色无华,不思乳食,腹胀气促,大便灰白等,此为阴黄,与胎禀有关。临床此见,较为难治。

九、小儿水痘

(一)概念

是小儿常见的一种急性发疹性传染病。由于疱疹内含水液,形如豆粒,故名水痘,又称"水花"、"水疮",多见于十岁以下的小儿。

痘,是儿科四大症之一,包括天花、水痘等疾患。由于普种牛痘,天花早已绝迹,本书不再列入。本条仅从水痘的症状鉴别加以论述。

(二)常见证候

1. 外感风热水痘

【证候表现】水痘出如露珠,水疱浆液清莹明亮,四周淡红,色不明显,伴有头痛,发热,鼻塞流涕,咳嗽喷嚏,舌苔薄白,脉浮数,指纹红紫。

【病因病机】多由于外感风热时邪,内蕴湿热之气,留于脾肺二经,病邪外泄,发于肌表所致。

【证候分析】初起多见肺卫症状。鉴别要点为:①热型:发热恶风,热度不高;②出疹时间:发热当天,或发热一两天,出现疹点;③出疹部位:头部、面部、发际、躯干较多,四肢较少,手足心更少;④痘形:初起如米粒大小之红疹,摸之稍觉碍手,疹点出现后,疹的中央有一个小水疱,迅速扩大,大者如豌豆,小者如米粒,大小不一,略呈圆形或椭圆形,痘疹皮薄而软,触之易破;⑤痘色:顶色清莹明亮,含透明澄清液体,不化脓,根脚周围有红晕,但不明显,而且边缘散漫;⑥痘痂形:数天后疱疹见干,它的中央先行凹陷,然后结成痂盖,结痂快,痂块薄,经数日至两三周方尽脱落,落痂后皮肤不留瘢痕;⑦出疹程序:起病后三五日,新皮疹陆续出现,有时分批而出,因此常见丘疹、疱疹、痂盖同时存在;⑧全身症状:鼻塞流涕,咳嗽喷嚏,舌苔薄白,脉浮数,指纹红紫。

【治法方剂】疏风清热。方用银翘散。

2. 毒热炽盛水痘

【证候表现】痘形大而密,根盘明显,周围有胭脂色红晕,痘色紫黯,疱浆浑浊,且伴有壮热烦躁,口渴唇红,口舌生疮,小便短赤,舌苔黄干而厚,脉象滑数,指纹紫滞。

【病因病机】多由于小儿禀赋虚弱,或素有湿热蕴郁,或病后失于调治,以致病邪深入,可由卫分转入气分,但很少窜入营分、血分。

【证候分析】邪入阳明气分,则见痘大而密,根盘明显,周围有胭脂色红晕,疱疹色紫而黯,疱浆浑浊。其鉴别之点为:①痘顶尖而碍手,根盘虽较明显,周围有胭脂色红晕,但痘脚斜散而皱,不收束;②疱疹虽紫黯,而疱浆浑浊,但灌浆后即见结痂,痂黄而薄或中央厚边薄,落痂后不留斑痕;③丘疹、疱疹、痂盖同时并存;④全身症状,壮热烦渴,唇红面赤,口舌生疮,小便短赤,舌苔黄厚,脉滑数,指纹紫滞。

【治法方剂】毒热炽盛水痘,邪在气分,法当清热解毒,方用蜡梅解毒汤;如皮肤赤痒湿烂,可用绵茧散撒布,以收敛燥湿,促进其愈合。

小儿水痘传染性强,一经感染,极易发病。但病情比较轻微,如能及时治疗,护理得当,一般六七天即可痊愈,且发病一次以后,终身不复感染。

十、小儿呕吐

(一)概念

古人论呕吐,常以有物有声谓之呕,有物无声谓之吐,无物有声谓之哕。但小儿呕吐很难把三者截然分开,故一般儿科专著多称呕吐。

幼小婴儿溢乳,呃乳均与呕吐相近,临证鉴别可参照本条,不另论述。

(二)常见证候

1. 乳食积滞呕吐

【证候表现】食已即吐,吐物气味酸臭,吐后胃脘舒适,脘腹胀满,厌食纳呆,大便酸腥秽臭或秘结难下,舌苔厚腻而垢,脉象滑数。

【病因病机】多由于饮食不节,过食肥甘厚味或恣食生冷瓜果,使脾胃损伤,乳食停滞所致。

【证候分析】乳食停滞,胃气失于和降,可见呕吐;食滞胃脘,脾失健运,可见脘腹胀满,厌食纳呆;舌苔厚腻而垢,脉滑数均为乳食积滞所致。

【治法方剂】消食化积,和胃止呕。方用保和丸加减。

2. 脾胃湿热呕吐

【证候表现】呕吐恶心,食入腹胀,多伴有寒热往来或但热不寒,两胁胀痛,白睛及皮肤发黄,尿黄如柏汁,大便秘结或便稀,色白,舌苔黄腻,脉象弦数。

【病因病机】多由于内伤饮食,外受风邪,内外相招,湿聚生热所致。

【证候分析】湿聚生热,湿热郁蒸,胃气上逆可见呕吐;湿热郁蒸肝胆,以致胆汁外泄,可见白睛及皮肤发黄,尿黄;舌苔黄腻,脉弦数均为湿热内阻的表现。

【治法方剂】清热化湿,降逆止呕。方用茵陈蒿汤合黄连温胆汤加减。

3. 胃气虚弱呕吐

【证候表现】吐出清水,不酸不腐,食欲差,囟门多凹陷,手足不温,面黄带白,神情淡漠,倦怠嗜睡,舌淡苔薄,脉细无力。

【病因病机】多由于先天禀赋不足,胃气虚弱或误用消导攻伐之品,损伤胃气所致。

【证候分析】胃气虚弱,不能摄纳水谷,可见呕吐,食欲差;脾胃虚弱,气血生化乏源,可见囟门多凹陷,手足不温,面黄带白,神情淡漠,倦怠嗜睡;舌淡苔薄,脉细无力均为气血亏虚的表现。

【治法方剂】养胃气,降逆止呕。方用五味异功散。

4. 胃阴不足呕吐

【证候表现】干呕恶心,吐物不多,唇红舌干,手足心热或日晡潮热,大便干结,小便短赤,舌质红,苔少,脉细数。

【病因病机】常见于热病后期,胃阴受损,虚热上扰所致。

【证候分析】胃阴虚火旺,胃失和降可见呕吐;阴虚,机体失于濡润,可见唇红舌干,大便干结;阴虚火旺,可见手足心热,小便短赤;舌质红,苔少,脉细数,均为阴虚火旺的表现。

【治法方剂】滋胃阴,清热止呕。方用竹叶石膏汤。

5.脾胃阳虚呕吐

【证候表现】多见朝食暮吐,吐出奶瓣或宿食,面色㿠白,四肢清冷,腹部隐痛喜按,蜷卧少动,大便稀薄,舌质淡,苔薄滑润,指纹淡青。

【病因病机】多由于禀赋虚弱或暴受寒冷,留而不去,伤及脾胃之阳所致。

【证候分析】脾胃阳虚,不能温化水谷,乳食停滞而不运,可见食后良久吐出,即朝食暮吐,吐出不消化食物;阳虚失于温煦,可见四肢清冷,腹部隐痛喜按;大便稀薄,指纹淡青,舌苔滑润均为阳虚的表现。

【治法方剂】温中扶阳,降逆止呕。方用丁萸理中汤加减。

6.外邪客胃呕吐

【证候表现】呕吐食物或奶瓣,吐量多,呈喷射状,伴恶寒发热或壮热烦躁,口渴或不渴,汗出较多,面色红赤,舌质红,苔薄白或薄黄,脉浮或洪大。

【病因病机】多由于风寒或暑湿之邪客于胃府所致。

【证候分析】外邪客胃,使胃气失于通降之性,可见呈喷射状呕吐,起病急;风寒客胃呕吐多见于冬春,呕吐物无秽浊气味,口不渴,饮水即吐,伴恶寒发热,脉浮等表现;暑湿客胃则见于长夏,呕吐物有秽浊气味,口渴饮水,伴壮热烦躁,脉洪大等表现。

【治法方剂】风寒客胃呕吐,治宜祛风散寒,和胃止呕,方用参苏饮;暑湿客胃呕吐,治宜清暑化湿,和胃止呕,方用藿连汤。

（三）鉴别诊断

1.乳食积滞呕吐与脾胃湿热呕吐的鉴别诊断

（1）乳食积滞呕吐　多由于饮食不节,过食肥甘厚味或恣食生冷瓜果,使脾胃损伤,乳食停滞所致。所吐之物,酸臭异常,吐后胃脘舒适,并有大便异臭,厌食等伤食症状。

（2）脾胃湿热呕吐　多由于内伤饮食,外受风邪,内外相招,湿聚生热所致。吐物或有酸臭气味,吐后脘胀胁痛不减,并有寒热往来,皮肤发黄等湿热郁蒸的表现。

2.胃气虚弱呕吐与胃阴不足呕吐的鉴别诊断

（1）胃气虚弱呕吐　多由于先天禀赋不足,胃气虚弱或误用消导攻伐之品,损伤胃气所致。呕吐清水,不酸不腐,兼见囟门凹陷,手足不温等气虚表现。

(2)胃阴不足呕吐　常见于热病后期,胃阴受损,虚热上扰所致。呕吐物不多,口苦而黏,兼见唇红舌干,手足心热等阴虚火旺的表现。

小儿呕吐的辨证,首先要分清虚实寒热。大凡虚证起病缓慢,实证起病急骤;寒证朝食暮吐,热证食而即吐;实证热证有饮食内伤,客邪犯胃之因,虚证寒证多见于禀赋不足或慢性虚损之体。前人对小儿呕吐的治疗,特别强调节食;《幼幼集成·呕吐证治》曰:"凡治小儿呕吐,先宜节其乳食。节者,减少之谓也。"呕吐频繁者,应予以禁食。中药服用也以少量多次分服为宜。若不能服用中药,可用针灸或推拿疗法,其效亦佳。

十一、小儿腹泻

(一)概念

是指小儿大便次数增多,便质稀薄甚至如水样或完全不化的症状。一般不挟有脓血,也无明显的里急后重。

本症在古典医书中名称繁多,如《内经》称"濡泄"、"食泄"、"洞泄",《诸病源候论·小儿杂病诸候》称"下利"、"洞泄"、"注下"、"久利"、"冷利"等,今统称泄泻。《证治准绳·幼科》将"泻"分为九型,对证候的描述较为详细,其认识亦有很大进步。

(二)常见证候

1. 风寒腹泻

【证候表现】泄泻清稀多沫,臭味不大,肠鸣腹痛;或见恶寒发热,鼻塞流清涕,轻咳,口不渴,舌苔薄白,脉浮,指纹红。

【病因病机】多由于感受风寒之邪所致。

【证候分析】《素问·举痛论》指出:"寒邪客于小肠,小肠不得成聚,故后泄泻肠痛。"风寒袭表,正邪相争,可见恶寒发热;风邪上受,首先犯肺,可见鼻塞流清涕,轻咳;舌苔薄白,脉浮均为风寒外感的表现。

【治法方剂】疏风散寒,化湿祛邪。方用藿香正气散加减。

2. 湿热腹泻

【证候表现】发热或不发热,泻下稀薄或黏稠,色黄或绿,日十余次,兼见口渴心烦,小便短赤,苔黄腻,脉滑数,指纹深红或紫滞。

【病因病机】多由于感受暑湿之邪,损伤脾胃,下迫大肠所致。

【证候分析】湿热之邪,下迫大肠,可见腹泻日十余次;热盛伤津,可见口渴心烦,小便短赤;舌苔黄腻,脉滑数,均为湿热内盛的表现。

【治法方剂】清热利湿。方用葛根芩连汤加减。

3. 伤食腹泻

【证候表现】腹痛胀满,大便黏滞,泻下腐臭如败卵,痛则欲泻,泻后痛减,口臭纳呆,常伴呕吐,舌苔黄厚或垢腻,脉滑,指纹黯红而伏。

【病因病机】多由于乳食不节,损伤脾胃所致。

【证候分析】《素问·痹论》指出:"饮食自信,肠胃乃伤。"脾胃受伤,不能腐熟水谷,则水反为湿,谷反为滞,水谷不分,并走大肠,而成食积泄泻。

【治法方剂】消食导滞和胃。方用保和丸加减。

4. 脾虚腹泻

【证候表现】久泻不愈或时泻时止,大便稀薄,水谷不化,每于食后作泻,面色萎黄,不思饮食,神疲倦怠,睡时露睛,舌质淡,苔薄白而润,脉沉无力,指纹隐伏不露或淡红。

【病因病机】多由于禀赋素虚,脾气不足,或病后失调或寒凉之药攻伐太过,致使脾胃虚弱。

【证候分析】脾胃虚弱,运化失常,清浊不分,可见泄泻;脾虚,气血生化乏源,可见面色萎黄,神疲倦怠,不思饮食;舌淡,苔薄白,脉沉无力,均为脾气虚的表现。

【治法方剂】健脾益胃。方用参苓白术散加减。

(三)鉴别诊断

1. 风寒腹泻与湿热腹泻的鉴别诊断

(1)风寒腹泻 多由于感受风寒之邪所致。其特点为泄泻清稀,臭味不大,肠鸣腹痛,并可兼见鼻塞,流清涕,口不渴,苔薄白,脉浮等风寒表证表现。

(2)湿热腹泻 多由于感受暑湿之邪,损伤脾胃,下迫大肠所致。其特点为泻下稀薄或黏稠,臭味较大,甚则暴注下迫,并可兼见口渴而所饮不多,小便短赤,苔黄腻,脉滑数等湿热俱盛的表现。

2. 伤食腹泻与脾虚腹泻的鉴别诊断

（1）伤食腹泻　多由于乳食不节，损伤脾胃所致。一般多有饮食不节之因，且无明显季节性。其特点为腹痛胀满，痛则欲泻，泻后痛减，泻下臭如败卵，并可见口臭纳呆，苔黄腻而垢等肠胃积滞的表现。

（2）脾虚腹泻　多由于禀赋素虚，脾气不足，或病后失调或寒凉之药攻伐太过，致使脾胃虚弱。其特点为大便稀或水谷不化，泄泻次数较少，并可兼见形体消瘦，食欲不振，面色苍白或萎黄，神疲乏力，舌质淡，脉沉无力等脾虚气弱的表现。

总之，泄泻一证，要分清寒热虚实。寒泻泻下澄澈清冷，小便清白，舌淡苔薄白；热泻暴注下迫，泻下色黄臭秽灼肛，小便短赤，脉数有力，舌苔黄腻；虚泻病程多长，泻下完谷不化，但次数较少，形体消瘦，脉弱无力；实泻病程较短，泄泻次数较多而形体壮实，脘腹胀满，腹痛拒按，脉实有力。小儿易虚易实，临床常虚实兼杂，寒热错综，故必须脉证合参，仔细辨析。

十二、小儿紫癜

（一）概念

是指皮肤出现大小不等的紫点或斑块而言。以扶之不碍手，按之不褪色为特征。

本症在古代医籍中属"葡萄疫"及"肌衄"范畴。初期为血热实证，类似阳斑；长期反复不愈，血脉失于固摄，则见虚证，类似阴斑。严重时可见鼻衄、齿衄及耳、目、内脏出血。由于紫癜为出血性疾病，故临床当与温热发斑、小儿丹痧等相鉴别

（二）常见证候

1. 阴虚血热紫癜

【证候表现】癜色紫红或鲜红，多见于腿胫部或见鼻衄、齿衄，伴有低热或高热，夜间盗汗，颧红唇赤，舌红少苔，脉弦细数。

【病因病机】多由于阴虚血热迫血妄行所致。

【证候分析】阴虚血热，热迫血络，血液离经外溢肌表，可见皮肤出现紫癜，癜色紫红或鲜红或见鼻衄、齿衄；热灼阴伤，故见颧红唇赤，盗汗；舌红少苔，脉弦细数，均为阴虚火旺的表现。

【治法方剂】凉血清营,滋阴降火。方用犀角地黄汤或育血1号。

2.脾虚血弱紫癜

【证候表现】紫癜以腿胫多见,颜色淡紫或青黯成片,伴有气短自汗,身疲食少,面色萎黄,舌淡嫩少苔,脉沉细弱。

【病因病机】多由于素体脾虚或饮食伤脾所致。

【证候分析】气虚血弱,脾失统摄,血不归经,外渗肌表,可见皮肤紫癜,以腿胫多见,颜色淡紫或青黯成片;气虚卫外不固,故动则汗出,身倦乏力;脾虚不运,故见面色黯黄,纳食减少,舌淡嫩,脉细弱。

【治法方剂】益气摄血。方用归脾汤或育血2号。

3.湿热风毒紫癜

【证候表现】下肢或臀部出现紫红或黯紫瘀癜,大小不等,时显时隐或眼睑微肿,身热,关节肿痛,如兼见丘疹或云头成片,则皮肤作痒或见腹痛,便血,尿血,舌质红,苔黄厚腻,脉浮滑数。

【病因病机】多由于内蕴湿热与外来风毒相搏,致使营卫失调,脉络不和所致。

【证候分析】湿热风毒相搏,致使营卫失调,脉络不和,血溢脉外,可见下肢或臀部出现紫红或黯紫瘀癜,状如葡萄,大小形态不一或融合成片,时显时隐,或瘀滞不褪;由于风湿合邪,外伤肌腠关节,故兼见身热,眼睑微肿,身出丘疹而瘙痒,关节肿痛;气血瘀滞则腹部疼痛;伤及阴络,故见便血,尿血;舌质红,苔黄厚腻,脉浮滑数均为湿热内蕴的表现。

【治法方剂】疏风化湿,和血化瘀。方用连翘败毒散加减或用疏风化湿和血汤。

十三、鼻翼煽动

(一)概念

是指鼻孔两翼因呼吸急促而煽动的症状。

本症《幼科发挥》称"鼻张",《广温热论》称"鼻孔扇张",《疫疹草》称"鼻扇",《温热经纬》称"鼻掀",《郁谢麻科合璧》则称"鼻孔作煽"。多见于痰热上壅,肺气愤郁,或肺气化源欲绝之危证。

（二）常见证候

1. 风温袭肺鼻煽

【证候表现】鼻翼微煽，咳嗽气粗，身热恶风，微汗口渴，舌质红，苔薄白或微黄，脉浮数，指纹紫红。

【病因病机】多由于风温袭肺，风热之邪上壅，肺受热迫所致。

【证候分析】风热袭肺，肺热受迫，肺气失于宣达，清肃之令不行，可见鼻翼微煽，咳嗽气粗；热盛伤津，可见口微渴，痰不多；舌质红，苔薄白或微黄，脉浮数，均为风温外感的表现。

【治法方剂】清热宣肺。方用桑菊饮或桑杏汤。

2. 痰热闭肺鼻煽

【证候表现】气急鼻煽，喘促胸高胁陷，抬肩身摇，喉中痰鸣，高热，口燥唇干，甚则口围色青，便秘尿黄，舌红苔黄，脉弦滑数或指纹青紫直透命关。

【病因病机】多由于火热灼肺，炼液成痰，痰热壅塞气道，气机不利所致。

【证候分析】痰热壅闭气道，气机不利，肺气胀满，忿郁上逆，可见气急鼻煽，喘促胸高胁陷，抬肩身摇，喉中痰鸣；热阻伤阴，可见高热，口燥唇干，便秘尿黄；舌红苔黄，脉弦滑数，均为痰热内阻的表现。

【治法方剂】清热化痰，宣降肺气，方用麻杏石甘汤合苏葶丸；如热盛津伤，方用沙参麦冬汤或酌加人工牛黄、羚羊角等。

3. 肺肾两伤鼻煽

【证候表现】鼻翼微煽，喘喝气短，呼吸浅促，面色苍白或晦黯，精神萎弱，口围青，甚则头身汗出如油，四肢不温，舌淡红或焦红，脉沉细而数。

【病因病机】多由于正气衰败，肺之化源欲绝，肾虚摄纳无权所致。

【证候分析】肺之化源欲绝，肾虚摄纳无权，肺肾之气俱衰，可见鼻翼煽动微弱，呼吸浅促，喘喝气短，四肢不温，口围青，爪甲紫。正如《幼幼集成·哮喘证治》中说："又有虚败之证，忽然张口大喘，入少出多，而气息往来无滞，此肾不纳气，浮散于外。"

【治法方剂】益气养阴。方用生脉散加味；如真阳虚衰欲脱者，则用参附汤加磁石、生牡蛎。

总之,鼻煽一症的辨治,首先应区分虚实。鼻翼微煽,但咳不喘,多为风温袭肺的实证;鼻煽气急,病情急暴,气促声粗,息高痰鸣,多为痰热闭肺的实证;鼻翼煽动微弱,气弱息微,喘喝无力,多为肺肾两伤虚危之证。

十四、顿咳

(一)概念

顿咳,为一种阵发性、痉挛性的咳嗽,咳后有鸡鸣样回声,反复发作,缠绵难愈。

顿咳即百日咳,古代医籍中称"时行顿咳"、"疫咳"、"天哮"、"鸡咳"等。《本草纲目拾遗》描述本症"哮从少腹下逆上而咳,连咳数十声,少住又作,甚或嗽发必呕,牵挚两胁,涕泪皆出,连月不愈"。本症是一种急性呼吸道传染病,常见于冬春季节,以五岁以下小儿为多见。由于本症内蕴伏痰,不易咳出,所以病程迁延,不易速愈,与一般咳嗽迥然有别。

(二)常见证候

1. 风寒痰阻顿咳

【证候表现】咳嗽剧作,痰液稀薄,咳时涕泪俱出,面红睑浮,咳声连续不断,咳后有鸡鸣样回声,唇淡,舌苔薄润,脉浮紧,指纹淡红。

【病因病机】多由于外感风邪与寒痰相结所致。

【证候分析】肺主气,喜清肃,风邪外束与寒痰相结则为风寒之痰,肺失清肃,宣降失司,可见咳嗽剧作,咳声连续不断,咳后有鸡鸣样回声;舌苔薄润,脉浮紧,均为风寒外束的表现。

【治法方剂】温肺化痰,顺气降逆。方用小青龙汤加味。

2. 痰热阻肺顿咳

【证候表现】咳嗽剧作,咳时面赤握拳,弯腰曲背,目睛红赤,涕泪皆出,痰液黏稠,咳后有鸡鸣样回声,甚则乳食痰饮随咳倾出,或咯血或鼻衄,舌苔黄偏干,脉滑数,指纹紫滞。

【病因病机】多由于风邪与热痰相结所致。

【证候分析】肺主气,司呼吸,主宣发肃降,痰热阻肺,可见咳嗽剧作;热邪伤津,可见痰液黏稠;舌苔黄偏干,脉滑数,均为痰热内阻的表现。

【治法方剂】清热化痰,泻肺止咳。方选桑白皮汤合补肺阿胶汤加减。

3.肺脾两虚顿咳

【证候表现】咳嗽较缓,咳声无力,痰稀而少,气短声怯,面白唇淡,食少纳呆,大便溏薄,舌淡红少苔,脉细无力,指纹淡。

【病因病机】多由于咳嗽日久,损伤肺脾之气所致。

【证候分析】久咳肺气虚失于肃降,脾气虚失于运化可见咳声无力,咳嗽较缓;脾虚运化水谷失司,可见食少纳呆,大便溏薄;肺气虚,可见气短声怯;舌淡红少苔,脉细无力,指纹淡,均为肺脾两虚的表现。

【治法方剂】益肺健脾。方用人参五味子汤;若咳久伤及肺脾之阴,表现为干咳少痰,手足心热,颧赤盗汗,脉细数无力者,法当滋阴润肺。方用沙参麦冬汤或麦门冬汤加减。

顿咳,在鉴别分析上要掌握虚实二字。大凡初病多实,久病多虚;痰多为实,痰少为虚;咳剧有力为实,咳缓声怯为虚。在症状上,痰涎壅盛者为重,而痰涎稀少者为轻。且肺脾气虚顿咳,注意调养,常可自然康复,这是顿咳与一般咳嗽的不同点。

十五、痄腮

(一)概念

是指感受时邪疫毒,以致腮部肿胀热痛而言,又名"腮肿"、"含腮疮"、"蛤蟆瘟"、"鳗鲡瘟"等。

痄腮发作轻者,表现为耳下腮部一侧发酸肿胀或两侧齐发,按之柔软,咀嚼食物不便;发作重者常伴有发热畏寒,烦躁口渴,纳差,精神不振等全身症状,但"此症永不成脓,过一候自然消散。"

发颐亦有腮部肿胀,但一般仅限于一侧,如不及时治疗可以化脓。颈耳部瘰疬,其肿块大多在下颌部或耳前部,边缘清楚,较硬,能活动,往往伴有咽喉肿痛,耳聤等。两者均不属于本条讨论范畴。

(二)常见证候

1.风热上犯痄腮

【证候表现】畏寒发热,头痛轻咳,耳下腮部酸痛,张口及咀嚼不便,继之一侧或两侧腮部肿胀疼痛,边缘不清,舌苔薄白微黄,脉象浮数。

【病因病机】多由于感受风热之邪所致。

【证候分析】风温病毒内阻于颈部,可见耳下腮部酸痛,张口及咀嚼不便;风热外感,可见头痛轻咳;舌苔薄白微黄,脉浮数,均为风热外感的表现。

【治法方剂】疏风散结,清热消肿。方用银翘散加减,外用如意金黄散涂腮肿部。

2. 热毒炽盛疰腮

【证候表现】恶寒高热,头痛,烦躁口渴,食欲不振或伴呕吐,腮部漫肿,灼热疼痛,坚硬拒按,咽喉红肿,吞咽咀嚼不便,大便干结,小便短赤,舌质红,苔薄腻而黄,脉滑数。

【病因病机】多由于感受风热毒邪所致。

【证候分析】毒邪内蕴于颈部,可见腮部漫肿,灼热疼痛,坚硬拒按;热毒炽盛,可见高热疼痛,咽喉红肿;热盛伤津,可见烦躁口渴,大便干结,小便短赤;舌质红,苔薄腻而黄,脉滑数,均为热毒内阻的表现。

【治法方剂】清热解毒,软坚消肿。方用普济消毒饮加减,外涂如意金黄散、青黛散等。

十六、急惊

(一)概念

又称"急惊风",或名"惊厥",俗名"抽风"。

"惊风"始载于宋《太平圣惠方》,此后《小儿药证直诀》分急惊,慢惊二证,急惊多属阳热实证,慢惊多属虚证或虚实兼见,并有急惊转为慢惊之说。

急惊症状有搐、搦、掣、颤、反、引、窜、视,称之为"惊风八候"。搐,即肘臂伸缩;搦,即十指开合;掣,即肩头相扑;颤,即手足动摇;反,即向后仰;引,即手若开弓;窜,即两目上翻;视,即直视目不转睛。此为前人对惊风症状的概括。

(二)常见证候

1. 外感惊风

【证候表现】惊厥抽搐,身热无汗,头痛咳嗽,流涕咽红,烦躁不安,舌苔薄白,脉浮数。

【病因病机】多由于小儿肌肤薄弱,腠理不密,感受外邪所致。

【证候分析】小儿外感,入里化热,热盛生痰,聚于肺胃,郁极化火,火盛动风,可见惊厥抽搐;风邪上受,首先犯肺,可见咳嗽、流涕、咽红;舌苔薄白,脉浮数,均为外感风热之邪的表现。

【治法方剂】疏风清热,熄风化痰。方用清热镇惊汤、牛黄千金散。

2. 暑热惊风

【证候表现】昏迷抽搐,壮热头痛,口渴自汗,呕吐项强,舌红绛,苔薄黄腻,脉弦数。

【病因病机】多由于素体气阴不足,感受暑热,燔灼气营所致。

【证候分析】暑热之邪,燔灼气营,热陷厥阴,内闭神明而见昏迷抽搐,项强;暑热内扰,可见壮热头痛;舌红绛,苔薄黄腻,脉弦数均为暑热内闭的表现。

【治法方剂】清营泻热,开窍熄风。方用清营汤加丹皮、钩藤、羚羊角,或用安宫牛黄丸或紫雪丹。

3. 痰热惊风

【证候表现】突然惊厥,身热面赤,烦躁口渴,气粗痰鸣,牙关紧急,二便秘涩,舌质红,苔黄而厚,脉弦滑数。

【病因病机】多由于食滞生痰,痰热壅塞气道,蕴结胸膈肠胃所致。

【证候分析】痰热壅塞气道,蕴结胸膈肠胃,可见突然惊厥;里热内盛,可见身热面赤,烦躁口渴;痰热内闭清窍,可见牙关紧急;舌质红,苔黄而厚,脉弦滑数,均为痰热内阻的表现。

【治法方剂】清热化痰,平肝熄风。方用羚角钩藤汤,牛黄抱龙丸。

4. 食滞惊风

【证候表现】面青惊厥,纳呆呕吐,腹胀作痛,便闭或便下酸臭,面黄神呆;或喉间痰鸣,舌苔垢厚而黄,脉滑而数。

【病因病机】多由于食滞不化,壅塞不消,郁而化热所致。

【证候分析】食滞郁而化热,引动肝风,可见面青惊厥;肝郁犯胃,可见纳呆呕吐;肝郁乘脾土,脾失健运,可见腹胀作痛,便闭或便下酸臭,面黄神呆;舌苔垢厚而黄,脉滑而数,均为食滞化热的表现。

【治法方剂】消食导滞,佐以镇惊。方用保和丸合玉枢丹。

5. 惊恐惊风

【证候表现】多不发热或发低热,面青手足不温,时时惊惕,睡眠不安或昏睡不醒,醒时惊啼,手足抽搐,舌苔薄白,指纹青。

【病因病机】多由于小儿神气怯弱,元气未充,乍见异物,乍闻异声,或不甚跌仆,猝受惊恐所致。

【证候分析】惊则伤神气乱,恐则伤志气下,气血阴阳紊乱,神志不宁,可见时时惊惕,睡眠不安或昏睡不醒,醒时惊啼,惊恐不安,指纹青。

【治法方剂】镇静安神。方用远志丸,琥珀抱龙丸。

惊风是儿科常见的危重病证,临床上应对与惊风相似的某些证候加以鉴别例如痫证:发作突然昏倒,抽搐时口吐白沫,二便失禁,抽后神苏一如常人,每日数发或数日一发;脐风:多发于新生儿,一般在三朝之内、七日之外即不属此证;客忤:发作多不发热,眼不上窜,脉不弦急;虫证:蛔扰攻痛,虽见两目直视,口噤不言,手足不温,但多不发热,不抽搐,以腹痛为主;天钓:主要表现两目翻腾,头目仰视;内钓:以内脏抽掣,腹痛多啼为特征。天钓为热属阳,内钓为寒属阴。《幼幼近编》指出:"天钓为心肺积热,内钓属脾胃虚寒。"天钓和内钓为惊风的两种特殊证型,均属惊风范畴。

惊风预兆:惊风虽然以惊厥抽搐为主证,但在临床上尚有许多征象,也属于动风或抽风的先兆。《医林改错》论抽风不是风中云:"凡将欲抽风之前,必先见抽风之症。"常见的如:弄舌、吐舌、舌斜、舌卷囊缩、口撮、口噤、口斜、不能吃乳、咬牙龂齿、牙关紧急、摇头、颈项强直、鼻孔煽动、昏睡露睛、眼神惊恐、惕动不安、哭叫无泪、发上逆、面青、指纹青、山根青、太阳穴青筋暴露、大便绿色等。其他如撮空理线、循衣摸床均为风象,此等症不必全见,但见一、二即是风证。

十七、慢惊

(一)概念

慢惊,又称"慢惊风",是以抽搐无力,抽动缓慢或小抽动为特征。

本证是区别于阳热实证的急惊风而言。慢惊风之名始创于宋代钱乙《小儿药证直诀》,后世医家亦多有论述。本症多发于大吐大泻或热病之后,因津液受伤,脾胃虚损,土虚木旺,肝失所养,虚风内动而致。若久吐久泻,脾胃大伤,中土虚弱,进而导致脾肾阳衰,成为危重之慢脾风症。本症病变主要在脾、肾、肝三脏。

(二)常见证候

1. 肝肾阴虚慢惊

【证候表现】抽搐无力,时抽时止或手足颤动,身有低热,形体消瘦,面色潮红或虚烦不眠,手足心热,舌红少苔,唇干舌燥,脉弦细数。

【病因病机】多由急惊不愈转为慢惊或热病之后阴液耗伤,阴虚血少所致。

【证候分析】阴伤则血不荣筋,液少则脉络滞涩;肾阴不足则水不涵木,肝血亏虚则筋脉拘急,虚风内动而作慢惊;除手足颤动,抽搐无力外,兼有手足心热,唇干舌燥,舌红少苔,脉弦细数等。

【治法方剂】育阴潜阳,柔肝息风。方用大定风珠。

2. 脾胃阳虚慢惊

【证候表现】时作抽搐或目睛上视,嗜睡露睛或昏睡不醒,面色萎黄,四肢不温,大便溏薄,舌淡苔白,脉象沉弱。

【病因病机】多由于大吐大泻,或峻药攻伐太过或过用寒凉,伤及脾阳或禀赋不足,脾胃素虚,营养失调致使中阳不足,脾胃虚弱所致。

【证候分析】脾虚则肝旺,土弱则木侮,致使肝风内动,证见时作抽搐,面色萎黄,嗜睡露睛,四肢不温,脉沉弱。

【治法方剂】温中散寒,健脾缓肝。方用缓肝理脾汤。

3. 脾肾阳虚慢惊

【证候表现】摇动瘛疭,手足蠕动,精神萎弱,昏睡不醒,面色晦黄,囟陷冷汗,四肢厥冷,大便清稀,呼吸微弱,舌淡苔白,脉沉微弱。

【病因病机】多由于大病久病之后或长期吐泻,脾胃受伤,阳气受损所致。

【证候分析】脾胃受伤,阳气受损,脾阳虚进而损及肾阳,以致肾阳衰竭,可见手足蠕动,呼吸微弱,四肢厥逆,囟陷冷汗,脉沉微弱。

【治法方剂】温补脾肾,益气防脱。方用固真汤。

十八、胎毒

(一)概念

小儿在胎育时期,禀受母体内蕴之毒邪,出生后而发病的称之为胎毒。本症多由于其母在妊娠期间,失于自身调养或过食辛热之物,邪热之毒,隐于胞胎,损伤胎气,而结为胎毒。

(二)常见证候

1.胎毒发热

【证候表现】遍身壮热,口闭面赤,呼吸气热,眼胞浮肿,气急喘满,啼叫惊烦,小便短赤,大便秘结。

【病因病机】亦称"胎热"。发病原因有二:一为母亲怀孕期间,过食辛热炙煿的食物,辛热之气遗于胎儿;二为母患热病,失于清解,致使邪热之毒侵入胞胎。

【证候分析】热毒侵入胞胎,可见小儿出生以后,即见遍身壮热,口闭面赤,呼吸气热;若邪热郁于肺胃,则见气急喘满;若毒热化火,传入心包,则见啼叫惊烦,小便短赤,大便秘结;如不及时治疗,即可出现丹毒赤游,或湿疮奶癣、重舌木舌、鹅口疮等。

【治法方剂】清热解毒。方用集成沉瀣丹。

2.胎毒发寒

【证候表现】面色青白,昏昏多睡,吮乳泻白,呼吸气冷,身起寒栗,曲足握拳,腹痛啼叫不休或口噤不开。

【病因病机】亦称"胎寒"。发病原因有三:一为母亲怀孕期间,过食生冷肥甘,寒凉之气遗于胎儿;二为母感寒邪,未经调治,寒邪侵入胞胎;三为母患热病,过服凉药,内伤胎儿所致。

【证候分析】辨证要点为:小儿生后,面色青白,昏昏多睡,吮乳泻白;如若再感寒邪,外寒引动内寒,即可见呼吸气冷,身起寒栗,时发战栗,曲足握拳,腹痛啼叫不休或口噤不开。如不及时治疗,即可出现慢惊、慢脾风、盘肠内吊等。

【治法方剂】温中散寒。方用指迷七气汤。

3.胎毒发搐

【证候表现】频频发搐,身热面青,牙关紧闭,气逆痰鸣,腰直身僵,双目上视,啼声不出。

【病因病机】亦称"胎搐"、"胎惊"、"胎痫"。多为母亲怀孕期间,暴怒惊恐,传于胎儿所致。

【证候分析】小儿出生后,频频作搐,牙关紧闭,腰直身僵,双目上视,啼声不出,多难救治。如因热盛生风,必见身热面赤,啼哭不止。

【治法方剂】镇惊通络。方用天麻丸。

胎毒之原,责之于先天,它可导致婴幼儿多种疾病,因此早期诊治胎毒,对于保护婴幼儿的身体健康,促进生长发育,具有积极的意义。

十九、胎弱

(一)概念

一般是指小儿在母体孕育期间,因先天禀受不足,致出生后智能低下,肢体软弱等发育障碍的症状。

子在母腹,而胎瘦不长者,有的医家也称"胎弱",但与此症不同,非本篇讨论范围。

胎弱病因:胎弱诸症,均属虚证,其发病原因有三:其一,父母暮年得子,精气已衰;其二,母体多孕多产,体质已虚;其三,母体久病体弱,成胎之际,元精已虚,受胎之后,气血供养亦差,致使胎儿先天禀赋不足,生后懦弱。由于体内各脏腑功能盛衰的不同,因而表现的症状也就有所差异。

(二)常见证候

1.心气不足胎弱

【证候表现】小儿初生,面色昏黯,肌肤灰白无血色,困卧悸动不安或面色青紫,四肢逆冷。

【证候分析】因心主神明,主血脉,其华在面,故心气不足则小儿困卧,悸动不安,面色昏黯无光彩;心气虚衰,脉道不通,可见面色发绀,四肢逆冷。

2.肝气不足胎弱

【证候表现】小儿初生,面青无华,目开不合,哭声缓慢,手足抽搐,筋衰无力,爪甲薄而软或爪甲脆裂变形,枯无光泽。

【证候分析】肝主筋,开窍于目,其华在爪,故肝气不足,小儿常见面青无华,目开不合,手足抽搐,筋衰无力,爪甲薄而软或脆裂变形,枯无光泽。

3.脾气不足胎弱

【证候表现】小儿初生,面色苍白,口唇色泽枯萎不华,肌肤瘦弱无力,手足如削,不欲吮乳,哭声低微,大便稀溏,乳食不化。

【证候分析】脾主运化输布精微,在体合肉,开窍于口,故脾气不足的辨证要点为:面色苍黄,口唇色泽枯萎不华,肌肤瘦弱,手足如削;如运化失常,则见不欲吮乳,哭声低微,大便溏薄,乳食不化。

4.肺气不足胎弱

【证候表现】小儿初生,面色㿠白,呼吸气短,浅而间断,哭声柔弱,状若呻吟,体温偏低,恶寒怕冷,肌肤薄弱,皮肤弛缓,肤色灰白,毛发不生。

【证候分析】肺为娇脏,主气,司呼吸,故肺气不足的辨证要点为:呼吸气短,浅而间断,哭声柔弱,状若呻吟;肺主皮毛,煦泽肌肤,肺气虚,则见肌肤薄弱,皮肤弛缓,毛发不生。

5.肾气不足胎弱

【证候表现】小儿初生,面黑不荣,目中白睛多,骨节软弱,头缝开解,鸡胸龟背,四肢无力,毛发不荣。

【证候分析】肾为先天之本,主骨髓,其华在发,故肾气不足的辨证要点为:骨节软弱,头缝开解,鸡胸龟背,四肢无力,毛发不荣。

【治法方剂】小儿生长发育,全赖先天肾气,而先天之精,又赖水谷精微的充养,因此胎弱的治疗,当保先天肾气,补后天脾气。临床见证,如以肝、肾、心气不足为主,法当滋阴补肾,代表方剂为六味地黄丸;若以脾气,肺气不足为主,法当补气健脾,代表方剂为参苓白术散。

总之,胎弱患儿,临证宜辨其何脏之不足,伴随证调摄或能助其发育。因此症患儿体质柔弱,虽能维持最低限度的生活,但由于自身缺乏对外界环境的适应能力,故成活率较低。

二十、囟门下陷

(一)概念

即囟陷。《育婴家秘》说:"囟陷者,谓囟门陷下成坑也。"小儿在生后六个月内,前囟微陷,不作病态。若因脾胃虚弱,饮食减少,形瘦皮薄,囟门露见者,也非囟陷。若因胎禀不足或久泻慢惊之后,囟门下陷显著,甚至如坑者,则为囟陷。如枕部同时下陷则谓之枕陷,其症尤为严重。

(二)常见证候

1. 脾肾阳虚脑髓失充囟陷

【证候表现】小儿囟门显著下陷或如坑状,面色萎黄,神少气短,形体羸弱,不思饮食,四肢逆冷,或兼便溏,舌淡质白,脉沉缓无力,指纹淡滞。

【病因病机】多见于先天胎禀肾阳虚弱,或病久伤阳或过用寒凉攻伐之品所致。

【证候分析】脾肾阳虚,脑髓失充,除见囟门低陷外;并见面色㿠白,神气惨淡,气短,食少便溏,四肢不温,甚至枕部也见下陷;舌质淡白,脉沉缓无力,指纹淡滞等阳虚之证。

【治法方剂】培元固肾,温阳益髓。方用固真汤,并用乌附膏外敷囟门陷处。

2. 气液耗损真气下陷囟陷

【证候表现】囟门下陷,甚则如坑,泻痢暴作或久泻不愈,身热尿频,渴饮水浆,目眶凹陷,形体干瘦,舌红无津,脉细数沉伏,指纹紫滞。

【病因病机】多由于病久阴伤或暴泻伤及气血津液所致。

【证候分析】诚如《育婴家秘》所说:"大病之后,津液不足,真气下陷成坑窟。"故并见有目眶凹陷,皮肤干燥灼热,舌红无津,指纹紫滞等症状。

【治法方剂】急扶元气,举陷救津。方用调元汤加升麻。

二十一、囟门凸起

(一)概念

囟门凸起,即小儿囟门凸起。按囟门凸起的程度,一般又可将其称为"囟肿"或"囟填"。囟门肿起,突出不著者称为"囟肿";若囟门肿起突出,隆起如堆者,称为"囟填",但也有不加分辨者。

（二）常见证候

1. 火毒上攻囟门凸起

【证候表现】囟门高肿，如物堆朵，按之浮软，囟门皮肤色红，毛发短黄，头痛口干或骨蒸自汗，面赤唇红或发热惊厥，胸高气促，小便短赤，舌质红绛，苔黄无津，脉多浮数，指纹紫滞。

【病因病机】多由于婴幼儿感受时邪病毒所致。

【证候分析】火热炎上，上攻头脑，可见囟门填凸焮然，一般兼见头痛口干，面赤唇红，发热喘逆等里热炽盛之症。

【治法方剂】疏风散火，清热解毒。方用大连翘饮，兼服化毒丹。

2. 寒气凝聚囟门凸起

【证候表现】囟门肿突，按之牢韧坚硬，囟门皮肤色白，面色㿠白，手足冷或头大异常，头缝裂开或似搐非搐，手足瘛疭，舌质淡白，苔白滑，脉象沉迟，指纹淡青。

【病因病机】多由于小儿禀素虚寒之体所致。

【证候分析】脾胃阳虚，气血失其温运，以致阴寒之气凝聚于上，故见囟肿硬而无热；一般兼有面白，手足冷，时瘛疭，食少便溏等阳虚证候，也可见于形瘦头大，头缝开解之解颅患儿。

【治法方剂】温中祛寒。方用理中汤。

二十二、囟门不合

（一）概念

囟门不合，又称"囟开不合"、"囟解"、"解颅"，是指小儿到一定年龄，囟门应合不合，头缝开解，以致囟门较正常为大而言。

足月分娩的新生儿，前囟的斜径约2.5厘米。正常小儿的颅骨缝，大都在出生后六个月时开始骨化，后囟在2～4个月闭合，前囟在1～1.5岁时闭合，如延迟闭合，则属本症。

（二）常见证候

1. 肾虚髓弱囟门不合

【证候表现】前囟宽大，卤缝裂开，头额青脉暴露，面色㿠白，神情迟钝，甚者头颅日渐胖大白亮（两三岁幼孩头大如八九岁时），体瘦颈细项软，其头偏倒，并常见眼珠下垂，白睛特别显露，目无神采，舌质淡白,脉象沉细无力,指纹淡滞;若因病后髓热而至囟门不合,则可兼见手足心热,烦躁不安,口干舌红,脉细数,指纹紫滞。

【病因病机】多由于先天胎赋不足所致。

【证候分析】《幼幼集成·卷四》谓:"解颅者……是由禀气不足,先天精元大亏。肾主脑髓,肾亏则脑髓不足,故颅为之开解。"故生后,囟门逾期不合,反而逐渐加宽开解,头颅明显增大,以致头皮光急,青脉暴露,眼楞紧小,目珠下垂呈日落状,白多黑少;由于肾阳不振,浊阴不降,饮邪上犯于脑,以致胃气逆上,故常兼见呕吐;也有因病后肾虚,水不胜火,火气上蒸其髓则热,髓热而解,故囟门应合不合,或合后又复开解,逐渐膨大而成此症,常有阴虚火旺之兼症。

【治法方剂】因先天胎禀不足者,法当兼以温阳,常用补肾地黄丸;因病后肾虚髓热者,法当兼以滋阴,常用河车大造丸;还均可用封囟散摊贴外治。因病在脑髓,犹树病根,故小儿患此症属危重。

2.脾虚失调囟门不合

【证候表现】前囟宽大,边缘软化,颅骨缝增宽,头呈方形,面色萎黄,纳呆乏力,形体消瘦,肌肉松弛,头发干枯成束,夜间汗多,体重不增或渐减,以及语迟,夜盲,舌质淡红,脉细弱无力,指纹淡。

【病因病机】多由于乳食不节,喂养不当,阳光不足,营养失调或其他疾病导致气液消耗过度所致。

【证候分析】脾胃功能失调,生化无源,骨骼失养以致囟门不合。《小儿卫生总微论方》所说:"囟门者系于脾胃。"故临床见有腹部胀大,青筋暴露,或腹凹如舟,饮食异常等疳积特征,且头缝开解之程度较肾虚髓弱之囟门不合为微。

【治法方剂】治疗重在调理脾胃,可参照疳症调治。一般两三岁时,头缝及前囟可完全闭合。

二十三、小儿鹅口

(一)概念

小儿鹅口,是儿科常见的口腔疾患,常发于初生儿,尤以早产儿,体质虚弱久病的婴幼儿最为多见,由于患儿口腔及舌上布满白斑,很像鹅口,所以称为鹅口疮。俗称"雪口"。

（二）常见证候

1. 心脾积热鹅口

【证候表现】小儿口腔及舌面满布白斑,状如积雪,面赤唇红,口臭流涎,烦躁不宁,叫扰啼哭,大便秘结,小便短赤,舌质红,苔白腻,指纹紫滞。

【病因病机】多由于胎儿禀受母体热毒之气或因外感温热之邪,其热蕴积于心脾所致。

【证候分析】舌乃心之苗,口为脾之窍,心脾火热亢盛,循足太阴及少阴之脉络上行,熏灼于口舌,而见鹅口,属实热。其口内白屑稍厚而多重叠,状如凝固乳块,互相粘连,不易清除,擦后复生,白屑周围有红晕,其色较深;若布满全口,上延鼻道,下及咽喉,壅塞气道,可导致呼吸不利,吮乳困难;心脾积热为热毒郁蒸,多伴有口臭流涎,兼见面赤唇红,或叫扰啼哭,烦躁不安,大便秘结。

【治法方剂】清热泻火,方用清热泻脾散;如大便秘结不通,可加服沆瀣丹以通下泄热。

2. 脾肾阴虚鹅口

【证候表现】口腔、两颊、舌上满口雪白,体弱无力,面白颧红,口干不欲饮水或大便溏泻,舌质淡,苔薄白,指纹淡红隐隐不显。

【病因病机】多由于小儿先天禀赋不足或因久病护理失宜所致。

【证候分析】肾阴脾津两亏,水少不能制火,阴虚火旺,虚火上炎,出现鹅口。口内白屑略薄,颜色亦淡,形状如霜,周围红晕不显著,疼痛亦轻微,口臭流涎者少;脾肾阴虚为无根之火,虚火上浮,故见两颧红赤,面色白,体弱神倦,大便反溏。

【治法方剂】滋水制火,引火归元。方用六味地黄丸加肉桂。

二十四、小儿木舌

（一）概念

是指舌体肿大木硬,活动不灵的症状而言,又名"木胀舌"、"木风舌"、"死舌",是新生儿常见的舌症之一。

（二）常见证候

1. 心脾壅热木舌

【证候表现】舌体肿大,板硬麻木,不能转动,妨碍乳食,同时伴有发热面赤,唇红口干,烦躁啼哭,小便短赤,大便臭秽,舌质红,苔黄厚,指纹紫滞等。若舌体渐渐肿大满口,色紫如猪肝,啼叫无声,不通饮食,则为危象。

【病因病机】舌为心之苗,脾脉系舌本,心脾火热太盛,循经上行,壅滞于舌,而为本症。

【证候分析】张介宾云:"舌者心之苗,脾之脉络所系,心脾壅热上冲,故令舌肿。渐渐胀大,塞满口中,名曰木舌。"火热上炎,则见面红,唇赤;心火内炽或移热于小肠,则见烦躁不宁,小便短赤,舌质红;脾经热壅,故有口干多饮,大便燥结秽臭,舌苔黄厚。

【治法方剂】清心导热,解毒消肿,内服沆瀣丹或泻心导赤汤;外用川硝散敷之。

2.阴虚津亏木舌

【证候表现】舌叶肿胀木硬,不能转动,吮乳受阻,甚则塞满口中,气不得息,兼见潮热颧红,口干心烦,睡则盗汗,手足心热,小便短少,大便干结,舌质红少津,舌面光少苔,指纹红黯。

【病因病机】多由于素体阴虚或由心脾壅热不去,日久津伤,证从实热转为虚热所致。

【证候分析】虚火上炎,则见面颧潮红,烦躁不宁,舌质红黯少津,舌体板硬不灵;虚热骨蒸,则见潮热盗汗,五心烦热;津亏肠燥而致大便干结,小便短赤,舌光少苔。

【治法方剂】滋阴降火。内服六味地黄丸,外敷黄柏末。

木舌之症有轻、重之分。轻者,仅因津液干燥而成,每每吃乳或饮水后,即可不药自愈。重者,若舌见糜烂没有出血或舌上无涎,形如干桔核或啼叫无声,面色频变而惊痛者,均属难治之列。

二十五、小儿重舌

(一)概念

是指舌下近舌根处肿起,形似舌下又生一小舌,故称"重舌",又称"子舌"。

重舌须与"舌垫"、"莲花细舌"、"卷舌痈"相鉴别后者虽也舌下肿起,但其形状不似舌形。"舌垫"为舌下忽高肿起核,似物垫于舌下。

"莲花细舌"是指舌下生峰(有三峰、五峰、七峰者),尖似莲花之状而名。"卷舌痈"在《焦氏喉科枕秘》记载为:"生舌下,或左右,或居中,形如圆眼,或如枣核,肿疼不甚,言语不能,舌卷紫硬。"故应予区别。

(二)常见证候

1.心脾积热重舌

【证候表现】舌下连根处红肿胀突,形如小舌模样,轻者毫无痛苦,重则疼痛,烦躁啼哭,甚至局部溃烂或伴有发热面赤,口干唇赤红肿,舌上生疮,口内灼热糜烂,小便短赤,大便臭秽,舌尖红,指纹紫滞等。

【病因病机】多由于妊娠期间喜食辛辣厚味;或误服温药,以致胎禀过热;或生后养育过温,喂养不当,而致乳食积滞,脾胃功能失调,积热于内所致。

【证候分析】热邪循经上行,复感邪毒,内外合邪,熏蒸于口舌,以致舌根下复生一小舌,口不能出声,饮食难下;火热炎上,则面红,唇赤;心火内炽,则烦躁不宁,小便短赤,舌尖红;脾胃实热,故有口干喜饮,大便臭秽等症。辨证有轻、重之分,轻者可不药自愈;重者必须急治。

【治法方剂】清热、泻心、解毒。内服清热饮,外敷凉心散治之。

2.虚火上炎重舌

【证候表现】舌根下肿突,形似生一小舌,兼见面白颧红,倦怠懒言,口干不渴或低热盗汗,五心烦热,大便干燥或稀溏,舌质淡或红少津等证。

【病因病机】多由于素体阴虚或热病后期,阴液亏损,水不制火,虚火上炎所致。

【证候分析】阴虚生内热,可见五心烦热,虚烦不宁,面白颧红,舌红少津等阴虚火旺之象。

【治法方剂】滋养肾阴为主。方用知柏地黄丸加减。

总之,前者为实热,病在心脾;后者为虚火,病责于肾,临床抓住其病因病机特点,结合临床表现,不难鉴别

二十六、小儿大便不通

(一)概念

初生儿大便不通,又名"锁肛"。是指小儿出生后两三日不排粪便

而言。婴儿出生后,若因禁食或肛门内合等引起的大便不通,则应作别论,本书不予论述。

(二)常见证候

1. 胎热壅结大便不通

【证候表现】婴儿出生后,两三日不排粪便,不食乳,烦扰多啼,哭声洪亮,面赤唇燥,肚腹胀满,小便短赤,指纹紫滞。

【病因病机】多由于胎热壅结肠胃气滞不行;或因分娩时,胎儿吸入秽浊之物,使大肠传导失职所致。

【证候分析】胎热壅结肠胃,可见婴儿出生后,两三日不排粪便;热扰清窍,可见烦躁多啼,哭声洪亮;热盛伤津,可见面赤唇燥,小便短赤,指纹紫滞。

【治法方剂】清热散结通下。方用一捻金。

2. 胎禀不足大便不通

【证候表现】婴儿出生后,两三日无粪便,神疲气怯,哭声低微,面色㿠白,指纹隐淡。

【病因病机】多由于母体虚弱,婴儿禀赋不足,气血亏虚所致。

【证候分析】胎禀不足,气血亏虚,肠道无所濡润,气机滞而不行,故见大便不通;气血亏虚,机体失养,气化失司,可见面色㿠白,哭声低微,神疲气怯,指纹隐淡。

【治法方剂】培补元气,温通导便。方用独参汤。

二十七、小儿小便不通

(一)概念

婴儿出生不久,即有小便排出。若出生后两天内仍无小便排出者,称为初生儿小便不通。至于初生儿因尿道畸形、无孔或喂养不当,缺少水分等原因造成的小便不通,则不属本篇讨论范围。

(二)常见证候

1. 热结膀胱小便不通

【证候表现】小便不通,小腹胀满,烦躁多啼,口干唇赤,舌红,脉数,指纹紫滞。

【病因病机】多由于胎热蕴结膀胱,使气化不得宣通,水道不利所致。

【证候分析】热结膀胱,水道不利,可见小便不通,小腹胀满;热伤津液,可见口干唇赤;舌红,脉数,指纹紫滞,均为里热内蕴的表现。

【治法方剂】清热利尿。方用八正散。

2. 元气虚弱小便不通

【证候表现】小便不通,小腹作胀,神形怯弱,哭声低微,面色㿠白,唇淡舌润,苔薄脉细,指纹淡红。

【病因病机】多由于先天禀赋不足,肾气虚弱,气化功能失调所致。

【证候分析】元气虚弱,气化功能失调,可见小便不通,小腹作胀;气虚,可见神形怯弱,哭声低微,面色㿠白;唇淡舌润,苔薄,脉细,指纹淡红,均为元气亏虚的表现。

【治法方剂】温补利水。方用春泽汤。

初生儿小便不通,若经治疗无效,甚至胸腹胀满,喘促气急或引起抽搐昏迷者,则多属尿路畸形,浊毒内蓄之危证,应尽速进行外科检查治疗。

二十八、小儿啼哭

(一)概念

小儿啼哭,简称儿啼,是指新生儿或婴儿因多种原因引起的啼哭过频而言,多见于半岁以下的乳婴儿。

本症包括《诸病源候论》中的"躽啼"、"夜啼",《颅囟经》中的"惊啼";《小儿药证直诀》的"胃啼";《幼幼集成》的"拗哭"等。

由于啼哭是新生儿的一种本能反映,新生儿乃致婴儿常以啼哭表达要求或痛苦,故应排除因喂养不当,护理不善而引起的啼哭(此类啼哭主要表现为哺乳饮水或更换潮湿尿布衣着后,抱起亲呷或恢复原有习惯后,啼哭即停,哭时声调一致,并经详细诊察,而无异常者,不属本症讨论范围)。因重舌、马牙、板牙、螳螂子、口疮、寒疝、癫痫等引起的啼哭,参见有关条。

(二)常见证候

1. 脾经虚寒啼哭

【证候表现】夜间啼哭不歇或曲腰而啼,啼而无泪,哭声时高时低,声长不扬,喜伏卧,面青手腹俱冷,食少便溏,唇舌淡白,脉象沉细,指纹淡红沉滞。

【病因病机】多由于护理不当,腹部中寒,寒邪内侵,脾寒乃生所致。

【证候分析】寒邪内侵,脾寒乃生,故曲腰而啼;阴盛于夜,至夜则阴极发躁,寒邪凝滞,气机不通,故入夜则腹痛而啼;常伴有面色青白,手冷,食少便溏,唇舌淡白,脉象沉细,指纹沉伏,色淡滞等虚寒表现。

【治法方剂】温脾散寒。方用钩藤饮。

2.心经积热啼哭

【证候表现】夜间啼哭,哭声有力,喜仰卧,见灯光则啼哭愈甚,烦躁,小便短赤,大便秘结,面赤唇红,舌尖红,苔薄,脉数有力,指纹色紫。

【病因病机】多由于乳母或乳儿平日恣食辛香燥热炙煿动火之食物或多服温热之药物,火伏热郁,积热上炎所致。

【证候分析】心经积热,心主火属阳,至夜则阴盛而阳衰,阳衰则无力与邪热相搏,正不胜邪,邪热乘心,心神不宁,可见夜间啼哭,常伴有烦躁不宁,见灯火则啼哭愈甚,面赤唇红,身热,尿赤,大便秘结,舌尖红,苔薄,脉数有力,指纹紫滞之症。

【治法方剂】清心导赤。方用导赤散。

3.心虚禀弱啼哭

【证候表现】夜间啼哭,哭声无力,低沉而细,伴虚烦惊惕不安,消瘦,低热,唇舌淡红或见樱红,舌尖红,少苔或无苔,脉虚数,指纹淡红。

【病因病机】多由于血少心神失养所致,常见于病后体弱及禀赋不足之儿。

【证候分析】心虚禀弱,心神失养,可见夜间啼哭,哭声无力,伴虚烦不寐,惊惕不安;气血亏虚,机体失养,可见面白少华,唇舌淡白,少苔或无苔;若兼有虚火者,则见唇樱红,舌尖红,脉虚数等表现。

【治法方剂】养血宁神。方用安神丸。

4.受惊恐惧啼哭

【证候表现】夜间啼哭,多泪,睡中惊惕易醒,振动不宁,忽而啼叫,口出白沫,唇与面色乍青乍白,紧偎母怀,大便青绿色,舌苔多无明显异常,脉象夜间可见弦急而数,指纹青紫。

【病因病机】多由于受惊恐所致。

【证候分析】受惊恐惧啼哭,因醒时恐怖,寝则惊惕,振动不宁,忽而惊叫,惊悸尤著,且啼哭多无泪,一有音响,即欲紧偎母怀或作惊跳,面色乍青乍白,脉时数时不数,而唇舌多无异常。

【治法方剂】镇静安神。方用朱砂安神丸。

5. 伤食积滞啼哭

【证候表现】哭声嘹亮,时哭时止,腹痛拒按,呕吐乳片,不欲吮乳,大便或秘或泻下酸臭不化之乳食,舌质淡红,苔白厚,指纹紫滞。

【病因病机】多由于乳食壅积,损伤脾胃所致。

【证候分析】乳食积滞,损伤脾胃,导致脾胃不和,气机不利,可见因痛而啼哭,哭声响亮,时缓时剧,时止时作,白天亦然,兼见乳积之症。

【治法方剂】消乳导滞。方用消乳丸,积去乳消,里和痛止,啼哭亦停。

(三)鉴别诊断

1. 脾经虚寒啼哭与心经积热啼哭的鉴别诊断

(1)脾经虚寒啼哭 多由于护理不当,腹部中寒,寒邪内侵,脾寒乃生所致。夜间啼哭不歇,或曲腰而啼;兼见面青手腹俱冷,食少便溏等脾虚的表现。

(2)心经积热啼哭 多由于乳母或乳儿平日恣食辛香燥热炙煿动火之食物或多服温热之药物,火伏热郁,积热上炎所致。夜间啼哭,哭声有力,喜仰卧;兼见烦躁,小便短赤,大便秘结,面赤唇红,舌尖红,脉数有力等心经积热的表现。

2. 心虚禀弱啼哭与受惊恐惧啼哭的鉴别诊断

(1)心虚禀弱啼哭 多由于血少心神失养所致,常见于病后体弱及禀赋不足之儿,夜间啼哭,哭声无力;兼见虚烦惊惕不安,消瘦,低热,舌尖红,少苔或无苔,脉虚数等心虚的表现。

(2)受惊恐惧啼哭 多由于受惊恐所致,夜间啼哭,睡中惊惕易醒,振动不宁,口出白沫;兼见唇与面色乍青乍白,紧偎母怀,舌苔多无明显异常,脉象夜间可现弦急而数等表现。

形成小儿啼哭的原因很多,轻重不一,甚至有时为严重疾病的早期反映,鉴别之要诚如《幼科释谜》所说:"务观其势,各究其情,勿云常事,任彼涕淋。"临床常遇见原因不明,一时难以鉴别者,可试服蝉花散或甘麦大枣汤。

二十九、积滞

(一)概念

小儿内伤乳食,停聚胃脘,积久不化,以致气滞不行,称为积滞。

本症《小儿药证直诀》称"癖",以后历代医家又载有"食滞"、"乳滞"、"不乳食"、"宿食"、"食积"、"乳积"等名称。

癖,历代医家论述较多,概念不同,如《小儿药证直诀·腹中有癖》云:"小儿病癖,由乳食不消,伏在腹中。"《婴童百问·腹中有癖》则云:"癖者,血膜包水,侧僻于胁旁,时时作痛也。"可见癖的含义较广。本篇只讨论由乳食不节所致的积滞症状,对癖证不作论述。

(二)常见证候

1. 乳食不节积滞

【证候表现】此症又有伤食、伤乳之分。伤乳积滞:呕吐乳片,口中有乳酸味,不欲吮乳,腹部胀满;伤食积滞,呕吐食物,腹痛拒按,嗳腐吞酸,不思饮食,夜卧不安,手足心热,或大便秘结或便下酸臭,舌苔厚腻,脉滑数,指纹紫滞。

【病因病机】多由于小儿喂乳量多,次频或过食肥甘油腻,不能运化,滞留胃脘所致。

【证候分析】乳食不节,滞留胃脘,可见呕吐乳片,口中有乳酸味,不欲吮乳,腹部胀满;脾失运化,可见嗳腐吞酸,不思饮食;胃不和则卧不安,可见夜卧不安;乳食久积化热,可见手足心热,或大便秘结或便下酸臭;舌苔厚腻,脉滑数,指纹紫滞,均为乳食久积化热的表现。

【治法方剂】食滞宜消食导滞,方用木香大安丸;伤乳宜消导宿乳,方用消乳丸。

2. 过食生冷积滞

【证候表现】面色苍白,四肢逆冷,呕吐食物,嗳腐吞酸,不思饮食,脘胀腹痛,痛则欲泻,泻后痛止,便稀似水,腥臭异常,舌苔白腻,脉象沉迟,指纹红滞。

【病因病机】多由于饮食不节,过食生冷,停聚胃脘所致。

【证候分析】过食生冷,停聚胃脘,可见面色苍白,四肢逆冷,呕吐食物,嗳腐吞酸;食滞不化,脾失健运,可见不思饮食,脘腹胀痛,痛则欲泻,泻下痛止,便稀似水;舌苔白腻,脉沉迟,均为寒邪内聚的表现。

【治法方剂】温中止泻。方用理中汤,止泻可用诃子散。

3. 脾胃虚弱积滞

【证候表现】面色苍黄,体倦无力,恶心呕吐,食则饱胀,服满喜按,大便不化,舌苔白腻,脉象沉滑,指纹青淡。

【病因病机】发病原因有二:一为小儿禀赋不足,脾气虚弱;二为久病元气耗伤,脾胃失调所致。

【证候分析】脾胃虚弱,运化失司,可见面色苍黄,体倦无力,恶心呕吐,食则饱胀等。其辨证要点为:①体倦无力;②不思乳食;③食则胀饱;④恶心呕吐;⑤腹满而痛。其疼痛特点为绵绵作痛,痛处喜按,得温痛减;并见大便不化,舌苔白腻,脉象沉滑,指纹青淡。

【治法方剂】健脾养胃,兼消食导滞。方用人参启脾丸。

积滞一症,缘由小儿乳食无节,恣食肥甘生冷和一切难于消化的食物所引起。其病机乃是食积中脘损伤脾胃,因此,临床见症往往是虚中夹实或实中有虚,故必须结合病儿的体质和病情,分别采取先消后补或先补后消或消补兼施等法,方为全策。

三十、疳积

(一)概念

是指小儿形体消瘦,毛发干枯,头大颈细,腹胀肚大,大便不调的症状而言。

《古今医鉴》说:"病夫诸疳者,谓肥甘饮食之所致也……。"

本证在古典医籍中,名称繁多;《医宗金鉴》有"脾疳"、"心疳"、"肺疳"、"胃疳"、"肝疳"等名称,现多以"疳积"统称之。

(二)常见证候

1. 脾胃损伤疳积

【证候表现】面色黄白无华,形体羸瘦,毛发干枯,精神不振,饮食懒进,腹胀肚大或食则呕吐,手足心热,焦急易哭,心烦口渴,夜眠不宁,大便溏泻或大便秘结,小便黄浊或如米泔,舌苔浊腻,脉象濡细而滑或兼数,指纹淡滞。

【病因病机】多由于饮食失节或暴饮暴食,脾胃运化功能受损所致。

【证候分析】脾胃为仓廪之官,主受纳运化水谷,其化生之精微,以濡养脏腑,充身泽毛;如恣食肥甘或嗜食生冷无度,损伤脾胃,使其运化职能失调,则水谷之精微来源匮乏,从而导致气血不足,脏腑肌肤失于濡养,因而出现面黄羸瘦,毛发干枯等症状。

【治法方剂】治则应根据体质和具体情况,分别采取先消后补或先补后消或消补兼施等法。如初期实象显著者,用消疳理脾汤加减;积滞化热者,用香连导滞汤;虚实兼见者,可用肥儿丸加减。

2. 病后失调疳积

【证候表现】面色萎黄,形容憔悴,毛发枯槁,精神萎靡,不思饮食,食不消化,脘腹胀满,四肢不温,睡卧不宁,合目露睛,时有啼哭,哭声不扬,唇舌色淡,脉细无力,指纹色淡。

【病因病机】多由于病后失于调养,或吐泻日久或用药攻伐太过,气阴大伤所致。

【证候分析】病后失调,脾胃虚弱,机体失于滋养,而出现面色萎黄,形容憔悴,羸瘦如柴等表现。

【治法方剂】治以扶脾养胃为主。可用参苓白术散加减或用人参启脾丸健脾理气消疳。

（三）鉴别诊断

脾胃损伤疳积与病后失调疳积的鉴别:二者皆为虚证,但脾胃损伤疳积是虚中夹实,因积滞日久化热,热蕴津伤,脾主湿,脾伤而湿不运,故出现湿热伤阴之象,其手足心热,心烦口渴,腹胀硬拒按,苔黄腻,小便黄浊,或如米泔为辨证要点;病后失调疳积乃属纯虚证,由于脾胃虚弱,饮食不得充养肌肤,气液日渐消耗,以致气阴两伤,失于荣润,故精神萎靡,四肢不温,合目露睛,毛发枯槁,虽有脘腹胀满,但多饮而不硬,且喜揉按为特点。

总之,本症表现虽多,但其主要病机是脾胃损伤,运化功能迟滞,水谷精微不能充养,气液匮乏,气血不荣所致。脾胃为后天之本,脾胃受损即可导致其他脏腑功能失调,而出现疳证的症状:如面目爪甲青,眼眵泪涩难睁等为肝疳;面红目脉络赤,时时惊烦,口舌生疮等为心疳;面白气逆咳嗽,鼻颊生疮等为肺疳;面色黑黧,骨瘦如柴,足冷腹痛泄泻等为肾疳。还有诸如疳泻,疳肿胀,疳发热,疳痢,蛔疳以及鼻疳、牙疳等。分证虽多其根本在脾。在治疗各种疳证时,首先要顾及脾土的健运,这是治疳的关键。

三十一、小儿痞块

(一)概念

是指胁下可按到的肿块而言,局部有时疼痛。

在古代医籍中多称"癖积"。《诸病源候论》称"癖",《幼幼集成》称"癖积",《医宗金鉴》称"癖疾"。一般多称"痞块","痞积"。

痞块是小儿脾胃功能失调的一种症状,与小儿的疳积,成人的癥瘕相近,本书仅述小儿痞块,其他疾病所表现的肿块,可参见有关条目。

(二)常见证候

1.脾胃气虚痞块

【证候表现】胁下痞块始则柔软,渐增大变硬,时发疼痛,纳少便溏或完谷不化,面色青黄,舌质淡胖,苔白滑,脉沉濡弱。

【病因病机】多由于过食寒凉饮食,损伤中气,水湿不运,痰湿凝聚而成。

【证候分析】脾胃气虚,痰湿凝聚成形,可见胁下有痞块;脾胃气虚,运化失司,可见纳少便溏或完谷不化;脾胃为气血生化之源,气血亏虚,机体失养,可见面色青黄,手足不温,舌质淡胖,苔白滑,脉沉濡弱。

【治法方剂】补益脾胃,除湿消痞。方用异功散加减。

2.脾胃阴虚痞块

【证候表现】胁下痞块时痛,午后潮热,面颊红赤,手足心热,烦急惊啼,纳少运迟,形体羸瘦,便干溲黄,舌红苔少,脉细数有力。

【病因病机】多由于热病伤阴,阴津被热邪煎灼,聚而不散所致。

【证候分析】脾胃阴虚,虚热灼津,聚而不散,可见胁下痞块;阴虚火旺,可见午后潮热,面颊红赤,手足心热,舌红少苔,脉细数有力。

【治法方剂】滋脾养胃,消痞软坚。方选沙参麦冬汤加炙鳖甲、丹参、牡蛎等。

3. 疟久痞块

【证候表现】寒热往来,呕吐黄水,头晕身倦,面黄腹胀,胁下痞块,舌质胖嫩,尖边红绛,苔黄薄腻,脉弦滑兼数。

【病因病机】多由于水谷停聚搏结水湿,三焦气机运化不畅,水湿与气血搏结而成。

【证候分析】《幼幼集成》说:"癖者,血膜裹水则癖,胁旁时时作痛,时发潮热或寒热往来似疟,故疟家多有此症。"其辨证要点为:寒热往来,呕吐黄水,头晕腹胀,脉弦滑数。

【治法方剂】体虚者,补益脾胃,行气化瘀,方用消癖丸;体壮者软坚消癖,行气化瘀,方选用赭石挨癖丸。

痞块患儿,虚者居多。古方治癖,多以巴豆、硝、黄攻下,此非常法,初起体壮气实者短时或可用之,若攻伐太过,则伤脾阳,阳虚气陷难以调治。痞块之由,来之饮食者,应调和脾胃为宜,佐用行气化瘀以消痞块,或兼用红花膏活血化瘀软坚消痞。

三十二、小儿蛲虫症

(一)概念

是指蛲虫在肠道内寄生所引起的疾患。

蛲虫俗称"线虫",在古典医籍中记载比较统一。自隋代《诸病源候论》以后,历代医家都以"蛲虫"命名,只有宋代医家有"肾虫"的记载,目前临床上均称"蛲虫"。本篇着重介绍蛲虫在肠道内寄生所引起的症状及鉴别。

(二)常见证候

蛲虫扰动肠道

【证候表现】腹部隐隐作痛,乍痛乍止,来去无定,痛时伴有肠鸣,吐涎,或遗尿,多尿,夜间肛门周围奇痒,往往波及会阴及臀部,女孩因蛲虫爬向前阴而见阴痒,患儿面黄肌瘦,纳呆食少,睡时磨牙,咬指甲,嗜食泥土、纸屑、生米、茶叶等杂物,面部可见白斑,白睛可见灰兰色斑点,下唇黏膜有小颗粒,舌两边及舌尖部有乳头状红点。

【病因病机】多由于饮食不洁,卫生习惯不良,尤其在儿童集体生活环境中,因蛲虫每晚自患儿肛门爬出排卵,虫卵附在患儿的衣裤、被褥及玩具上,除患儿本身自家感染外,健康儿童若进食沾染虫卵的食物,也可患病。

【证候分析】鉴别要点为:①腹痛,呈隐隐作痛,乍痛乍止,来去无定,痛时伴有吐涎,肠鸣辘辘,腹胀等,腹痛停止后饮食,玩耍如常;②每晚肛门附近可见成虫,肛门周围红肿,或有湿疹;③嗜食异物,如泥土、纸屑、生米、茶叶等,有时喜咬指甲,睡时磨牙。这些异常嗜好,虽然与蛔虫症患儿相似,但症状更明显,更严重;④面部往往可见白斑,白睛可见灰兰色斑点,下唇黏膜有小颗粒,舌两边及舌尖有乳头状红点。这些虽与蛔虫症相似,但症状较轻微;⑤女孩可见阴痒,或遗尿,多尿;⑥大便中可查到虫卵。同时还可见到精神萎靡,睡眠不安,食欲不振,肚腹膨胀等。

【治法方剂】以杀虫止痒为主。方用蛲虫散,外用百部或大蒜煎水灌肠,或用胡粉散外搽肛门。

小儿蛲虫症,是仅次于蛔虫症的一种小儿常见肠道寄生虫病。它的传播方式,主要是经口传染。因蛲虫的生命很短,如能养成良好的卫生习惯,饭前洗手,勤剪指甲,把住病从口入这一关,便能消灭蛲虫。因此切断传染途径,减少感染机会,对防治蛲虫疾患是十分重要的。

三十三、小儿蛔虫症

(一)概念

是指蛔虫在肠道内寄生所引起的疾患。

本症在古典医籍中,名称繁多,最早见于《素问·咳论篇》称"长虫",《灵枢·厥病论篇》称"蛟蛕",《伤寒论·厥阴病脉证并治篇》称"蛔",《诸病源候论·小儿杂病诸候》称"蛔虫"。说明古代医家很早对蛔虫症就有了认识。本篇着重介绍蛔虫在肠道内寄生所引起的症状及鉴别。

(二)常见证候

1.蛔虫扰动肠道

【证候表现】症见腹痛,痛时口吐涎沫,精神萎靡,面黄肌瘦,或面部有白斑,白睛有灰兰色斑点,眼眶下色黯,鼻孔时时发痒,下唇内有颗粒样小点,舌尖部有红色乳头状小点;或易饥贪食或嗜食泥土、纸屑等杂物,睡时磨牙,便秘或便溏;或便下蛔虫,久之则肚腹膨胀,甚至可扪及硬物。

【病因病机】多由于饮食不洁,生吃未洗净的瓜果、蔬菜,及未煮熟而带有虫卵的食物所致。

【证候分析】《杂病证治准绳·虫篇》中指出:"食瓜果与畜兽内脏遗留诸虫子类而生。"明确指出是因食进"虫子"而发病。且春夏气候温暖,湿度适宜,虫卵易于成熟,感染机会较多,也是蛔虫症的多发季节,所以古人又有蛔虫由湿热郁蒸而生的说法。其鉴别要点为:①腹痛,蛔虫寄生在人体小肠,虫动则痛,一般疼痛不重,疼痛的部位在脐或下脘周围,痛无定时,反复发作,持续时间不定,腹痛的同时伴有流涎,疼痛停止后游玩、饮食如常;②腹痛呈游走性,触之有索状物,喜人揉按,聚散无常;③面部可见白斑,以前额及两腮颊多见,为不规则之圆形,边缘较整齐,中间呈淡白色似斑癣,背光时较明显,皮肤表面略粗糙,但不突出,无痛痒感;④两眼白睛有时可见灰兰色斑点,大小形状不一,小自针尖,大至米粒,不突出于巩膜表面,少者 1～2 个,多可达6～7个;⑤下唇黏膜有突出于皮肤表面的小颗粒,位置在下唇内部中间偏根处,周围微有红晕;⑥舌边缘及舌尖有乳头状红点,略高于舌面,有的稀疏零散几点,有的密集多粒;⑦吐蛔或便蛔;⑧大便化验检查可找到蛔虫卵。同时还可见有精神萎靡,面黄肌瘦,食欲不振,或易饥贪食,或嗜食泥土、纸屑等杂物,以及睡时磨牙,啼哭不安等症。

【治法方剂】安蛔驱虫为主,兼健脾养胃。方用乌梅丸,驱虫可用使君子散,健脾养胃可用肥儿丸。

2.蛔虫梗阻肠道

【证候表现】若蛔虫过多,扭结成团,阻塞肠间,可出现腹部阵发性剧烈绞痛,恶心呕吐,甚或吐蛔,腹胀,大便不通,腹部可见大小不等索条状物,揉之可改变形状。

【病因病机】多由于蛔虫在肠道滋生过多,扭结成团所致。

【证候分析】蛔虫在肠道过多,扭结成团,致使蛔虫阻塞肠间,肠道不通而梗阻。其症状鉴别要点为:①阵发性腹部剧烈绞痛,乍痛乍止,反复发作;②腹部触之有索条状物,疼痛时更明显,喜揉按,揉之可改变形状;③恶心呕吐,甚或吐蛔;④腹部胀满,大便不通。

【治法方剂】通里攻下,行气散结,佐以安蛔驱蛔。方用硝菔通结汤;如较长时间症状尚不缓解,当考虑手术治疗。

3.蛔虫穿肠入胆

【证候表现】可见腹部突然剧烈绞痛,面色㿠白,冷汗淋漓,四肢逆冷,甚或出现惊厥。

【病因病机】蛔虫在肠道内又有钻窜的习性,若因驱蛔不当或患儿身热等刺激,致使蛔虫乱钻,也可并发胆道蛔虫症。

【证候分析】蛔虫在肠道乱钻至胆囊,可见腹部突然剧烈疼痛;其症状鉴别点为:①突然剧烈腹痛,反复发作,时痛时止;②疼痛部位在上脘偏右侧,不喜按压;③面色㿠白,冷汗淋漓,手足逆冷,神识昏迷,甚或出现惊厥。

【治法方剂】安蛔理气止痛,症状缓解后再用驱蛔通下,安蛔方用乌梅丸,驱蛔可用胆道驱蛔汤。

蛔虫症在我国分布地区较广,多见于不懂卫生知识的小儿。轻者可引起小儿营养不良,消化功能紊乱,重者甚至危及生命,因此注意饮食卫生,搞好粪便管理,对预防蛔虫症有重要意义。

三十四、小儿浮肿

(一)概念

是指小儿体内水湿潴留,泛溢于肌肤,引起头面、四肢、腹背甚至全身浮肿的症状。

浮肿,在《内经》中论述较详细。《素问·阴阳别论》说:"三阴结谓之水。"《灵枢·水胀》篇则说:"水始起也,目窠上微肿,如新卧起之状。"《金匮要略》则将浮肿分为"风水"、"皮水"、"正水"、"石水"及五脏水等。直至朱丹溪才将浮肿归纳为"阳水"、"阴水"两大类。前人对小儿浮肿的认识,亦不出上述范围,但多为"气肿"、"水肿"两类。

(二)常见证候

1.风水相搏浮肿

【证候表现】起病急骤,发热恶风,咳嗽,初起眼睑浮肿,继而四肢,全身浮肿,小便黄赤,舌苔薄腻,脉浮数。

【病因病机】多由于小儿机体柔弱,气血未充,风邪乘虚而入,客于肌表,与体内水气相搏所致。

【证候分析】风为阳邪,其性上行,故初起眼睑浮肿;风水郁闭于肌肤,故四肢、全身肿胀;风邪外袭,肺失宣肃,不能通调水道,下输膀胱,故发热恶风,咳嗽,浮肿,小便不利。

【治法方剂】疏风解表,宣肺行水。方用越婢加术汤或麻黄连翘赤小豆汤加减。

2. 湿热壅盛浮肿

【证候表现】遍身浮肿,皮色润泽光亮,胸腹胀满,烦热口渴,小便短赤,大便干燥,苔黄腻,脉滑数。

【病因病机】多由于小儿脏腑未坚,饮食不节,积食酿湿,湿热壅滞,中焦气机升降失调所致。

【证候分析】湿热壅滞,三焦气化不利,气不化水,水溢四肢,故见遍身浮肿,色泽光亮,皮肤胀急;湿热内蕴,故有烦热口渴,小便短赤;湿阻气机,故见胸腹胀满,苔黄腻,脉滑数。

【治法方剂】淡渗利水,分利湿热。方用五苓散合五皮饮加减或疏凿饮子加减。

3. 脾阳不振浮肿

【证候表现】周身浮肿,按之凹陷不起,面色㿠白,身重懒动,脘闷纳呆,便溏溲少,舌淡,苔白滑,脉濡缓。

【病因病机】多由于小儿后天失调,饮食不节,嗜食生冷,损伤脾阳,脾不制水所致。

【证候分析】脾阳不振,脾不制水,水湿浸渍,发为浮肿,可见周身浮肿,按之凹陷不易恢复。即《素问·至真要大论》所说:"诸湿肿满,皆属于脾。"脾阳不足,机体气化失司,可见面色㿠白,身重懒动;脾失健运,可见胸闷纳呆,便溏溲少,舌淡,苔白滑,脉濡缓。

【治法方剂】温运脾阳,化湿行水。方选实脾饮加减。

4. 肾阳衰微浮肿

【证候表现】面浮身肿,腰以下肿甚,按之凹陷不起,形寒肢冷,腰膝酸软,小便短少,舌质淡而肿,苔白腻,脉沉细而迟。

【病因病机】多由于小儿先天禀赋不足,后天失调或病累日久,以致肾阳衰弱所致。

【证候分析】肾阳衰微,无以温煦蒸腾,以致气不行水,发为浮肿。《诸病源候论·卷二十一》说:"肾主水,肺主气,肾虚不能制水,故水妄行。"肾阳衰微,则膀胱开阖失司,水道不利,故见面浮身肿,腰以下为甚,按之没指。肾阳亏虚,亦可见形寒肢冷,脉沉细而迟。

【治法方剂】温补肾阳,化气行水。方用真武汤或金匮肾气丸加减。

(三)鉴别诊断

1. 湿热壅塞浮肿与风水相搏浮肿的鉴别

(1)湿热壅塞浮肿　多由于小儿脏腑未坚,饮食不节,积食酿湿,湿热壅滞,中焦气机升降失调,三焦气化不利,水湿泛滥,发为浮肿;兼见胸腹胀满,烦热口渴,小便短赤,大便干燥,苔黄腻,脉滑数等湿热内阻的表现。

(2)风水相搏浮肿　多由于小儿机体柔弱,气血未充,风邪乘虚而入,客于肌表,与体内水气相搏,水湿溢于肌肤,肺失宣肃,水道不通,膀胱不利,发为浮肿;兼见起病急骤,发热恶风,咳嗽,脉浮数等风邪外袭的表现。

2. 肾阳衰微浮肿与脾阳不振浮肿的鉴别

(1)肾阳衰微浮肿　多由于小儿先天禀赋不足,后天失调或病累日久,以致肾阳衰弱所致。临证必有寒象,如形寒肢冷,脉迟等表现,且浮肿较重。

(2)脾阳不振浮肿　多由于小儿后天失调,饮食不节,嗜食生冷,损伤脾阳,脾不制水所致。临证必有身重懒动,脘闷纳呆,便溏等脾虚表现,且浮肿较轻。

小儿浮肿,首先要分清阴阳虚实,阳水属实,病邪较浅,多为身半以上浮肿,皮色润泽光亮,按之即起,治当发汗、利小便;阴水属虚,病邪较深,正气已虚,多为身半以下浮肿,皮色灰滞,按之凹陷没指,治当扶正利水;若正气尚实,能耐攻逐者,可先攻后补。然小儿禀赋未充,脏腑娇嫩,攻伐必须谨慎。否则,常致虚虚之弊而难以挽救。

三十五、小儿遗尿

(一)概念

是三岁以上小儿,每于睡眠中小便自遗的症状,又称"夜尿症"。

早在《灵枢经》中就有"膀胱不约为遗溺"的论述;《诸病源候论·小便病诸候》也说:"膀胱为津液之腑,腑既虚冷,阳气衰弱,不能约于水,故令遗尿也。"后世医家对遗尿的认识,多未超出这些范围。

小儿遗尿,由于生理上的肾气未充脏腑未坚,以及照护不周,发病往往比成人为多,所以列为专条讨论。若因卒触惊恐,或嬉戏过度,偶尔引起遗尿者,不属病态,本书不予论述。

(二)常见证候

1.肾阳虚弱遗尿

【证候表现】夜尿频多,每晚必遗,患儿发育迟缓,面色㿠白,肢冷恶寒,腰膝酸软,唇舌淡白,脉沉迟无力。

【病因病机】多见于先天禀赋不足的患儿,由于下焦元阳虚衰,命火不能蒸腾水液,鼓动气化,约束膀胱所致。

【证候分析】肾阳虚弱,不能约束膀胱,可见夜尿频多,每晚必遗;阳虚机体失于温养,可见面色㿠白,肢冷恶寒,脉迟无力等表现。

【治法方剂】温补肾阳,佐以固摄。桑螵蛸散合巩堤丸加减。

2.脾肺气虚遗尿

【证候表现】小便频数,尿量不多,睡中遗尿,气短声怯,动则汗出,易于感冒,食少便溏,舌质淡无华,脉细弱。

【病因病机】多由于后天调摄失当或久患咳喘、吐泻患儿,由于宗气受损,气虚升举无权,水失其制所致。

【证候分析】脾肺气虚,升举无权,水失制约,可见小便频数,尿量不多,睡中遗尿;宗气不足可见气短声怯,动则汗出,易于感冒;脾湿运化水谷失司,可见食少便溏;舌质淡无华,脉细弱,均为脾肺气虚的表现。

【治法方剂】健脾益肺,佐以固涩。方用补中益气汤合缩泉丸化裁。

3.肝经郁热遗尿

【证候表现】睡中遗尿,小便黄臊,手足心热,面赤唇红,夜间龃齿,或惊惕不安,舌苔薄黄,脉滑数。

【病因病机】多由于湿热内蕴,侵犯肝经,或肝失疏泄,郁而化火,影响膀胱不藏所致。

【证候分析】肝经郁热,影响膀胱不藏,可见睡中遗尿,小便黄臊;里热炽盛,可见手足心热,面赤唇红;舌苔薄黄,脉滑数,均为热邪内郁的表现。

【治法方剂】泻肝清热。方用龙胆泻肝汤加减。

三十六、小儿五软

(一)概念

是指头项、口、手、足、肌肉失去正常发育而呈痿软无力等症状而言,俗称"软瘫",《古今医统》又名"胎怯"。

本症,宋代以前多与迟症并论,《婴童百问》首将头软、项软、手软、脚软、肌肉软名为五软。嗣后,一般将头软、项软并称为"头项软",又将口软列为五软之一;也有将手软、足软并称为"手足软",而将身体软列为五软之一者。由于五软诸症往往互见,所以又把诸软统称为"弱症","软症"等。

(二)常见证候

1.胎禀怯弱肾阳虚衰五软

【证候表现】小儿出生后,渐见头项软弱倾斜,东倒西歪,遍身羸弱,足软弛缓,不能站立,兼见口软唇薄,不能咀嚼,口常流涎,手软下垂,不能握举,肌肉松弛,活动无力,唇淡苔少,脉沉细尺弱,指纹淡。

【病因病机】多由于先天胎禀不足所致。有因其母血气弱而孕者;有因其母血海久冷,用药强补而有孕者;有受胎而母多疾患者;或其父母酒色过度,元气虚弱者;或老年而复得子;有服堕胎之剂不去而竟成胎者;有早产者。上述诸因皆可致胎元耗伤,筋骨痿弱。

【证候分析】肝肾虚衰,筋骨痿弱,而使头项、手、足、口、肌肉痿软,尤以项软不能支,足软不能立为主症。病机当责之肝肾,因肝主筋,肾主骨,肝肾不足则筋骨不支;又项为督脉及足太阳经脉所过,督脉空虚,精髓不足,膀胱经脉失养,以致头项软弱不正。

【治法方剂】温阳益气,填精补髓。方用补肾地黄丸或补天大造丸。

2.后天失调脾气虚馁五软

【证候表现】小儿病后,渐见肢体软弱,形体瘦怯,肉少皮宽,食少不化,吃食不长肌肉,手软不能握举,舌出口而懒于言,口开不合,咬嚼乏力,发育迟缓;五岁小儿不能站立行走,神情呆滞,智力迟钝,面色萎黄,不耐寒暑,以及头项软弱,唇白苔滑,脉沉无力,指纹淡。

【病因病机】多见于吐泻久病,或肾疳或慢脾风后;也有因护理不当,乳食、阳光不足而致者。

【证候分析】以手足软、口软、肌肉软为主症,病机当责之于脾胃。盖胃为水谷之海,五脏六腑之化源,脾胃失调,脏气失其所禀,四肢无所主,故手软而懒于抬,足软而艰于步,肌瘦皮宽;清阳之气不升,故头不举,项软难收;又口为脾之窍,上下齿属手足阳明,足太阴脾经连舌本,散舌下,脾胃虚,舌不能藏而舒出,口软不收而成五软。

【治法方剂】补中益气,升举清阳。方用补中益气汤或扶元散。倘得脾胃一旺,则脏气有所禀,诸软之症可图。

三十七、小儿五硬

(一)概念

是指头项、手足、胸膈、肌肉等部位板硬不灵,难以屈伸俯仰的症状而言。

在古代文献中,小儿五硬的内容不尽一致。如《古今医统》说:"头硬不能俯视,气壅胸膈,手足心冷如冰而硬,名曰五硬。"《幼科铁镜》系指肝受风邪,头项手足强直如木的病症。《幼幼集成》则把手硬、脚硬、腰硬、肉硬、颈硬名为五硬。

本症多见于二周岁以内的婴幼儿,若不及早治疗或治疗不当,往往成为痼疾或危及生命。

(二)常见证候

1.胎寒五硬

【证候表现】新生儿体质虚弱,全身冰冷,肢体不温,僵卧少动,仰头呼吸,气息微弱,哭声低怯无力,不能吮乳,局部皮肤板硬,唇舌淡白或稍紫红偏暗,苔薄白,脉沉微,指纹色淡沉滞。

【病因病机】多见于早产,体弱之新生儿,因先天胎禀不足,真阳大虚,气血失充,或因气候寒冷,护理不当,保暖较差或生后感受它病所致。

【证候分析】阳气更衰,寒凝血涩,气血运行不畅,阳气不能温煦肌肤,营于四末,故见肌肤不温,板硬不灵,难以屈伸府仰;阳虚气弱血凝,可见哭声细小无力,气息微弱,活动力差,不会吮乳等表现。

【治法方剂】益气温阳。方用参附汤,并要做好保暖护理。

2. 风寒五硬

【证候表现】头项强硬,难以转动,手足强直冰凉而硬,仰头呼吸,面青气冷,气壅疼痛,连及胸膈,舌质淡,苔白,脉象沉微,指纹淡滞不显。

【病因病机】多由于风寒郁闭,阳气不得宣通,气血不荣所致。

【证候分析】风寒郁闭,气血不荣,以致头项、胸膈、肌肉、手足失却温养,故见板硬不灵,难以屈伸俯仰。

【治法方剂】祛风散寒为主,兼以调理气血。宜小续命汤,轻者可用乌药顺气散。

3. 肝旺乘脾五硬

【证候表现】四肢板硬痉挛,食少气弱,壮大青筋隐现,肌肉紧张,急而不宽,甚则面青腹硬,舌青苔白,脉弦细,指纹青紫。

【病因病机】多由于脾虚化源不足,肝旺筋脉失和,木乘土位所致。

【证候分析】肝旺乘脾,脾气不荣于四末,故见手足冷而硬,筋脉挛缩;脾失健运可见腹硬,食少气弱,肚大青筋,急而不宽等表现。

【治法方剂】温运脾阳,消其积滞,缓其痉挛。方用六君子汤加减。

三十八、小儿鸡胸龟背

(一)概念

是指胸前高耸,畸形,形如鸡之胸廓状而言。由于其胸廓又象龟壳之凸起,故又名"龟胸"。

龟背是指小儿背脊屈曲且突,畸形,形如龟之背脊而言,又称"隆背",俗称"驼背"。由于二症在病因及症状上有一定的关联,故合并一条鉴别。

(二)常见证候

1.肺积痰热鸡胸

【证候表现】除胸廓向前外突,前后直径增加,变成畸形外,兼见咳嗽喘息,胸高胀满,痰涎上涌,面红唇赤,自汗形瘦,毛发稀黄,舌红,苔黄少津,脉数,指纹紫滞。

【病因病机】多由于小儿饮食不节,食滞生痰,痰热不解,又加风邪所伤,攻于胸膈所致。

【证候分析】肺积痰热,攻于胸膈,可见胸廓向前外突,变成畸形;风痰热邪伤肺,肺失宣降,可见咳嗽喘息,胸高胀满,痰涎上涌;里热炽盛,可见面红唇赤,舌红苔黄少津,指纹紫滞。

【治法方剂】开通气机,清热化痰。可先用宽气饮,再以百合丹,待痰热清除,则胸部胀满得解,再进行补益调治,使胸廓渐收。

2.脾虚骨弱鸡胸

【证候表现】除胸廓向前外突,状如鸡的胸廓外,兼见形体瘦弱或虚胖,头额大方,囟门迟合,面色不华,腹部膨大,下肢弯曲,脊柱后弯或侧弯,出牙、坐立、行走等发育均延迟,舌质淡,苔白,脉迟无力,指纹淡。

【病因病机】多由于乳母体弱多病,小儿饮食营养失宜,久居阴暗潮湿之所,日光不足所致。

【证候分析】脾虚以致生长发育迟缓,骨骼软弱,肌肉松弛,遂使胸廓畸形而成鸡胸;脾虚气血亏虚,机体失养,可见面色苍白,头大额方,囟门迟合,面色不华,下肢弯曲等表现。

【治法方剂】益脾补肾,壮骨培元。方用扶元散,待脾气得复,再用补肾地黄丸,使骨骼得滋,鸡胸可痊。

3.胎禀怯弱鸡胸龟背

【证候表现】小儿生下即有胸背畸形,并随着年龄长大,畸形日益明显,行必佝偻,能俯不能仰,生长发育迟缓,形瘦食少,不耐寒暑,舌淡苔薄,脉虚数,指纹淡滞。

【病因病机】多由于禀父母精髓不足,元阳亏损,或孕期母体虚弱多病,或因早产,或因其他因素损伤胎儿所致。

【证候分析】胎禀怯弱,可见胎儿生下之后即见胸腔剑肋外突,渐如鸡的胸廓,胸椎渐次骨节浮露,骨痿不能支撑,弯曲隆突,其腰如弓;素体气血亏虚,机体失养,可见生长发育迟缓,形瘦食少,舌淡苔薄,脉虚数等表现。因此证源于先天,故重在调益母体,既生之后,往往成为终身痼疾。

【治法方剂】治宜补肾为主。方用补天大造丸,并外灸肺俞、心俞、膈俞。

4. 邪客脊骨龟背

【证候表现】背脊不能支持擎举,脊柱疼痛强直,抬肩挺胸,渐至背脊弯曲,背高如龟,晚期可出现驼背畸形,舌淡红或鲜红,苔白或少津,脉沉细数,指纹淡滞或紫滞。

【病因病机】多由于婴儿骨软,强令独坐,又被风邪侵袭,与血气相搏,侵入骨髓所致。

【证候分析】邪入脊髓,壅滞不散,可见背高隆起,如龟背之状;若因痨瘵之邪客于背脊,渐见骨蒸潮热,形羸盗汗,舌红,脉细数之阴虚之症,并伴有脊柱疼痛强直,背柱向后凸出,形成驼背等。

【治法方剂】因风寒客于脊者,宜先疏风祛寒。可内服松蕊丹,外用灸法;若阴虚痨瘵者,可参照骨痨调治。

三十九、小儿痿证

(一) 概念

是指小儿四肢软弱,不能随意运动的病证,临床多以下肢为多见。

小儿痿证,在《素问·痿论》中称"痿躄",后世有称"软脚瘟"、"软风"者。由于它具有传染性,故又有"痿疫"之称。近代医家认为《医林改错》中的"小身半身不遂"颇类此证。

本证多见于5岁以下小儿,以1~2岁发病率最高,多流行于夏秋季节。本证与成人的"肢体痿废"在年龄与发病季节上,均有明显不同。

(二) 常见证候

1. 湿热初侵,邪犯肺胃

【证候表现】肢体肌肉疼痛,屈伸困难,皮肤感觉过敏,不喜抚抱,甚则颈项强直,常有发热汗出,咳嗽流涕,恶心呕吐,烦躁或嗜睡,便溏溲黄,苔薄腻,脉濡数。

【病因病机】多由于外感风湿热疫毒,内伤生冷不洁之物而致。

【证候分析】肺为清肃之脏,主一身之皮毛,疫毒外袭,肺气郁闭,营卫不和,可见发热咳嗽等表证;秽浊之气内伤脾胃,使清气不升,浊气不降,故有呕吐便溏等里证;疫毒流注经络,使气血不得宣通,湿热不扬,筋脉拘急,故见肢体疼痛,皮肤感觉过敏,甚则颈项强直。

【治法方剂】疫毒初犯,属实证,治宜疏风解表,清热利湿,佐以通络。方用葛根芩连汤合甘露消毒丹加味。

2.湿热阻络,气虚血瘀

【证候表现】以四肢瘫痪为主,尤以下肢对称瘫痪为多见,发热渐退,肢体软弱无力,皮肤欠温或口眼㖞斜,舌质红,苔腻,脉细滑。

【病因病机】多由于正气无力达邪或失治误治,使湿热之邪深入经络,郁结阳明所致。

【证候分析】阳明主润宗筋,主束骨而利关节,湿热内郁不解,必致胃气匮乏,四肢无所禀受,则宗筋松弛而无力束骨,故见肌肉松弛,肢体瘫痪;湿性重浊而性趋下,所以尤以下肢瘫痪为常见。

【治法方剂】清热利湿,益气活血,方用三妙丸合补阳还五汤;若口眼㖞斜者,加用牵正散。

3.邪去正虚,肝肾亏损

【证候表现】瘫痪日久,肌肉萎缩,皮肤发凉,甚或出现各种畸形,具有瘫、痿、软、松、冷、变形的特点,舌淡红,少苔或无苔,脉沉细弱。

【病因病机】多由于瘫痪日久,邪虽去而正气不复所致。

【证候分析】邪去正虚,尤以精血两伤,肝肾亏损为重;肝主筋,肾主骨,精血不能润养筋骨,故见肢体变形;肌肉失去濡润滋养,则萎缩而不知所用。

【治法方剂】补益肝肾,温通络脉,方用地黄饮子加味;若阴阳两虚,气血大伤者,则需大补气血,滋填肝肾,可用十全大补汤合虎潜丸加减。

小儿痿证,在用药物治疗的同时,应注意加强营养,积极进行肢体功能锻炼,并配合针灸、推拿疗法,以促早愈。

第三章　外科病症状

第一节　头颈部症状

一、头皮疖肿

(一)概念

是指疖肿发生于头皮部位者而言。

文献中所描述之小儿暑疖,专发于头部者称"髅蛄疖",也有称"蟮拱头"或"蟮贡头"、"缠贡头"者,也有单一发生或有 2~3 个疖肿不成串者,称为热疖。

至于全身生疖,此起彼伏,而不发生在头皮者,不属本书讨论范畴。

(二)常见证候

1. 暑毒头皮疖肿

【证候表现】多发于暑日,疖形椭圆或如鸡卵或如梅李,相连 3~5 枚或蜿蜒色白濡肿,按之波动,溃破脓出,其口不敛,日久头皮窜空,如髅蛄窜穴之状,其轻者随见脓头,自溃流脓而愈,重者可时破时溃,缠绵难愈,舌红,苔稍黄腻,脉数。

【病因病机】多由于暑日感受暑热,搏结于肌肤而成。

【证候分析】多见于小儿,暑毒搏结于肌肤,可见疖形椭圆或如鸡卵;如余毒未清,护理不当,疮口过小,脓流不畅,则暑毒不得外泻,酿成重症,缠绵难愈,可见多数疖肿连在一起,头皮窜空;舌红,苔黄腻,脉数均为暑毒内郁的表现。

【治法方剂】内服清热利湿药,方用防风通圣散加减,重者外用千捶膏贴敷;"蟮蛄疖"外贴千捶膏亦有较好疗效。

2. 湿热头皮疖肿

【证候表现】疖生于头皮,初起肿突,而无根脚,有轻微疼痛,数日后见软,脓成起皮,破后脓出而愈,亦有同时发生几个果核大小的红色疖肿,稍痛,头白,不日即消退,舌红,脉弦有力或滑数。

【病因病机】多由于素体湿热偏盛,阳气偏亢或过食肥甘,湿热之邪搏结于肌肤之间所致。

【证候分析】湿热搏结,热疖散发于头皮或头面部,此起彼伏,亦有少数疖肿连在一起成为蝼蛄疖;舌红,脉弦数有力或滑数均为湿热内阻的表现。

【治法方剂】湿热疖肿脓液已经形成,则须引流通畅,用太乙膏掺九一丹外贴,脓尽改用生肌散。

二、口颊溃烂

(一)概念

是指口腔前庭之侧壁糜烂破溃的症状。

本症在古医籍记载有"口疳"、"骨槽风"、"走马疳"等。发于小儿口颊的鹅口疮,不属本条讨论范围。

(二)常见证候

1. 实火上炎口颊溃烂

【证候表现】口颊出现烂斑及腐点,点艳红,重者可致腮肿,口干而苦,头痛目赤,渴喜冷饮,大便秘结,小便赤少,舌质红,苔黄干,脉数实。

【病因病机】多由于过食膏粱厚味,醇酒辛辣炙煿所致。

【证候分析】实火上炎,以致脾胃积热,可见口颊出现烂斑及腐点,重者可致腮肿;热盛伤津,可见口干而苦,头痛目赤,大便秘结,小便赤少;里热炽盛,可见渴喜冷饮;舌红,苔黄干,脉数实均为里热内盛的表现。

【治法方剂】凉膈清热,通腑解毒,方用凉膈散;外用冰硼散、青黛散。

2. 虚火上炎口颊溃烂

【证候表现】口颊出现白色烂斑及白点,周边淡红,甚至可陷露龟纹,咽干咽痛,头昏目眩,耳鸣,心烦不眠,手足心热,舌质嫩红,脉细数。

【病因病机】多由于肾阴亏虚,水不制火,阴火上炎所致。

【证候分析】肾阴亏虚,虚火上炎,可见口颊出现白色烂斑及白点;

阴虚机体失于濡润,可见咽干咽痛;虚火上炎,可见头昏目眩,耳鸣;虚火热扰心神,可见心烦不眠;舌质嫩红,脉细数,均为阴虚火旺的表现。

【治法方剂】滋阴降火。方用知柏地黄丸;外用养阴生肌散。

3.风热痰盛口颊溃烂

【证候表现】初起腮颊肿硬透红,继则颊溃穿腮,脓水稠黄,渐转稀薄,脓水淋漓,终至死骨脱出而愈,全身可见发热,恶心,呕吐,便秘,舌苔黄腻,脉浮数。

【病因病机】多由于外感风热之邪与阳明积热相搏,风邪挟热所致。

【证候分析】风热之邪与阳明积热相搏,灼津成痰,热痰壅盛,蕴蒸于上,气血凝滞,可见初起腮颊肿硬透红,继则颊溃穿腮,脓水稠黄,渐转稀薄;里热炽盛,可见全身发热,便秘;舌苔黄腻,脉浮数,均为风热痰盛的表现。

【治法方剂】祛风清热,化痰消肿,调补气血,方用牛蒡解肌汤合八珍汤;外治:脓多用五五丹,脓少用九一丹,脓尽死骨脱出者掺生肌散,外敷生肌玉红膏。

4.风寒肾虚口颊溃烂

【证候表现】颊溃穿腮,硬肿不消,经年流脓,死骨不得脱出,并见寒热交作,舌苔薄白,脉沉紧。

【病因病机】多由于素体肾亏,风寒乘虚侵袭所致。

【证候分析】肾虚,风寒乘虚侵袭,可见颊溃穿腮,硬肿不消,经年流脓;风寒外袭,正邪交争,可见寒热交作;舌苔薄白,脉沉紧,均为风寒外袭的表现。

【治法方剂】滋补肝肾,散寒化瘀,益气养血。方用阳和汤合人参养荣汤或配合小金丹。外治:先用五五丹药线提毒去腐,再用生肌散收口;如疮口过小,脓出不爽,可用七仙条黏附在药线上,插入疮口以化腐蚀管或采用病灶清除术。

5.余毒上攻口颊溃烂

【证候表现】多发于儿童。颊腐焮肿,穿腮破唇,鼻塌落齿,颜面畸形,恶寒发热,神昏谵语,饮食不进,便秘或溏泻,舌质红绛,苔黄糙,脉洪数。

【病因病机】多因疟痢、伤寒、麻疹、天花等病后,肺肾阴亏,余毒上攻,肝胃火炽所致。

【证候分析】余毒上攻,可见先从牙龈溃烂迅即颊腐焮肿,穿腮破唇,鼻塌落齿,全身可见恶寒发热,神昏谵语,舌质红绛,苔黄糙,脉洪数。

【治法方剂】凉血、清热、解毒,方用犀角地黄汤、黄连解毒汤、五味消毒饮;大便秘结者加生大黄、玄明粉以泄火清热;大便溏泻加地榆炭、制大黄以清肠胃;神昏谵语,可另服安宫牛黄丸、紫雪丹等。外治同风热痰盛口颊溃烂。

(三)鉴别诊断

1.实火上炎口颊溃烂与虚火上炎口颊溃烂的鉴别

(1)实火上炎口颊溃烂　多由于过食膏粱厚味,醇酒辛辣炙煿所致。实火上炎,以致脾胃积热,可见口颊出现烂斑及腐点,重者可致腮肿;兼见目赤,溲赤便秘,舌质红,苔黄干,脉数实等实热内结的表现。

(2)虚火上炎口颊溃烂　多由于肾阴亏虚,水不制火,阴火上炎所致。肾阴亏虚,虚火上炎,可见口颊出现白色烂斑及白点;兼见咽干咽痛,耳鸣,心烦不眠,手足心热,舌质嫩红,脉细数等阴虚火旺的表现。

2.风热痰盛口颊溃烂与风寒肾虚口颊溃烂的鉴别

(1)风热痰盛口颊溃烂　多由于外感风热之邪与阳明积热相搏,风邪挟热所致。风热之邪与阳明积热相搏,灼津成痰,热痰壅盛,蕴蒸于上,气血凝滞,可见初起腮颊肿硬透红,继则颊溃穿腮;兼见全身发热,便秘,舌苔黄腻,脉浮数等风热痰盛的表现。

(2)风寒肾虚口颊溃烂　多由于素体肾亏,风寒乘虚侵袭所致。肾虚,风寒乘虚侵袭,可见颊溃穿腮,硬肿不消,经年流脓;兼见寒热交作,舌苔薄白,脉沉紧等风寒肾虚表现。

三、颈后生痈

(一)概念

指生于颈后发际部位,形成蜂窝状脓头满布的疮疡而言。一般称为"脑疽",发于经后正中称"对口",偏左或偏右称偏口。

历代医籍中,有多种症名,如:《医宗金鉴·外科心法》中记载:"偏脑疽生于颈后入发际内旁开一寸半,属膀胱经。""脑后发在玉枕骨之下。"《洞天奥旨》记载:"对口发者,发于风府,哑门之穴也,正对于前唇口,故以对口名之。"

(二)常见证候

1. 湿热交蒸生痈

【证候表现】局部红肿高突,灼热疼痛,溃后状如蜂窝,脓黄稠,腐肉易脱,全身有恶寒发热,头痛,纳食不香。成脓期,则有高烧,口干渴,大便秘结,小便黄,脉洪数,苔黄腻。

【病因病机】多由于恣食肥甘,湿毒上壅,湿热交蒸,气血壅滞所致。

【证候分析】湿热交蒸,气血壅滞,毒邪凝聚可见局部红肿高突,灼热疼痛,溃后状如蜂窝,脓黄稠。《外科正宗·脑疽论》:"得于湿热交蒸,从外感受者轻……"说明此证属阳,属实,顺证者多,预后佳。

【治法方剂】初期治疗宜清热消肿,方用仙方活命饮;溃脓期可加用泄热解毒之剂,方用黄连解毒汤。

2. 阴虚火毒生痈

【证候表现】局部疮色紫黯,过候不脓,溃后腐肉难脱,脓水稀少或带血水,疼痛剧烈,全身伴有壮热,唇燥口干,大便秘结,小便赤,舌质红,脉细数。

【病因病机】多由于阴虚火炽不得外泄所致。

【证候分析】阴虚火毒内壅,可见局部疮色紫黯,过候不脓,溃后腐肉难脱;火毒内郁,可见壮热,唇燥口干,大便秘结,小便短赤;舌质红,脉细数均为阴虚火毒内郁的表现。

【治法方剂】养阴生津,清热托毒。方用竹叶黄芪汤。

3. 气虚血亏生痈

【证候表现】疮形平坦散漫,化脓迟,且腐肉难脱,脓液清稀,全身发热不高或见潮热,面色苍白,脉细数无力,舌质淡,苔少。

【病因病机】多由于气血两亏,正不胜邪所致。

【证候分析】气血两亏,正不胜邪,邪毒内郁,可见疮形平坦,化脓迟,且腐肉难脱;气血亏虚,机体失养,可见面色苍白,脉细数无力,舌质淡,苔少。

【治法方剂】扶正托毒。方用托里消毒散。

总之，就痈疽而论，痈为阳证，疽为阴证，但阴中有阳，阳中有阴，三种证候同为阴证，而湿热交蒸之痈为阴中之阳证，易治。阴虚火毒生痈，多见于消渴患者，最易内陷，气虚血亏生痈，只要补托及时，则可转阴为阳。

四、颈间生疮

（一）概念

一般认为"前曰颈、后曰项"，本条只讨论颈部疮疡。瘿、瘤、瘰疬不属本节讨论范围，详见该条。

（二）常见证候

1. 肝胃积热颈间生疮

【证候表现】初起颈旁结一硬块，形如鸡卵，色白或微红，漫肿坚硬，焮热疼痛，寒热交作，头痛项强，苔黄腻，如治疗及时，亦可热退肿消；若7~10日后发热不退，皮色渐红，肿痛增剧，痛如鸡啄，便欲成脓；溃破后，脓出黄白稠厚，肿退脓减，后即收口而愈。

【病因病机】多由于外感风温之邪挟痰浊阻于少阳络脉所致。

【证候分析】肝胃积热，阻于少阳，可见颈部两侧结块，形如鸡卵，微红，漫肿坚硬，焮热疼痛，寒热交作；舌苔黄腻，脉滑数，均为里热内郁的表现。

【治法方剂】散风清热，消肿解毒，方用银翘散或牛蒡解肌汤；成脓时，作前法佐以透托，加山甲、皂角刺，或并用透脓散，溃后一般不需服药。外治：未溃时用金黄膏，成脓时切开排脓，溃破后脓多者可用五五丹，脓尽时可用生肌玉红膏。

2. 肺胃大毒颈间生疮

【证候表现】初起红肿绕喉，根脚散漫，坚硬灼热疼痛，壮热口渴，头痛项强，苔黄腻质红，脉弦滑数，肿势可延及颈部两侧，甚则上及腮颊，下至胸前，可肿连咽喉，并发喉风、重舌，以致汤水难下；或痰多气促，发痉发厥。经治疗根盘渐收，肿势渐消，容易溃脓或溃脓以后，脓出黄稠，热退肿消，均属轻症；若根脚不收，漫肿平塌，色转黯红，难于溃脓者或溃脓后，脓出稀薄，疮口有空壳，向内穿溃咽喉者，属重症，收口亦慢。

【病因病机】多由于温邪化热火毒循经上壅所致。

【证候分析】肺胃大毒,蕴结颈间,可见红肿绕喉,根脚散漫,坚硬灼热疼痛;热毒内盛,可见壮热口渴;舌质红,苔黄腻,脉滑数均为热毒内郁的表现。

【治法方剂】散风清热,泻火解毒,方用普济消毒饮加大黄,若气喘痰壅发厥,可加鲜竹沥、萝卜汁等清化痰火;成脓时,做前法佐以透托,加山甲、皂角刺或并用透脓散,溃后一般不需服药。外治:未溃时用金黄膏,成脓时切开排脓,溃破后脓多者可用五五丹,脓尽时可用生肌玉红膏。

3. 肝郁血凝颈间生疮

【证候表现】颈项两旁(或左、或右),结块如桃李或如鸡卵,逐渐增大,坚硬如石,皮色不变,牵筋疼痛,并无焮热,难消难溃,既溃难敛。

【病因病机】多由于肝气郁结,气血凝滞经络所致。

【证候分析】肝郁血凝,可见颈项两旁结块,渐增大,难消难溃,既溃难敛。

【治法方剂】体实者,疏肝解郁,行瘀散结,方用舒肝溃坚汤;体虚者,温补气血,方用十全大补汤。未溃者外用阳和解凝膏,已溃者外用生肌玉红膏。

4. 肝郁痰凝颈间生疮

【证候表现】初起于颈部或耳之前后,生一肿核,形如栗子,顶突根深,按之不硬,推之不动,皮色不变,不热,不痛,经过半载一年,肿块逐渐长大,隐隐作痛,局部出现紫色斑点,不久即趋溃烂,溃破后只流血水,其味臭秽,虽腐溃而坚硬不消,相反愈肿愈坚,疮口渐大,凹凸不平,形如岩石或疮口出血如喷射状。此时疼痛彻心引脑,夜不安寐,胸闷烦躁,面色无华,形体瘦削,重则渐致气血衰竭。

【病因病机】多由于忧思恚怒,气郁血逆,挟痰火凝结于少阳、阳明二经所致。

【证候分析】肝郁痰凝,可见初起于颈部或耳之前后,生一肿核,形如栗子,顶突根深,按之不硬,推之不动,皮色不变,不热,不痛;日久不消,气血并损,可见肿块逐渐长大,隐隐作痛,局部出现紫色斑点,不久即趋溃烂,溃破后只流血水,其味臭秽;后期气血衰竭,可疮口渐大,形如岩石,疼痛彻心引脑,夜不安寐。

【治法方剂】初期:清肝解郁,化痰消坚。方用逍遥散加丹皮、山栀、海藻、昆布;日久不消,气血并损,治宜益气养营,宁心安神,开郁散结,内服和营散坚丸,外用太乙膏,出现紫斑改用红灵丹油膏;溃后时流血水,气血衰竭,治宜补养气血为主,可内服归脾汤或香贝养营汤,外用海浮散掺生肌玉红膏敷贴。此外,无论未溃、已溃,均可用小金丹、醒消丸配合服用。

(三)鉴别诊断

1. 肝胃积热颈间生疮与肺胃火毒颈间生疮鉴别

(1)肝胃积热颈间生疮 多由于外感风温之邪挟痰浊阻于少阳络脉所致。辨证要点为:颈部两侧结块,形如鸡卵,微红,漫肿坚硬,焮热疼痛,寒热交作,苔黄腻,脉滑数。

(2)肺胃火毒颈间生疮 多由于温邪化热火毒循经上壅所致。辨证要点为:红肿绕喉,根脚散漫,坚硬灼热疼痛,壮热口渴,苔黄腻,质红,脉弦滑数。

2. 肝郁血凝颈间生疮与肝郁痰凝颈间生疮鉴别

(1)肝郁血凝颈间生疮 多由于肝气郁结,气血凝滞经络所致。辨证要点为:起病较快,初起即有隐痛,且治疗应分虚实。

(2)肝郁痰凝颈间生疮 多由于忧思恚怒,气郁血逆,挟痰火凝结于少阳、阳明二经所致。辨证要点为:起病缓慢,初起不痛,日久始觉疼痛。

五、瘰疬

(一)概念

是指发生在颈侧耳后皮里膜外,累累如串珠的结核。大者属瘰,小者属疬,俗称"疬子筋"。后期往往延及颌下、缺盆、腋下等处。

瘰疬之名,早见于《灵枢·寒热》篇:"寒热瘰疬在于颈腋者。"《医学入门》更明确指出:"生颈前项侧,结核如绿豆,如银杏,曰瘰疬。"因状态不同,而有"马刀疬"、"马挂铃"等名称。或从形成瘰疬的病因、病理分为"痰核"、"气疬"、"筋疬"等。溃后常此愈彼起,则称"鼠瘘"或"鼠疮"。

(二)常见证候

1.痰凝气滞瘰疬

【证候表现】初起于耳后、项侧,结核如豆或指头大小,一枚或三五枚不等,皮色不变,按之坚硬,推之可动,并不发寒热,日久则渐渐增大,窜生,相互粘连,推之不移,且觉疼痛,脉弦,苔白。

【病因病机】多由于肝郁气滞所致。

【证候分析】古人云:"无痰不成核。"颈侧乃少阳所主,少阳气多血少,若情志不舒,则肝郁脾损,酿湿生痰,阻滞筋脉致成结核。

【治法方剂】理气化痰。方用内消瘰疬丸;若肤色焮红,灼热疼痛,身发寒热,脉来弦数,则系风热毒气内侵,治当疏风清热泄火。方用小柴胡汤加银花、连翘等。

2.肝肾阴虚瘰疬

【证候表现】结核互相粘连,推之不动,破溃后久不收口,脓水淋漓清稀,午后发热,心烦,食少,倦怠或伴咳嗽,盗汗,耳鸣,妇女月经量少,脉细数,舌质红。

【病因病机】多由于肾水不足,精血亏损,水不涵木,虚火内动,灼津为痰,痰火结聚所致。

【证候分析】肝肾阴虚,虚火灼津为痰,可见结核相互粘连,推之不动;兼见午后发热,心烦,盗汗,舌质红,脉细数等阴虚火旺的表现。

【治法方剂】滋肾健脾。方用养阴煎。

六、缺盆溃烂

(一)概念

是指锁骨上部凹陷处破溃之症。

本证,古医籍中记载有"缺盆疽"、"锁骨疽"、"蠹疽"、"马刀瘰疬"等,因缺盆处多气少血,故疮口缠绵难敛。马刀瘰疬证治可参考颈侧结核条。

(二)常见证候

1.湿热积聚缺盆溃烂

【证候表现】疮口腐烂鲜红,根盘大小不一,脓出稠厚,渐转稀薄。腐肉难脱者,疮口敛合较迟。全身可见寒热,拘急不舒,食少胸腹胀闷,尿短涩,舌苔黄,脉数。

【病因病机】多由于胃与三焦积热,热积湿聚,致使营卫不和,经络阻塞所致。

【证候分析】湿热积聚,经络阻塞,气血凝滞,可见缺盆溃烂疮口腐烂鲜红,根盘大小不一,脓出稠厚,渐转稀薄;湿邪困脾,可见食少腹胀;舌苔黄腻,脉数,均为湿热内聚的表现。

【治法方剂】清热解毒,活血行瘀,利湿消肿。方用仙方活命饮加车前子、六一散;脓流不畅加透脓散;脓泄过多,宜补益气血,可用八珍汤。外治:脓多者用五五丹,脓少者用九一丹,脓尽者用生肌散,外贴生肌玉红膏。

2.气血亏虚缺盆溃烂

【证候表现】疮口只流血水,其气臭秽,周边坚硬不消,愈肿愈坚,疮口渐大,凹凸不平,形如岩石,此时疼痛彻心引脑,或疮口出血如喷射状,夜不安寐,胸闷烦躁,面色无华,形体消瘦,舌质淡,苔薄,脉细弱,终至气竭而致不救。

【病因病机】多由于身患癥积重症,耗伤气血,气血亏虚所致。

【证候分析】久病耗伤气血,气血亏虚可见疮口只流血水,其气臭秽,凹凸不平,形如岩石;气血亏虚,机体失养,可见夜不安寐,胸闷烦躁,面色无华,形体消瘦。

【治法方剂】补养气血。方用归脾汤或香贝养营汤,并配合小金丹、醒消丸。外治:疮口中掺海浮散,外贴生肌玉红膏。

第二节　胸背部症状

一、腋窝红肿

(一)概念

是指腋部红肿之症。

本症古医籍中载有:"腋痈"、"夹肢痈"、"夹痈"、"胛痈"以及"黯疔"等名,

(二)常见证候

1.肝郁血热腋窝红肿

【证候表现】初起腋窝皮肉间突然肿胀不适,光软无头,继则结块,

表面焮红,灼热疼痛,日后逐渐扩大,高肿坚硬,轻者无全身症状,重者可有恶寒发热,头痛泛恶,舌苔黄腻,脉洪数。约一周至两周成脓,此时肿势高突,范围可达2~3寸,疼痛加剧,痛如鸡啄,臂肘难举,全身发热持续不退。

【病因病机】多由于肝郁气滞,气血不和,经络阻隔,壅遏化热于肌肤之间所致。

【证候分析】肝郁血热,经络阻隔,可见腋窝红肿;热毒内蕴,可见表面焮红,灼热疼痛,日后逐渐扩大,高肿坚硬;舌苔黄腻,脉洪数,均为热毒内郁的表现。

【治法方剂】清肝解郁,活血行瘀。方用柴胡清肝汤加减。

2. 火毒凝滞腋窝红肿

【证候表现】初起腋窝皮肤上有粟米样小颗粒,或痒或麻,以后渐渐红肿热痛,根深坚硬,势如钉头,重者可见恶寒发热。肿势逐渐增大,四周浸润明显,范围不超过二寸,疼痛增剧,壮热口渴,二便不利,舌苔黄腻,脉数实。如顶高根软,是为脓成,乃属黯疔之类。

【病因病机】多由于恣食膏粱厚味、醇酒辛辣炙煿,以致脏腑蕴热,火毒结聚,复感四时不正之气或抓破染毒所致。

【证候分析】内外合邪,火毒蕴蒸肌肤,以致气血凝滞,可见腋窝红肿;热伤津液,可见壮热口渴,二便不利;舌苔黄腻,脉数实,均为火毒内郁的表现。

【治法方剂】清热解毒。方用加减消毒散合黄连解毒汤加减。

二、肩背生痈

(一) 概念

是指肩背处红肿热痛,溃脓之症。肩为手足三阳交会之所,背属督脉膀胱经。古医籍中记载的"搭背"、"发背",应属有头疽,与痈症虽同属阳证,但病因,治疗均有不同,故"发背"、"搭背"不在本条讨论。

(二) 常见证候

1. 火毒凝结肩背生痈

【证候表现】肩背部随处可生,初起局部突然肿胀不适,光软无头,表皮焮红(少数病例初起皮色不红,而到酿脓期才转为红色),灼热疼痛,逐渐扩大变为高肿坚硬。此证轻者无全身症状,经治疗后肿硬变软而消散;重者可有恶寒发热,头痛泛恶,舌苔黄,脉洪数。成脓期七天左右,即使体质较差,气虚不易托毒外出成脓,亦不会超过两周。当化脓时局部肿势高突,疼痛加剧,痛如鸡啄,全身则有发热持续不退等现象。若局部按之中软应指者,为脓成。常易在皮肤最薄处自行破溃,溃后流出脓液,多为稠厚黄白色,亦有夹赤紫色血块的。若溃后排脓透畅,则局部肿消痛止,全身症状也随之消失,再经十日左右收口而愈。若溃后溃脓面仍四周坚硬,或脓水稀薄,疮面新肉不生,应考虑是否疮口过小,排脓不畅,或体质虚弱影响新肉生长,以致不能收口。

【病因病机】多由于过食膏粱厚味,六腑积热,湿热火毒蕴结,营气不从,营卫稽留,气血壅遏不行所致。

【证候分析】火毒凝结,气血壅遏不行,可见肩背生痈;火毒内郁,可见局部焮热灼痛明显;正邪交争,可见恶寒发热;舌苔黄,脉洪数,均为热毒内蕴的表现。

【治法方剂】清热解毒。方用仙方活命饮。

2. 暑湿蕴结肩背生痈

【证候表现】发于夏、秋季节,发生部位背部多于肩部。初起背有红晕,继则肿痛,局部各期症状与上证略同,但全身可出现发热无时,昼夜不止,头目眩晕,口舌干苦,心烦,背热肢体倦怠,舌苔黄腻,脉滑数或洪数。

【病因病机】多由于夏、秋气候炎热或在酷热的太阳下暴晒,感受暑毒,加之汗泄不畅,暑湿蕴于肌肤,或因抓痒破伤皮肤,感染毒气所致。

【证候分析】暑湿蕴结,毒气稽留,气血壅遏不行,可见肩背生痈;热邪内郁,可见口舌干苦,心烦,背热;舌苔黄腻,脉滑数均为暑湿内停的表现。

【治法方剂】清暑化湿。方用加味清暑汤。

3. 瘀血凝结肩背生痈

【证候表现】发生部位肩部多于背部。初起局部结块焮痛,发热形寒,肿痛增剧,便欲成脓。局部各期症状和全身症状与火毒凝结证相同。

【病因病机】多由于肩负重担,瘀血凝结,血瘀气滞,气血不畅;或感染毒气以致营气不从,卫气稽留,气血壅遏不行所致。

【证候分析】瘀血凝结,气血壅遏不行,可见肩背生痈。辨证要点为:局部结肿明显,肿块变软较前两证缓慢,全身症状不明显。

【治法方剂】治疗同火毒凝结肩背生痈,可加重活血,软坚之品。

三、指头肿痛

(一)概念

是指指头红肿疼痛之症,多属于疔疮疾患,如蛇头疔、沿甲疔、蛇眼疔、螺钉、蛀节疔、蛇背疔、代指等,属火毒之症。

(二)常见证候

1. 脏腑火毒指头肿痛

【证候表现】初起指头麻木作痒,继则焮红肿痛,无头者较多,有头者较少。肿势逐渐扩大,疼痛剧烈而呈搏动性,肘部及腋部可触及臖核。此时全身症状逐渐出现,如恶寒发热,饮食减少,睡眠不安等。

【病因病机】多由于脏腑火毒凝结,热毒之气攻于手指所致。

【证候分析】脏腑火毒之气攻于手指,可见指头初起麻木作痒,继则焮红疼痛,其痛连心,同时可见恶寒发热,饮食减少,睡眠不安等表现。

【治法方剂】清热解毒。内服五味消毒饮合黄连解毒汤加减,外治可用黄金散外敷。

2. 外感邪毒指头肿痛

【证候表现】初起指甲旁焮热肿痛,逐渐扩大时,是为脓成。一般无全身症状。

【病因病机】多由于剪指甲损伤皮肉或针尖、竹、木、鱼骨刺伤等,感染毒气所致。

【证候分析】外感邪毒,蕴结指尖,可见指甲焮热肿痛,渐扩大成脓。

【治法方剂】清热解毒。方用五味消毒饮,脓成者,用透脓散外敷。

3. 火毒蕴结指头肿痛

【证候表现】多见于有足趾脱疽病史者,初起手指色白,发凉,麻痛

（活动时疼痛明显、休息片刻痛止），日久周围皮肤肿胀青紫，痛如火灼，夜间痛甚。

【病因病机】病因多有：①久受寒湿，寒凝络痹，以致血行不畅，阳气内郁，寒湿郁久化热；②过食膏粱厚味，辛辣炙煿，以致火毒内生；③过服温肾壮阳药物，或房劳过度，邪火伤阴，水亏无以制火。

【证候分析】火毒蕴结，可见初起手指色白，发凉，日久周围皮肤肿胀青紫，痛如火灼，夜间痛甚。

【治法方剂】通络活血，养阴清热，方用脱疽二号，外治可用冲和膏。

四、乳房胀痛

（一）概念

是指乳部发胀疼痛之症。

本条只讨论单纯性乳房胀痛，如果是乳中结核、乳房疮疡等所引起的胀痛，不属本症讨论范围。

（二）常见证候

1. 痰气阻闭乳房胀痛

【证候表现】多见于哺乳期肥胖妇女。乳汁难下，乳房胀坠疼痛，脘腹闷胀不舒，吞酸嗳气，舌苔腻，脉滑。

【病因病机】多由于痰凝气阻所致。

【证候分析】痰气阻闭，气血运行不畅，可见乳房胀痛；湿邪困脾，可见脘腹闷胀不舒，吞酸嗳气；舌苔腻，脉滑，均为痰湿内阻的表现。

【治法方剂】和胃理气，通乳止痛。方用越鞠丸加减。

2. 肝郁气滞乳房胀痛

【证候表现】每月呈周期性乳房胀痛，可见一侧或两侧，外侧较明显，经前胀痛显著，经后减轻或消失，胸膈痞满，两胁及小腹胀痛，哺乳者可见乳汁不下，乳房胀大，舌苔薄黄或白，脉弦。

【病因病机】多由于情志抑郁，肝气不舒所致。

【证候分析】肝主疏泄，肝郁气滞，气血运行不畅，可见乳房呈周期性胀痛，经前显著，经后减轻或消失；肝气不舒，可见胸膈痞满，两胁及小腹胀痛;舌苔薄黄或白,脉弦,均为肝郁气滞的表现。

【治法方剂】疏肝理气。方用疏肝解郁方或柴胡疏肝散。

3. 气血虚弱乳房胀痛

【证候表现】乳房时发胀,疼痛,无明显规律,面色苍白,头晕心悸,气短乏力,舌质嫩淡,脉细弱。

【病因病机】多由于气血不足,肝胃失调,气机不畅所致。

【证候分析】气血虚弱,气机不畅,可见乳房时发胀,疼痛,无明显规律;气血不足,机体失养,可见面色苍白,头晕心悸,气短乏力;舌质淡嫩,脉细弱,均为气血不足的表现。

【治法方剂】补养气血。方用八珍汤。

临床上,尚可见哺乳期妇女因乳汁旺盛,婴儿未能吮尽,余乳停蓄,乳胀疼痛或因断乳时乳房胀痛,牵引胸胁,但无其他不适者。当节乳,可用焦麦芽、焦山楂或回乳四物汤。

五、乳中结核

(一)概念

是指乳房有大小不等的结块,状如核仁,推之可动的症状。

本症在《疡医大全》中称"奶痨",《外科启玄》中称"乳核",《医宗金鉴》始称"乳中结核"。

有人将"乳衄"、"乳岩"同属于乳中结核,但从临床实践看,应予区分。然乳中结核不愈,日久亦可转化,变生"乳岩"。至于"乳痈"、"乳疽",初期乳中硬结,局部红肿热痛,发热恶寒,则又当别论。

(二)常见证候

1. 肝气郁结乳中结核

【证候表现】多为单个,按之如梅李核,边缘清楚,质地韧实,表面光滑,推之能移;兼见性情急躁,胸胁胀痛,舌苔薄,脉弦。

【病因病机】多由于情志不舒,肝失疏泄,气机不畅所致。

【证候分析】肝气郁结,气机不畅,可见单侧乳中结核;肝失疏泄,可见结核局部不痛,推之能动,质较韧实,每随情绪波动而有所增减;肝为刚脏,其脉布于两胁,气郁不达,故烦躁易怒,胸胁胀痛。

【治法方剂】疏肝解郁。方用逍遥散加夏枯草、生牡蛎等。

2.气滞血瘀乳中结核

【证候表现】乳中结核多两侧,大小不等,呈结节状,刺痛不移,质稍硬,随月经来潮而症状增减,舌质黯,苔白,脉弦细。

【病因病机】多由于肝郁气滞日久,气滞则血瘀,气血瘀阻,乳部结核质坚,刺痛不移,且常双侧出现。

【证候分析】气滞血瘀,可见单侧乳中结核,质韧坚,局部不痛;气滞血瘀,肝血不足,冲任失调,故每值月经来潮,则乳核增大,月经过后气血渐复则乳核稍小;舌质黯,苔薄,脉弦细,均为气滞血瘀的表现。

【治法方剂】疏肝理气,活血化瘀。方选血府逐瘀汤或小金丹加减。

3.痰气交阻乳中结核

【证候表现】好发于乳内侧上方,核如梅李,初硬而不坚,推之可动,日久核大而痛,皮红发热溃破,流出败絮状脓液;兼见午后潮热,五心烦热,颧红盗汗,腰膝酸软,舌红苔腻,脉细数。

【病因病机】多由于饮食不节,脾胃受损,运化不健,湿聚成痰,痰凝气滞,肝络失宣所致。

【证候分析】痰气交阻,可见乳中结核;日久则气郁化火,导致肝肾阴虚,阴虚火旺,灼伤络脉,故溃破流脓;兼见午后潮热,五心烦热,盗汗,腰酸。

【治法方剂】初期治宜理气化痰,散结消肿。方用四海舒郁丸合二陈汤加减;若因肝肾阴虚,阴虚火旺,煎熬津液,化生痰浊,痰阻络脉,致成乳中结核,当养阴益肾,清肝泄火。方用清肝解郁汤。

乳中结核与肝胃二经关系密切,若肝气疏泄条达,脾胃升降无碍,则无气聚结核之弊。临床辨证,乳核无溃者,属实,多从肝经气滞或气滞血瘀论治;乳核已溃者,多属本虚标实,当从痰热凝聚与肝肾阴虚论治。

六、乳房红肿

(一)概念

是指乳房红肿而言,是妇女乳房疾患的常见症状之一。

本症常见于"乳痈"、"乳发"、"乳疖"等病,属阳证。在阴证中,有时也可见到乳房红肿,如乳岩、乳痰等,但只有在阴证转阳时才会出现。

对此,本书不作讨论。

(二)常见证候

1.血瘀乳房红肿

【证候表现】乳房内先有硬结疼痛,继而红肿,间有恶寒身热,舌质淡黯,苔薄白,脉弦涩或数。

【病因病机】多由于外伤或因挤压所致。

【证候分析】外伤或挤压后,致使脉络不和,可见乳房呈黯红色;瘀血内阻,可见肿疼有定处,呈刺痛。

【治法方剂】活血化瘀消肿。方用复元活血汤加减。

2.乳积乳房红肿

【证候表现】先有乳房胀硬,继而灼热焮红肿疼,常伴有恶寒身热,口渴,烦躁,厌食,舌质红,苔黄或腻,脉弦数。

【病因病机】多见于产后哺乳期。成因有二:一是乳头畸形,阳明郁热,化火成毒;二是肝郁气滞,乳汁不通,久郁成毒所致。

【证候分析】乳房属足阳明胃经,乳头属足厥阴肝经,乳汁的分泌必赖胃之和降与肝之疏泄,若胃失和降,则乳汁壅塞不通;肝失疏泄,则乳络郁闭不泄。乳汁久积必致红肿疼痛。

【治法方剂】疏肝和胃,清热通络。方用瓜蒌牛蒡汤。

3.气郁乳房红肿

【证候表现】乳房肿胀不甚,色不焮红,结块久不消散,身有微热,胁痛,纳谷不香,舌质淡,苔白或微黄,脉弦。

【病因病机】多由于七情内伤所致。

【证候分析】肝主疏泄,长期情志不舒,气机郁滞,气滞则血瘀,脉络不畅,可见乳房肿胀,结块久不消散;肝郁犯胃,可见纳谷不香;舌质淡,苔白或微黄,脉弦,均为气郁的表现。

【治法方剂】疏肝理气消肿。方用柴胡清肝汤加味。

4.火毒乳房红肿

【证候表现】乳房焮红,肿胀疼痛,伴有寒战高烧,口渴引饮,便秘溲赤,舌质红赤,苔薄黄而干,脉滑数。

【病因病机】多由于感受时邪火毒所致。

【证候分析】火毒内蕴,结而不发,致使乳房焮红肿疼,病势迅猛很快波及全部乳房;热毒内郁,可见全身火毒症状,如寒战高热,口渴引饮,舌红苔黄,脉数有力等表现。

【治法方剂】泻火解毒凉血。方用五味消毒饮加减。

乳房红肿一症为实证、阳证,时邪火毒所致者热疼红肿为甚;血瘀、乳积所致者肿疼明显,而热势较轻;气郁所致者以胀疼为主,热象甚微。因此,治疗上宜清、宜消、宜散。关键在于早治,若治不及时,待乳房溃破,更为棘手。

七、乳头破裂

(一)概念

亦称乳头皲裂,系指乳头及乳晕部发生裂伤或糜烂而言。产妇哺乳期多见。

此症在文献中,称为奶头风,如《疡科心得集》中说:"奶头风者,乳头干燥而裂,痛如刀割,或揩之出血,或流黏水,或结黄脂。"

(二)常见证候

1.肝郁化火乳头破裂

【证候表现】乳头表面皮肤剥脱,有大小不等的裂口,甚则沿乳头基部(乳颈)发生裂痕很深的环状裂口,吸吮时,痛如刀割,乳头及乳晕部可有湿烂,脂水淋漓,瘙痒难忍,苔白或黄腻,脉弦滑或数。

【病因病机】多由于乳妇头皮肤柔嫩或妇女乳头平坦、缩陷、乳小或乳汁分泌不足,不耐婴儿吸吮所致。《疡科心得集》中说:"乳头风,乳头干燥而裂,……此由暴怒抑郁,肝经火邪施泄所致。"

【证候分析】乳头属肝,乳房属胃,故乳病当责之于肝,暴怒伤肝,则肝气郁结,聚而成火,气郁则湿生,因而火与湿俱。其特点是乳头湿烂破裂而痒。

【治法方剂】清肝泄火。方用龙胆泻肝汤,外用黄连膏。

2.阴虚血热乳头破裂

【证候表现】乳头裂开干燥、疼痛,揩之出血或形成干痂,伴有烦热,盗汗,口渴思饮,舌质红,脉细数。

【病因病机】多由于素体阴虚,兼之产时失血所致。

【证候分析】肝体阴而用阳,产后授乳,失血耗津,以致血虚生风,可见乳头裂开干燥、疼痛；阴虚火旺，可见烦热，盗汗，口渴思饮；舌质红，脉细数，均为阴虚火旺的表现。

【治法方剂】滋阴清热。方用当归六黄汤加减。

第三节　腹、臀部症状

一、脐突

（一）概念

即肚脐突出。本症古医籍记载多属初生儿疾患。危重病人，亦有见脐突者，不在本条讨论。

（二）常见证候

1. 积热脐突

【证候表现】小儿初生，肚脐突出，红赤肿大。

【病因病机】多由于儿在胞胎中受热，热蕴腹中，不得发泄，冲入脐中所致。

【证候分析】积热内郁，不得发泄，冲入脐中，可见小儿初生，肚脐突出，红赤肿大。

【治法方剂】清热解毒，祛风消肿。方用犀角消毒饮。

2. 寒湿脐突

【证候表现】小儿初生旬日后，肚脐忽然肿胀，不赤，捻动微响或惊悸啼哭。

【病因病机】多由于婴儿稚弱，洗浴时着凉受寒，寒湿之邪侵袭脾胃，郁于脐部所致。

【证候分析】寒湿之邪，郁于脐部，可见小儿肚脐忽然肿胀，不赤，捻动微响。

【治法方剂】利水渗湿，散寒止痛。方用白芍药汤加薏苡仁或用二豆散，外用外消散。

二、脐漏

（一）概念

是指肚脐溃破，内生窦管，脓液淋漓状似滴漏而言，又名漏脐疮。

《外科真诠》认为本症多为先患脐痈,久而不愈所致。

(二)常见证候

1.脾胃湿热脐漏

【证候表现】脐中时出黄色黏液,不痛而痒,腹胀,饮食减少,恶心,倦怠,尿少而黄,舌苔黄腻,脉濡数。

【病因病机】多由于脐部被水湿所浸而致。

【证候分析】水湿浸入脐眼,内合脾胃,郁而化热,湿热浸润,出现肚脐时流黄色黏液。舌苔黄腻,脉濡数,均为湿热内停的表现。

【治法方剂】清热燥湿健脾。内服平胃散加茯苓,外用三妙散。

2.气血俱虚脐漏

【证候表现】脐中脓水清稀,不痛不痒,面色苍白,头晕心悸,气短乏力,舌质嫩淡,脉细弱。

【病因病机】多由于脐漏日久,损伤气血所致。

【证候分析】久病气血亏虚,可见脓水清稀,不痛不痒;机体失养,可见面色苍白,头晕心悸,气短乏力;舌质嫩淡,脉细弱,均为气血亏虚的表现。

【治法方剂】补益气血。内服托里散,外用八宝珍珠散。

脐漏多见于小儿,尤以新生儿为常见。或因尿液,汗水浸渍,或因浴水所浸,或脐痂脱落后,又被衣物摩擦,局部皮肤破损,以致水湿浸入脐眼,出现脐漏流水。脐漏日久不愈,或成脓漏,甚则引起抽风而死亡。因此,应及早治疗,对新生儿要加强护理,注意清洁卫生,预防脐漏的发生。

三、脐内出血

(一)概念

是指肚脐出血而言。肚脐生疮疡,脓液中带血,不属本条讨论。

(二)常见证候

1.血热妄行脐内出血

【证候表现】多在婴儿出生后第一周,脐带脱落前后脐部有血渗出。一般无其他全身症状。

【病因病机】多由于儿之乳母失于调摄,血被热耗,乳汁败坏所致。

【证候分析】血被热耗,乳汁败坏,致使乳儿血热妄行,可见脐内出血。

【治法方剂】乳母宜注意饮食调养,预慎七情六淫,厚味炙煿,则儿可安。

2.肾火偏亢脐内出血

【证候表现】肚脐时有渗血。全身症状可有眩晕,头胀,视物不明,耳鸣,咽干口燥,五心烦热,性欲亢进,遗精,早泄,失眠,腰膝酸痛,舌红少津,脉弦细无力。

【病因病机】发生于成人,多由于素有肾水亏损者或肝肾阴虚,致肾火偏亢,阴虚内热所致。

【证候分析】脐名神阙,属任脉,热扰冲任迫血妄行,血从脐出,可见肚脐时有渗血;阴津亏损,机体失于濡润,可见咽干口燥;阴虚火旺上扰清窍,可见眩晕,头胀,耳鸣;虚火扰心,可见五心烦热;虚火迫精外泄,可见遗精,早泄;舌红少津,脉弦细无力,均为阴虚火旺的表现。

【治法方剂】滋补肾阴。方用知柏地黄丸、左归饮。

四、鼠蹊肿痛

(一)概念

是指大腿根部与腹部连接处肿痛之症。疝气不属本条讨论范围。

本症在古医籍中有"流注"、"鱼口"、"便毒"、"横痃"、"石疽"等记载。

(二)常见证候

1.暑湿流注鼠蹊肿痛

【证候表现】初起时恶寒发热,一侧鼠蹊部疼痛,但无明显肿块;继则患侧漫肿无头,下肢屈而难伸;约七天肿块渐显,此时壮热持续不退,约经一个月成脓。舌苔白腻,脉滑数。

【病因病机】多由于夏秋季节,先受暑湿,继而寒邪外袭,客于营卫之间,致使痰湿内阻,流溢于肌肉之间所致。

【证候分析】痰湿内阻,流溢于肌肉之间,可见一侧鼠蹊部疼痛;初起正邪交争,可见恶寒发热,成脓期痛加剧,壮热;舌苔白腻,脉滑数,均为暑湿内停的表现。

【治法方剂】初期治宜辛温发汗,方用荆防败毒散或保安万灵丹;表邪渐解,宜清暑化湿,方用醒消丸合大豆卷、炒牛蒡、炒山栀、鲜藿香、鲜佩兰、银花、连翘、赤芍、陈皮、赤苓、生苡米、紫地丁、桑枝、滑石等;如在其他季节发病的,乃因湿痰流注所致,治宜燥湿化痰,用上方去藿香、加半夏、厚朴。外治法可用太乙膏外敷。

2.余毒流注鼠蹊肿痛

【证候表现】一般症状同前,但发病暴急,并有身热、口渴、舌苔黄腻,脉洪数;热盛者,亦可出现神昏谵语,胁肋疼痛,咳喘痰血等症。

【病因病机】多由于先患疔疮、伤寒、毒气走散或外感风寒,表散后余邪未尽,余毒流走经络所致。

【证候分析】余毒流注经络,可见鼠蹊肿痛;热毒炽盛,可见发病暴急,并有身热、口渴等表现;舌苔黄腻,脉洪数,均为湿热内郁的表现;重者热扰心神,可见神昏谵语。

【治法方剂】清热解毒,凉血祛瘀,方用黄连解毒汤合犀角地黄汤,无神昏去犀角,加银花、连翘、丝瓜络、桑枝等;若见烦躁、壮热、神昏,宜解毒清心,加用安宫牛黄丸或紫雪丹;若见咳喘痰血,宜祛痰平喘,清热止血,可加用贝母、花粉、鲜竹沥、鲜茅芦根。外治同前证。

3.瘀血流注鼠蹊肿痛

【证候表现】初起全身症状不显,鼠蹊部肿痛成块,皮色微红或呈青紫,触之稍感微热,患侧下肢屈而难伸,舌质紫黯,脉涩。

【病因病机】多由于劳累过度,筋脉受伤,或跌打损伤,瘀血停留,或产后恶露不尽,瘀血停滞与湿毒相搏而成。

【证候分析】瘀血阻络,可见鼠蹊肿痛。舌质紫黯,脉涩,均为瘀血内阻的表现。

【治法方剂】和营祛瘀为主,由阴伤引起者,宜化瘀通络。方用醒消丸合归尾、桃仁、泽兰、赤芍、防己、牛膝、赤豆、银花、连翘、丝瓜络、桑枝等;由跌打损伤引起者,宜和营逐瘀,可用活血散瘀汤加三七研末吞;发于恶露停滞者,宜和营通滞,可用通经导滞汤。外治法同前。

4.寒凝气滞鼠蹊肿痛

【证候表现】初起一侧鼠蹊部结核如桃李或如鸡卵,逐渐增大,坚硬如石,皮色不变,牵筋疼痛,难消难溃,溃后难敛,舌苔薄白,脉沉。

【病因病机】多由于寒邪深袭,阳气运行受阻,血流不畅,瘀血凝结而成。

【证候分析】寒凝气滞,血流不畅,可见一侧鼠蹊部结核如桃李或如鸡卵,渐增大,坚硬如石;舌苔薄白,脉沉,均为寒凝气滞的表现。

【治法方剂】散寒止痛,和营行瘀,方用没药丸;久病体虚,宜温补气血,方用十全大补汤。外治:隔姜(蒜)灸。

5.热毒壅聚鼠蹊肿痛

【证候表现】初起一侧鼠蹊部突然肿胀不适,光软无头,很快结块疼痛,表皮可见焮红或不红,后渐趋扩大,高肿坚硬,轻者可无全身症状,重者有恶寒发热,头痛泛恶,舌苔黄腻,脉洪数,过七至十四天,肿势高突,疼痛加剧,痛如鸡啄,全身发热持续不退,局部按之应指者,为脓成。

【病因病机】多由于湿热火毒蕴结,致使营卫不和,经络阻塞,气血凝滞而成。

【证候分析】热毒内蕴,经络阻塞,气血凝滞,可见鼠蹊肿痛;舌苔黄腻,脉洪数,均为湿热内阻的表现。

【治法方剂】清热解毒,和营化湿。方用黄连解毒汤合仙方活命饮加减。外治:可用金黄散或玉露散。

五、臀部生痈

(一)概念

又名臀痈,生于骶骨两侧隆起的臀大肌较厚处,属足太阳膀胱经。但本经多血少气,而且臀肉厚实,故痈深而阔,溃后多有腐肉。

(二)常见证候

1.火毒蕴结臀部生痈

【证候表现】臀部一侧红肿热痛,红肿以中心部为甚,四周较淡,边界不清,病变区逐渐扩大而有硬结,数日后皮肤溃烂,随即变成色黑腐溃或中软不溃;溃后一般脓出黄稠,但有的伴有大块腐肉脱落,以致疮口深凹而形成空腔,收口甚慢。本证初起即有恶寒发热,头痛及骨节酸痛,胃纳不佳,苔黄,脉数等全身症状。

【病因病机】多由于恣食膏粱厚味,六腑积热,湿热火毒蕴结,营气不从,营卫稽留,气血壅遏不行所致。

【证候分析】火毒蕴结,气血壅遏不行,形成局部肿胀;热盛则肉腐,肉腐而化脓;舌苔黄,脉数,均为火毒内郁的表现。

【治法方剂】初起治宜清热解毒,和营化湿。内服黄芪内消汤,外用金黄膏;脓势已成,治宜托里透脓,可用托里消毒散;溃后一般不必内服药物;体质虚弱收口缓慢者,治宜调补气血,可用十全大补汤;脓多用五五丹,脓少用九一丹,脓尽时用生肌玉红膏。

2.邪热结聚臀部生痈

【证候表现】臀肉局部硬块坚巨,红热不显,有压痛,进展较缓,溃后收口亦慢,全身症状不明显,舌脉如常。

【病因病机】多由于外感六淫或外伤感染,致营卫不和,邪热结聚,气血壅遏所致。

【证候分析】邪热结聚,气血壅遏,可见臀肉局部硬块坚巨,病势缓,红肿不显,无明显全身症状。

【治法方剂】活血解毒,和营化湿,方用仙方活命饮加桃仁、红花、泽兰,减少清热解毒之药;脓成不溃者治宜调补气血,可用十全大补汤;溃后外用九一丹,脓尽用生肌玉红膏;疮口久溃不敛者,内服十全大补汤。

第四节　四肢症状

一、下肢生疽

(一)概念

是指股、胫、膝、踝处肿溃之症。本症在古代医籍记载中,有附骨疽、咬骨疽、多骨疽、朽骨疽、股胫疽、穿踝疽等,以及近代所说的附骨痰、鹤膝流痰、穿拐痰均属阴疽范畴,多发生在下肢骨及关节疾患,均属本症讨论范围。

(二)常见证候

1.湿热损伤下肢生疽

【证候表现】多见于儿童,发病部位以胫骨为最多,其次为股骨。起病急,先有全身不适,寒战,高热,口干,小便黄,舌苔黄腻,脉滑数;发病处漫肿无头,皮色不变;继则患肢疼痛彻骨,而后出现皮肤微红,微热;患处溃破后出脓,初多稠厚、渐转稀薄,脓水淋漓,不易收口而成瘘管;在患处常可摸到骨骼粗大,高低不平,疮口朽骨流出。

【病因病机】多由于疔疮或伤寒、麻疹等病后,余邪未清,湿热内盛,其毒深窜于里,留于筋骨,以致经络被阻,气血不和;或由于跌打损伤,局部骨骼受损,又因感受毒邪,郁积化热所致。

【证候分析】湿热之邪,阻滞经络,凝滞筋骨,可见下肢生疽;湿性趋下行,病变多位于下肢;热邪内郁,可见高热,口干,小便黄;舌苔黄腻,脉滑数,均为湿热内阻的表现。

【治法方剂】清热化湿,行瘀通络。方用仙方活命饮合五神汤加减,另吞醒消丸。

2. 风寒湿邪下肢生疽

【证候表现】多发于儿童,发病部位同前,初起即有恶寒发热(亦有少数病例,初无寒热),舌苔白腻,脉紧数或迟紧。患肢筋骨隐隐作痛,不红不热,继则痛如锥刺,如皮色泛红,即可溃破,舌苔转黄腻,脉滑数。

【病因病机】多由于平素体虚者,卫气不固,或因露卧风冷或因浴后乘凉等,以致风寒湿邪乘虚侵袭所致。

【证候分析】风寒湿邪侵袭,阻于筋骨之间,气不宣行,阴血凝滞,可见下肢生疽;风寒湿均为阴邪,可见初起患肢筋骨隐痛,不红不热,肿和骨胀均不明显,继则痛如锥刺;舌苔白腻,脉迟紧,均为寒湿内停的表现。

【治法方剂】温经散寒,祛风化湿。方用独活寄生汤。

3. 肾精亏损下肢生疽

【证候表现】多发于儿童及青年,患者常有肺痨史,初起外部无明显病变,仅觉患处隐隐酸痛,继则关节活动障碍,病变后期肿处溃破,时流稀脓,久则疮口凹陷,周围皮肤紫胀,形成漏管,不易收口,患肢肌肉萎缩。病久可见全身症状:气血两亏者,日渐消瘦,精神委顿,面色无华,畏寒心悸,失眠,盗汗,舌淡红,苔薄白,脉细或虚大;阴虚火旺者午后潮热,口燥,咽干,食欲减退或咳嗽痰血,舌红少苔,脉细数。

【病因病机】多由于先天不足,加之儿童骨骼柔嫩或有损伤,则气血失和,痰浊凝聚留于骨骼所致;青年人多因房劳过度,或带下或遗精,以致肾经亏损所致。

【证候分析】肾精亏损,机体失养,可见下肢生疽;初起局部症状与全身症状均不明显;化脓时间更为缓慢,约半年至一年以上;溃后脓水清稀,每夹有豆腐脑样物质。

【治法方剂】初起治宜补肝肾,补气血,温经通络,散寒化瘀,方用阳和汤;中期治宜扶正托毒,可用托里散;后期气血两亏者治宜补气养血,可用人参养荣汤或十全大补汤;阴虚火旺者治宜养阴清热,可用大补阴丸合清骨散。

二、臁疮

(一) 概念

是指生于下肢臁骨(今称胫骨)内外侧的疮疡。生于里臁者,称为里臁疮;生于外臁者,称为外臁疮。因不易愈合,故俗称"老烂腿。"

裙风、裤口(裙边疮即裤口风疮《疡医大全》)与臁疮相近似,在古代文献里多并为一类讨论。但二者在病因及证候上都不尽相同。

(二) 常见证候

1. 湿热下注臁疮

【证候表现】初起局部红肿,疼痛,继而溃破,浸淫瘙痒,脓水淋漓,后期疮口边缘硬而隆起,久不愈合,严重者可有恶寒发热,口干,尿黄,脉滑数,舌苔黄腻。

【病因病机】多由于外感水湿浸淫,入里郁而化热,湿热侵入阳明经脉所致。

【证候分析】阳明经多气多血,气血受湿热熏蒸,则皮肉溃烂而成臁疮;舌苔黄腻,脉滑数,均为湿热内郁的表现。

【治法方剂】清热解毒。方用仙方活命饮,佐以槟榔等。

2. 脾虚湿盛臁疮

【证候表现】疮口肉色灰白,脓水淋漓而清稀,朝宽暮肿,肢体倦怠,不思饮食,头晕口干,脉缓,舌质淡,苔白。

【病因病机】多由于劳力过度伤及中气或久经站立,过负重物,使脾气受损,湿邪留滞所致。

【证候分析】脾虚湿滞,肌肤失养而成臁疮;脾失健运,可见不思饮食;脾胃为后天之本,脾气虚,可见肢体倦怠;舌质淡,苔白,脉缓,均为脾虚的表现。

【治法方剂】健脾化湿。方用四君子汤合二妙丸。

3.血瘀气滞臁疮

【证候表现】局部皮肤颜色紫黯,青筋显露,溃烂浸淫,刺痛,下肢沉重麻木,行走时更甚,脉弦涩,舌质紫,苔薄。

【病因病机】多由于气滞血瘀,外受水湿浸淫,或蚊虫叮咬局部溃破,或撞损皮肤脉络阻滞所致。

【证候分析】气滞血瘀,脉络阻滞,肌肤失养,以致下肢臁骨处溃烂滋水;舌质紫,脉弦涩,均为气滞血瘀的表现。

【治法方剂】活血理气。方用木瓜槟榔散。

4.肝肾阴虚臁疮

【证候表现】局部不痛或微痛,颜色黯红,伴有低热或午后发热,不思饮食,失眠多梦,脉数,舌质红,苔薄。

【病因病机】多罹患于热病之后或房劳过度损耗肾精,致下肢肌肉渐渐剥损,加之阴火下流而成。

【证候分析】肝肾阴虚,肌肉失养,可见下肢肌肉渐渐剥损;阴虚火旺,可见低热,午后发热,失眠多梦;舌红,苔薄,脉细数,均为阴虚火旺的表现。

【治法方剂】滋阴降火。方用六味地黄丸。

(三)鉴别诊断

1.湿热下注臁疮与脾虚湿盛臁疮的鉴别

(1)湿热下注臁疮　多由于外感水湿浸淫,入里郁而化热,湿热侵入阳明经脉所致。局部热赤肿烂,痒甚,脉滑数,苔黄腻。

(2)脾虚湿盛臁疮　多由于劳力过度伤及中气或久经站立,过负重物,使脾气受损,湿邪留滞所致。局部肉色灰白,脓水清稀,脉缓,苔薄白。

2.血瘀气滞臁疮与肝肾阴虚臁疮的鉴别

(1)血瘀气滞臁疮　多由于气滞血瘀,外受水湿浸淫,或蚊虫叮咬局部溃破,或撞损皮肤脉络阻滞所致。下肢青筋暴露,胀痛明显,舌紫脉涩。

(2)肝肾阴虚臁疮　多罹患于热病之后或房劳过度损耗肾精,致下肢肌肉渐渐剥损,加之阴火下流而成。多伴有低热,消瘦,脉细数,舌质嫩红。

臁疮有外臁内臁之分,大凡外臁属足三阳经,多属湿热疾患,治之较易;内臁属足三阴经,多属阴虚火旺而致,治之较难。若以疮色言,红肿焮痛者易治,黑暗浸肿者难疗。治外臁多用清渗之剂,治内臁多用滋补之剂。一清一补,迥然有别。

三、足趾发黑

(一)概念

是指趾皮肤或深及肌肉发黑的症状。轻则深红色,重者紫黑色,破后成溃疡。干者无渗水,湿者渗出污血水,疼痛剧烈,奇臭难闻。《灵枢·痈疽》称为"脱痈",后世称"脱疽"。

(二)常见证候

1. 损伤瘀血足趾发黑

【证候表现】起病突然,有明显外伤史,根据其外伤的程度,瘀血紫黑及疼痛肿胀的情况也有轻重不同,无明显全身症状可辨,舌、脉正常。

【病因病机】多由于外伤所致。

【证候分析】外伤之瘀血阻络,不通则痛可见肿胀明显,疼痛剧烈。

【治法方剂】活血祛瘀止痛为主,可将葱炒熟捣烂熨敷之或刺放其瘀血,则疼痛、肿胀可立消其大半。

2. 寒湿下注足趾发黑

【证候表现】初起,轻者足趾黯红,肿胀,发凉,疼痛,跛行,重者肤色紫黑,疼痛剧烈,手足冰冷,趺阳脉沉伏,肌肤溃烂,但流血水,气味臭秽,痛如刀割,常抱足抵胸而坐,昼夜难眠,舌淡润,脉沉微。

【病因病机】多由于阴寒湿毒久伏于内,血脉瘀阻所致。

【证候分析】寒湿为阴邪,阻于脉络,血行不畅,可见足趾黯红,肿胀,发凉;寒易伤阳气,可见手足冰冷,趺阳脉沉伏。

【治法方剂】温经去湿。方用阳和汤加减。

3. 湿毒下注足趾发黑

【证候表现】足趾及下趾皆肿痛,足趾紫黑,湿烂渗水,清稀臭秽,剧痛难忍,病损处与正常肌肤之间无明显界限可分,重者可迅速向上蔓延,舌红苔黄,脉沉。

【病因病机】多由于寒湿久蕴,湿毒内聚,血脉瘀阻不通所致。

【证候分析】湿毒内聚,血脉不通,故溃烂湿胀,汁水清稀,患处与正常肌肤界限不清;舌苔腻,亦为湿邪内郁的表现。

【治法方剂】清利湿毒。方用四妙勇安汤加减。

4.肝肾阴虚足趾发黑

【证候表现】足趾紫黑干枯,病损处与正常肌肤界限分明,疼痛,舌红少苔,脉细。

【病因病机】多由于素体亏虚或久病不愈所致。

【证候分析】肝肾阴虚,肌肤失养,可见足趾紫黑干枯,病损处与正常肌肤界限分明;舌红少苔,脉细,均为肝肾阴虚的表现。

【治法方剂】补益肝肾。方用左归丸加减。

足趾发黑除损伤瘀血者外,寒湿、湿毒、阴虚三证多见于脱疽或见于外伤后感染所致者。《外科证治全生集》说:“脱骨疽发于足趾,渐上至膝,色黑,痛不可忍。”自《内经》之后历代医家,均视为外科难治之症,故内治为主,尚须配以外治,甚者割去患趾、患肢或可根除。其患病原因《疡科心得集说》:“此由膏粱厚味,醇酒炙煿,积毒所致;或因房术涩精,丹石补药,销烁肾水,房劳过度,气竭精枯而成,……皆肾水亏涸而不能制火也。”故临床以虚证居多,实证少见。

四、足趾溃烂

(一)概念

是指足趾破溃之症。

本症在古医籍中有“脱疽”、“敦疽”、“甲疽”等名称。大趾溃烂称脱疽,余趾溃烂称“敦疽”,均由内因所致。甲疽俗称嵌爪,多因外伤所致。

(二)常见证候

1.火毒蕴结足趾溃烂

【证候表现】足趾紫黯或色黑,皮肤破溃,疮口时流血水,腐肉不鲜,痛如火灼,夜间痛甚,彻夜难眠,常抱膝而坐。严重者腐烂漫延,可五趾相传,甚至上攻脚面,渐见肢节坏死,自行脱落,久久不敛。

【病因病机】主要原因有：①久受寒湿，或严寒涉水，寒湿下受，以致寒凝络痹，血行不畅，阳气不能下达，寒湿郁久化热，热盛肉腐；②过食膏粱厚味，辛辣炙煿，以致肠胃机能失调，火毒内生；③过服温肾壮阳药物，或房劳过度，以致邪火燥阴，水亏不能制火。

【证候分析】火毒蕴结，经脉阻塞，气血凝滞而发病。辨证要点为：疮口时流脓水，腐肉不鲜，痛如火灼，夜间痛甚，甚则腐肉漫延，五趾相传；或肢节坏死，自行脱落。

【治法方剂】活血、解毒、通络，方用脱疽三号，外用生肌玉红膏；若疮口紫黑，出水无脓者，宜补益气血，托毒消肿，可用托里消毒散加生地、牛膝；若久溃不敛，气血两虚者，宜调补气血，用人参养营汤。

2. 外感邪毒足趾溃烂

【证候表现】多见足趾内侧。甲向内嵌，甲房肿胀溃烂，胬肉高突，疼痛流水，继则化脓腐溃或脓水侵入趾甲之下。

【病因病机】多由于修趾甲损伤皮肉或趾甲过长，侵入肌肉；或靴鞋狭小久受挤压，均使局部气血运行失常，而又感染毒气所致。

【证候分析】外感邪毒，阻于趾部，气血运行不畅，可见趾部肿胀溃烂，疼痛流水，继则化脓。

【治法方剂】清热解毒。方用五味消毒饮，外用平胬丹，腐蚀平胬或手术处理。

五、丹毒

（一）概念

是因其临床表现为皮肤或黏膜发红，状如丹涂之色而得名。《外科大成》中说："丹毒者，为肌表忽然变赤，如丹涂之状也。"由于发生的部位不同，所以有"抱头火丹"、"流火"、"内丹"、"赤游丹"等。

此症最早的记载，见于《内经》，称为"丹熛"，孙思邈《千金方》称为"天火"。

（二）常见证候

1. 湿热化火丹毒（流火）

【证候表现】临床表现为发热恶寒，周身疼痛，局部皮肤焮红，肿疼灼热，境界明显，常好发于下肢，患侧胯间臁核亦可肿痛，经多次反复发作,可造成皮肤增厚、肿胀,即所谓"象皮腿",脉滑数,苔黄腻。

【病因病机】多由于脚气,皮肤破损,感染毒气湿热化火所致。

【证候分析】湿热化火,蕴郁肌肤,可见周身疼痛,局部皮肤娇红,肿疼灼热;脉滑数,苔黄腻,均为湿热内郁的表现。

【治法方剂】清热、解毒、利湿,方用黄连解毒汤合三妙丸;反复发作,局部皮肤肿硬,色黯而粗糙者,需加用通脉活血之品。

2. 风热化火丹毒(抱头火丹、大头瘟)

【证候表现】多发生于颜面部皮肤(开始或接近于耳,或接近于鼻),娇红灼热,很快蔓延至正面部或头部,皮肤光泽紧张,有时出现小水疱,眼睑、耳翼、口唇肿胀,全身伴有寒战高烧,头疼,口渴,恶心,呕吐,甚至神志不清,谵语,脉浮数,苔黄腻。

【病因病机】多由于外感风热失治化火,火毒蕴结,风火相煽所致。

【证候分析】风热化火,风火相煽,郁于肌肤,可见颜面部皮肤娇红灼热;热毒内盛,所以可见发病快,症状重,处理不当,往往会毒邪内陷入营,神昏谵语。

【治法方剂】清火解毒。方用普济消毒饮,内陷心营用安宫牛黄丸或犀角地黄汤。

3. 肝胆湿热丹毒(内丹)

【证候表现】一般多生于腹部及腰部,局部皮肤红赤,灼痛,寒热,口苦,胁痛,小便短赤,脉弦滑,苔黄腻。

【病因病机】多由于久居潮湿之地或素体脾虚,水湿内停,郁久化热所致。

【证候分析】湿性趋下行,湿热内郁,可见腹部及腰部皮肤红赤,灼痛;肝胆火炽,可见口苦,胁痛,小便短赤;脉弦滑,苔黄腻,均为湿热内阻的表现。

【治法方剂】清利肝胆湿热。方用龙胆泻肝汤。

4. 胎热丹毒(俗称游火)

【证候表现】多发于婴儿。形如云片,上起风粟作痒而痛,或发于手足或发于头面、胸背,患儿烦躁,腹胀,发热,常发于一处后,又向他处蔓延,有时在很短时间即可蔓延到全身。

【病因病机】多由于胚胎期间,母体嗜食辛辣之品,或感受毒邪而遗热于胎儿所致。

【证候分析】胎热内蕴,可见肌肤发红,赤如丹涂。发病迅猛,变化快,合并症多。

【治法方剂】清热解毒。方用犀黄地黄汤加减。

总之,丹毒均系火热毒邪郁于血分,发于肌肤而成,临床上都是营卫失调,气血凝滞,毒邪壅聚,蒸腾于外的表现。故要抓住火热毒邪和气血郁滞的关键而进行鉴别之。

六、红丝走窜

(一) 概念

是指在前臂或小腿内侧,出现一条纵行红丝,向肢体近端蔓延走窜。在上肢的,多停于肘部或腋部;在下肢的,多停于腘窝或胯间。红丝走窜亦间有生于口唇者,红丝入喉则难治。

本症为疔疮之一种,又称红丝疔、血丝疔、红线疔。《外科大成·红丝疮》所述红丝疮与红丝走窜证候虽有差异,但治法类似。

(二) 常见证候

1. 毒热郁滞红丝走窜

【证候表现】红丝较细,其远端破溃或红肿疼痛,无全身症状。

【病因病机】多由于感受四时不正之疫气或昆虫叮咬,经抓破染毒,毒气客于肌肉所致。

【证候分析】毒热郁滞,客于肌肉,可见红丝较细,远端破溃或红肿疼痛。

【治法方剂】清热解毒。方用五味消毒饮。

2. 火毒炽盛红丝走窜

【证候表现】红丝较粗,伴有恶寒发热,头痛,食欲不振,周身无力,苔黄,脉数。

【病因病机】多由于恣食膏粱厚味,醇酒辛辣炙煿所致。

【证候分析】火毒炽盛,以致脏腑蓄热,火毒结聚,蕴蒸皮肤,气血凝滞可见红丝较粗,伴恶寒发热,头痛,食欲不振;苔黄,脉数,均为热毒内盛的表现。

【治法方剂】清火解毒。方用黄连解毒汤加竹叶、石膏、连翘。

3.毒入血分红丝走窜

【证候表现】红丝疗发病后7~10天,红丝渐向躯干蔓延,伴有寒战,高热,头痛,胸闷烦躁,恶心,呕吐,舌硬口干,便秘或腹泻,舌质绛,苔黄糙,脉洪数或弦滑。

【病因病机】多由于毒热郁滞及火毒炽盛红丝走窜失于治疗,未能控制毒势或因挤压碰伤,造成毒邪扩散,或误食辛热之药所致。

【证候分析】火毒炽盛,机体正不克邪,从而疗毒走散,入于血分,内功脏腑可见红丝疗发病后渐向躯干蔓延;里热炽盛,可见高热,烦躁,口硬口干;舌质绛,苔黄燥,脉洪数或弦滑均为里热炽盛的表现。

【治法方剂】凉血、清热、解毒。方用犀角地黄汤、黄连解毒汤、五味消毒饮合并使用。

以上三型红丝走窜,均可外用金黄散、二黄粉或以刀尖或三棱针沿红丝行径,寸寸挑断,并用拇指和食指,轻捏针破处周围皮肤,令其出血排毒,可达速效。

七、痰核流注

(一)概念

是指因湿痰流聚于皮下,身体各部位发生有大小不等,多少不一之结块。

本症不红不热,不硬不痛,如同果核般软滑,推之不移,一般不会化脓溃破。痰核大多生于颈项、下颌部,亦可见于四肢、肩背。

(二)常见证候

1.脾虚痰湿痰核流注

【证候表现】皮下结核,不红不热,很少疼痛或有胀感,触之先软且活动,多生于颈项;或生于手臂、肩背者,可有微痛,但肿不红;或生于腋下者,结核坚硬如石。无明显全身症状,舌淡,苔白腻,脉滑。

【病因病机】多由于脾虚不运,湿痰流聚而致。

【证候分析】湿痰流聚于肌肤,可见皮下结核。

【治法方剂】健脾利湿,化痰软坚。生于颈项者,可用海带丸,甚者加昆布或与消核丸合用;生于手臂、肩背者,可用二陈汤加防风、酒黄芩、连翘、川芎、皂角刺、苍术;生于腋下者,可用消解散。

2.风痰郁结痰核流注

【证候表现】局部症状同前证,尚可见头痛,眩晕,目闭不欲开,懒言,身重体倦,胸闷恶心,或两颊青黄或吐痰涎,舌苔白滑,脉弦滑。

【病因病机】多由于脾虚湿聚,复感风邪所致。

【证候分析】脾虚湿滞,郁结肌肤,可见皮下结核;风善行而数变,风邪上袭清窍,可见头痛,目眩闭不欲开;脾虚可见懒言,身重体倦;舌苔白滑,脉弦滑,均为湿邪内盛的表现。

【治法方剂】祛风化痰,消结软坚。方用消风化痰汤。

3.湿热郁结痰核流注

【证候表现】局部症状同前证,尚可有小便短赤,舌苔黄腻,脉濡数等热象。

【病因病机】多由于脾虚湿聚,日久化热,郁于肌肤所致。

【证候分析】湿热之邪,流注于肌表,可见皮下结核;热盛伤津,可见小便短赤;舌苔黄腻,脉濡数均属湿热内阻的表现。

【治法方剂】燥湿化痰,消结软坚。方用加味小胃丹、竹沥达痰丸。

八、无名肿毒

(一)概念

是指体表任何部位均可发生的肿毒。《医学入门·无名肿毒》:"……非痈、非疽、非疮、非癣、状如恶疮,或瘰或剧,即名无名肿毒。"

(二)常见证候

1.风寒外袭无名肿毒

【证候表现】局部漫肿,无根无头,触之坚硬,色白不热,时时隐痛,全身可见恶寒发热,舌苔白,脉紧数或迟紧,溃破后脓水清稀,不易收敛。

【病因病机】多由于风寒外袭肌表,经脉凝滞而成。

【证候分析】风寒袭表,正邪相争,可见恶寒发热;寒性收引,风寒之邪内袭,经脉凝滞,血运不畅,可见局部皮肤漫肿,无根无头,溃破后脓水清稀,不易收敛;舌苔白,脉紧数或迟紧,均为风寒外袭的表现。

【治法方剂】初起有表证,治宜解表发汗,方用荆防败毒散;溃后气血两虚者,治宜调补气血,方用八珍汤。

2.热毒壅聚无名肿毒

【证候表现】局部红肿,境界分明,灼热疼痛。全身伴有身热,口渴,苔黄,脉数。肿未消时,可出现脓头而溃破,溃后脓出稠黄,脓尽即愈。

【病因病机】多由于过食膏粱厚味,内郁湿热火毒,复外感六淫之邪或外来伤害,感受毒气,邪毒壅聚所致。

【证候分析】热毒壅聚,致使营卫不和,经络阻塞,气血凝滞,可见局部红肿热痛明显,有脓头,溃破后脓出稠黄,脓尽即愈;身热,口渴,苔黄,脉数均为热毒内郁的表现。

【治法方剂】散风清热,行瘀活血。方用仙方活命饮。

第五节　二阴部症状

一、阴茎溃烂

(一)概念

是指阴茎破溃糜烂痛痒之症。

本症在古医籍内有"阴疮"、"阴湿疮"、"阴蚀疮"、"疳疮"、"下疳疮"、"妬精疮"、"耻疮"及"下疳"、"燥疳"、"蠋疳"、"蛀梗"等名称。

本症以其形殊位异之特点,又细分多症。《外科证治全书》:"下疳一症,属肝肾督三经之病,诸书分下疳(生马口下)、蛀疳(生玉茎上)、袖口疳(茎上生疮,外皮肿胀包裹)、蜡烛笑(疳久偏溃)……根疳(马口傍,有孔如梭眼,眼内作痒,捻之有脓出)……。"现代医籍中之梅毒,发于阴茎,龟头,包皮者,亦称下疳,此病亦属本症之范畴。

(二)常见证候

1.肝经湿热阴茎溃烂

【证候表现】阴茎肿痛,溃烂,疮口色红,破溃流水,头晕目眩,口苦咽干,大便干,小便涩,舌苔黄腻,脉弦滑。

【病因病机】多由于肝郁化热,肝经聚湿,湿热互结,流注于下所致。

【证候分析】肝经湿热流注于下,可见阴茎肿痛,溃烂;肝火旺盛,可见头晕目眩,口苦咽干,大便干,小便涩;舌苔黄腻,脉弦滑,均为肝经湿热的表现。

【治法方剂】清肝化湿。方用龙胆泻肝汤,外用金黄散。

2. 肝肾实火阴茎溃烂

【证候表现】阴茎焮肿作痛,疮口鲜红,浓汁稠黄,口干舌燥,大便秘结,小便赤少,舌边尖红,苔黄少津,脉弦数。

【病因病机】多由于七情过极,肝阳化火或肝经蕴热,或久旷房事,肝肾蕴热所致。

【证候分析】肝肾实火内蕴,可见阴茎焮肿作痛,疮口鲜红;里热炽盛,热伤津液,可见口干舌燥,大便秘结,小便赤少;舌边尖红,苔黄少津,脉弦数,均为实火内蕴的表现。

【治法方剂】清热泻火,凉血解毒。方用凉血解毒丸,外用二黄粉。

3. 肾虚风湿阴茎溃烂

【证候表现】阴茎瘙痒溃破,状如疥癣,浸淫汗出,舌苔白腻,脉沉。

【病因病机】多由于肾气素虚,湿邪下注,偶感风邪,风湿相搏所致。

【证候分析】肾虚风湿相搏,可见阴茎瘙痒溃破,状如疥癣;舌苔白腻,脉沉,均为肾虚湿停的表现。

【治法方剂】补肾利湿,养血驱风。方用活血驱风散,蒺藜散,外用青黛散。

4. 肝肾虚热阴茎溃烂

【证候表现】阴茎糜烂,滋水渗出,疮面扁平或呈菜花样,甚则阴茎烂掉。腹股沟可触及坚硬如石之肿块,形神困顿,眩晕,头胀,视物不清,耳鸣,咽干,口燥,五心烦热,失眠,腰膝酸痛,舌红少津,脉弦细无力。

【病因病机】多由于肾阴素亏或忧思郁怒,相火内灼,肝经火燥,火邪郁结所致。

【证候分析】肝肾虚热内结,可见阴茎糜烂,滋水渗出;肾虚,清窍失养,可见形神困顿,眩晕;肝阴亏虚,虚火上扰,可见头胀,视物不清,耳鸣;阴虚火旺,可见咽干,口燥,五心烦热,失眠;舌红少津,脉弦细无力,均为肝肾阴虚火旺的表现。

【治法方剂】滋阴降火,补益肝肾。方用知柏地黄丸或大补阴丸,外用海浮散,桃仁散。

(三)鉴别诊断

1. 肝经湿热阴茎溃烂与肝肾实火阴茎溃烂的鉴别

(1)肝经湿热阴茎溃烂　多由于肝郁化热,肝经聚湿,湿热互结,流注于下所致。可见阴茎肿痛,溃烂;兼见口苦咽干,大便干,小便涩,舌苔黄腻,脉弦滑等湿热内蕴的表现。

(2)肝肾实火阴茎溃烂　多由于七情过极,肝阳化火或肝经蕴热,或久旷房事,肝肾蕴热所致。可见阴茎焮肿作痛,疮口鲜红;兼见大便秘结,小便赤少,舌边尖红,苔黄少津,脉弦数等实火内郁的表现。

2. 肾虚风湿阴茎溃烂与肝肾虚热阴茎溃烂的鉴别

(1)肾虚风湿阴茎溃烂　多由于肾气素虚,湿邪下注,偶感风邪,风湿相搏所致。可见阴茎瘙痒溃破;兼见舌苔白腻,脉沉等风湿内停的表现。

(2)肝肾虚热阴茎溃烂　多由于肾阴素亏或忧思郁怒,相火内灼,肝经火燥,火邪郁结所致。可见阴茎糜烂,滋水渗出;兼见形神困顿,眩晕,头胀,耳鸣,咽干,五心烦热,舌红少津,脉弦细无力等阴虚火旺的表现。

二、脱肛

(一)概念

即肛门脱出,有经常脱出者,有因大便,或因咳或因用力而脱出者。本症,文献记载首见于《诸病源候论》。

(二)常见证候

1. 中气下陷脱肛

【证候表现】肛门脱出,咳时或大便时即脱出,需用手按揉方能送回,肛头色淡无红肿疼痛,面色白,口唇淡,气短或有咳嗽,舌质淡,少苔,脉虚弱无力。

【病因病机】多由于老年元气不足或妇女分娩过多,产时元气大伤,不能收摄;或久泻久痢脾肾两衰,大肠之气不固;或久咳伤及肺气,气虚不能下约魄门;或小儿气血未充,易于嚎哭,耗伤正气所致。

【证候分析】中气下陷,不能摄纳,致肛门无力收摄而下脱,正如

《类证治裁·脱肛》中所说："脱肛,元气下陷症也,惟气虚不能禁固,故凡产后及久痢,用力多,老人病衰,幼儿气血不足,多有之。"

【治法方剂】益气升陷,固涩收脱。方用补中益气汤。

2. 肾阳虚脱肛

【证候表现】脱肛伴见头晕眼花,健忘,五更泄泻或有遗精阳痿,腰膝酸软,全身畏寒,小溲频数,舌体胖嫩,苔少而润,脉沉细。

【病因病机】同前证。

【证候分析】同前证。

【治法方剂】益气升提固摄,温补肾阳。方用附桂地黄丸加党参、黄芪、升麻、柴胡、诃子、五倍子。

3. 湿热蕴蓄大肠脱肛

【证候表现】肛门脱出,红肿疼痛或口渴便燥,面赤唇红,舌质红,苔黄,脉弦数。

【病因病机】多由于素嗜食膏粱厚味,湿热蕴结肠胃,下迫肛门,或长期大便秘结,或痔疾已久,或嗜酒蕴热积湿,或醉饱入房忍泄,欲火下乘大肠所致。

【证候分析】湿热蕴蓄大肠,导致肛门下坠疼痛脱出;热盛伤津,可见口渴便燥,面赤唇红;舌质红,苔黄,脉弦数均是湿热蕴结的表现。

【治法方剂】清热利湿,散火通便。方用约营煎。

(三)鉴别诊断

1. 中气下陷脱肛与肾阳虚脱肛的鉴别诊断

(1)中气下陷　除有肛门下陷脱出表现外,兼有气短、咳嗽,面白,唇淡等气虚表现。

(2)肾阳虚脱肛　出游肛门下陷脱出表现外,兼有腰膝酸软,阳痿,五更泻,溲频外,兼见全身畏寒等阳虚的表现。

2. 虚证脱肛与湿热蕴蓄大肠脱肛的鉴别诊断

(1)虚证脱肛　脱出之肛门无红肿热痛,全身呈一派里虚寒或中气不足之征;形体多虚弱;多由于久泻久痢,或大便根本无燥结,只因中气下陷,肛门肌肉松弛或肾阳虚,关门不固而脱出。

(2)湿热蕴蓄大肠脱肛　脱出之肛门红肿热痛;其人多壮实;大便系燥结,往往因大便干结不下,用力努责而肛门脱出。

三、肛裂

(一)概念

即肛门裂。是指肛管的皮肤破裂,久不愈合,形成裂口,疼痛,流血的症状。裂口好发于肛管口的正中前后方,两侧较少,女性及青壮年居多。

本症在《疮疡经验全书》等列为痔的一种,称"钩肠痔","裂口痔"等,后世亦称"裂"或"肛裂"。肛裂久不愈合虽可在肛缘形成"哨兵痔",乃是继发症状,与痔的性质不同,又有肛门皲裂疮发生于肛门皮缘,表浅而疼痛,流血不甚,多能自愈,应加区别。

(二)常见证候

1. 燥火便秘肛裂

【证候表现】大便秘结坚硬,便时肛门剧痛,便后稍有减轻,继则持续疼痛数小时,甚至整日,鲜血随粪便点滴而下,常因疼痛坐卧不安,心烦意乱,口苦咽干,不敢进食,舌苔黄燥,脉数。

【病因病机】多由于感受风火燥热之邪或嗜食辛甘厚味,以致燥火结于胃肠所致。

【证候分析】燥火结于胃肠,灼津伤液,粪便坚硬干结,难于排出,强努则损伤肛门,形成肛裂;舌苔黄燥,脉数,均为里热内郁的表现。

【治法方剂】泄火清热,润肠通便。方用栀子金花丸;外用祛毒汤坐浴,敷生肌玉红膏。

2. 湿热蕴结肛裂

【证候表现】便时腹痛剧烈,鲜血点滴而下,大便困难,肛门坠胀,时有黏便排出,甚者裂口内有少量脓汁,伴发热恶寒,食欲不振,舌苔厚腻。

【病因病机】多由于感受湿热,醇酒肥甘所致。

【证候分析】湿热蕴结胃肠,下注肛门,可见便时腹痛剧烈,鲜血点滴而下;湿性黏滞,可见便时黏便排出;舌苔厚腻为湿热内郁的表现。

【治法方剂】清化湿热,润肠通便,方用内疏黄连汤;外用祛毒汤坐浴,敷生肌玉红膏或四黄膏。

3. 血虚肠燥肛裂

【证候表现】便时疼痛,流血,大便秘结,不易排出,口舌干燥,心烦失眠,午后潮热,舌红少苔,脉细数。

【病因病机】多由于老人阴虚,产后血少,或郁怒伤肝,气郁化火,血虚生燥所致。

【证候分析】血虚肠燥,津涸肠枯,肛门皮肤失于润养,便秘燥结,擦破肛管可见肛裂;阴虚火旺,可见心烦失眠,午后潮热;舌红少苔,脉细数,均为阴虚火旺的表现。

【治法方剂】凉血养血,润燥通便,方用麻仁丸、济川煎;外敷生肌玉红膏。

鉴别诊断

1. 湿热蕴结肛裂与燥火便秘肛裂的鉴别诊断

(1)湿热蕴结肛裂　多由于感受湿热,醇酒肥甘所致;湿热下注,故兼见便带黏液,肛门坠胀。

(2)燥火便秘肛裂　多由于感受风火燥热之邪或嗜食辛甘厚味,以致燥火结于胃肠所致;燥火内结,故兼见便结而硬,鲜血点滴,疼痛剧烈。

2. 血虚肠燥肛裂与燥火便秘肛裂的鉴别诊断

(1)血虚肠燥肛裂　此为津血衰少,肠道干燥失润,多见于老年人或产后,属虚证。

(2)燥火便秘肛裂　此为实热燥火,粪块硬结,多见于阳盛之体,属实证。

肛裂一症,总不离燥结二字,临床当辨虚实,不可一概以实证论治。初起若能保持大便通畅,每日熏洗坐浴,外用生肌玉红膏等,多能及时治愈。若反复发作,久不愈合,形成陈旧疮面或继发皮下肛瘘及哨兵痔,则当采用手术疗法。

四、肛漏

(一)概念

又称肛瘘或痔瘘。是指肛门周围痈肿成脓破溃后,疮口久不愈或愈而复发,形成瘘管,脓血污物不时由瘘口流出,淋漓不断的症状。

凡诸疮破溃孔窍不合,内生管道,脓水不断者,皆曰漏。漏可发生在人体许多部位,位于肛门直肠部者,称为肛漏。

本症首见于《山海经·中山经》:"食者不痈,可以为瘘。"《淮南子》、《庄子》、《韩非子》皆称为"瘘"。《周易》则称"漏",《内经》则"瘘"、"漏"并用。《神农本草经》称"痔瘘",《疮疡经验全书》称"漏疮",《东医宝鉴》称"瘘痔"。肛瘘之名始于清《外证医案汇编》。民间因此症以肛门孔窍中不时流漏脓血粪水,故称此症为"偷粪老鼠疮",考古代文献常将久不愈合的疮疡称"鼠疮",似同出一源。

本症讨论的是生于肛门直肠周围的漏症,其他部位的漏症非本条讨论范围。但对于肛漏穿阴而形成的肛门阴道漏或肛门尿道漏,因与肛漏关系密切,亦列入本症一并讨论。

(二)常见证候

1.实热肛漏

【证候表现】红肿热痛明显,脓汁稠厚,色黄鲜明,易散易消,发作期常伴形寒发热,口渴舌燥,大便秘结,小便短赤,舌红苔黄,脉洪数。

【病因病机】多由于风热燥火郁结或嗜食醇酒厚味,实热内蕴于肛门周围所致。

【证候分析】实热内蕴于肛门周围,形成肛痈,破溃而成;里热炽盛,可见发作时来势急暴,破溃亦速,红肿热痛,脓黄稠厚,便秘溲赤;舌红苔黄,脉洪数,均为实热的表现。

【治法方剂】清泻实热,消痈排脓,方用内疏黄连汤;但要注意勿过施寒凉,致伤元阳,热象退后,即当托里,使疮口渐收,方用黄连闭管丸。

2.虚热肛漏

【证候表现】红肿热痛不甚,脓汁清稀,色如粉浆,臭腥晦黯,淋漓不断,疮口凹陷,常见败絮状物污染皮肤,伴有潮热颧赤,倦怠食少,盗汗或劳咳咯血,舌红少苔,脉象细数。

【病因病机】多由于劳伤忧思,房劳过度,肺痨下传大肠肛门所致。

【证候分析】虚热下传肛门,可见肛门红肿热痛不甚,浓汁清稀,色如粉浆;阴虚火旺,可见潮热颧赤,盗汗出;虚火灼伤血络,可见劳咳咯血;舌红少苔,脉细数均为阴虚火旺的表现。

【治法方剂】清虚热,滋阴排脓。方用清骨散、知柏地黄丸加象牙粉、穿山甲、全蝎等。

3. 虚寒肛瘘

【证候表现】漏下日久不断,疮口平塌不起,周围皮肤发青,脓水清稀淋漓,不红不热,周围坚硬如石或柔软如绵,全身疲乏无力,少气懒言,面色㿠白,形寒肢冷,舌淡脉虚。

【病因病机】多由于漏下日久,损伤气血,误投寒凉,伤及阳气,损及脾胃所致。

【证候分析】阴寒凝滞肛周,可见肛周周围皮肤发青,脓水清稀淋漓;阳气亏虚,机体气化无力,可见面色㿠白,形寒肢冷,少气懒言;舌淡脉虚均为虚寒的表现。

【治法方剂】补益气血,和阴济阳。方用十全大补丸、金匮肾气丸。

肛漏穿肠通阴,形成肛门阴道漏或肛门尿道漏,症见阴道或尿道内有脓水污物排出,尿频,尿急,尿痛或带下色黄腥臭,当辨明虚实寒热,审证论治。

肛漏的治疗需内外兼治,并施以手术。明《古今医统大全》收载的《永类钤方》肛瘘挂线术,治疗肛漏尤为巧妙而安全,无致大便失禁之弊。

五、肛门瘙痒

(一)概念

即肛门周围皮肤顽固瘙痒,经久不愈的症状。

本症在《诸病源候论》中称"风痒",《五十二病方》则称"胸痒"。后世医书称"肛门痒"等。

痔、瘘、肛裂、肛门疮毒、癣、疣、蛔虫、蛲虫等多种疾病都可以继发肛门瘙痒。本条讨论的重点是原发于肛门皮肤的顽固瘙痒症,不包括其他多种疾病继发的肛门瘙痒。

(二)常见证候

1. 风热郁结肛门瘙痒

【证候表现】肛门瘙痒,灼热坠胀,如火烤虫咬,瘙痒难忍,甚至皮肤抓破出血裂口,心烦如焚,夜不能寐,口苦咽干,便秘溲赤,痛苦不堪,精神不振,焦躁易怒,舌苔薄腻边红,脉微数。

【病因病机】多由于风邪化热袭肺,肺热下移大肠肛门所致。

【证候分析】风热郁结肛门,可见肛门瘙痒,灼热坠胀;热扰心神,可见心烦如焚,夜不能寐;热盛伤津,可见口苦咽干,便秘溲赤。

【治法方剂】疏风清热,通便泻火。方用龙胆泻肝汤加桑叶、乌梢蛇、苦参、大黄等。

2. 风湿挟热肛门瘙痒

【证候表现】肛门瘙痒,渗出潮湿,经活动磨擦则痛甚,肛门下坠不适,困倦身重,腹胀食少,夜卧不安,舌苔厚腻,脉濡滑。

【病因病机】多由于风邪挟湿热郁阻肛门皮肤所致。

【证候分析】风湿挟热郁于肛门,可见肛门瘙痒,渗出潮湿;湿性困脾,可见困倦身重,腹胀食少;舌苔厚腻,脉濡滑,均为湿热内郁的表现。

【治法方剂】疏风清热,健脾除湿。方用消风散加土茯苓、白癣皮、地肤子等。

3. 血虚生风肛门瘙痒

【证候表现】肛门奇痒,皮肤干燥,失去光泽及弹性,皲裂如蛛网,累及阴囊或阴唇,伴有口舌干燥,消瘦,夜不能寐,舌红,脉细数。

【病因病机】多由于血虚生风化燥,肛门皮肤失养所致。

【证候分析】血虚生风,肛门皮肤失养,可见肛门奇痒,皮肤干燥;阴虚机体失养,可见消瘦,口舌干燥;舌红,脉细数,均为阴虚火旺的表现。

【治法方剂】养血熄风,滋阴润燥。方用当归饮子、祛风换肌丸。

肛门瘙痒不外乎风,但有风热、风湿、血虚生风之别。临床辨证又需分清虚实,虚者多为阴虚血亏,实者多为风、热、湿邪郁阻。如因虫蛀、痔、瘘等引起的肛门瘙痒,则应针对其致病原因,进行治疗。

六、肛周生痈

(一)概念

简称"肛痈",是指肛门直肠周围热毒蕴积,形成脓肿,溃而成漏的症状。

《灵枢·痈疽》将肛痈称"锐疽",《疮疡经验全书》称"脏毒"、"穿裆发",《医宗金鉴》分为"坐马痈"、"下马痈"、"上马痈"等,《外科正宗》称"悬痈"。

痈者壅也,毒气壅结于人体内外皆可成痈。本症讨论的是毒气壅结肛门直肠周围形成的痈肿,发生在其他部位的痈肿及肛门周围的疖疮,疔疮等非本症讨论范围。

(二)常见证候

1. 实热蕴结肛周生痈

【证候表现】发病急骤,肛周突然出现形如桃李的肿物,红肿热痛,拒按,继则迅速肿胀突起,多数 5 ~ 7 日成脓,自溃或切开后脓多稠厚,色呈黄绿,夹有血液,伴有发热恶寒,大便秘结,小便短赤,口渴喜饮,舌红苔黄,脉滑数洪大等。

【病因病机】多由于感受风火湿热毒气,醇酒厚味,致使实热蕴积肛门直肠周围所致。

【证候分析】实热蕴结肛周,可见肛周突然出现形如桃李的肿物,红肿拒按;里热炽盛,可见大便秘结,小便短赤,口渴喜饮;舌红苔黄,脉滑数洪大,均为热盛的表现。

【治法方剂】清泻实热毒气,初起宜宣散,求其内消,方选双解复生散,外敷如意金黄散,并用艾柱内灸;成脓当托里透脓,使热毒随脓血外泄,不可包脓养疮,致毒气攻心,内服透脓散、托里消毒散,外敷太乙膏;一旦脓成,按之波动明显,则当施以刀针,切开排脓。

2. 虚热结聚肛周生痈

【证候表现】起病缓慢,病程迁延,肛周肿物红肿不甚,疼痛轻微,稍有低热,经 10 ~ 30 余日成脓,自溃或切开后脓清色白,晦黯臭腥,如米粥粉浆,淋漓不断,夹有败絮状物,疮口平塌,伴有潮热盗汗,疲倦食少,劳嗽咯血,脉细数无力等。

【病因病机】多由于肺痨日久,下传肛门直肠周围或房劳过度,肝肾阴亏,思虑忧郁,伤及心脾所致。

【证候分析】虚热内郁,致热毒乘虚结聚肛周,可见肛周肿物红肿不甚,疼痛轻微,稍有低热;阴虚火旺,可见潮热盗汗;热伤血络,可见劳嗽咯血。

【治法方剂】清虚热,散毒气,固肺肾。脓未成当托里透脓,内服托里消毒散,外敷太乙膏;脓已成,当切开排脓,兼服清骨散、知柏地黄丸之类,养阴固本。

3.寒邪凝滞肛周生痈

【证候表现】起病经年累月,肛周肿物形成缓慢,不红不热,按之坚硬如石,自溃后脓清如污水,不时而下,伴有形寒肢冷,倦怠食少,少气懒言,脉沉紧等。

【病因病机】多由于忧思伤脾,房劳伤肾,先致元阳受损,寒邪阴毒凝滞肛周所致。

【证候分析】寒邪凝滞肛周,可见肛周肿物形成缓慢,不红不热,按之坚硬;阳气亏虚,可见形寒肢冷,倦怠食少,少气懒言。

【治法方剂】祛寒散结,温阳固本。内服阳和汤,外用桂麝散。

总之,肛周生痈由热邪毒气所致者临床多见,亦有因寒邪阴毒凝滞而成者。实热、寒邪凝滞迁延日久,可由实转虚,而成虚热、虚寒之证。

七、肛周疮毒

(一)概念

是指肛门附近肿溃疮疡之疾患。

本症在古医籍中因肿溃部位不同,记载的症名颇多,如生于肛门内外的肛门痈,称"脏毒"、"偷鼠类"、"盘肛痈";生于会阴穴的称悬痈;生于尾臀穴高骨上的称鹳口疽;生于尾骨略上部位的称坐马痈;生于肾囊两旁,大腿根近股缝的称跨马痈等。这些疾病在病因,证治方面大致相似,且溃后久不收口,均能成漏或虽敛易于复发。肛瘘证治参见肛瘘条。

(二)常见证候

1.热毒湿注肛周疮毒

【证候表现】患部结肿局限,高突,焮红疼痛,形如桃李,按之可觉肤热明显,经5~7天成脓,溃后脓出黄绿稠厚臭秽,疮口形凸而实,全身可见寒热交作,大便秘结,小溲短赤,苔黄腻,脉弦滑而数。

【病因病机】多由于醇酒厚味,湿浊不化,以致经络阻隔,瘀血凝滞而生或由内痔、肛裂诱发所致。

【证候分析】湿性趋下行,热毒湿注蕴结于肛周,可见局部高突,焮红疼痛;热盛伤津,可见大便秘结,小溲短赤;舌苔黄腻,脉弦滑而数,均为热毒湿注的表现。

【治法方剂】清热利湿、凉血解毒。未溃可用凉血地黄汤去升麻、荆芥,合三妙丸;溃后可用外治法,脓多者用五五丹药条引流。

2.肺脾肾虚肛周疮毒

【证候表现】患部结肿平塌,皮色黯红或不红,按之不热,疼痛轻微,经10~20天成脓。溃后脓出淡白稀薄不臭,疮口凹陷而呈空壳状。一般身不发热或略有虚热,苔薄腻,脉弦细或濡缓。如属肺虚者,兼见咳嗽咯血,骨蒸盗汗;脾虚者,兼见神疲纳呆,大便溏薄;肾虚者,兼见腰痛遗精,耳鸣失寐等。

【病因病机】多由于肺脾肾亏,湿热乘虚下注,以致经络阻隔,瘀血凝滞而成或因麻疹、伤寒病后并发,乃虚热之证。

【证候分析】肺脾肾虚,湿热乘虚下注,经络阻隔可见患部结肿平塌,皮色黯红或不红;肺阴虚,虚火灼伤血络,可见咳嗽咯血,骨蒸盗汗;脾虚失于健运,可见神疲纳呆,大便溏薄;肾精亏虚,机体失养,可见腰痛遗精,耳鸣失寐。

【治法方剂】滋阴利湿,兼清虚热。方用滋阴除湿汤;若肺虚者,可加沙参、麦冬;脾虚者,加龟板、鳖甲;溃后治宜补益气血,可用八珍汤。

八、肛门生痔

(一)概念

是指直肠末端与肛门处血脉瘀结,形成小肉突起,伴有出血、疼痛、脱出等症状。

《医学纲目·痔瘘》谓:"如大泽之中有小山突出为痔。人于九窍中,凡有小肉突出皆曰痔,不独于肛门边生也。"故有鼻痔、耳痔等数种。本条讨论的是生于肛门直肠末端的痔。

(二)常见证候

1.风火燥结肛门生痔

【证候表现】便时有物脱出肛边,滴血或血流如箭,大便干燥秘结,数日一行,形如羊粪,排出困难,伴有口舌干燥,心烦头昏,腹胀不适,小便短赤,舌红少津,苔黄燥,脉浮数或洪。

【病因病机】多由于感受风火燥热之邪,结于直肠肛门所致。

【证候分析】风火燥结于肛门,可见生痔后出血较多,常见滴血或射血,易于肿胀热痛,大便燥结。张仲景说"有热者必痔",即指此类。

【治法方剂】疏风泻火,润燥凉血。方用防风秦艽汤,肿胀热痛时,可用止痛如神汤。

2. 湿热蕴结肛门生痔

【证候表现】便时有物脱出,滴血,肛门坠胀或灼热,大便排出不畅,里急后重,常伴有腹胀纳呆,身重倦困,舌苔黄腻,脉象滑数。

【病因病机】多由于饮食不节,多食厚味,醇酒辛辣所致。

【证候分析】湿热内生,蕴结大肠,血脉失调,瘀结为痔。故《素问·生气通天论》说:"因而饱食,筋脉横解,肠澼为痔。"痔发后,肛门坠胀或灼热,脱出,流血,大便排出不畅,常有后坠感;湿邪困脾,脾失健运,可见腹胀纳呆,身重倦困;舌苔黄腻,脉滑数,均为湿热内阻的表现。

【治法方剂】清热利湿,祛瘀消结,方用槐角丸、脏连丸、赤小豆当归散;热重于湿,肛门灼热疼痛者,已字汤有良效。

3. 气血瘀结肛门生痔

【证候表现】便时有物脱出,出血较多,肛门坠痛,内外痔块混合肿大,大便排出困难不易排净,伴有胀满腹胀,舌质紫黯,脉弦。

【病因病机】多由于久坐久站,负重远行,妇女妊娠后子宫压迫直肠肛门或肝气郁结,致直肠肛门部气血瘀结,突起成痔。

【证候分析】《外科正宗》所说:"夫痔者,乃素积湿热,过食炙煿。或因久坐而血脉不行,又因七情而过伤生冷,以及担轻负重,竭力远行,气血纵横,经络交错;又或酒色过度,脾胃受伤,以致浊气瘀血,流注肛门,俱能发痔。"其特点是,常见于久坐久站之人,肛门直肠部内外痔混合,肿块较大或有血栓形成,疼痛剧烈,伴腹满胀痛,舌质紫黯等。

【治法方剂】理气活血,消肿化瘀。方用凉血地黄汤、桃核承气汤。

4. 气虚下陷肛门生痔

【证候表现】便时有物脱出,便后需用手送还,出血时出时止,肛门下坠,大便排出无力,伴有气短倦怠,食少懒言,面色㿠白,舌淡苔白,脉虚。

【病因病机】多由于出血日久,伤及气血,久泻久痢,损及脾胃,房劳过度,耗其肾气,以及年老体弱,中气不足,不能固摄,致肛门生痔。

【证候分析】气虚不能固摄,可见便时有物脱出,便后需用手送还;气虚机体气化无力,可见气短倦怠,食少懒言,面色㿠白;舌淡苔白,脉虚,均为气虚的表现。

【治法方剂】益气养血,固摄脾肾。方用提肛散、黄土汤、补中益气汤。

(三)鉴别诊断

1. 风火燥结肛门生痔与湿热蕴结肛门生痔的鉴别诊断

(1)风火燥结肛门生痔 多由于感受风火燥热之邪,结于直肠肛门所致。兼见口舌干燥,心烦头昏,小便短赤等风火内郁的表现。

(2)湿热蕴结肛门生痔 多由于饮食不节,多食厚味,醇酒辛辣所致。兼见大便排出不畅,里急后重,腹胀纳呆,身重倦困等湿热蕴结的表现。

2. 气血瘀结肛门生痔与气虚下陷肛门生痔的鉴别诊断

(1)气血瘀结肛门生痔 多由于久坐久站,负重远行,妇女妊娠后子宫压迫直肠肛门或肝气郁结,致直肠肛门部气血瘀结,突起成痔。兼见胀满腹胀,舌质紫黯,脉弦等气血瘀结的表现。

(2)气虚下陷肛门生痔 多由于出血日久,伤及气血,久泻久痢,损及脾胃,房劳过度,耗其肾气,以及年老体弱,中气不足,不能固摄,致肛门生痔;兼见肛门下坠,气短懒言,面色㿠白等气虚的表现。

痔的分类颇为繁多,各据临床所见而命名。《五十二病方》分"牡痔"、"牝痔"、"脉痔"、"血痔",《诸病源候论》分"牡痔"、"牝痔"、"脉痔"、"血痔"、"肠痔"。《外台秘要》又归纳为外痔、内痔两种,后世则有二十五痔,七十二痔等名目。临床应辨证论治。因于风火燥结者,宣散泻火;因于湿热蕴结者,疏利湿热;因于气血瘀结者,活血化瘀;因于气虚下陷者,补中升提。对出血、脱出严重者,又当内外兼治,施以枯痔、结扎、消痔手术,方可断根。

痔脱出与直肠脱出常被混淆而统称为脱肛,但痔脱出乃血脉瘀结而成的瘤体脱出,而直肠脱出则是直肠黏膜或直肠本身的脱出。必须细心观察,加以区别。

第四章　毛发、皮肤病症状

第一节　毛发症状

一、头皮脱屑

（一）概念

是指头皮上脱落的皮肤残片而言。其状如糠秕,干燥或油腻,弥漫散在,脱而又生。

《外科正宗·白屑风》说:"白屑风多生于头、面、耳、项发中,初起微痒,久则渐生白屑,叠叠飞起,脱之又生。"白屑风是一种病,包含本症在内。

头皮水疱或脓疱破后形成的痂皮脱屑,与本症迥然有别;正常人头皮有少量细碎脱屑,俗称"脱头皮",属生理现象。均不在本书讨论范围。

（二）常见证候

1. 风热化燥头皮脱屑

【证候表现】头皮脱屑灰白色糠秕状干燥脱屑,脱屑处皮肤有圆形或椭圆形斑片,表面呈淡红色或白色,常伴有身热不适,头皮痒,口干舌燥等轻微全身症状,苔薄微黄,脉浮或微数。

【病因病机】多由于肌热当风,风邪侵入,郁久化燥所致。

【证候分析】风热化燥,可见头皮脱屑灰白色糠秕状干燥脱屑;风热内郁,可见身热不适,头皮痒,口干舌燥。

【治法方剂】疏风润燥。方用消风散加减。

2. 湿热生风头皮脱屑

【证候表现】头皮脱落细薄油腻皮屑,黏着发间,脱屑处皮肤有边界不清的红斑,头发光亮油腻,常伴有口黏而干不欲饮,小便短黄等,苔白腻,脉滑或微数。

【病因病机】多由于内蕴湿热,久郁生风发于头皮所致。

【证候分析】湿热生风发于头皮,可见头皮脱落细薄油腻皮屑;小便短黄,苔白腻,脉滑或微数,均为湿热内阻的表现。

【治法方剂】祛湿清热祛风。方用升降散合龙胆泻肝汤加减。

3. 血热化燥头皮脱屑

【证候表现】脱屑堆叠,脱屑处皮肤潮红,搔之有血渍,头皮瘙痒,兼有口干欲饮,大便干燥,小便黄,舌质红,苔薄黄或少苔少津,脉弦数。

【病因病机】多由于营血伏热,热邪耗阴伤血,化燥生风所致。

【证候分析】血热化燥生风,可见脱屑堆叠,脱屑处皮肤潮红;热盛伤津,可见口干欲饮,大便干燥,小便黄;舌红,苔薄黄或少苔少津,脉弦数,均为血热化燥的表现。

【治法方剂】凉血润燥。方用凉血四物汤加减。

4. 毒邪浸淫头皮脱屑

【证候表现】脱屑细小,色灰白,头皮奇痒,头发干燥易折,脱屑处皮肤有鲜红的圆形斑块。本症多见于儿童,很少伴有全身症状。

【病因病机】多由于毒邪侵入毛孔,浸蚀皮肤所致。

【证候分析】毒邪侵入毛孔,浸蚀头皮,可见脱屑细小,色灰白,头皮奇痒。

【治法方剂】祛风解毒。方用祛风换肌丸内服,外用一扫光涂之。

（三）鉴别诊断

1. 风热化燥头皮脱屑与湿热生风头皮脱屑的鉴别诊断

（1）风热化燥头皮脱屑　多由于肌热当风,风邪侵入,郁久化燥所致。辨证要点为:脱下的皮屑干燥细碎,头发亦干燥易落,常伴有身热等轻微的全身症状。

（2）湿热生风头皮脱屑　多由于内蕴湿热,久郁生风发于头皮所致。辨证要点为:脱下的皮屑油腻细薄,头皮光亮,头发易落,头油较多,伴有口中黏腻,小便黄等湿热症状。

2. 血热化燥头皮脱屑与毒邪浸淫头皮脱屑的鉴别诊断

（1）风热化燥头皮脱屑　多由于营血伏热,热邪耗阴伤血,化燥生风所致。常见于阳热偏盛之体。辨证要点为:脱屑堆叠,脱之又生,皮肤潮红,头皮瘙痒,舌红,苔黄,脉弦滑。

(2)毒邪浸淫头皮脱屑　多由于毒邪侵入毛孔,浸蚀皮肤所致。多见于儿童。辨证要点为:皮屑细小灰白色,头发干燥易折,头皮奇痒,很少有全身症状。

头皮脱屑多属实证、热证,其中风热化燥及毒邪浸淫脱屑主要是感受六淫邪气所致,湿热生风及血热化燥脱屑主要是体内脏腑气血功能失调引起,因此在治疗上,前二者以祛邪为主,后二者以调理脏腑气血功能为主。

二、白头秃

(一)概念

是指头皮生长白痂,久则毛发折断或脱落的症状。历代文献有"白秃疮"、"癞头疮"等名称。

(二)常见证候

1. 风热挟毒头白秃

【证候表现】初起头皮生有灰白色脱屑斑,小者如豆,大者如钱,日久蔓延扩大成片,毛发干枯断折,参差不齐,易于拔掉而不痛,毛发根部有白色鞘围绕,自觉瘙痒,多发于儿童,成年后可自愈,新发可再生,不留疤痕。

【病因病机】多因腠理开泄,感染风热毒邪,结聚不散以致气血不调,皮肤毛发失养所致。

【证候分析】风热挟毒郁于皮肤毛发,可见初起头皮生有灰白色脱屑斑,日久扩大,皮肤毛发失养,可见毛发干枯,有断发,毛发根部有白色鞘围绕,愈合不留疤痕。

【治法方剂】疏风清热。内服防风通圣丸,外用雄黄膏,雄柳膏。

2. 湿热挟毒头白秃

【证候表现】初起在毛发根部起小丘疹或小脓疱,溢黄水,形成蝶形黄痂,边缘翘起,中央凹陷,中心贯穿头发,有鼠臭味,黄痂脱落后留小疤,疤上呈永久性脱发,好发儿童,亦可发于成人。

【病因病机】多由于胎毒湿热上袭或脾胃湿热蕴蒸,上攻头皮所致。

【证候分析】湿热挟毒上攻头皮,可见皮疹表面有蝶形黄痂,中央凹下,贯穿毛发,有鼠臭味,黄痂脱落后,毛发脱落,头发发亮,呈永久性瘢痕。

【治法方剂】一般不须内服药物,局部用雄黄膏,雄柳膏,即可治愈。

总之,二者均属于热毒所致,然风热挟毒头白秃色白无气味,毛发只有折断而无脱发,一般到成年时多可自愈。湿热挟毒头白秃,色黄而有臭味,愈后留永久性瘢痕,亦可发于成人。

三、毛发变异

(一)概念

是指毛发的色泽、形态发生异常变化而言,如发白、发黄、毛发焦枯等。

本症在古典医籍中每有记载,诸如"发鬓斑白"(《素问·上古天真论》)、"髦色不泽"、"毛焦"(《灵枢·经脉》)、"白发"、"发黄"、"须黄"(《诸病源候论·毛发病诸候》)等。为了便于临证鉴别,将其归于一处,统称为"毛发变异"。

毛发变异是一种病理表现,若因年龄或种族关系所引起的白发、黄发、卷发等属生理现象,不属本书讨论范围。

(二)常见证候

1.精血亏虚毛发变异

【证候表现】多见于中壮年人。临床表现为须发细弱,枯黄不泽,头顶及两鬓部日渐稀落;兼见头晕眼花,面色憔悴,腰膝酸软,手足心热或有盗汗,遗精,女子月经不调,舌红少苔,脉虚细数。

【病因病机】多由于久病营阴内耗,肝血不足或房劳过度,肾精亏损,均可导致肝肾阴虚,精血亏损所致。

【证候分析】精血亏虚,不能荣养滋润,故引起毛发变异,表现为须发细弱,枯黄不泽;阴虚火旺,可见手足心热或有盗汗,遗精;舌红少苔,脉虚细数,均为阴虚火旺的表现。

【治法方剂】滋补肝肾。方用首乌延寿丹,若因房劳过度所致,可试用还元秋石丸。

2. 气血虚弱毛发变异

【证候表现】毛发苍白或萎黄,干燥易折,头发均匀稀疏脱落,小儿毛发焦悴黄软蓬乱,伴有面唇苍白,心悸,少气乏力,语音低微,纳呆,消瘦,舌淡红,苔少,脉濡细而弱。

【病因病机】多见于久病或产后。饮食调试不周,损伤脾胃,以致气血化生不足,或久病耗伤气血或产后失血过多,亦可使气血虚弱不能养发,而引起毛发变异。

【证候分析】气血虚弱,机体失于濡养,可见毛发苍白或萎黄,干燥易折,头发均匀稀疏脱落;心失所养,可见心悸;舌淡红,苔少,脉濡细而弱,均为气血虚弱的表现。

【治法方剂】补益气血。方用十全大补丸,亦可内服四物坎离丸;若鬓发黄燥或黄白不泽者,可用菊花散洗之,巫云散涂之。

3. 血热风燥毛发变异

【证候表现】头发早白,散在于黑发之中或一束白发日渐增多,一般无明显自觉症状,舌尖红,苔薄黄,脉弦数。

【病因病机】多由于青少年血气方刚,阳热偏颇,热盛燥血伤营,毛发不得充养所致。

【证候分析】血热风燥,毛发不得充养,可见头发早白,散在于黑发之中;舌尖红,苔薄黄,脉弦数均为里热内盛的表现。

【治法方剂】凉血清热。方用乌发丸等。

上述三证,前二证属虚,宜滋补,后者属实当清凉。《医学入门》指出:"乌须必因证用药,若不顾脏腑,专务须发而妄投丸散,是剖腹而藏珠也。"这对本症的辨证论治具有一定的指导意义。本症病因复杂,治疗方法虽多,但收效缓慢。特别是"少白头",往往无任何全身症状,治疗更为棘手,值得我们深入研究。

四、脱发

(一)概念

俗称鬼剃头,在《内经》中称为"发堕"。《诸病源候论》依据临床表现,辟为二候:须发秃落候和鬼舔头候。同时另列赤秃、白秃所致脱发,以资鉴别明清医家对片状脱发,称为"油风",设有专条论述,为后世防治本证提供了宝贵经验。

临床观察,脱发一症可见于多种疾病,本书专就以脱发为主症者进行讨论,其他疾病所致的脱发不予论述。

(二)常见证候

1.血热生风脱发

【证候表现】头发突然成片脱落,头皮光亮,局部微痒,一般无全身症状或见心烦口渴,便秘溲黄,舌红,苔薄黄,脉弦滑数。

【病因病机】多由于精神刺激,心绪烦扰,心火亢盛,血热生风,风动发落所致。

【证候分析】血热生风,风动发落,可见头发突然成片脱落,头皮光亮;热盛伤津,心烦口渴,便秘溲黄;舌红,苔薄黄,脉弦滑数,均为里热炽盛表现。

【治法方剂】凉血清热消风。方选乌发丸或酌情加生地、丹皮等药,配成汤剂服之。

2.阴血亏虚脱发

【证候表现】头发油亮光泽屑多,经常脱落,日久头顶或两额角处逐渐稀疏,头痒或兼有耳鸣,腰酸肢乏,舌红,苔少,脉细数。

【病因病机】多由于肝肾虚亏,阴血不足或因肌肤腠理不密,汗出当风,风邪乘虚而入,风盛血燥,发失所养所致。

【证候分析】发为血之余,阴血亏虚,发失所养可见头发油亮光泽屑多,经常脱落;阴血亏虚,机体失养,可见腰酸肢乏,耳鸣;舌红,苔少,脉细数,均为阴虚火旺的表现。

【治法方剂】滋补肝肾,养血祛风。方用神应养真丹加减。

3.气血两虚脱发

【证候表现】头发细软干燥少华,头发呈均匀脱落,日渐稀疏,少气乏力,语声低微,面色苍白,心悸怔忡,肢体麻木,舌质淡,少苔,脉细弱。

【病因病机】多由于久病或产后等原因,气血渐虚,不能荣润所致。

【证候分析】气血两虚,发失所养,可见头发细软干燥少华,头发呈均匀脱落;气血不足,机体失养,可见少气乏力,语声低微,面色苍白,心悸怔忡;舌淡,少苔,脉细弱,均为气血两虚的表现。

【治法方剂】大补气血。方用人参养荣丸、十全大补丸、补中益气丸、八珍益母丸等。

4. 瘀血阻滞脱发

【证候表现】头发部分或全部脱落或须眉俱落,日久不长,常有头痛,口渴欲饮不欲咽,面色晦黯,口唇红紫,舌质黯兼有瘀斑,脉细涩。

【病因病机】多由于瘀血不去,新血不生,血不养发所致。

【证候分析】《医林改错》云:"皮里肉外血瘀,阻塞血路,新血不能养发,故发脱落。"

【治法方剂】活血化瘀。方用通窍活血汤加减。

（三）鉴别诊断

1. 血热生风脱发与瘀血阻滞脱发的鉴别诊断

（1）血热生风脱发　多由于精神刺激,心绪烦扰,心火亢盛,血热生风,风动发落所致;兼见口渴心烦,便秘溲黄,舌红,苔薄黄,脉弦滑数等里热炽盛表现。

（2）瘀血阻滞脱发　多由于瘀血不去,新血不生,血不养发所致;兼见口渴欲饮不欲咽,面色晦黯,舌质黯兼有瘀斑,脉细涩等瘀血阻滞的表现。

2. 阴血亏损脱发与气血两虚脱发的鉴别诊断

（1）阴血亏损脱发　多由于肝肾虚亏,阴血不足;或因肌肤腠理不密,汗出当风,风邪乘虚而入,风盛血燥,发失所养所致。毛发油亮光泽明显,无断发现象;脱发多发生于头顶或两额角,头皮油脂多或脱屑发痒;多见于壮年人,经常脱发,渐成秃顶;常伴有头皮痒等自觉症状。

（2）气血两虚脱发　多由于久病或产后等原因,气血渐虚,不能荣润所致。毛发干焦无泽,常有断发残存;全头皮毛发稀疏散在,偶见经常摩擦处如枕后部位头发脱失显著;可见于任何年龄,每于久病或产后开始脱发,日渐稀疏;多无自觉症状。

第二节　皮肤症状

一、红鼻子

（一）概念

是指鼻子表面发红,有时在鼻周围可有红色丘疹或脓疱,严重时鼻子可肥大,顶端可形成结节。

本症在《医宗金鉴》中称"酒皶鼻",在《疡医大全》中称"赤鼻"。
由于面部红肿引起的鼻子发红不属本症讨论范围。

(二)常见证候

1.肺胃积热红鼻

【证候表现】鼻端潮红充血,用手指压迫红色迅速退去,手指抬起,
旋又复见,并有口鼻发干,大便秘结,舌质红,苔薄黄,脉弦滑。

【病因病机】多由于饮酒或过食辛辣之物所致。

【证候分析】热伏于胃,上蒸于肺,熏蒸鼻端,可见鼻端潮红充血,
用手指压迫色退;热盛伤津,可见口鼻发干,大便秘结;舌质红,苔薄黄,
脉弦滑,均为里热炽盛的表现。

【治法方剂】清热凉血。方用枇杷清肺饮。

2.毒热蕴结红鼻

【证候表现】除鼻端潮红外,局部常有肿胀,顶端有脓疱,疼痛,有
时引起鼻周围红肿疼痛,并多有鼻热口渴,便干溲黄,舌红苔黄,脉浮滑
或滑数。

【病因病机】多由于肺胃积热,复感毒邪所致。

【证候分析】肺胃积热,复感毒邪,蕴积鼻端,可见鼻端潮红,局部
常有肿胀,顶端有脓疱;里热炽盛,可见鼻热口渴,便干溲赤;舌红苔黄,
脉浮滑或滑数,均为毒热蕴结的表现。

【治法方剂】清热凉血解毒。方用五味消毒饮加减。

3.血热红鼻

【证候表现】鼻端潮红,口鼻周围有散发红色丘疹,面颊部有毛
细血管扩张,大便秘结,妇女可有月经不调,舌质红,苔薄黄或白,
脉弦滑。

【病因病机】多由于冲任失调,血热郁滞肌肤所致。

【证候分析】血热郁滞肌肤,可见鼻端潮红,口鼻周围有散发红色
丘疹;热盛动血,冲任失调,可见妇女月经不调。

【治法方剂】凉血清热,调和冲任。方用凉血五花汤加减。

4.气血瘀滞红鼻

【证候表现】鼻端黯红,肥大浸润,可有毛细血管扩张,表面皮肤增

厚,毛孔扩大,甚者表面可呈结节状增殖,舌质黯红,苔黄腻,脉弦缓。

【病因病机】多由于冲任不调或肺胃郁热,外感寒邪,使内热不得宣泄,蕴结于鼻部所致。

【证候分析】内热不得宣泄,蕴结于鼻部,致局部气血瘀滞,可见鼻端黯红,肥大浸润,可有毛细血管扩张;舌质黯红,苔黄腻,脉弦,均为气滞血瘀的表现。

【治法方剂】活血化瘀,软坚散结。方用桃红四物汤加减。

(三)鉴别诊断

1.肺胃积热红鼻与毒热蕴结红鼻的鉴别诊断

(1)肺胃积热红鼻 多由于饮酒或过食辛辣之物所致。辨证要点为:鼻端潮红充血,压之退色。

(2)毒热蕴结红鼻 多由于肺胃积热,复感毒邪所致。辨证要点为:除鼻端潮红外,鼻部常有脓疱,肿胀疼痛,甚则周身壮热等毒热内郁的表现。

2.血热红鼻与气血瘀滞红鼻的鉴别诊断

(1)血热红鼻 多由于冲任失调,血热郁滞肌肤所致。辨证要点为:鼻周围有散发红丘疹,面颊部有毛细血管扩张,妇女可有月经不调。

(2)气血瘀滞红鼻 多由于冲任不调或肺胃郁热,外感寒邪,使内热不得宣泄,蕴结于鼻部所致。辨证要点为:鼻端黯红,肥大,浸润明显,表面皮肤增厚,毛孔扩大,并有结节状增殖。

二、口唇湿烂

(一)概念

是指口唇糜烂的症状而言,常同时可见有口唇肿胀,干燥,裂口,脱屑,结痂等症。与医学文献中所记载的"唇风"、"紧唇"及"瀋唇"相类似。

(二)常见证候

1.脾胃湿热口唇湿烂

【证候表现】多见于唇肿胀稍红,表面有黄色痂皮或层层鳞屑剥脱,痂脱落后留下光滑发亮的红色底面,其上又不断有新痂形成,可出现裂口有烧灼感触痛,反复不愈,舌红苔薄黄,脉沉弦。

【病因病机】多由于脾胃湿热久而化热,湿热熏蒸所致。

【证候分析】脾胃湿热蕴结,可见唇肿胀稍红,表面有黄色痂皮;舌红苔薄黄,脉沉弦均为湿热内郁的表现。

【治法方剂】清热除湿。方用清热除湿汤加减。

2.脾胃蕴湿口唇湿烂

【证候表现】唇缘肿胀湿烂,其底不红,渗液较多,干后结痂裂口脱屑,时轻时重,有微痒痛感,舌胖淡,苔白微腻,脉沉缓。

【病因病机】多由于脾胃蕴湿不化,湿邪困脾,运化失职所致。

【证候分析】脾胃蕴湿,发于唇部可见口唇湿烂;舌胖淡,苔白腻,脉沉缓,均为脾胃蕴湿的表现。

【治法方剂】健脾利湿。方用除湿胃苓汤加减。

3.气滞血瘀口唇湿烂

【证候表现】口唇部皮肤增厚呈黯紫红色或淡红色,有时表面可有萎缩,常附着有薄脱屑,面颊鼻背可出现同样斑块,发生在面颊皮损可见毛细血管扩张,舌黯红,苔薄白,脉沉细。

【病因病机】多由于气机不舒,血随气结,口唇失养所致。

【证候分析】气滞血瘀,口唇失养,可见口唇部皮肤增厚呈黯紫红色或淡红色;舌黯红,苔薄白,脉沉细,均为气滞血瘀的表现。

【治法方剂】益气活血化瘀,软坚散结。方用桃红四物汤加减。

4.血虚风燥口唇湿烂

【证候表现】口唇缘部有圆形皮损,边缘稍隆起,色稍淡而有光泽,亦可有湿烂,口内颊黏膜可见有网状白膜,间或发木发痒,无全身症状,舌质红,苔薄,脉濡细。

【病因病机】多由于胃阴素虚之体,营阴不足,血虚生风,化燥灼唇所致。

【证候分析】血虚风燥,灼伤口唇,可见口唇缘部有圆形皮损,边缘稍隆起。

【治法方剂】养血滋阴润燥。方用滋阴除湿汤。

(三)鉴别诊断

1.脾胃湿热口唇湿烂与脾胃蕴湿口唇湿烂的鉴别诊断

(1)脾胃湿热口唇湿烂 多由于脾胃湿热久而化热,湿热熏蒸所致。口唇肿胀,兼见表面有污黄色痂皮,自觉有烧灼感,触痛,局部损害常发红等热象表现。

(2)脾胃蕴湿口唇湿烂　多由于脾胃蕴湿不化,湿邪困脾,运化失职所致。唇缘肿胀湿烂,兼见基底不红,渗出较多,结痂为灰白色,舌胖淡有齿痕等湿邪内阻表现。

2. 气滞血瘀口唇湿烂与血虚风燥口唇湿烂的鉴别诊断

(1)气滞血瘀口唇湿烂　多由于气机不舒,血随气结,口唇失养所致。口唇皮肤增厚,兼见唇部黯红色,皮肤肥厚浸润斑块,表面有脱屑裂口或见萎缩等气滞血瘀表现。

(2)血虚风燥口唇湿烂　多由于胃阴素虚之体,营阴不足,血虚生风,化燥灼唇所致。口唇缘部有圆形皮损,兼见唇缘部色淡或发白,表面亦可湿烂,脱屑,但常光滑,波及口颊黏膜,常有痒感等血虚风燥的表现。

三、唇肿

(一)概念

是指口唇部肿胀而言。文献中有"唇风"、"唇疽"等记载,其描述与本症相似。

(二)常见证候

1. 风热搏结唇肿

【证候表现】发病急骤,唇肿灼热,色红,表面无脱屑,按之稍软,多有痒感或伴有发热恶寒,咽喉肿痛或呕吐,遇热遇风加重,舌苔薄白或黄,脉浮数。

【病因病机】多由于肺经蕴热,复感风邪,风热搏结所致。

【证候分析】风热搏结于口唇,可见唇肿灼热,色红,表面无脱屑;风热搏结,可见发病急骤,色红而有痒感,消退亦快。

【治法方剂】宣肺清热疏风。方用荆防方。

2. 风湿蕴阻唇肿

【证候表现】发病较缓,唇肿色淡,摸之稍硬,多无自觉症状,口不渴或腹泻,舌体胖,苔白,脉浮紧。

【病因病机】多由于脾虚湿聚,风邪外袭,风湿蕴阻所致。

【证候分析】风湿蕴阻于口唇,可见唇肿色淡,摸之稍硬;风湿搏结,则发病缓慢,局部皮肤色淡,发硬。

【治法方剂】健脾燥湿疏风。方用健脾除湿汤。

3.气滞血瘀唇肿

【证候表现】唇肿反复发作,迁延日久,漫肿而较硬,表面时有干燥脱屑,苔薄白,舌质紫暗,有时伴瘀血斑,脉涩或细缓。

【病因病机】多由于情志所伤,经脉阻滞,气血瘀结所致。

【证候分析】气滞血瘀,唇失所养,可见唇肿反复发作,迁延日久,漫肿而较硬;临证特点为:发病缓慢,局部皮肤色黯红,表面时有干燥脱屑。

【治法方剂】活血通络,行气解郁。方用活血散瘀汤。

总之,唇风属实证多。局部红肿,发病迅速的多为风热搏结,发病缓慢,局部色黯或淡,则为气血郁阻或风湿搏结所致。结合脉证,不难区别。

四、腰部疱疹

(一)概念

是指发生在腰胁部,大小不等的疱疹。

本症在古典医籍中名称不一:《外科大成》称"缠腰火丹",《外科启玄》称"蜘蛛疮",后世称之为"串腰龙"。

本症初起,局部皮肤感烧灼刺痛,旋即发红,出现米粒或豌豆大的水疱,累累如串珠,常呈条带状排列,疱液先为透明,后转浑浊。疱疹若发生在其他部位者,不属本条讨论范围。

(二)常见证候

1.热盛湿郁腰部疱疹

【证候表现】初起局部灼热刺痛,皮损呈鲜红色,水疱之壁较紧或见大疱,血疱,常伴有身热恶寒,口苦咽干,口渴,烦躁易怒,食欲不佳,小便赤,大便干结或不畅,舌质红,苔薄黄或腻,脉弦滑微数。

【病因病机】多由于心肝二经火盛,脾肺二经湿郁所致。

【证候分析】热盛湿郁阻于肌肤,可见初起局部灼热刺痛,皮损呈鲜红色,水疱壁较紧;里热炽盛,可见口苦咽干,口渴,烦躁易怒;小便赤,大便干结均为里热炽盛的表现。

【治法方剂】清热除湿止痛。方用龙胆泻肝汤加减。

2.热毒灼营腰部疱疹

【证候表现】病势急剧,发热壮盛,皮肤出现痘疮样水疱,遍及全身,痒痛相兼;兼见心烦,舌质红绛,苔黄厚,脉多滑数。

【病因病机】多由于热毒炽盛,燔灼营血所致。

【证候分析】热毒燔灼营血,可见发热壮盛,皮肤出现痘疮样水疱;热盛扰心,可见心烦;舌质红绛,苔黄厚,脉滑数,均为热毒炽盛的表现。

【治法方剂】清热解毒凉血。方用清营汤加减。

3.脾虚湿盛腰部疱疹

【证候表现】病势较缓,局部皮损呈淡红色或黄白色,水疱之壁松弛或湿烂,疼痛稍轻,口不渴,不思饮食,或食后腹胀,大便时溏,舌体胖,苔白厚或白腻,脉缓或滑。

【病因病机】多由于素体蕴湿不化或过食醇酒厚味,内湿停滞所致。

【证候分析】脾虚湿盛滞于皮肤,可见局部皮损呈淡红色或黄白色;脾失健运,可见口不渴,不思饮食或食后腹胀,大便时溏;舌体胖,苔白厚或白腻,脉缓或滑,均为湿邪内停的表现。

【治法方剂】健脾燥湿行水。方用除湿胃苓汤加减。

4.气滞血瘀腰部疱疹

【证候表现】皮疹色深红,水疱不丰满或皮疹消退后,持久性针刺样串痛,久不消失,多见于老年体弱者,舌质黯,苔薄白,脉多沉细或沉缓。

【病因病机】多由于气虚不能行水,血瘀湿聚所致。

【证候分析】气滞血瘀阻于肌肤,可见皮疹色深红,水疱不丰满;不通则痛,瘀血阻络,可见持久性针刺样串痛,久不消失。

【治法方剂】益气活血化瘀。方用益气活血散瘀汤。

(二)鉴别诊断

1.热盛湿郁腰部疱疹与热毒灼营腰部疱疹鉴别诊断

(1)热盛湿郁腰部疱疹　多由于心肝二经火盛,脾肺二经湿郁所致。辨证要点为:皮损色呈鲜红,疱壁较紧张,灼热刺痛,舌质红,苔薄黄腻。

(2)热毒灼营腰部疱疹　多由于热毒炽盛,燔灼营血所致。辨证要点为:病势较急,高热烦渴皮损虽多见于腰部,但亦可波及它处。水疱往往化脓,周围有红晕,舌质红绛,苔黄厚。

2.脾虚湿盛腰部疱疹与气滞血瘀腰部疱疹鉴别诊断

(1)脾虚湿盛腰部疱疹　多由于素体蕴湿不化或过食醇酒厚味,内湿停滞所致。辨证要点为:皮损色淡,水疱湿烂,舌质淡,舌体胖,苔白腻。

(2)气滞血瘀腰部疱疹　多由于气虚不能行水,血瘀湿聚所致。辨证要点为:水疱稀少,不丰满或无皮疹,而伴有久不消失的刺痛,舌质常黯淡。

五、掌跖发疱

(一)概念

是指手掌足跖出现密集的大小不等的脓疱或水疱而言。

本症初起掌跖有烧灼或痒感,随之出现似针尖大小的脓疱或水疱,有的脓疱融合成片,表面糜烂或干燥脱屑,有的水疱疱壁较厚,也可融合成大疱,不易破。脓疱水疱均可反复发作。《外科正宗》之中的"田螺疱"和《医宗金鉴》之中的"臭田螺"均属此症范围。

(二)常见证候

1.湿热蕴结发疱

【证候表现】掌跖部位发生密集的似针尖大小之水疱或脓疱,而以水疱为主,有的可融合成片破溃后表面湿烂,干燥后大片脱屑、疱疹可此起彼伏。

【病因病机】多由于湿热困脾,脾失健运,水湿郁于肌肤所致。

【证候分析】湿热蕴结于肌肤,可见掌跖部位发生水疱或脓疱,以水疱为主;湿邪内阻,破溃后表面湿烂。

【治法方剂】清热利湿。方用清热除湿汤。

2.毒热炽盛发疱

【证候表现】皮疹初起可于手指、手掌或足趾部位发生皮色潮红,表面迅速产生密集的似针尖大小脓疱,以后可融合成片。病情严重者可泛发在全身其他部位。同时伴有发热恶寒,口干,便秘溲赤等症状,舌质红,苔黄,脉洪数或细数。

【病因病机】多由于湿热蕴久成毒或兼感外界毒邪,致使湿毒凝滞,与热互结,造成毒热炽盛或气血两燔之势。

【证候分析】毒热炽盛郁于肌肤,可见皮肤出现皮疹;热盛伤津,可见口干,便秘,溲赤;舌质红,苔黄,脉洪数,均为热毒炽盛的表现。

【治法方剂】清热凉血,解毒除湿。方用解毒凉血汤。

3.脾虚湿盛发疱

【证候表现】手足掌跖起深在性水疱,或聚集成群或融合成大疱,疱壁较厚,不易破,自觉剧痒,皮肤一般不红,水疱内容色白,若水疱破裂,可露出糜烂的底面,若水疱干燥吸收表面可用脱屑。常伴有乏力困倦,腹胀便溏等症状,脉缓,舌体胖,舌苔多腻。

【病因病机】多由于饮食失节,伤及脾胃,脾失健运,湿邪郁于肌肤腠理所致。

【证候分析】脾虚湿盛郁于肌肤腠理,可见手足掌跖起水疱或聚集成群;脾失健运,可见乏力困倦,腹胀便溏;舌胖,舌苔腻,脉缓,均为脾虚湿盛表现。

【治法方剂】健脾除湿。方用健脾除湿汤。

4.湿毒浸淫发疱

【证候表现】常在手掌鱼际部位或足趾脚弓部位,发生浅在性水疱或小脓疱,剧烈瘙痒,遇热加重,破后流津水,并逐渐向四周扩大,以后水疱或脓疱干燥表面可成角化脱屑,常同时伴有指跖间湿烂或灰甲。

【病因病机】多由于久居湿地或淋雨,涉水,水中作业等水湿浸淫所致。

【证候分析】湿毒浸淫,郁于肌肤,可见手掌鱼际部位或足趾脚弓部位发生水疱。

【治法方剂】化湿解毒。方用解毒除湿汤加减。

(三)鉴别诊断

1.湿热蕴结发疱与毒热炽盛发疱鉴别诊断

(1)湿热蕴结发疱 多由于湿热困脾,脾失健运,水湿郁于肌肤所致。辨证要点为:以水疱为主,多局限于掌足趾,一般无明显全身症状,发病缓慢。

(2)毒热炽盛发疱　多由于湿热蕴久成毒或兼感外界毒邪,致使湿毒凝滞,与热互结,造成毒热炽盛,或气血两燔之势。辨证要点为:以脓疱为主,可泛发全身其他部位,常伴有恶寒发热等全身不适,常可暴发。

2.脾虚湿盛发疱与湿毒浸淫发疱鉴别诊断

(1)脾虚湿盛发疱　多由于饮食失节,伤及脾胃,脾失健运,湿邪郁于肌肤腠理所致。辨证要点:发病缓慢,为深在性水疱,或聚集成群或融合成大疱,疱壁较厚,不易破。

(2)湿毒浸淫发疱　多由于久居湿地或淋雨,涉水,水中作业等水湿浸淫所致。辨证要点为:常发生在掌鱼际部位或足趾脚弓部位,皮疹多为浅在性小水疱,易破。

六、指甲变形

(一)概念

是指指甲或趾甲在形状、硬度、厚薄、颜色等方面发生的变化而言。

本症在古典医籍中有多种名称。如《黄帝内经》中的"爪枯",《诸病源候论》中的"甲疽",《外科证治全书》中的"鹅爪"、"倒甲"、"油灰指甲",以及后世医家所称的"反甲"、"甲剥离"、"油炸甲"、"钩甲"、"球拍甲"、"匙形甲"等,均属本症范畴。

(二)常见证候

1.指甲枯厚

【证候表现】初起指(趾)甲远端或侧缘,少数从甲根处有发痒感觉,日久表面高低不平,甲板下发生污黄色斑,逐渐增厚或蛀空而残缺不全,以甲缘处增厚尤甚,失去原有光泽而呈灰白色,甲质变脆,呈粉状脱落或缺损。发展缓慢,多数人伴有足丫湿气,常无全身症状。

【病因病机】多由于久居湿地,水浆浸渍或湿毒外浸,郁于肌肤所致。

【证候分析】湿性重浊黏滞,缠绵不解,故发病缓慢,治愈亦难,并多伴有足丫湿气;湿邪阻遏,气血不荣,可见甲板变脆或有黄垢,呈褐色或灰白色混浊,表面凹凸不平,渐成粉状脱落或缺损。

【治法方剂】除湿祛风。方用醋泡方泡洗,一般不需内治。

2. 指甲剥离

【证候表现】多发于手指甲,初起从指甲游离缘处发白变空,向甲根部逐渐蔓延,呈灰白色,并较正常指甲变软,缺乏光泽,单发或多发于手指,少发于足趾,常无全身症状。

【病因病机】多由于失血过多,营血亏损或素禀肝血不足,使肝经血燥,以致不能荣润爪甲所致。

【证候分析】肝经血燥,指甲失于荣润,可见指甲从游离缘处与甲床分离,无痒痛感。

【治法方剂】滋养肝血,荣润爪甲。方用加味逍遥丸。

3. 指甲钩状

【证候表现】甲板逐渐增厚呈山尖状,可达蚕豆样大小,表面粗糙呈黑色,黑灰色或黑绿色,随甲板增长,向前或向旁边弯曲呈钩状,甚则形如鹰爪,甲板不透明,失去光泽,多有外伤诱因,少有全身症状。

【病因病机】多发生于外伤之后;或由先天禀赋,使瘀血阻滞络脉,不能荣养于甲所致。

【证候分析】瘀血阻络,爪甲失于濡养,故渐呈钩状。

【治法方剂】活血化瘀。方用复原活血汤。

4. 指甲勾形

【证候表现】多发于手指甲,少数发于趾甲,甲板变薄发软,周边卷起,中央凹下,甚则如匙状,常伴有心悸气短,头晕失眠,动则汗出,面色㿠白等,舌质淡白,脉象细弱。

【病因病机】多发于大病之后、身体羸弱或脾胃素虚,偏嗜五味者。

【证候分析】饥馑交迫之人,爪甲失养,可见甲板变薄发软,四边翘起,中央凹下,呈匙状;气血亏虚,机体失养,可见心悸气短,头晕失眠,动则汗出,面色㿠白。

【治法方剂】补益气血,荣润爪甲。方用十全大补汤。

5. 指甲扁平

【证候表现】甲板逐渐变为扁平状,有交叉线划成的纹理,如网球拍状,顶端宽而扁,甲沟肿胀,远端指节异常变短,舌脉如常。

【病因病机】多发生于婴幼儿,多有吸吮或咬嚼拇指的不良习惯,致使气血不能循行畅达,甲板失养所致。

【证候分析】气血运行不畅,甲板失养,可见甲板呈扁平状,远端指节变短。

【治法方剂】加强饮食调养,自可使气血畅达而逐渐痊愈。

(三)鉴别诊断

1. 指甲枯厚与指甲钩状鉴别诊断

(1)指甲枯厚　多由于久居湿地,水浆浸渍或湿毒外浸,郁于肌肤所致。辨证要点:甲板变脆或有黄垢,呈褐色或灰白色混浊,表面凹凸不平,渐成粉状脱落或缺损。

(2)指甲钩状　多发生于外伤之后,或由先天禀赋,使瘀血阻滞络脉,不能荣养于甲所致。辨证要点:甲板增厚多从中心向上,呈山尖状,可厚达一厘米左右,尖端呈鹰爪状向前钩曲,表面呈黑色,青黑色或灰黑色,很少脆裂或粉状。

2. 指甲扁平与指甲勾形鉴别诊断

(1)指甲扁平　多发生于婴幼儿,多有吸吮或咬嚼拇指的不良习惯,致使气血不能循行畅达,甲板失养所致。多发生于婴幼儿,多见于拇指,食指亦可发生。

(2)指甲勾形　多发生于大病之后,身体羸弱或脾胃素虚,偏嗜五味者。兼见心悸气短,头晕失眠,动则汗出,面色㿠白等气血亏虚的表现。

七、指缝湿烂

(一)概念

是指手指间的皮肤发生水疱,破溃渗出,表皮损伤而言。

古代文献中记载的"臭田螺"与"田螺泡"均包括本症。如《外科正宗》云:"田螺泡多发生手足,忽如火燃,随生紫白黄泡,此脾经风湿攻注,不久渐大,胀痛不安。"其生于手指间者,即为指缝湿烂。

(二)常见证候

1. 湿热内蕴湿烂

【证候表现】开始指间皮肤潮红,发生针尖至米粒大的水疱,或水疱剧烈瘙痒,搓之破溃出水,底面鲜红湿烂,渗出液较黏稠,此起彼伏,经年不愈,一般无明显全身症状,自觉心烦不适,亦可有大便干,小便黄赤,舌质红苔黄腻,脉弦滑。

【病因病机】多由于饮食不节或过食荤腥生湿动风之品,伤及脾胃,脾失健运所致。

【证候分析】脾失健运,湿热内郁肌肤,可见之间皮肤潮红,发生水疱;湿性黏滞,可见渗出液较黏稠;热盛伤津,可见大便干,小便黄赤;舌红苔黄腻,脉弦滑,均为湿热内阻的表现。

【治法方剂】清热除湿。方用清热除湿汤或用马齿苋煎水浸渍,外用祛湿散以甘草油调敷。

2. 湿毒浸淫湿烂

【证候表现】指间皮肤浸白或起水疱,多发生在两指根连接处,表面湿烂,剧痒,脱皮后底面呈红色,渗出不止,渗出液呈淡黄色,较清亮,干燥后常有脱屑,一般无全身症状,舌质微红,舌苔白腻,脉缓。

【病因病机】多由于湿邪内蕴,复因水中作业或久弄水浆,使湿毒蕴结肌肤所致。

【证候分析】湿毒浸淫,郁于肌肤,可见指间皮肤浸白或起水疱;舌质微红,苔白腻,脉缓,均为湿毒内阻的表现。

【治法方剂】除湿解毒。方用除湿解毒汤,外用苍肤洗剂浸渍,后用松花粉 30 克,加雄黄解毒散 10 克,混匀外敷。

3. 脾湿蕴蒸湿烂

【证候表现】指缝起大小不等的深在性水疱,常波及手指及手掌,水疱壁较厚,剧痒,皮肤表面常呈正常皮色,疱破后指缝可发生湿烂,脓水淋漓,渗液稀薄,常浸淫成片,干燥后可结成小的点状痂皮,可伴腹胀、便溏、面色黄、手足多汗、肢肿等症状,苔白腻,脉缓。

【病因病机】多由于素体脾虚,运化失职,脾为湿困,湿从内生,滞结肌肤所致。

【证候分析】脾虚湿困,郁于肌肤,可见指缝起大小不等的深在性水疱;脾虚失于运化,可见腹胀、便溏、肢肿等表现;舌苔白腻,脉缓,均为脾湿蕴蒸的表现。

【治法方剂】健脾除湿。方用除湿胃苓汤,外用祛湿散以甘草油调敷。

八、肌肤麻木

(一)概念

简称"麻木",是指肌肤出现局限性的片状、条索状知觉障碍而言。"麻"是指肌肉之内,如虫乱行,按之不止;"木"是指皮肤无痒痛觉,按之不知、掐之不觉。

本症在古典医籍中名称繁多。《黄帝内经》称之为"不仁";《诸病源候论》除称之为"不仁"外,亦称"顽痹"、"顽木"、"针刺不痛";《寿世保元》称之为"麻痹"。后世亦有称为"顽痹"者。

本条只讨论肌肤局限性片状、条索状麻木。至于颜面、口舌、四肢、半身麻木等,则不属本条讨论范围。

(二)常见证候

1. 风湿疠气麻木

【证候表现】手足麻木,肌肤出现局限性麻木斑块,亦可有红斑或白斑,局部无痛、冷、热感,皮肤干燥恶寒,毛发脱落,起糠状细薄白屑,日久可伴肌肉萎缩,筋脉挛急,呈"鹰爪形手",眉毛脱落,鼻梁崩塌等症,舌红苔白腻或黄腻,脉象弦数或滑数。

【病因病机】多由于体虚之人,外受疠气(风、湿、虫)或接近病者衣物、用具等,感受毒邪,内侵血脉所致。

【证候分析】疠气阻遏肌肤,使气血运行不畅,故见斑内肌肤麻木不仁,得其痛觉、触觉、温觉均变迟钝甚至丧失;肌肤失于濡养,气血不能荣润,腠理开泄障碍,可见肌肤干燥无汗,起白色糠状鳞屑,甚至指、趾肌肉萎缩,呈现"鹰爪形手",日久并可见眉毛脱落,鼻柱崩塌,声音嘶哑等症;舌苔白腻或黄腻,脉象弦数或滑数,均为湿邪内阻表现。

【治法方剂】祛风化湿,活血杀虫。方用保安丹,神应消风散,磨风散交替服用。

2. 痰湿阻滞麻木

【证候表现】肌肤麻木不仁,伴有临近关节疼痛,手足沉重,活动不便,若以手击麻木之处,可暂时轻快,脉象濡缓,舌苔白腻。

【病因病机】多由于嗜饮茶酒五辛或油腻荤腥或恣食生冷,损伤脾阳,湿从内生;复因地居卑湿,坐卧湿地,水湿浸渍等,使内外湿邪凝聚于肌肤之中,荣卫气血不能畅达所致。

【证候分析】痰湿阻滞,筋脉失养,可见肌肤麻木不仁;湿性重浊,可见关节疼痛,手足沉重,活动不便;舌苔白腻,脉濡缓,均为痰湿内郁的表现。

【治法方剂】化痰除湿,通经活络。方用通络二陈汤。

3. 气血虚弱麻木

【证候表现】肌肤麻木不仁呈阵发性,每于活动后加剧,休息后可暂时缓解。局部皮肤发凉,喜温近暖,时有蚁走感或刺痛,多见于更年期妇女的上肢内侧,伴有经血不调或崩中漏下,舌质淡白,脉细无力。

【病因病机】多由于久病失养,七情内伤,或妇人崩中漏下或男子失精所致。

【证候分析】《素问·逆调论》所记载的:"荣气虚则不仁,卫气虚则不用,荣卫俱虚则不仁且不用。"即气血虚弱,机体失养,可见肌肤麻木不仁;舌淡白,脉细无力,均为气血不足的表现。

【治法方剂】补养气血,温阳通络。方用黄芪桂枝五物汤。

4. 瘀血阻滞麻木

【证候表现】肌肤麻木不仁,好发于腰胯、股外侧等处受挤压部位皮肤,定处不移,入夜尤甚,严重者针之不疼,掐之不觉,舌质黯红或有瘀点、瘀斑,脉象涩滞。

【病因病机】多由于跌仆损伤,七情内郁使气血瘀滞经脉,荣卫滞留不行所致。

【证候分析】腰胯之处,两股外侧,常受挤压,气血易于受阻,故常见肌肤麻木不仁;瘀血阻络,可见定处不移,入夜尤甚;舌黯红或有瘀点,脉涩滞,均为瘀血内阻的表现。

【治法方剂】活血化瘀,通经行络。方用血府逐瘀汤。

(三)鉴别诊断

1. 风湿疠气麻木与痰湿阻滞麻木鉴别诊断

(1)风湿疠气麻木 多由于体虚之人,外受疠气(风、湿、虫)或接近病者衣物、用具等,感受毒邪,内侵血脉所致;兼见皮肤干燥无汗,毛发脱落,其糠状细薄白屑,日久出现"鹰爪形手"等表现。

(2)痰湿阻滞麻木 多由于嗜饮茶酒五辛或油腻荤腥或恣食生

冷,损伤脾阳,湿从内生;复因地居单湿,坐卧湿地,水湿浸渍等,使内外湿邪凝聚于肌肤之中,荣卫气血不能畅达所致;兼见临近关节疼痛,手足沉重,活动不便等表现。

2.气血虚弱麻木与瘀血阻滞麻木鉴别诊断

(1)气血虚弱麻木 多由于久病失养,七情内伤,或妇人崩中漏下或男子失精所致;兼见气短乏力,面色苍白,舌质淡白,脉细无力等气血亏虚的表现。

(2)瘀血阻滞麻木 多由于跌仆损伤,七情内郁使气血瘀滞经脉,荣卫滞留不行所致;兼见病处固定不移,夜间尤甚,舌质黯红或有瘀点,脉涩滞等瘀血阻络的表现。

总之,肌肤麻木一症,虽同为知觉障碍,但由于其病机,病因和兼症的不同,临床表现和治疗法则亦有差异,故在临床应仔细辨别,认真掌握其症状特点,除了药物治疗以外,尚可配合针灸疗法,效果更好。

九、皮肤瘙痒

(一)概念

是指皮肤产生痒感而欲搔抓,但又无原发皮肤损害的一种自觉症状。如《外科证治全书·卷四》云:"遍身瘙痒,并无疮疥,搔之不止。"

本症在《诸病源候论》称"风瘙痒"、"风痒",《外科证治全书》称"痒风",《幼科全书》称"身痒"。若仅限于一处瘙痒,如阴囊、女阴、肛门等处;或先有原发皮损如丘疹、水疱等,而后皮肤瘙痒者,均不属本条讨论范围。

(二)常见证候

1.血热皮肤瘙痒

【证候表现】多发生于青壮年,皮肤瘙痒,搔破呈条状血痕,夏重冬轻或遇热尤甚,得寒则解,伴有口干心烦,脉象弦数或滑数,舌绛或舌尖红,苔薄黄。

【病因病机】多由于心绪烦躁,或过食辛香炙煿之物所致。

【证候分析】青壮年血气方盛者多患之,搔破则血痕累累。夏季阳气正旺,外热与内热相合,则瘙痒更甚,得寒则解;热盛伤津,可见口干心烦;舌绛或舌尖红,苔薄黄均为血热的表现。

【治法方剂】凉血清热,消风止痒。方用止痒熄风汤。

2. 血虚皮肤瘙痒

【证候表现】多见于老年人,秋冬较剧,春夏转轻,证见皮肤干燥,遍布抓痕,经常搔抓处可呈苔藓样改变,皮肤脱屑如糠秕状或遍布血痂,伴有面色无华,心悸失眠,头晕眼花等症,脉象弦细,舌淡苔净。

【病因病机】多发生于老年人,由于气血两虚,血不养肤,血虚风燥所致。

【证候分析】血不养肤,血虚风燥,可见皮肤干燥,遍布抓痕;血虚机体失养,可见面色无华,心悸失眠,头晕眼花;舌淡苔净,脉弦细均为血虚的表现。

【治法方剂】养血润燥,祛风止痒。方用养血润肤饮。

3. 风湿皮肤瘙痒

【证候表现】皮肤瘙痒,搔抓后起水疱、丘疹、流水或皮肤变为湿烂,多见于青壮年,夏秋季节为甚,脉象滑数,舌苔白腻或薄黄腻。

【病因病机】多由于恣食肥甘厚味与辛香炙煿,使体内蕴湿,再复感风邪,则风湿相搏为患。

【证候分析】风盛则痒,故搔抓不止;湿盛则起水疱、丘疹、流水或糜烂;舌苔白腻或薄黄腻,脉滑数,均为风湿内郁表现。

【治法方剂】散风、除湿、止痒。方用全虫方。此外,湿热黄疸等疾均可周身作痒。凡皮肤瘙痒之症,均忌用热水及肥皂洗浴;瘙痒时,可外擦苦参酒、三石水;皮肤干燥发痒者,可外用润肤膏等。

4. 风盛皮肤瘙痒

【证候表现】多发于春季,周身皮肤瘙痒,痒无定处,日久不愈,皮肤可变肥厚呈苔藓化,状如牛领之皮,脉象弦细,舌红苔薄黄。

【病因病机】多由于肌肤腠理不密,外受风邪,郁久化热,浸淫皮肤所致。

【证候分析】春季木风当令,故易多发。风盛郁于肌肤,可见周身瘙痒;风善行而数变,故见痒无定处,日久不愈。

【治法方剂】搜风清热,败毒止痒。方用乌蛇驱风汤。

5. 风寒皮肤瘙痒

【证候表现】多发于冬季,皮肤瘙痒常在头面、前胸、颈周、双手等暴露部位,遇寒则甚,逢暖或汗出则减,舌淡苔白,脉象浮缓或浮紧。

【病因病机】多由于体内阳气不足,不能抗御外寒,再加之外受风寒之邪所致。

【证候分析】体内阳气不足,故本证多见于冬季,发于头面、颈周、双手等暴露部位,逢暖或汗出则风寒暂去,故瘙痒缓解;舌淡苔白,脉象浮缓或浮紧均为风寒束表的表现。

【治法方剂】驱风散寒。方用桂枝麻黄各半汤。

(三)鉴别诊断

1. 血虚皮肤瘙痒与风寒皮肤瘙痒鉴别诊断

(1)血虚皮肤瘙痒 多发生于老年人,由于气血两虚,血不养肤,血虚风燥所致;兼见面色无华,心悸失眠,头晕眼花等机体失养表现。

(2)风寒皮肤瘙痒 多发生于冬季,多由于体内阳气不足,不能抗御外寒,再加之外受风寒之邪所致;兼见遇寒则甚,逢暖或汗出则减等阳虚的表现。

2. 血热皮肤瘙痒与风盛皮肤瘙痒鉴别诊断

(1)血热皮肤瘙痒 多发生于青壮年,多由于心绪烦躁或过食辛香炙煿之物所致;兼见口干心烦,舌红苔黄,脉数等里热内盛表现。

(2)风盛皮肤瘙痒 多发生于春季,多由于肌肤腠理不密,外受风邪,郁久化热,浸淫皮肤所致;兼见痒无定处,日久不愈,脉弦等表现。

十、皮肤脱屑

(一)概念

又称皮屑或鳞屑,是指皮肤表面上脱落的残片而言。其形状不同,有如糠秕、鳞片等;颜色各异,常见者有白色、银白、浅褐等;性质有的干燥,有的油腻。在正常情况下,脱屑是皮肤新陈代谢的自然产物,少量脱屑属生理现象,不能与病理性脱屑混同。

脱屑可见于全身各处,本书只讨论躯干四肢的皮肤脱屑,头皮脱屑另立专条论述。另外,痂皮的来源、成分与脱屑不尽一致,亦不属本条讨论范围。

（二）常见证候

1. 血热风燥脱屑

【证候表现】鳞屑干燥呈白色,叠出不穷,鳞屑覆盖在红斑疹之上,兼有心烦口渴,大便干燥,小便短黄,舌质红,苔薄黄,脉微数等。

【病因病机】多由于素体阳热偏盛,血热外壅肌肤,热盛生风化燥所致。

【证候分析】热盛生风化燥,肌肤失养,可见皮肤出现鳞屑干燥,叠出不穷;热盛伤津,可见心烦口渴,大便干燥,小便短黄;舌质红,苔薄黄,脉数,均为血热的表现。

【治法方剂】凉血清热。方用土茯苓丸或克银一号方。

2. 血虚风燥脱屑

【证候表现】鳞屑干燥呈白色,细小,层层脱落,鳞屑附于红色斑片之上,皮肤干燥,有时头晕目眩,面色㿠白,舌质淡,苔薄,脉沉细。

【病因病机】多由于久病不退,血虚生风化燥,肌肤失润所致。

【证候分析】血虚肌肤失养,可见皮肤鳞屑干燥呈白色,细小;血虚机体失养,可见头晕目眩,面色㿠白;舌质淡,苔薄,脉沉细,均为血虚的表现。

【治法方剂】养血滋阴润燥。方用养血润肤饮或克银二号方。

3. 风热外袭脱屑

【证候表现】鳞屑呈糠秕状,附于黄红色圆形或斑疹上,多见于胸背部,亦可见白粉状鳞屑,附于淡红色圆形斑块上,无明显全身症状或初起感周身不适,发热,咽干,舌红,苔薄黄,脉微数。

【病因病机】多由于血热受风,以致营卫失和,闭塞肌腠所致。

【证候分析】血热受风,闭塞肌腠,可见皮肤鳞屑呈糠秕状,附于黄红色圆形或斑疹上;风热袭表,可见发热,咽干,舌苔薄黄,脉微数。

【治法方剂】疏风清热凉血。方用消风散加减。

4. 风湿浸淫脱屑

【证候表现】鳞屑细薄,油腻状,附于边界不清的斑片上,多见于胸背、腋下及鼠蹊等处,一般无明显的全身症状,舌质正常,苔薄,脉濡缓。

【病因病机】多由于湿邪内蕴,外受于风,风湿相搏,阻于肌肤所致。

【证候分析】风湿浸淫,阻于肌肤,可见皮肤出现鳞屑,油腻状。

【治法方剂】祛风除湿。方用疏风除湿汤。

5.毒热炽盛脱屑

【证候表现】全身皮肤潮红,表面有大片皮屑呈叶状脱落,手足犹如脱手套、脱袜子一样,常伴有高烧,头痛,恶心烦躁,口干渴饮,舌红,苔黄燥,脉洪数。

【病因病机】多由于内热偏盛,复受药毒,毒热内蕴,迫及营血,外壅肌肤所致。

【证候分析】毒热炽盛,外壅肌肤,可见全身皮肤潮红,表面有大片皮屑脱落;毒热炽盛,伤津扰神,可见恶心烦躁,口干渴饮;舌红,苔黄燥,脉洪数,均为毒热炽盛表现。

【治法方剂】以治标为主,治宜清营解毒,方用清瘟败毒饮加减;若病情进一步发展,阴伤毒陷,皮屑大量剥脱,而且出现高烧,神昏,烦躁,舌红绛,苔净,脉沉细,则治本为主,法拟滋阴增液,清热解毒,方用增液解毒汤。

(三)鉴别诊断

1.血热风燥脱屑与血虚风燥脱屑

(1)血热风燥脱屑　多由于素体阳热偏盛,血热外壅肌肤,热盛生风化燥所致。除有一派热象外,其脱屑发展很快,不断有新的斑疹出现,斑疹呈鲜红色,揭去鳞屑则有点状出血现象。

(2)血虚风燥脱屑　多由于久病不退,血虚生风化燥,肌肤失润所致。除有阴血亏虚表现外,其脱屑病程较长,发展缓慢,一般无新起皮疹,斑疹色淡红或黯红色。

2.风热外袭脱屑与风湿浸淫脱屑

(1)风热外袭脱屑　多由于血热受风,以致营卫失和,闭塞肌腠所致。辨证要点为:鳞屑细碎色白,呈糠秕状,附于淡红色或黄红色斑疹之上,有时兼有表热之象。

(2)风湿浸淫脱屑　多由于湿邪内蕴,外受于风,风湿相搏,阻于肌肤所致。辨证要点为:鳞屑多附于边界不清的斑片之上,一般无明显全身症状。

总之,皮肤脱屑应注意其性状,如干燥者多属风、热、毒、血虚;油腻者多与湿有关;糠秕状、云母状者病情较轻,大如叶片或手套样者病情危重。

十一、皮肤风疹

(一)概念

是指高出皮肤的斑丘疹,常堆累成块,融连成片。由于本症多骤然发生或迅速消退而不留任何痕迹,俗称"风疙瘩"。

本症在《素问·四时刺逆从论》称"隐疹",《诸病源候论》则分为"白疹与赤疹",至唐《千金要方》始有"风疹"之名。宋《三因极一病证方论》又将隐疹区分为"白者为婆膜、赤者为血风"。若疹色鲜红如涂丹者,谓之丹疹,另列别条论述。

(二)常见证候

1. 风热皮肤风疹

【证候表现】皮疹呈红色或粉红色,堆连成片,迅速泛发于周身,局部有灼热感,遇热加剧,得冷缓解或兼有风热表证,舌质红,苔薄黄,脉浮数;若风热挟湿者,皮疹形似豆瓣,周边红晕,疹豆中间有小水疱,偶见大疱,瘙痒甚,抓破后有脂水渗出。

【病因病机】多由于风热之邪,郁于肌腠,壅于皮肤而发。

【证候分析】风热之邪,郁于肌腠,可见皮疹呈红色或粉红色,堆连成片;热盛,可见局部有灼热感,遇热加剧,得冷缓解;舌红,苔薄黄,脉浮数,均为风热外袭表现。

【治法方剂】疏风清热,方用消风清热饮;若风热挟湿,疹豆中有小水疱者,可用祛风胜湿汤治之。

2. 风寒皮肤风疹

【证候表现】皮疹为粉白色或瓷白色,大小不等或融合成片,常以身体暴露部位症状突出,遇冷加剧,得暖则缓或兼见风寒表证,舌苔白,脉浮紧。

【病因病机】多由于风寒之邪,郁闭腠理,不得透达所致。

【证候分析】风寒之邪,郁闭肌腠,可见皮疹为粉白色或瓷白色;寒邪内盛,可见皮疹遇冷加剧,得暖则缓;舌苔白,脉浮紧,均为风寒外感的表现。

【治法方剂】疏风散寒,方用桂枝麻黄各半汤;若有恶风自汗脉浮缓的表虚证者,当益气固表而疏风,方用固卫御风汤。

3. 血热皮肤风疹

【证候表现】突然起疹,色鲜红,散在发生并迅速融合成片,瘙痒甚,或先感皮肤灼热刺痒,抓之随起红色或紫红色条索状疹块,舌红,苔少,脉数。

【病因病机】多由于五志化火,使血热生风,伤及血络所致;或内服某些药物,药毒浸淫,血热壅肤而发。

【证候分析】血热生风伤及血络,可见皮肤突然起疹,色鲜红;舌红,脉数,均为里热炽盛表现。

【治法方剂】清热凉血,消风止痒。方用消风散加减。

4. 血瘀皮肤风疹

【证候表现】皮疹色黯红,色呈块状,多见于臀部、腰围等容易受压处;兼见面色晦黯,口唇略紫红,舌质有瘀斑,脉涩。

【病因病机】多由于风邪未经疏泄,久郁搏于营血,血瘀经滞所致。

【证候分析】血瘀经滞,郁于肌肤,可见皮疹色黯红,色呈块状;瘀血内阻,气血运行不畅,可见面色晦黯,口唇略紫红;舌质有瘀斑,脉涩,均为瘀血内阻表现。

5. 肠胃积热皮肤风疹

【证候表现】皮疹色红发痒,如粟米大小或成块连片,状如云头,发病急骤,兼见胸脘不适,腹胀便秘,小便短赤,舌质红,苔黄厚,脉滑数有力。

【病因病机】多由于饮食失节或吃鱼虾等食物,使肠胃积热,内不得疏泄,外不得透达所致。

【证候分析】肠胃积热,郁于肌肤,可见皮疹色红发痒;胃肠积热,失于健运,可见胸脘不适,腹胀便秘,小便短赤;舌红,苔黄厚,脉滑数有力,均为热盛的表现。

【治法方剂】通腑泄热,疏风解表。方用防风通圣散。

6. 气血两虚皮肤风疹

【证候表现】皮疹色淡,时发时退,年长日久,出浸不已或劳累后加重;兼见面色苍白,心悸气短,身疲乏力,食欲不振,舌质淡,脉沉细无力。

【病因病机】多由于脾胃虚弱患者,每因气血不足,复感风邪,郁于腠理,不得透达所致。

【证候分析】气血两虚,复感风邪,郁于肌腠,可见皮肤出现皮疹色淡,时发时退,劳累后加重;气血亏虚,机体失养,可见面色苍白,心悸气短,神疲乏力;舌质淡,脉沉细无力,均为气虚两虚表现。

【治法方剂】养血祛风,益气固表。方用当归饮子加味治之。

(三)鉴别诊断

1. 风热皮肤风疹与风寒皮肤风疹鉴别诊断

(1)风热皮肤风疹 多由于风热之邪,郁于肌腠,壅于皮肤而发。辨证要点为:风疹呈红色或粉红色,可迅速蔓延全身,且遇热加剧而得冷解。

(2)风寒皮肤风疹 多由于风寒之邪,郁闭腠理,不得透达所致。辨证要点为:风疹呈粉白色或瓷白色,以皮肤暴露部位明显,遇热轻而遇冷剧。

2. 血热皮肤风疹与血瘀皮肤风疹鉴别诊断

(1)血热皮肤风疹 多由于五志化火,使血热生风,伤及血络所致;或内服某些药物,药毒浸淫,血热壅肤而发。辨证要点为:斑丘疹色鲜红或抓后随起红色条索状皮疹,周身均可发生。

(2)血瘀皮肤风疹 多由于风邪未经疏泄,久郁搏于营血,血瘀经滞所致。辨证要点为:疹色黯红,每成块状,多发于身体受压部位。

祖国医学认为,皮肤风疹多从"风"起。外风所致者起病急骤,内因生风所致者起病较缓。但临证又有虚实之别。体质壮者多为实证易治,体质弱者多为虚证难愈。故临证当结合脉证与体质情况鉴别之。

十二、水疱

(一)概念

是指发生在皮肤表面的水疱而言。其小如针尖,大如棋子,可单发散在,亦可集簇出现,疱壁可薄可厚呈隆起状,内容清亮或浑浊液体。

水疱是皮肤科常见症状之一。由于皮肤病病种不同,水疱的表现形式亦有区别。中医根据水疱的部位,色泽及疱内液体的性质进行辨证,并认为其病因与湿有密切关系。

(二)常见证候

1. 风湿郁肤水疱

【证候表现】水疱小如针尖,状如粟米,清亮隆起,散在发生或拥簇成片,出汗多的部位较多或可伴有风团,多数有瘙痒,一般无全身症状,舌质正常,苔少,脉浮带数。

【病因病机】多由于天气温暖,腠理舒松,风湿易浸淫肌肤,郁而不发所致。

【证候分析】风湿郁肤不发,可见皮肤出现水疱小如针尖,状如粟米。

【治法方剂】祛风除湿,佐以清热。方用祛风胜湿汤加减。

2. 寒湿凝滞水疱

【证候表现】水疱色白,周边红紫,多发生在黯红色或青紫色肿块上,破后渗液清稀,亦可形成糜烂、溃疡,经久不愈合,常见于手足、面颊、耳郭等处,局部皮肤发凉,遇热后可有灼热,痒痛难忍等感觉,舌质淡,苔白,脉沉迟。

【病因病机】多由于严冬时节,寒邪侵肤,经络气血运行受阻,水湿与寒邪搏结,凝滞于肌肤所致。

【证候分析】寒湿凝滞搏结,凝滞于肌肤,可见皮肤出现白色水疱;湿性黏滞,可见破后渗液,亦可形成糜烂、溃疡;舌质淡,苔白脉沉迟,均为寒湿阻滞表现。

【治法方剂】温化寒湿,佐以通络活血。方用当归四逆汤或桂枝加当归汤加减。

3. 湿热蕴结水疱

【证候表现】水疱大小不一,疱色红润,光亮饱满,周边有红晕,破后脂水流溢,形成潮红糜烂面,或干燥结痂,水疱往往发生在红斑上或在红斑中心亦可在红斑边缘起水疱,严重可有发热,周身不适等症状,舌质红,苔黄腻,脉濡或滑数。

【病因病机】多由于脾湿心火偏盛,或受水湿浸渍,相互搏结,蕴郁肌肤所致。

【证候分析】湿热蕴结肌肤,可见皮肤出现大小不一水疱,疱色红润;舌质红,苔黄腻,脉濡或滑数,均为湿热蕴结表现。

【治法方剂】清热利湿。方用龙胆泻肝汤加减。

4. 水湿外发水疱

【证候表现】水疱大如棋子或如鸡蛋,甚至更大,疱液初起澄清,以后则混浊或成血性,疱壁薄而松弛易破,破后疮面浅淡,兼有面色㿠白、肢体困倦,纳呆,便溏等症,舌质淡,舌体胖,苔厚腻,脉濡缓。

【病因病机】多由于脾胃虚弱,运化失职,津液不能输布,聚生水湿郁于肌肤所致。

【证候分析】水湿聚生,日渐外发肌肤,可见皮肤出现水疱大如棋子或如鸡蛋,甚至更大;湿邪困脾,脾失健运,可见肢体困倦,纳呆,便溏;舌质淡,舌体胖,苔厚腻,脉濡缓,均为湿邪内停表现。

【治法方剂】健脾调胃除湿。方用除湿胃苓汤加减。

5. 虫毒浸淫水疱

【证候表现】水疱小如芥子,大如黄豆,边界清楚,略隆起,疱液初起清澈,日久则混浊,散在发生,逐渐扩展成群,常因奇痒而搔抓,抓后水疱可融合,甚或红肿焮疼。

【病因病机】多由于虫毒咬伤所致。

【证候分析】虫毒咬伤后搔抓,可见皮肤起水疱小如芥子,抓后水疱可融合,甚或红肿焮痛。

【治法方剂】中医以外治见长,如雄黄膏或百部酒外擦,有杀虫止痒,收湿敛干之效。

(三)鉴别诊断

1. 风湿郁肤水疱与寒湿凝滞水疱鉴别诊断

(1)风湿郁肤水疱 多由于天气温暖,腠理疏松,风湿易浸淫肌肤,郁而不发所致,以春夏秋季多见。其辨证要点为:水疱发无定处,疱色微红,破后渗液较少,好发于出汗多的部位。

(2)寒湿凝滞水疱 多由于严冬时节,寒邪侵肤,经络气血运行受阻,水湿与寒邪搏结,凝滞于肌肤所致,多发于冬季。其辨证要点为:水疱多发生在手足、面颊、耳郭等处,水疱色白,破后渗液易糜烂、溃疡,不易愈合。

2. 湿热蕴结水疱与水湿外发水疱鉴别诊断

（1）湿热蕴结水疱　多由于脾湿心火偏盛或受水湿浸渍,相互搏结,蕴郁肌肤所致。其辨证要点为:水疱多为小水疱,常充盈饱满,疱壁紧张光亮,周边有红晕,破后结痂快,常在红斑上起水疱。

（2）水湿外发水疱　多由于脾胃虚弱,运化失职,津液不能输布,聚生水湿郁于肌肤所致。其辨证要点为:水疱多为大疱,疱壁薄而松弛易破,大疱周边不红晕,破后疮面不易愈合,结痂慢,常在正常皮肤上起水疱。

上述各种水疱中,水湿外发水疱属虚证,以健脾除湿为治疗大法;其余四种水疱属实证或虚实挟杂证,主要是外湿与其他邪气相兼为患,或毒邪浸淫肌肤引起,以祛湿为大法,病依据临床表现,审证求因,辨证施治。

十三、皮肤脓疱

（一）概念

是指皮肤表面发生内含脓液,高起膨隆的小疱而言,脓疱呈黄色或乳白色,有的初发即为脓疱,有的则从水疱变化而来;单发散在或遍布周身;脓疱深者壁厚,浅者壁薄,破溃后,脓液溢出干涸,形成脓痂。

本症在《诸病源候论》中称为"疱疮",形容其"发于皮肤,头作瘭浆,戴白脓"。至明代《外科正宗》始有"脓疱"的明确记载。《外科启玄》则有"春脓疱"、"秋脓疱"的记述,提示本症有好发季节。此后的医籍只在病证中简要提及,而缺乏具体系统的描述。

（二）常见证候

1. 毒热浸淫脓疱

【证候表现】脓疱呈豆状,疱壁薄色黄,周围红晕,破溃后溢出黏稠脓液,易干涸,形成黄厚脓痂,常有接触感染之特点,严重者可有周身壮热,头痛咽干,口渴欲冷饮,大便秘结,小便短黄等症状,舌质红,苔黄燥,脉滑数。

【病因病机】多由于毒热之邪浸淫肌肤所致。

【证候分析】毒热之邪浸淫肌肤,可见皮肤出现脓疱呈豆状,疱壁薄色黄,周围红晕;毒热内郁,热盛伤津,可见周身壮热,咽干,口渴欲冷饮,大便秘结,小便短黄;舌质红,苔黄燥,脉滑数,均为毒热内阻表现。

【治法方剂】清热解毒。方用五神汤与黄连解毒汤加减;外用祛湿散,麻油调敷患处,以收湿解毒。

2.湿毒凝结脓疱

【证候表现】初起为水疱,迅速变化成脓疱或水疱、脓疱同时出现,集簇成群,疱壁薄呈乳白色,破溃后糜烂,脂水脓液交结,形成薄脓痂,伴有微热,口干不欲饮,舌质红,苔薄黄或根部稍腻,脉数或滑数。

【病因病机】多由于湿毒凝结,浸淫肌肤所致。

【证候分析】湿毒凝结,浸淫肌肤,可见皮肤初起为水疱,迅速变化成脓疱,疱壁薄呈乳白色;舌质红,苔薄黄或稍腻,脉数或滑数,均为湿毒内郁表现。

【治法方剂】清热利湿解毒。方用五神汤与黄连解毒汤加减;外用祛湿散,麻油调敷患处,以收湿解毒。

3.湿热蕴结脓疱

【证候表现】脓疱表浅,小如粟粒,成批出现,反复发作,脓液浅黄,干涸后结成浆痂,若疱壁较厚不易破溃自觉可有胀痛感,多见于素体肥胖,汗多之人。常有肌肤热,舌红,苔黄或腻,脉濡。

【病因病机】多由于肺经蕴热,脾经有湿,二气交感,蕴结肌肤所致。

【证候分析】湿热蕴结于肌肤,可见皮肤出现表浅脓疱,小如粟粒,成批出现;肥人多湿,多见于素体肥胖之人;舌红,苔黄或腻,脉濡,均为湿热内郁表现。

【治法方剂】健脾祛湿清热。方用清脾除湿饮。

4.营血郁热脓疱

【证候表现】脓疱表浅,如米粒大小,发于红斑之上,脓液混有血液而略呈粉红色,干涸后易结成脓血痂,一般无明显全身症状,舌红或黯红,苔少,脉弦涩。

【病因病机】多由于阳热偏盛之体,恣食辛辣香燥腥发之品所致。

【证候分析】血热外壅,脉络失和,营血郁热于肌腠而生脓疱;里热内郁,可兼见大便秘结,口干喜冷饮等表现。

【治法方剂】活血清热解肌。方用仙方活命饮加减。

（三）鉴别诊断

1.毒热浸淫脓疱与湿毒凝结脓疱的鉴别诊断

（1）毒热浸淫脓疱　多由于毒热之邪浸淫肌肤所致。辨证要点为:脓疱初发即为脓疱;伴有一派壮热,头痛,口渴饮冷等一派毒热症状;脓疱多为绿豆或黄豆大,疱壁薄色黄,周围红晕明显,疱液流溢它处常可引起新脓疱。

（2）湿毒凝结脓疱　多由于湿毒凝结,浸淫肌肤所致。辨证要点为:脓疱初起常为水疱,以后转化为脓疱或水疱,脓疱同时出现,杂集成群;兼有口干不欲饮,苔腻,脉濡等湿象;脓疱多为粟粒大小,疱壁薄,常发生大片潮红的皮肤上,疱破后常形成大面积糜烂,渗出不已,缠绵不易干涸。

2.湿热蕴结脓疱与营血郁热脓疱的鉴别诊断

（1）湿热蕴结脓疱　多由于肺经蕴热,脾经有湿,二气交感,蕴结肌肤所致。常见于肥胖之人,常有汗出多,肌肤热等表现。

（2）营血郁热脓疱　多由于阳热偏盛之体,恣食辛辣香燥腥发之品所致。多见于禀素体热之人,兼见大便秘结,口干喜冷饮等表现。

脓疱一证,以外邪浸淫者居多,临床上以前两证候最为常见,治疗虽以祛邪解毒为主,但要时时注意保护胃气。《临证指南医案·疮疡》云:"大凡疡症虽发于表,而病根则在于里……概用苦寒攻逐,名为清火解毒,实则败胃伐生,迨至胃气一败,则变症蜂起矣。"后两证候系体内脏腑气血功能失调引起,治疗应重在调理脏腑,疏畅气机。

十四、皮肤皲裂

（一）概念

是指皮肤表面出现大小不等、深浅不一的裂隙而言,简称"皲裂"。《诸病源候论》称"皲裂"、"肉裂"、"坼裂",《素问病机气宜保命集》称"皱揭",《外科启玄》称"皲裂",《中医临证备要》称"干裂"、"燥裂"。今亦有"裂口"、"裂缝"、"龟裂"、"裂隙"、"折裂"等称,均属本症范围。

由外伤所致的皮肤裂口,不属本症讨论范围。

（二）常见证候

1. 血虚风燥皲裂

【证候表现】皮损常发生于手掌、手背、指尖、足跟等处。呈线状或沟状裂隙，轻者自觉皮肤干燥不适，重者可伴表面出血和疼痛，裂隙长短不一，深浅亦有差异，裂隙常发生在肥厚坚硬之皮上，病程缓慢，寒冷季节加剧，气候转暖时，可减轻或自愈，舌质淡白，脉象细弱。

【病因病机】多见于以撑船、推车、打鱼、木工、瓦工等职业之人，因其经常摩擦、破伤、浸渍、触冒风寒所致。

【证候分析】素体血虚，后又工作时发生皮损，可见皮肤皲裂，常发生在手掌、手背、指尖等处；舌质淡白，脉细弱，均为血虚表现。

【治法方剂】养血、熄风、润燥。方用当归饮子，外涂润肌膏。

2. 血热风燥皲裂

【证候表现】皲裂多发生于肘、膝关节伸侧、腰背、臀部。初起为红斑，逐渐扩大融合，呈大斑块状，表面常有银白色鳞屑，常伴有瘙痒，病程日久，可发生皮肤裂隙，较大而深，自觉疼痛，甚则出血，舌红绛少苔，脉象细数。

【病因病机】多由于素禀血热之体，外受风热或多食辛香炙煿、腥发动风之品，使热邪蕴结于血分所致。

【证候分析】血热风燥蕴结血分，从而使皮肤干燥裂口，甚则出血疼痛；舌红绛少苔，脉细数，均为血热风燥表现。

【治法方剂】凉血润燥。方用克银二号方，外用红粉膏。

3. 脾虚湿恋皲裂

【证候表现】皲裂多对称发生于手掌心、足跖、手背、耳后、乳房下、阴囊、腹股沟等处。初起为红斑、丘疹、水疱、瘙痒，日久皮损变暗肥厚，表面干燥脱屑，皲裂处痛痒相兼，舌质黯红，舌苔光剥，脉象弦细。

【病因病机】多由于饮食失当，致使脾湿内蕴，复由外界水湿浸渍或雨后湿蒸，使内外湿邪相合，郁结肌肤所致。

【证候分析】脾虚湿恋，郁结肌肤，从而使皮肤失养而致皲裂；脾失健运，兼可见脘腹胀满，纳呆等表现。

【治法方剂】健脾、除湿、止痒。方用健脾除湿汤，外涂湿毒膏，祛湿散。

4.湿毒浸淫皲裂

【证候表现】开始多发生于单侧,后可见于双侧手背、手掌、足掌、趾缝、足跟、足侧。初起瘙痒脱屑,逐渐融合成片,皮肤增厚裂口,有时可伴有灰指甲,舌红苔白腻,脉象滑数。

【病因病机】多由于水浆浸渍,汗出沾湿,使湿毒之邪郁于皮肤所致。

【证候分析】湿毒浸淫,郁于皮肤,可见皮肤出现皲裂;舌红苔白腻,脉滑数,均为湿毒浸淫表现。

【治法方剂】清热除湿,解毒止痒。方用萆薢渗湿汤,外用醋泡方。

(三)鉴别诊断

1.血虚风燥皲裂与血热风燥皲裂的鉴别诊断

(1)血虚风燥皲裂　多见于以撑船、推车、打鱼、木工、瓦工等职业之人。因其经常摩擦、破伤、浸渍、触冒风寒所致。辨证要点为:皲裂多发生于手足掌跖、足侧、手背、指节、指尖等,可单发或多发,多呈线状或沟状裂隙。裂隙常发生在易摩擦的皮肤肥厚处。

(2)血热风燥皲裂　多由于素禀血热之体,外受风热或多食辛香炙煿、腥发动风之品,使热邪蕴结于血分所致。辨证要点为:以肘、膝、腰、背等为多发之处。皮损基底鲜红或黯红,上覆银白鳞屑,搔破出血。

2.脾虚湿恋皲裂与湿毒浸淫皲裂的鉴别诊断

(1)脾虚湿恋皲裂　多由于饮食失当,致使脾湿内蕴,复由外界水湿浸渍或雨后湿蒸,使内外湿邪相合,郁结肌肤所致。辨证要点为:初发多有渗出、糜烂、水疱等,可对称发生于任何部位。

(2)湿毒浸淫皲裂　多由于水浆浸渍、汗出沾湿,使湿毒之邪郁于皮肤所致。辨证要点为:皮损好发于趾缝、足侧、足跟、手背、掌心等部位。可单发或多发,可以不对称。初起可见散在瘙痒性水疱,干燥后脱屑,融合成片,呈钱币形或多环形,经久搔抓,则角化肥厚,皲裂之处,有细薄脱屑,裂隙较深,触之疼痛,冬季加重。

十五、皮肤粟疹

(一)概念

是指高出皮面,心实饱满的小疹而言,犹如粟米撒于皮肤上,单发散在或集簇成群,抚之碍手。

本症是皮肤科常见症之一,但在古典医籍中尚无明确记载。《素问·至真要大论》:"少阴之复,热气大行,病痱疹。"其"疹"似包括本症在内。《外科启玄》曾指出:"疹者,隐也,隐而现,现而隐,有头粒而更(碍)手。"这段描述略较《素问》具体。

皮肤粟疹与一般的风疹及儿科中的"疹子"(俗称"痧子")、温病中的"赤疹、白疹"不同,故后三者不在本书讨论范围。

(二)常见证候

1. 毒热浸淫粟疹

【证候表现】粟疹初起色红,大小如针头或如粟米,周围焮红,中心有一根毛发贯穿,以后顶端红肿出现小脓头,伴有发热、口渴、大便干、小便短黄,舌红,苔薄黄,脉滑数。

【病因病机】多由于温热毒邪,蕴集玄府而致。

【证候分析】毒热浸淫,郁于肌肤,可见皮肤出现粟疹,初起色红,大小如针头或如粟米;热伤津液,可见口渴,大便干,小便短黄;舌红,苔薄黄,脉滑数,均为毒热内郁表现。

【治法方剂】清热解毒。方用解毒清热汤内服,外用毛疮洗方洗之。

2. 痰热蕴阻粟疹

【证候表现】粟疹如粟粒大,圆形,质地坚实,表面光滑,色潮红日久为红褐色,伴有轻微灼热感,潮热,盗汗,腰酸背疼,少眠,舌红少津,苔黄或腻,脉细数。

【病因病机】多由于肺肾阴虚,阴虚生内热,热灼津液为痰,痰热交凝,上蕴于面,阻于肌腠所致。

【证候分析】痰热蕴阻于肌肤,可见皮肤出现粟疹如粟粒大,圆形;肺肾阴虚,痰热,可见潮热,盗汗;舌红少津,苔黄或腻,脉细数,均为肺肾阴虚,痰热内郁表现。

【治法方剂】补益肺肾,清热化痰,佐以软坚。方用增液汤与芩部丹加减。

3. 风湿郁聚粟疹

【证候表现】粟疹紫红色,扁平或多角形,表面有光泽,以后逐渐融合成片,呈苔藓状,瘙痒明显,舌红,苔薄黄或微腻,脉弦滑。

【病因病机】多由于风湿侵袭,失于疏散,阻于肌腠,气滞血瘀所致。

【证候分析】风湿郁聚肌腠,可见皮肤出现粟疹,扁平或多角形;舌红,苔薄黄或微腻,脉弦滑,均为风湿郁聚表现。

【治法方剂】搜风清热解毒,佐以活血。方用乌蛇驱风汤加桃仁、红花、茜草等药。

4.湿热壅阻粟疹

【证候表现】粟疹色正常或浅红,往往与水疱、红斑杂相混错,集簇成群,瘙痒,身热,口渴或渴不欲饮,小便短黄,舌红,苔黄腻,脉弦滑数。

【病因病机】多由于禀素湿热内蕴,复受外界湿热邪气浸淫或吃鱼虾海味及辛辣等物,使内外湿热搏结,壅阻肌肤所致。

【证候分析】湿热壅阻于肌肤,可见皮肤出现粟疹,色正常或浅红;湿热内蒸,可见口渴或渴不欲饮,小便短黄;舌红,苔黄腻,脉弦滑数,均为湿热内郁表现。

【治法方剂】清热利湿。方用龙胆泻肝汤加减。

5.血热郁肤粟疹

【证候表现】粟疹色鲜红,如针头或粟米大小,稀疏散在或密集成片,常与红斑、水疱同时出现,皮肤灼热潮红,可伴有发热,口渴,头痛,舌红,苔薄少,脉滑数。

【病因病机】多由于禀性阳热偏盛,内服或外用药物不当,药毒内侵,以致营血蕴热,血热壅郁肌肤所致。

【证候分析】血热郁于肌肤,可见皮肤出现粟疹色鲜红;热盛伤津,可见皮肤灼热,口渴;舌红,苔薄少,脉滑数,均为里热内盛表现。

【治法方剂】凉血清热法。方用皮炎汤治之。

6.肺胃郁热粟疹

【证候表现】粟疹好发于颜面,如粟米或绿豆大小,正常皮色或微红有黑头,用手挤压出乳白色粉刺,皮肤油亮,身热不适,口干渴饮,大便干,舌红,苔薄黄,脉滑数。

【病因病机】多由于肺胃有热,上蒸于面,血热郁滞所致。

【证候分析】肺胃郁热上蒸于面,可见面部出现粟疹;热盛伤阴,可见身热不适,口干渴饮,大便干;舌红,苔薄黄,脉滑数,均为肺胃郁热表现。

【治法方剂】清泻肺胃郁热。方用枇杷清肺饮加减,外用颠倒散涂之。

(三)鉴别诊断

1.痰热蕴阻粟疹与风湿郁聚粟疹的鉴别诊断

(1)痰热蕴阻粟疹 多由于肺肾阴虚,阴虚生内热,热灼津液为痰,痰热交凝,上蕴于面,阻于肌腠所致。辨证要点为:粟疹好发于颜面;粟疹呈圆形,粟粒大,坚硬,色潮红,融合呈堤状,伴有阴虚内热脉症。

(2)风湿郁聚粟疹 多由于风湿侵袭,失于疏散,阻于肌腠,气滞血瘀所致。辨证要点为:好发于四肢或躯干,也可发生于口腔、口唇等处;粟疹为扁平,多角形,紫红色,表面有光泽,伴剧烈瘙痒。

2.湿热壅阻粟疹与血热郁肤粟疹的鉴别诊断

(1)湿热壅阻粟疹 多由于禀素湿热内蕴,复受外界湿热邪气浸淫或吃鱼虾海味及辛辣等物,使内外湿热搏结,壅阻肌肤所致。辨证要点为:粟疹发无定处,周身均可发生,但以四肢屈侧多见;与受潮湿有关,发病缓慢,吃鱼虾等物加重,常反复发作,瘙痒明显。

(2)血热郁肤粟疹 多由于禀性阳热偏盛,内服或外用药物不当,药毒内侵,以致营血蕴热,血热壅郁肌肤所致。辨证要点为:粟疹常对称发生,口腔黏膜及手足掌跖多见;有明显的用药史,发病突然,停药后皮疹可逐渐减轻,病程较短,微痒,皮肤灼热尤为突出。

皮肤粟疹,常单独出现或可与其他皮肤症状同时并见,有些粟疹长久不变,有的则发展成水疱、脓疱。因此,在掌握粟疹常见证候的同时,还要注意粟疹的不同发展阶段及其变化情况,这对提高辨证论治水平是有所裨益的。

十六、皮肤糜烂

(一)概念

是指表皮水疱、脓疱因搔抓或磨擦后,破溃而渗出脂液形成的皮肤湿烂而言。因其皮肤损害表浅,故愈后不留痕迹。本症与损害较深,愈后留有瘢痕的皮肤溃疡不同,因此后者不属本书讨论范围。

(二)常见证候

1.湿毒浸淫糜烂

【证候表现】糜烂面鲜红,湿润,有淡黄色清亮之脂水渗溢,流至他处可发生新疱疹,干燥后形成褐黄色脓痂,一般无全身症状,有时可见发热、恶寒等症状,舌质红,苔黄或黄腻,脉滑数。

【病因病机】多由于外湿与毒邪搏结,浸淫肌肤所致。

【证候分析】湿毒浸淫肌肤,可见皮肤糜烂面鲜红,湿润;舌红,苔黄腻,脉滑数,均为湿热内郁表现。

【治法方剂】祛湿解毒。方用除湿解毒汤加减。

2.脾湿内蕴糜烂

【证候表现】糜烂面色淡或微红,潮湿,脂水淋漓,渗液较稀,浸淫成片,干燥后可结成痂皮,兼有胃脘不适,纳呆,面色萎黄或可见肢肿,便溏,舌淡,苔白或腻,脉缓。

【病因病机】多由于脾失健运,湿从内生,内湿蕴蒸外发肌肤所致。

【证候分析】脾虚湿蕴,蒸于肌肤,可见皮肤出现糜烂;湿邪困脾,可见胃脘不适,纳呆,肢肿,便溏;舌质淡,苔白腻,脉缓,均为脾湿内郁表现。

【治法方剂】健脾除湿。方用除湿胃苓汤加减。

3.阴伤湿恋糜烂

【证候表现】糜烂面色淡或黯红,渗水不多而持日较长,痂皮反复出现,皮肤干燥或有脱屑,口干渴而不思饮,舌质红绛少津,苔净或根部稍腻,脉细滑或弦细。

【病因病机】多由于水疱破溃后,经久不愈,渗水伤阴耗液,阴伤而湿不去所致。

【证候分析】阴伤湿恋,郁于肌肤,可见皮肤糜烂;湿邪困脾,可见不思饮食;舌质红绛少津,苔净或根部稍腻,脉细滑或弦细,均为阴伤湿恋表现。

【治法方剂】滋阴除湿。方用滋阴除湿汤。

皮肤糜烂是皮肤病的一种常见症状,病因总与湿有关。治疗上以除湿为原则,但要根据证之虚实或配解毒急治其标,或配健脾缓图其本或滋阴与除湿并治。

十七、皮肤萎缩

（一）概念

是指皮肤较正常变薄、光亮,其表面纹理消失或异于正常而言。古典医籍中对此无明确记载。《素问·痿论》中"肺热叶焦,则皮毛虚弱急薄"之描述,似与本症相似。

生理和病理变化均可导致皮肤萎缩。本书主要论述病理改变所致者,若因衰老,妊娠等生理变化引起的皮肤萎缩不在此论述。

（二）常见证候

1. 毒邪浸淫萎缩

【证候表现】开始时为界限清楚的红色斑疹,绿豆至蚕豆大,中央迅速凹陷萎缩,表面浅红发亮,正常纹理消失或残存轻度皱纹,以颜面多见,胸背、肩部可散发,初起可有发热,头痛,口渴,大便干,小便短赤,舌红,苔黄,脉数等症。

【病因病机】所受之毒邪,包括日光毒热、梅毒和疠气等,局部皮肤受其毒邪浸淫,渐至萎缩所致。

【证候分析】毒邪浸淫,郁于肌肤,可见皮肤中央迅速凹陷萎缩;热毒内郁,可见口渴,大便干,小便短赤;舌红,苔黄,脉数等均为热毒内郁表现。

【治法方剂】解毒祛邪。无具体专方专药,应随证求因治之。

2. 寒凝血瘀萎缩

【证候表现】萎缩多呈带状,开始在手足背,然后逐渐扩展到前臂或下肢胫前部,其皮肤薄,光滑,凹陷,色浅灰或灰暗,摸之较硬兼见四肢不温,尺肤寒凉,舌淡紫或黯红,苔薄白,脉沉迟。

【病因病机】多由于寒邪外袭,络脉涩滞,气血不得畅行,瘀于局部皮肤所致。

【证候分析】寒凝血瘀,郁于肌肤,可见皮肤萎缩多呈带状;寒邪易伤阳气,可见四肢不温,尺肤寒凉;舌淡紫或黯红,苔薄白,脉沉迟,均为寒凝血瘀表现。

【治法方剂】温经散寒,活血通络。方用当归四逆汤。

3.气血虚弱萎缩

【证候表现】多见于一侧面部皮肤萎缩,可累及肌肉甚至骨。患侧皮肤塌陷,较健侧明显变薄,失去正常纹理,无明显自觉症状,若侵犯面积扩大,患侧可较健侧缩小,常兼有纳呆,便溏,面色不华,舌淡,苔较腻,脉细弱等症状。

【病因病机】多由于气血化源不足,环流贯注不畅,皮肤失于濡养所致。

【证候分析】气血虚弱,肌肤失养,可见一侧面部皮肤萎缩,可累及肌肉甚至骨;气血不足,机体失养,可见纳呆,便溏,面色不华;舌淡,苔腻,脉细弱均为气虚亏虚表现。

【治法方剂】补益脾胃。方用补中益气丸、十全大补丸等药,缓缓图治。

4.肝肾阴虚萎缩

【证候表现】面部皮肤薄,呈线条形萎缩,皮肤松弛,皱纹消失,而容易起大的皱折,表面干燥有轻度脱屑,色灰褐或褐红,多见于中年人,其面似老年,易伴发老年性雀斑和血管瘤,男性毛发稀疏,女性出现胡须,舌体瘦干,红而少津,脉沉细。

【病因病机】多由于久病缠绵或形乐志苦,繁劳负重,以致肝肾亏虚,精血不足,肌肤失于滋养所致。

【证候分析】肾藏精,肝藏血,肝肾已癸同源,精血互化,久病肝肾亏虚,肌肤失养,可见面部皮肤松弛萎缩;舌体瘦干,质红少津,脉沉细,均为肝肾阴虚表现。

【治法方剂】滋补肝肾。方用六味地黄丸。

(三)鉴别诊断

1.毒邪浸淫萎缩与寒凝血瘀萎缩的鉴别诊断

(1)毒邪浸淫萎缩　多由于局部皮肤受其毒邪浸淫,渐至萎缩所致。辨证要点为:萎缩面多呈圆形色浅红发亮,正常纹理消失或有轻度皱纹等特征。初期往往有毒热脉症。

(2)寒凝血瘀萎缩　多由于寒邪外袭,络脉涩滞,气血不得畅行,瘀于局部皮肤所致。辨证要点为:萎缩始于四肢末端,逐渐向上发展扩延,萎缩面呈带状光滑,色淡或灰暗,摸之较硬,且有四肢不温,尺肤寒凉,舌淡,脉沉迟等阴寒之象。

2.气血虚弱萎缩与肝肾阴虚萎缩的鉴别诊断

(1)气血虚弱萎缩 多由于气血化源不足,环流贯注不畅,皮肤失于濡养所致。辨证要点为:萎缩可累及肌肉甚至骨,患处塌陷,萎缩处色淡并失去正常纹理,若发生于面部,则口、眼、鼻歪斜;可有脾胃虚弱之兼见脉症。

(2)肝肾阴虚萎缩 多由于久病缠绵或形乐志苦,繁劳负重,以致肝肾亏虚,精血不足,肌肤失于滋养所致。辨证要点为:皮肤薄呈线条形,皱纹消失,由于皮肤变松弛,故而容易起大的皱折,多而深,色灰褐或褐红,皮肤干燥有细碎脱屑;可表现出未老先衰状态。

皮肤萎缩多由于先天或后天的某种因素所造成的一种皮肤退行性改变,一般治疗比较困难。只能审证求因,缓缓图治,否则会欲速而不达。此外,临床上也会遇到 X 线治疗,或由于某种疾病或外伤等引起的皮肤瘢痕性萎缩,均应与上述常见证候相鉴别

十八、皮肤瘢痕

(一)概念

简称"瘢痕",是指皮肤损伤愈合后组织增生,皮肉高突不平,呈蜈蚣状而言。

本症可以发生在全身皮肤任何部位,而好发于胸背部有破伤或受压迫的皮肤处,极少发于健康皮肤。后世有因其形状而名为"锯痕症"、"蟹足肿"等。古籍中记载的"肉龟疮"类似本症,但亦有医家不同意此看法,尚待进一步研究。

(二)常见证候

1.瘀血阻滞瘢痕

【证候表现】瘢痕多发生于金、刀、水、火之伤愈合后 3 ~ 6 个月,皮损逐渐高出皮面,且较原损伤之面积稍大,呈鲜红或黯红色,表面光滑,触之坚韧或有弹性,间有树根状增生,形似蟹足或蜈蚣,自觉痒痛相兼,无全身症状。发展缓慢,到一定限度后,常会停止扩大,极少数日久可自行消退。

【病因病机】多由金、刀、水、火外伤或过度压迫摩擦而诱发,致使

气血凝聚或湿热搏结所致。

【证候分析】瘀血阻滞,郁于肌肤,可见皮肤出现瘢痕;瘀血不去,可见损伤面呈黯红色;不通则痛,可兼见皮损出刺痛不移。

【治法方剂】活血化瘀,软坚散结。方用桃红四物汤加减,送服大黄蛰虫丸。

2. 湿热搏结瘢痕

【证候表现】瘢痕多发于金、刀、水、火、疔、疖、痈、疽以及预防注射之后。皮损与伤口范围一致,高出皮面,范围不再扩大,肥厚发硬,表面皱褶,颜色淡红或正常,自觉瘙痒,阴天尤甚,搔破后有少量渗液,边缘呈蟹足状或树根样,多无周身症状。

【病因病机】多由于素禀湿热之体,复由外伤之后,湿热阻滞气血运行所致。

【证候分析】湿热搏结,阻滞气血运行不畅,可见皮肤出现瘢痕;其颜色亦多淡红或呈正常肤色,瘢痕多与创口一致,发展不明显,触之较硬,自觉瘙痒,阴天尤甚。

【治法方剂】清热化湿,佐以活血软坚。方用清气化痰丸为汤剂,送服小金丹。

除内服药外,初起之时,均可外用黑布膏,胬肉高起时,可用白降丹外涂,再敷以黑布膏。

十九、皮肤结节

(一)概念

是指发于皮肤上,高出皮面或隔没皮内,质地坚硬,圆形或类圆形的肿块而言。其大小、深浅、表面颜色、破溃与否,皆因病因而异。切诊比望诊更易分辨本症。

在古典医籍里,尚无"皮肤结节"的记载。《灵枢·寒热》中所述"瘰疬"本是一个病名。但从"小者为瘰,大者为疬,连续如贯珠"的描述来看,似属本症的原始记载。"结核",在《千金要方》中作为一个病名出现,在《景岳全书》中则是一个症状。《外科大成》描写:"结核生于皮里膜外,如果中之核,坚而不痛。"此外,尚有称"痰核"者。瘰疬、结核、痰核等包括病名和症状二层含义,从后一层含义讲,可属本症范畴。

为了便于讨论,统一取名为"皮肤结节"。

皮肤肿瘤、瘢痕、疣等,虽与本症有类似之处,但是其病因与本症迥异,临床表现亦有不同,故均不属本节讨论范围。

(二)常见证候

1. 痰火凝结结节

【证候表现】初起一个或数个豆大结节,肤色不变,触之坚硬,推之移动,不痛无寒热,日渐增大,微觉疼痛,相互黏着后,推之不动,瘰瘰如珠,历历可数;日久皮肤深红,质地渐软,破溃后流出稀薄脓液,久不收口;初期时自觉症状不明显,日久则兼见午后潮热,食欲不振,肌肉消瘦,皮肤失润,舌红或红绛,苔少,脉沉细而数。

【病因病机】多由于肺肾阴虚,虚火内灼成痰,痰火凝结所致。

【证候分析】火性炎上,痰随火势,故结节多发于颈项、腋下等处;肺肾阴虚,可见午后潮热,肌肉消瘦,皮肤失润;舌红或红绛,苔少,脉沉细而数,均为肺肾阴虚火旺表现。

【治法方剂】滋阴降火化痰。方用滋阴降火汤和消核散加减。

2. 痰湿流聚结节

【证候表现】结节初起散在稀疏,芝麻大小,以后逐渐增大如黄豆,圆形或半圆形,密集成群或散发孤立,浅褐色,质地较硬,表面粗糙,剧烈瘙痒或兼有腹泻便溏,纳呆,舌质淡,舌体胖有齿痕,脉弦滑或沉濡。

【病因病机】多由于脾气虚弱,运化失司,水湿停积,聚而生痰,痰湿流溢,聚于肌肤所致。

【证候分析】痰湿流聚,郁于肌肤,可见皮肤出现结节;湿性重浊,痰湿交混,重浊下坠,故结节以下肢最为常见;湿邪困脾,脾失健运,可见腹泻便溏,纳呆;舌淡,舌体胖有齿痕,脉弦滑或沉濡,均为痰湿内阻表现。

【治法方剂】健脾燥湿化痰。方用二陈汤与海藻玉壶汤加减。

3. 气血郁滞结节

【证候表现】结节呈圆形或椭圆形,蚕豆或樱桃大,初起表面色鲜红,渐次变黯红或紫红色,略高出皮肤,自觉疼痛,触之痛甚,一般不化脓,不破溃,可伴有局部肿胀,发烧,咽痛,关节疼痛,舌红,苔少脉弦涩或沉弦。

【病因病机】多由于内有湿热,下注于血脉经络之中,致气血运行不畅,气滞血瘀,郁滞经脉所致。

【证候分析】气血郁滞,郁滞经脉,可见皮肤呈圆形或椭圆形,蚕豆或樱桃大;不通则痛,可见局部肿胀,关节疼痛;舌红,苔少脉弦涩或沉弦,均为气血郁滞表现。

【治法方剂】通络祛瘀,行气活血。方用通络活血方。发于消退伸侧为足三阳经所布行,其证偏实,故可佐以生地、丹皮、大青叶、银花等药以凉血清热;小腿屈侧为足三阴经所布行,其证偏虚,尤其在结节破溃后,应加党参、炙黄芪、熟地以培补气血。

4.寒湿阻络结节

【证候表现】结节初起不红不肿,以后逐渐扩大色红,多发于四肢,呈带状分布,数量逐渐增多,日久破溃流出稀薄淡黄色脓液,结节之间有条索状硬结,一般无全身症状,兼见手足不温,肤色不泽,舌淡,苔白腻,脉沉紧或弦滑。

【病因病机】多由于皮肤破伤,寒湿邪气乘虚入侵,凝滞经脉所致。

【证候分析】寒湿阻络,可见皮肤结节多见于手足、小腿等暴露部位,因寒湿凝滞经脉,则结节间可见条索状硬结;寒邪易伤阳气,可见手足不温;舌淡,苔白腻,脉沉弦或弦滑,均为寒湿内阻表现。

【治法方剂】散寒祛湿,补气养血。方用滋荣散坚汤。

5.疫气浸淫结节

【证候表现】新生的结节色浅红,黄色或正常肤色,陈旧的结节色深红或红褐色,晚期颜面满布大小不等的结节,凹凸不平,多伴有愕、热、痛、痒,感觉减退或不分消失,舌红,苔少,脉细数。

【病因病机】多由于素体虚弱,偶受疫气相染,内浸血脉所致。

【证候分析】疫气浸淫,可见皮肤出现结节;舌红,苔少,脉细数,均为疫气浸淫表现。

【治法方剂】疫气驱风,活血杀虫。方用神应消风散和磨风丸内服,外用苦参汤洗之。

(三)鉴别诊断

1.痰火凝结结节与痰湿流聚结节的鉴别诊断

(1)痰火凝结结节 多由于肺肾阴虚,虚火内灼成痰,痰火凝结所致。辨证要点为:结节多发于颈项,腋下等处,望之瘰瘰如珠,历历可数,肤色不变,日久色深红,触之坚硬移动,日久变软,可破溃,流溢清稀脓液,久不收口;且兼见阴虚内热证表现。

(2)痰湿流聚结节　多由于脾气虚弱,运化失司,水湿停积,聚而生痰,痰湿流溢,聚于肌肤所致。辨证要点为:结节多发生在下肢,结节望之初期为散在稀疏的小颗粒,以后密集成群或散发孤立存在,浅褐色,剧烈痛痒,表面粗糙障手,不破溃;且兼见脾气虚弱证表现。

2. 寒湿阻络结节与疫气浸淫结节的鉴别诊断

(1)寒湿阻络结节　多由于皮肤破伤,寒湿邪气乘虚入侵,凝滞经脉所致。辨证要点为:结节多发于手足、小腿等暴露部位,结节初起不红不肿,以后结节扩大色紫黯,仍无疼痛,破溃后溢出清稀脂液,很难收口,多沿四肢呈带状分布。

(2)疫气浸淫结节　多由于素体虚弱,偶受疫气相染,内浸血脉所致。辨证要点为:结节多发于面部,结节新生者浅红或红黄色,陈旧者色深红或红褐色,后期往往使颜面凹凸不平,常伴有手足麻木不温等表现。

二十、皮肤肥厚

(一)概念

是指皮肤表面局限性变厚干燥而言。

本症在古典医籍中有类似记载,如《素问·阴阳别论》中之"索泽"即皮肤粗糙干枯无津,《诸病源候论》中之"胼胝",《外科正宗》中的"皲痛"等,均属此类症状范畴,至于全身较大面积的增厚,变硬,则与本症不同。

(二)常见证候

1. 脾虚血燥皮肤肥厚

【证候表现】皮肤粗糙肥厚,有明显瘙痒,皮肤呈黯红色或褐色,多发生于手掌,有时表面脱屑,或轻度渗出,舌质淡,舌体胖,苔白,脉沉缓或滑。

【病因病机】多由于禀赋不足,脾失健运,蕴湿不化,郁而化燥,肌肤失养所致。

【证候分析】脾虚血燥，肌肤失养，可见皮肤粗糙肥厚，有明显瘙痒；舌质淡，舌体胖，苔白，脉沉缓或滑，均为脾虚表现。

【治法方剂】健脾燥湿，养血润肤。方用健脾润肤汤加减。

2.血虚风燥皮肤肥厚

【证候表现】皮肤呈斑块状，粗糙肥厚，多发生在颈部两侧，或眼睑部，呈淡褐色，不定时瘙痒，伴有心悸怔忡，健忘失眠，舌质淡，脉沉细。

【病因病机】多由于血虚化燥生风，郁于肌肤腠理之间所致。

【证候分析】血虚风燥，皮肤失养，可见皮肤变肥厚；血虚机体失养，可见心悸怔忡，健忘失眠；舌质淡，脉沉细均为血虚表现。

【治法方剂】养血疏风，润肤止痒。方用养血润肤汤加减。

3.风湿蕴阻皮肤肥厚

【证候表现】皮损颜色稍黑，呈斑块状或融合成片，表面粗糙肥厚，多发生在伸侧或可见于其他部位，有阵发性瘙痒，夜间尤甚，舌苔薄或白腻，脉濡缓。

【病因病机】多由于风湿之邪郁于肌肤，不得疏泄所致。

【证候分析】风湿蕴阻于肌肤，可见皮损颜色稍黑，呈斑块状或融合成片；湿邪困脾，可见便溏，纳呆；舌苔薄或白腻，脉濡缓，均为风湿蕴阻表现。

【治法方剂】祛风利湿止痒为主。方用全虫方加减。

4.气滞血瘀皮肤肥厚

【证候表现】皮肤色黯红或紫红，表面增厚明显，皮嵴皮沟著明，搔抓后可有轻度渗血，多发生在皮肤受压迫部位，常伴有心烦易怒，精神抑郁，失眠多梦，眩晕，心悸，舌边尖红或有瘀斑，脉涩滞等。

【病因病机】多由于气血郁滞，凝滞于肌肤所致。

【证候分析】气滞血瘀，郁于肌肤，可见皮肤色黯红或紫红，表面增厚明显；肝失疏泄，可见心烦易怒，精神抑郁；瘀血不去，新血不生，机体失养，可见眩晕，心悸；舌边尖红或有瘀斑，脉涩滞，均为气滞血瘀表现。

【治法方剂】疏肝理气，活血化瘀。方用活血润肤汤加减。

（三）鉴别诊断

1.脾虚血燥皮肤肥厚与血虚风燥皮肤肥厚的鉴别诊断

（1）脾虚血燥皮肤肥厚　多由于禀赋不足,脾失健运,蕴湿不化,郁而化燥,肌肤失养所致;兼见皮肤瘙痒明显,表面呈黯红色,一般有脱屑,有时可有渗出,舌质淡,舌苔肥大等表现。

（2）血虚风燥皮肤肥厚　多由于血虚化燥生风,郁于肌肤腠理之间所致;兼见皮损瘙痒不定时,且皮损色淡,好发生在颈侧或头面,伴有心悸,气短等表现。

2.风湿蕴阻皮肤肥厚与气滞血瘀皮肤肥厚的鉴别诊断

（1）风湿蕴阻皮肤肥厚　多由于风湿之邪郁于肌肤,不得疏泄所致;兼见皮损呈斑块状或融合成片,多发生于四肢,有阵发性剧痒。

（2）气滞血瘀皮肤肥厚　多由于气血郁滞,凝滞于肌肤所致;兼见皮肤色黯紫红,粗糙肥厚,多发生于容易压迫部位,舌质黯或有瘀斑,脉涩而不利等表现。

二十一、皮肤红斑

（一）概念

简称"红斑"。凡皮肤上出现圆形、椭圆形、或不规则形的红色改变,平摊于皮肤上,抚之不碍手者,均可称之为红斑。

本症依病因、病机可分为"阳斑","阴斑"两大类;叶天士又别立"虚斑"一名。初为本症,后转成紫斑者,可按"皮肤紫斑处理"。温热病发斑另立专条,不属本症讨论范围。

（二）常见证候

1.阴虚火旺红斑

【证候表现】属"虚斑"范畴,斑色鲜红如妆,呈钱币形或蝴蝶形,对称分布于面颊、颧部或鼻两侧、耳、口、唇、头皮、手臂等处。兼有五心烦热,咽干口燥,头晕耳鸣,目眩发落,午后潮热,腰酸腿软,失眠盗汗,关节酸痛,大便不润,小便色黄,舌红少苔无津,脉象细数无力等。

【病因病机】多由于禀赋不足,五志化火,耗灼营血,阴络不和或烈日暴晒,热毒入里,燔灼营血,瘀阻经脉所致。

【证候分析】阴虚火旺,燔灼营血,迫血妄行,可见皮肤出现红斑,斑色鲜红如妆;阴虚火旺,可见五心烦热,咽干口燥,午后潮热,失眠盗汗;机体失于濡养,可见关节酸痛,大便不润;舌红少苔无津,脉象细数无力,均为阴虚火旺表现。

【治法方剂】滋阴降火,佐以活血通络。方用知柏地黄汤加减。

2.脾不统血红斑

【证候表现】属"阴斑"范畴。常见有双小腿出现针尖至榆钱大小淡红色斑点,病程长,反复发作;兼有面色㿠白,神疲乏力,食欲不振,腹胀便溏,下肢浮肿,或衄血、便血,妇人崩中漏下,舌质淡,苔薄白,脉濡细弱。

【病因病机】多由于饮食不节,寒温不适,劳倦思虑或病后调养不善等,使脾气损伤,统摄无权所致。

【证候分析】脾虚,脾不统血,可见皮肤出现红斑;脾失健运,可见腹胀便溏,下肢浮肿;脾失统摄,可见衄血、便血,妇人崩中漏下;脾气虚,机体失养,可见面色㿠白,神疲乏力;舌质淡,苔薄白,脉濡细弱,均为脾虚表现。

【治法方剂】补脾益气,引血归经。方用归脾汤。

3.血热风燥红斑

【证候表现】属"阳斑"范畴,发病较急,多见于肘膝关节伸侧、头皮、躯干。初起见红色或鲜红斑点,可逐渐扩大成片,其上叠起银白鳞屑,层层剥离,剥之出血,多有瘙痒伴有心烦易怒,口干舌燥,大便干结,小便黄赤,舌红苔黄,脉弦滑数。

【病因病机】多由于心绪烦扰,饮食失节,过食腥发动风之品,外可由风邪燥热客于肌肤,内外合邪,热壅血络所致。

【证候分析】血热风燥,热壅血络,可见皮肤出现红斑;热盛伤津,可见心烦易怒,口干舌燥,大便干结,小便黄赤;舌红苔黄,脉弦滑数,均为血热风燥表现。

【治法方剂】凉血清热,解毒止痒。方用土茯苓汤。

4.风邪外束红斑

【证候表现】属"阳斑"范畴,多发于春秋季节。初起于胸背、上肢或腹部,先有一个母斑,逐渐增多,中有细碎白屑如糠,历数日后,于颈至膝可猝发多数玫瑰红色斑片,大小不一,对称分布,可有瘙痒,常伴心烦口渴,性情急躁,大便偏干,小便色黄,脉象弦数,舌红苔薄黄。

【病因病机】多由于素有血热内蕴,外感风邪、内外合邪所致。

【证候分析】风邪外束,郁于肌肤,可见皮肤出现红斑;素有内热,可见心烦口渴,大便偏干,小便色黄;舌红苔薄黄,脉弦数,均为风邪外束,血热内蕴表现。

【治法方剂】凉血消风,活血消斑。方用凉血消风散。

5. 风热伤营红斑

【证候表现】属"阳斑"范畴。斑色黯红或鲜红,好发于春秋季,在颜面、手足背多见蚕豆大小红斑,中心凹陷,四周隆起呈堤状,中心可有水疱,形似猫眼,初起身热头痛,口干咽痛,大便多偏干,小便色黄,舌红绛苔薄黄,脉弦滑数。

【病因病机】多由于血热内有蕴湿,复感风热之邪,致使营卫失和,色白凝滞,郁于肌肤或由饮食失节,食入禁忌之物所致。

【证候分析】风热之邪,郁于肌肤,可见皮肤出现红斑;热盛伤津,可见口干咽痛,大便多偏干,小便色黄;舌质红绛苔薄黄,脉弦滑数,均为风热伤营表现。

【治法方剂】清热散风,活血消斑。方用升麻消毒散。

6. 湿热瘀滞红斑

【证候表现】属"阳斑"范畴。常发生于胫前,偶见于两股及上臂。色泽鲜红,伴有梅核大小硬结,自觉灼热疼痛,触之尤甚,腿足浮肿,行走不利,口中黏腻,腹胀纳呆,大便不爽,小便黄赤,妇人带下色黄腥臭,舌苔黄腻,脉滑数有力。

【病因病机】多由于素有蕴湿之体,郁久化热,湿热下注;久居潮湿之地或饮食失节损伤脾胃,以致酿成内湿;舌苔黄腻,脉滑数均为湿热瘀滞的表现。

【证候分析】湿热内阻,则凝滞血脉,阻隔经络,则瘀滞为斑;湿性重浊黏滞,可见腿足浮肿,行走不利,口中黏腻;湿邪困脾,可见腹胀纳呆,大便不爽;舌苔黄腻,脉滑数有力,均为湿热瘀滞表现。

【治法方剂】清热利湿,活血通络。方用活血通络方。

其鉴别大法为红斑,可见于多种证候,压之退色者,多属血分有热;发于头面者,多挟风兼火;发于下肢者,多挟湿邪;发痒者,多挟风;兼脱屑者,多属于燥;斑色红润者,病多浅而易治;斑色紫红,黑红,黯红光泽者,病邪入深而难疗。

二十二、皮肤紫斑

(一)概念

简称"紫斑"或"紫癜"。皮肤上出现点状或片状的紫色改变,平摊于皮肤之上,抚之不碍手者,统称为紫斑。

本症在古典医籍中名称繁多。秦汉时期统称"衄",隋唐时称为"斑毒",明清时称"紫斑"。依据病因,病机可分为"阳斑"、"阴斑"两大类;依发病部位及颜色差异,亦有不同名称。如《外科正宗》有"青紫斑"、"紫癜",《医宗金鉴》有"青腿牙疳"之名,《医林改错》有"紫印"、"青记"等。

温热病皮肤发斑,另立专条讨论。

(二)常见证候

1. 血热妄行紫斑

【证候表现】属"阳斑"范畴,以青少年为多见,骤然发病,紫斑发无定处,以双小腿伸侧多见,对称出现,时有轻度瘙痒,压之不退色,有时可轻度隆出皮肤表面,呈粟粒,榆钱至钱币大小,或可联接成片。约二至三周后消失,常可复发,分批出现。伴有身热心烦,咽痛口渴,疲乏无力,舌红苔薄黄,脉滑数或细数。严重者,可周身遍布青紫斑块,两腿青肿,牙龈糜烂,出血不止。

【病因病机】多由于食入腥发动风之品,如鱼、虾、牛奶、鸡蛋等品,其禀赋不耐或素有血分蕴热,血热壅盛兼感风邪,风邪与血热搏结,迫血妄行所致。

【证候分析】风邪与血热搏结,迫血妄行,可见皮肤出现紫斑;血热内郁,可见身热心烦,咽痛口渴;舌红苔薄黄,脉滑数或细数,均为血热内阻表现。

【治法方剂】清热凉血活血消斑,方用凉血五根汤。若由阳明积热,迫血妄行者,则可使邪热伤络,血溢脉外,周身可见青紫斑块,下肢青肿,牙龈糜烂,出血不止,急宜清胃解毒,凉血化斑,方用消斑青黛饮。

2. 湿热下注紫斑

【证候表现】属"阳斑"范畴,常见于青年女性。多见于两小腿或股部,呈紫色或紫红色。伴有梅核大小硬块,触之疼痛,周围可有轻度肿胀,硬结消退后多不留痕迹。或见关节疼痛,肢体重滞,屈伸不利,口中黏腻,大便不爽,妇人带下黏腻腥臭,舌红苔黄腻,脉象滑数。

【病因病机】多由于湿热阻于络脉,使气血循行不畅所致。

【证候分析】湿热阻于络脉,气血循行不畅,可见皮肤出现紫斑;湿性趋下行,重浊黏滞,可见关节疼痛,肢体重滞,屈伸不利,口中黏腻,大便不爽;舌红苔黄腻,脉滑数,均为湿热下注表现。

【治法方剂】活血通络。方用通络活血方。

3. 脾失统摄紫斑

【证候表现】属"阴斑"范畴。病程长,反复发作,皮损紫黯平塌,伴面色萎黄或苍白无华,食少倦怠,气短懒言,亦可兼有衄血,便血,妇人崩中漏下,舌淡白无华,脉象细弱,关脉尤甚。

【病因病机】多由于脾气不足为主,气虚不摄,则脾不统血所致。

【证候分析】脾气不足,失于统摄,可见皮肤出现紫斑;脾虚气血不足,机体失养,可见面色萎黄或苍白无华,食少倦怠,气短懒言;脾不统血,可见衄血,便血,妇人崩中漏下;舌淡白无华,脉象细弱,均为脾虚表现。

【治法方剂】补脾益气,引血归经。方用归脾汤。

4. 脾肾阳虚紫斑

【证候表现】属"阴斑"范畴。紫斑反复出现,以双下肢多见,紫斑如榆钱或粟米大小,色淡而互补融合,伴肢体恶寒,大便溏薄,五更泄泻,面色萎黄,四肢不温,腹部隐痛,喜温喜按,小便清长,每因寒冷或劳累后,诸症加剧,舌质淡,脉沉细。

【病因病机】多由于脾肾阳虚,火不生土,则运化无权,失其统摄所致。

【证候分析】脾肾阳虚,失其统摄,可见皮肤出现紫斑;阳虚机体失于温煦,可见肢体恶寒,四肢不温;脾阳虚衰则运化失司,故完谷不化;肾阳虚则水不化气,脾阳虚则土不能制水,故浮肿;阳虚则少气懒言,神疲乏力;舌淡,脉沉细,均为脾肾阳虚表现。

【治法方剂】温阳健脾,补火生土。方用十四味建中汤或附子理中汤加减。

5. 瘀血阻滞紫斑

【证候表现】常见于"紫黑斑"、"紫印"、"青记"等症,自幼或青春期开始发病,有家族史,进展缓慢,呈紫色,紫褐色,青紫色斑片。常无全身症状,皮损表面平滑,可发于胸、背、腰、腹、四肢、颧、颞、前额或眼睑,紫斑上可多毛或无毛,舌质可有瘀斑,脉涩或舌脉如常人。

【病因病机】多无明显诱因,多自出生或青春期后始发。

【证候分析】瘀血阻滞,可见皮肤出现紫斑;瘀血不去,可见皮色呈紫色,紫褐色,青紫色;舌质有瘀斑,脉涩,均为瘀血阻滞表现。

【治法方剂】活血化瘀,疏通经络。方用通窍活血汤加减。

6. 寒凝血滞紫斑

【证候表现】属"阴斑"范畴。紫斑好发于面部、鼻部、耳郭、手足背,多见于青年女性,冬重夏轻,舌质淡,有瘀斑,脉沉细迟。

【病因病机】多由于素体阳虚之人,寒邪外侵,内滞于血络所致。

【证候分析】寒凝血滞,阻于血络,可见皮肤出现紫斑;舌质淡,有瘀斑,脉沉细迟,均为寒凝血滞表现。

【治法方剂】温经散寒,活血化瘀。方用当归四逆汤加减。

(三)鉴别诊断

1. 血热妄行紫斑与湿热下注紫斑的鉴别诊断

(1)血热妄行紫斑　多由于食入腥发动风之品,如鱼、虾、牛奶、鸡蛋等品,其禀赋不耐或素有血分蕴热,血热壅盛兼感风邪,风邪与血热搏结,迫血妄行所致。辨证要点为:起病突然,紫斑多见于双胫,可微突出皮肤表面,自觉微痒,压之不退色,分批出现,以青少年为多见;常伴有咽痛口渴,心烦舌红绛,苔薄黄等血热证表现。

(2)湿热下注紫斑　多由于湿热阻于络脉,使气血循行不畅所致。辨证要点为:皮肤可见结节如梅核大小,新起者嫩红灼痛,瘀久则发青紫斑块;兼见口中黏腻,大便不爽,妇人带下黏腻腥臭,舌红苔黄腻,脉滑数等湿热证表现。

2. 脾肾阳虚紫斑与寒凝血瘀紫斑的鉴别诊断

(1)脾肾阳虚紫斑　多由于脾肾阳虚,火不生土,则运化无权,失其统摄所致;兼见大便溏泻,五更泄泻,面色萎黄等脾肾阳虚表现。

(2)寒凝血瘀紫斑　多由于素体阳虚之人,寒邪外侵,内滞于血络所致。辨证要点为:紫斑多发于手、足、颜面、耳郭等处,天寒病甚,转暖则愈,除紫斑外,局部多感疼痛。

紫斑一症,是皮肤发斑的常见症状之一。总括其要,不外"阳斑"与"阴斑"两大类,其治疗多用活血化瘀法取效。阳斑治法,多以凉血、清热、利湿、逐瘀为主;阴斑治法,多用温肾、暖脾、益气、摄血,佐以化瘀。瘀血阻滞紫斑,可按其瘀血阻滞病机,选用不同的活血化瘀法。

二十三、皮肤白斑

(一)概念

亦作"白癜",指皮肤出现点、片状白色改变的症状而言。

本症在《诸病源候论》中称"白驳"、"白癜",后世称"花斑"、"紫白斑"等。

"女阴白斑"属妇科杂病另立专条。

(二)常见证候

1. 气血失和白斑

【证候表现】皮肤突发圆形白斑,逐渐扩展,边缘肤色加深,中心或可有褐色斑点,日晒后灼热发红,斑内毛发可以变白,好发于面、颈、脐周、前阴等,进展缓慢,或伴有情志抑郁或烦躁易怒,失眠多梦,胁肋胀满,女子月事不调等症,脉弦微涩,舌质或有瘀斑,舌苔薄白。

【病因病机】多由于七情内伤,使气血失调,或复感风邪,搏于肌肤,使气血凝滞,毛窍闭塞所致。

【证候分析】气血失调,复感风邪,搏于肌肤,气血凝滞,可见皮肤出现白斑,逐渐扩大,大小不等,颜色乳白,中心可有点状肤色加深,边缘不整,但境界清晰,白斑周围肤色往往深于正常皮肤,表面无鳞屑。

【治法方剂】轻者可用祛风和血法,方用白癜风丸;或用调和气血法,方用逍遥散;若舌有瘀斑,脉微涩者,治宜活血化瘀法,方用通窍活血汤。

2. 暑湿郁肤白斑

【证候表现】多在夏令,发于颈、腋、胸、背、四肢伸侧。呈白色或灰白色斑点或斑片,近圆形,西瓜子大小,表面微亮、微有痒感,搔抓后可有细屑如糠,舌脉多如常人。

【病因病机】多由于夏月暑气当令,湿热交蒸侵袭肌腠郁而不泄所致。

【证候分析】暑湿郁肤,可见皮肤出现白斑;白斑近圆形,呈西瓜子大小,表面有细糠样白屑;多发于颈、腋、胸、背、四肢伸侧,表面微亮。

【治法方剂】清暑祛湿法。外涂汗斑擦剂。

3.虫积白斑

【证候表现】多见于儿童面部。初起大小不等,呈圆形或椭圆形,白色或灰白色,边缘不明显,表面略干燥,有少量灰白色的细糠样鳞屑,时有轻度瘙痒。常伴有面色萎黄,形体消瘦,脐腹疼痛,大便不调,舌苔花剥,脉象细滑等症。

【病因病机】多由于饮食不洁,则虫积内生,气血暗耗,不能上荣于面,肌肤失养所致。

【证候分析】虫积内生,气血暗耗,肌肤失养,可见皮肤出现白斑;多发生于少年儿童,白斑好发于面部,白色或灰白色,境界不鲜明,大小如钱币,圆形或椭圆,上覆细薄糠状干燥鳞屑。

【治法方剂】驱虫理脾。方用肥儿丸,外擦苦参酒。

二十四、皮肤褐斑

(一)概念

即指皮肤出现点状或片状的褐色斑,不高出表皮,抚之不碍手之症。

本症在《外科正宗》中称"黧黑斑",《医宗金鉴》称"黧黑斑黯"。后世又有"黄褐斑"、"肝斑"、"妊娠斑"等称。

妇人妊娠期间,面部亦可生褐斑,分娩后多可自行消退,不属病态。

(二)常见证候

1.肝郁气滞皮肤褐斑

【证候表现】皮肤见浅褐,深褐色点状或片状斑,境界清晰,边缘不整,以颜面、目周、鼻周多见,伴有两胁胀痛,烦躁易怒,嗳气,舌苔薄黄,脉弦数。

【病因病机】多由于情志抑郁,肝失疏泄,气郁化火,上犯头面所致。

【证候分析】肝郁气滞,上犯头面,荣气阻遏则见褐斑;肝开窍于目,故以目周为多,伴有胁痛、烦躁、嗳气;舌苔薄黄,脉弦数均为肝郁气滞表现。

【治法方剂】清肝泻火。方用龙胆泻肝汤加减。

2. 湿热内蕴皮肤褐斑

【证候表现】褐色斑点,斑片见于前额、颜面、口唇、鼻部境界不清,自边缘向中心逐渐加深其色,伴身重胸闷,渴不欲饮,舌苔黄腻,脉滑数。

【病因病机】多由于饮食不节,过食油腻,酒及辛辣炙煿之品,脾胃受损所致。

【证候分析】湿热中阻,湿遏热伏,熏蒸头面,发为褐斑;湿邪困脾,可见身重胸闷,渴不欲饮;舌苔黄腻,脉滑数,均为湿热内蕴表现。

【治法方剂】清化湿热,宣通气机。方用甘露消毒丹加减。

3. 阴虚火旺皮肤褐斑

【证候表现】褐斑多见于鼻、额、面颊部,色淡褐或深褐色,呈点状或片状,大小不定,境界清楚,边缘不整,伴有头晕耳鸣,五心烦热,心悸失眠,腰酸腿软,舌红少苔,脉细数。

【病因病机】多由于忧心思虑或房劳不节,以致心肾阴虚,虚火上炎,荣气被扰所致。

【证候分析】阴虚火旺,荣气被扰,可见皮肤出现褐斑;其斑以鼻、额、面颊多见,褐色较淡;肾阴亏虚,阴虚火旺,可见腰酸腿软,头晕耳鸣,五心烦热,舌红少苔。

【治法方剂】滋阴降火,肾阴虚为主者,方用知柏地黄丸加减;心阴虚为主者,方用黄连阿胶汤加减。

皮肤褐斑一症,临床多以热象为主,但有虚实之分,阴虚火旺者属虚火;肝郁气滞化火湿热内蕴者,均属实火。其证候与感、脾、心肾有关,应注意辨审。

二十五、皮肤黑斑

(一)概念

是指皮肤上出现点状、网状、片状、地图状的黑斑,平齐于皮肤,抚之不碍手者。

本症在《诸病源候论》中称"面黑𪒟",《外科证治全书》称"面尘",《外科大成》称"黑𪒧"。

另有"皮肤褐斑",亦属皮肤颜色呈黑褐色改变,但"黑斑"色深而浓,"褐斑"色浅而淡,故分别述之。

(二)常见证候

1. 肝郁气滞皮肤黑斑

【证候表现】黑色斑片对称分布于颜面、前额、两颧,亦可累及上唇,界限明显,压之不退色,可伴有胁肋胀痛、烦躁易怒等症状,舌红苔白,脉弦。

【病因病机】多由于情志不舒,肝郁气滞,气滞则血瘀所致。

【证候分析】肝郁气滞,血行不畅,瘀血阻络,可见皮肤出现黑斑;肝失疏泄,可见胁肋胀痛,烦躁易怒;舌红苔白,脉弦均为肝郁气滞表现。

【治法方剂】疏肝解郁,和营化斑。方用逍遥散加减。

2. 瘀血内停皮肤黑斑

【证候表现】黑斑多发于单侧眼睑、颧、颞或颜面,边缘色淡而中心深,并可累及白睛;或初生儿腰背、臀部,呈蓝色斑片,常无自觉症状,舌苔薄或舌边有瘀点,脉细缓。

【病因病机】多由于气机不畅或外伤后,瘀血内停所致。

【证候分析】瘀血内停,郁于肌肤,可见皮肤出现黑斑;兼见针刺样固定性疼痛等表现。

【治法方剂】活血化瘀,通经活络。方用通窍活血汤加减。

3. 脾虚不运皮肤黑斑

【证候表现】黑斑见于面颊、前额、耳后、前臂、腋窝,成片出现,伴有纳呆神疲,腹胀便溏,舌质淡,苔薄白,边有齿痕,脉濡弱。

【病因病机】多由于素体脾虚或饮食不节,脾失健运,毒邪郁于皮肤所致。

【证候分析】脾失健运,毒邪郁于肌肤,可见皮肤出现黑斑;脾失健运,可见纳呆神疲,腹胀便溏;舌质淡,苔薄白,边有齿痕,脉濡弱,均为脾虚失于运化表现。

【治法方剂】益气健脾,养血消斑。方用加味归脾汤。

4.肾阴不足皮肤黑斑

【证候表现】黑斑多见于面颊、前额、颈、手背、前臂、脐等处,如针尖、粟粒大小,可伴有腰膝酸软,耳鸣头昏,五心烦热,遗精早泄等症状,舌红少苔,脉细数。

【病因病机】多由于素体禀赋不足或久病伤及肾阴,肌肤失养所致。

【证候分析】肾阴不足,机体失养,可见皮肤黑斑;阴虚火旺,可见耳鸣头昏,五心烦热;肾阴不足,可见腰膝酸软,遗精早泄;舌红少苔,脉细数,均为肾阴不足表现。

【治法方剂】滋阴补肾,降火消斑。方用知柏地黄丸加减。

(三)鉴别诊断

1.肝郁气滞皮肤黑斑与瘀血内停皮肤黑斑的鉴别诊断

(1)肝郁气滞皮肤黑斑 多由于情志不舒,肝郁气滞,气滞则血瘀所致。辨证要点为:病情较轻,黑斑多分布于目周及背部,且伴有肝气郁结的症状,如胁痛,烦躁易怒等。

(2)瘀血内停皮肤黑斑 多由于气机不畅或外伤后,瘀血内停所致。辨证要点为:病情较甚,黑斑多分布于单侧眼睑、颧、颞部,边淡中深等。

2.脾虚不运皮肤黑斑与肾阴不足皮肤黑斑的鉴别诊断

(1)脾虚不运皮肤黑斑 多由于素体脾虚或饮食不节,脾失健运,毒邪郁于皮肤所致。辨证要点为:纳呆腹胀,便溏等脾虚失于健运的表现。

(2)肾阴不足皮肤黑斑 多由于素体禀赋不足或久病伤及肾阴,肌肤失养所致。辨证要点为:头晕耳鸣,五心烦热,遗精早泄等阴虚火旺表现。

二十六、肌肤甲错

(一)概念

是指人体皮肤发生局限或广泛的干燥粗糙,触之棘手,形似鱼鳞蟾皮的变化。

古代医学文献对本症记载甚多。《金匮要略》称"肌肤甲错"，《诸病源候论》称"蛇身"、"蛇体"、"蛇皮"、"蛇鳞"，后世依其症状有"蛇胎"、"蟾皮症"、"蛤蟆皮"等异名。

凡因皮肤痂皮、脱屑、肥厚、皲裂、粟粒疹而致粗糙者，另立专条论述。

（二）常见证候

1. 血虚风燥甲错

【证候表现】皮肤逐渐变成灰色，干燥粗糙，状如蛇皮或蜥蜴皮，甚如鳄鱼皮，鳞屑与皮肤粘连紧密，呈污秽或灰白色片状，四周向上翘起，鳞屑间有白色沟纹，呈网状，抚之棘手，以四肢伸侧为甚，亦可泛发全身，但面部很少被侵犯，夏季可暂时缓解，冬令加重，偶有痒感，近关节处皮肤可发生裂隙而疼痛。本症属"蛇皮"、"蛇鳞"、"蛇体"范畴。

【病因病机】自幼发生，多由于先天禀赋不足，后天脾气失养，肌肤不得濡润所致。

【证候分析】血虚肌肤失养，可见皮肤逐渐变成灰色，干燥粗糙；舌淡少津，苔薄白，脉沉细无力，均为血虚表现。

【治法方剂】养血润肤，滋阴生津。方用养血润肤饮。

2. 血热风燥甲错

【证候表现】皮损初起为粟粒大小干燥坚硬的丘疹，中有毛穿过，触之棘手，以后融合成片，基底潮红，多发于肘膝伸侧，甚者波及全身，皮肤干燥脱屑，伴有掌跖角化及皲裂，指甲增厚，轻度瘙痒，病程较缓慢，舌质红，脉细数。

【病因病机】多由于心绪烦扰，五志化火，血热化燥生风所致。

【证候分析】血热风燥，郁于肌肤，可见皮肤出现甲错；舌质红，脉细数，均为血热伤阴表现。

【治法方剂】清热凉血，消风润燥。方用凉血润燥饮。

3. 湿热阻络甲错

【证候表现】皮损多对称分布于颈项、耳后、颜面、鼻周甚至可达四肢及胸背中线，亦可明显地单侧分布。夏重冬轻，自觉瘙痒，早期为坚硬的毛囊性丘疹，触之棘手，肤色如常，而后其表面覆以油腻性灰褐色痂皮，数年后转暗，融合成疣状，常伴有恶臭，舌质红有瘀斑，苔黄腻，脉象滑数。

【病因病机】多由于恣食辛香炙煿,肥甘厚味,使湿热内蕴,络脉阻遏,肌肤失养所致。

【证候分析】湿热内蕴,络脉阻遏,肌肤失养,可见肌肤甲错;舌红,苔黄腻,脉滑数,均为湿热内郁表现。

【治法方剂】清热除湿,活血通络。方用除湿胃苓汤,送服大黄蛰虫丸。

4.津液不布甲错

【证候表现】皮肤广泛性粗糙,颈后、躯干、肘膝处有密集的毛囊性角化性丘疹,形似蟾皮,触之坚硬棘手,有刀锉感,常伴有二目干涩,视物昏花;此外亦有腹壁、腰臀处皮肤,有与毛囊一致的褐色小片状角化性皮损,有中心固着,边缘略翘起,似乔麦皮大小的鳞屑,发展缓慢,冬重夏轻,舌淡少津,脉沉细无力。本证属"蟾皮症"、"蛇鳞"、"蛤蟆皮"范畴。

【病因病机】多由于饥饱劳碌,思虑过度或五味偏嗜,伤及脾土,脾伤则津液敷布受碍,不能达于肌肤所致。

【证候分析】津液不布,肌肤失养,故皮肤粗糙,或见密集的毛囊角化性丘疹;津液亏虚,机体失养,可见双目干涩,视物昏花;舌淡少津,脉沉细无力,均为津液不足表现。

【治法方剂】健脾养胃,养血润燥。方用加味苍术膏。

(三)鉴别诊断

1.血虚风燥甲错与津液不布甲错的鉴别诊断

(1)血虚风燥甲错 多由于先天禀赋不足,后天脾气失养,肌肤不得濡润所致。辨证要点为:皮肤有褐色小片状鳞屑,状如蛇皮或鱼鳞,干燥粗糙,好发于四肢伸侧,夏季炎热较轻,冬日天寒则重。

(2)津液不布甲错 多由于饥饱劳碌,思虑过度或五味偏嗜,伤及脾土,脾伤则津液敷布受碍,不能达于肌肤所致。辨证要点为:皮肤粗糙或见密集的毛囊角化性丘疹,触之坚硬如刀锉,外观形似蟾皮。

2.血热风燥甲错与湿热阻络甲错的鉴别诊断

(1)血热风燥甲错 多由于心绪烦扰,五志化火,血热化燥生风所致。多发于青年人,兼见皮肤潮红瘙痒,硬如刀锉等特点。

（2）湿热阻络甲错　多由于恣食辛香炙煿，肥甘厚味，使湿热内蕴，络脉阻遏，肌肤失养所致。兼见皮肤不红，表面粗糙，并附有污秽状鳞屑，似疣状增生等特点。

二十七、痱子

（一）概念

是指皮肤上出现的小红丘疹或水疱，常于炎夏暑热之际或高温作业下发生。

《素问·生气通天论》称"疿"。疿与痱同，故后世亦称痱子或谓之痱疮。

（二）常见证候

1. 湿热郁肤痱子

【证候表现】皮肤突然出现多数红疹，如针头或粟粒大小，周边红晕，甚者簇集融连成片，皮肤潮红，刺痒，烦热无汗，舌红，苔薄黄或稍腻，脉濡数。

【病因病机】多由于高温作业，周围环境湿气较大，湿热交蒸，汗出不畅；或由高热汗出，淋受水湿，毛孔闭郁所致。

【证候分析】湿热不能透达，郁于肌肤，可见皮肤出现多数红疹；舌红，苔黄腻，脉濡数，均为湿热郁阻表现。

【治法方剂】清热利湿宣透。方用黄芩汤与薏苡竹叶散加减，用六一散加枯矾外擦。

2. 暑湿蕴蒸痱子

【证候表现】皮肤迅速出现多数小水疱，色白明亮，如芥子或针头大小，周边无红晕，散在或簇集发生，无明显自觉症状，舌质红或正常，苔腻，脉濡缓。

【病因病机】多由于暑热湿邪当令，调摄不慎，外邪袭表，腠理闭塞，玄府不通，使汗液失于排泄所致。

【证候分析】暑湿蕴蒸，郁于肌肤，可见皮肤出现多数小水疱，色白明亮；舌质红，苔腻，脉濡缓，均为暑湿蕴蒸表现。

【治法方剂】解暑祛湿利尿，方用清暑汤或氤氲汤加减，外用鸡苏散加冰片敷身；若有小脓疱出现，可用青黛散外掺患处。

本症多见于小儿或肥胖成人,好发于肘窝,颈项,躯干,鼠蹊,妇女乳房及小儿头面等多汗部位。辨证关键在于仔细察视皮疹的形态色泽。在急性发作期,除予以辨证施治外,应积极采取其他措施(如通风降温、衣着宽大,适当服用清亮饮料等)以提高疗效,缩短病程,减少痛苦。

二十八、痤疮

(一)概念

是指发于颜面和胸背部的毛囊性红色丘疹或黑头粉刺,脓疱,结节,囊肿等。

早在《内经》中,对痤疮的形成就有较详细的论述,《素问·生气通天论》有"汗出见湿,乃生痤痱","劳汗当风,寒薄为皶,郁乃痤"。到了隋代,《诸病源候论》称"面皰",清代《医宗金鉴》则称"肺风粉刺",《外科大成》又称"酒刺"。现在,俗称"粉刺"。

(二)常见证候

1. 肺热痤疮

【证候表现】颜面部有与毛囊一致的丘疹,形如粟米大小,可挤出白粉色油状物质,皮疹以鼻周围较多,亦可见于前额,间有黑头粉刺,有轻度发痒,常伴有口鼻干燥,大便干,舌质微红,苔薄白或薄黄,脉浮滑。

【病因病机】多由于肺经有热,外受风邪,使肺热郁积肌肤不得宣泄所致。

【证候分析】肺热郁于肌肤,可见皮肤出现丘疹;里热内盛,可见口鼻干燥,大便干;舌质红,苔薄黄,脉浮滑,均为肺热内阻表现。

【治法方剂】清泄肺热。方用枇杷清肺饮,外用颠倒散水调敷。

2. 胃热痤疮

【证候表现】颜面有散在毛囊性丘疹,如粟米大小,能挤出白粉色油状物质,间有黑头粉刺,以口周较多,亦可见于背部前胸,面部出油较多,毛孔哆开,常伴有食多,口臭,口干,舌燥喜冷饮,大便秘结等症状,舌质红,苔腻,脉沉滑而有力。

【病因病机】多由于饮食不节,过食炙煿及膏粱厚味,使阳明燥结,脾胃积热,郁于肌肤所致。

【证候分析】脾胃积热,郁于肌肤,可见皮肤出现毛囊性丘疹;胃热阳明燥结,可见食多、口臭、口干、大便秘结;舌质红苔腻,脉沉滑有力,均为阳明热盛表现。

【治法方剂】清阳明府热。方用调胃承气汤。

3. 血热痤疮

【证候表现】颜面两颊有散在潮红色丘疹如米粒大小,以口鼻周围及两眉间皮疹较多,面部常有毛细血管扩张,遇热或情绪激动时面部明显潮红,自觉灼热,妇女在月经前后皮疹常常增多,大便干燥,小便黄赤,舌尖红苔薄,脉细滑数。

【病因病机】多由于情志内伤,气分郁滞,郁久化热,热伏营血所致。

【证候分析】血热内盛,伏于营血,可见颜面两颊有散在潮红色丘疹;热盛伤津,可见大便干燥,小便黄赤;舌尖红苔薄,脉细滑数,均为血热郁营的表现。

【治法方剂】凉血清热。方用桃红四物汤与凉血五花汤加减。

4. 毒热痤疮

【证候表现】面部有散在米粒大丘疹,丘疹顶端常有小脓疱,或周围有轻度红,自觉疼痛,脓疱此起彼落,反复不断,脓疱消退后皮肤表面可遗留凹陷性小瘢痕,形如桔皮,胸背常被累及,大便干燥或秘结,数日不行,小便黄赤,舌质红,苔黄燥,脉弦滑或数。

【病因病机】多由于肺胃蕴热上蒸,复感外界毒邪,致使毒热互结,蕴于肌肤腠理之间所致。

【证候分析】毒热互结,蕴郁肌肤,可见面部散在米粒大丘疹;毒热内盛,可见大便干燥或秘结,小便黄赤;舌质红,苔黄燥,脉弦滑或数,均为毒热内盛表现。

【治法方剂】清热解毒。方用五味消毒饮,或连翘败毒丸加减。

5. 湿毒血瘀痤疮

【证候表现】面部胸背除米粒大丘疹外,常发生黄豆大或樱桃大之结节或囊肿,皮肤表面高低不平,重者感染成脓疱,局部红肿疼痛,并可有头痛、身热等全身不适,颜面皮肤出油较多,胸背常有同样损害,舌质黯红,苔黄或白,脉缓或沉涩。

【病因病机】多由于素体蕴湿,郁于肌肤,复感外界毒邪而致湿毒凝聚,阻滞经络,气血不和所致。

【证候分析】湿毒血瘀,阻滞经络,气血不和,可见面部胸背见米粒大丘疹,且常伴有囊肿;舌质黯红,苔黄或白,脉缓或沉涩,均为湿毒血瘀表现。

【治法方剂】除湿解毒,活血化瘀。方用除湿解毒汤,对结节、囊肿亦可配合散结灵、大黄蛰虫丸等。

(三)鉴别诊断

1. 肺热痤疮、胃热痤疮与血热痤疮的鉴别诊断

(1)肺热痤疮　多由于肺经有热,外受风邪,使肺热郁积肌肤不得宣泄所致。鼻周多发,兼见口鼻干燥,舌苔薄脉浮表现。

(2)胃热痤疮　多由于饮食不节,过食炙煿及膏粱厚味,使阳明燥结,脾胃积热,郁于肌肤所致。口周多发,兼见食多,口臭,恶热,口渴喜冷饮,大便燥结等阳明热证表现。

(3)血热痤疮　多由于情志内伤,气分郁滞,郁久化热,热伏营血所致。口鼻周围及两眉间皮疹多发,兼见毛细血管扩张,面部潮红明显等表现。

2. 毒热痤疮与湿毒血瘀痤疮的鉴别诊断

(1)毒热痤疮　多由于肺胃蕴热上蒸,复感外界毒邪,致使毒热互结,蕴于肌肤腠理之间所致。辨证要点为:面部有散在丘疹,以小脓疱为主,周围常有红晕,自觉疼痛,严重时可焮红肿痛,伴有发热,舌红苔黄燥,脉滑数等表现。

(2)湿毒血瘀痤疮　多由于素体蕴湿,郁于肌肤,复感外界毒邪而致湿毒凝聚,阻滞经络,气血不和所致。辨证要点为:除丘疹、脓疱外,常以结节囊肿为主,皮肤出油较多,治愈后常留疤痕。

二十九、白疕

(一)概念

是指皮肤上起白色厚屑,伴有瘙痒的一种顽固性皮肤损害。《诸病源候论》称干癣,"但有匡廓,皮枯索痒,搔之白屑出是也"。《医宗金

鉴》称白疕,"形如疹疥,色白而痒,搔起白皮"。《外科证治全书》则称"疕风,"皮肤瘙痒起如疹疥而色白,搔之屑起,渐至肢体枯燥,折裂血出痛楚","干癣"、"疕风"等均与白疕同义。

(二)常见证候

1. 血热白疕

【证候表现】皮疹发生发展迅速,多呈点滴状,红斑或斑丘疹,表面鳞屑呈多层性,搔之表层易剥离,底层附着较紧,强行剥离后底面有点状出血,瘙痒较明显,常伴有心烦,口渴,便干溲黄,舌质红,舌苔白或黄,脉弦滑或弦数。

【病因病机】多由于心肝二经蕴热,郁于血分,蒸灼肌肤所致。

【证候分析】血热蒸灼肌肤,可见皮肤出现白疕;血热内盛,可见心烦,口渴,便干溲黄,舌质红,苔黄,脉弦滑或弦数表现。

【治法方剂】清营、凉血、活血。方用凉血活血汤加减。

2. 血燥白疕

【证候表现】皮疹发展较缓慢,多为淡红色斑块,有明显浸润,表面鳞屑不多,附着较紧,新发皮疹较少,舌质淡或有白苔,脉沉缓或细缓。

【病因病机】多由于阴血虚亏或毒热郁久耗伤阴血,肌肤失养所致。

【证候分析】阴血亏虚,肌肤失养,可见皮肤出现白疕;阴血亏虚,机体失养,可兼见心烦不寐,五心烦热,眼干,大便秘结等阴血亏虚表现。

【治法方剂】养血滋阴润肤。方用养血润肤饮加减。

3. 血瘀白疕

【证候表现】皮损较厚,顽硬且坚,抓之如朽木,皮疹多呈黯红色斑块,有的皮疹互相融合呈地图状,表面鳞屑呈大片,附着亦紧,病程较长,大片融合之皮疹常有裂口或疼痛,舌质紫黯或有瘀点、瘀斑,苔少,脉涩或细缓。

【病因病机】多由于气血虚弱,气不行血使气血凝结,肌肤失养所致。

【证候分析】气虚血瘀,肌肤失养,可见皮肤出现白疕;舌质紫黯或有瘀斑,脉涩均为血瘀的表现。

【治法方剂】活血化瘀行气。方用活血散瘀汤加减。

4. 湿热白疕

【证候表现】皮疹多呈深红色斑块,大小不等,表面鳞屑呈油腻状或结成厚痂,鳞屑下有轻度渗出或表面湿润,有时可起脓疱,甚者融合成片,多发于四肢、手足掌跖、躯干及皱折部位,舌苔白腻或黄腻,脉沉缓或沉弦。

【病因病机】多由于素有蕴湿,郁久化热,湿热蕴结成毒发于肌肤所致。

【证候分析】湿热蕴结成毒发于肌肤,可见皮肤出现白疕;湿性黏腻,可见表面鳞屑呈油腻状,鳞屑下有轻度渗出或表面湿润;舌苔白腻或黄腻,脉沉缓,均为湿热内郁表现。

【治法方剂】清热除湿解毒。方用清热除湿汤加减。

5. 毒热蕴结白疕

【证候表现】皮疹发展迅速常互相融合,泛发全身,皮肤变为弥漫性潮红,大量细小糠状脱屑,或成大片落叶性脱屑,自觉灼热痒痛,可伴有身热恶寒,便干溲黄,舌质绛,苔黄或黄腻,脉弦滑或弦数。

【病因病机】多由于素体内蕴湿热,郁久化毒,或兼感外界毒邪而致毒热炽盛所发。

【证候分析】毒热蕴于肌肤,可见皮肤出现白疕;热盛,可见身热,便干溲黄;舌质绛,苔黄或黄腻,脉弦滑或弦数,均为毒热蕴结表现。

【治法方剂】清热凉血,解毒除湿。方用解毒清营汤加减。

6. 寒湿痹阻白疕

【证候表现】皮损可为大片黯红色斑,亦可为点滴状损害,表面鳞屑不多或结成较厚的痂性鳞屑,常合并有关节疼痛,指趾小关节多被侵犯,寒冷季节加重,有时可造成关节畸形,脉多沉缓或沉细,舌质淡,苔少。

【病因病机】多由于寒湿之邪痹阻经络,使气血凝滞不和而致。

【证候分析】寒湿痹阻经络,气血凝滞,肌肤失养,可见皮肤出现白疕;寒邪易伤阳气,可见寒冷季节加重;脉沉,舌质淡,少苔,均为寒湿痹阻表现。

【治法方剂】温经散寒,除湿通络。方用独活寄生汤加减。

(三)鉴别诊断

1.血热白疕与毒热白疕的鉴别诊断

(1)血热白疕　多由于心肝二经蕴热,郁于血分,蒸灼肌肤所致。皮损特点为:发病迅速,基底红较明显,表面鳞屑多,剥离后有出血点。

(2)毒热白疕　多由于素体内蕴湿热,郁久化毒,或兼感外界毒邪而致毒热炽盛所发。皮损特点为:皮肤弥漫潮红,灼热,表面大量脱屑。

2.血燥白疕与血瘀白疕的鉴别诊断

(1)血燥白疕　多由于阴血虚亏或毒热郁久耗伤阴血,肌肤失养所致。皮损特点为:颜色多淡红,成浸润斑块,表面鳞屑干燥薄少。

(2)血瘀白疕　多由于气血虚弱,气不行血使气血凝结,肌肤失养所致。皮损特点为:大片肥厚斑块,色多黯红,鳞屑较厚附着较紧,病程较长。

3.湿热白疕与寒湿白疕的鉴别诊断

(1)湿热白疕　多由于素有蕴湿,郁久化热,湿热蕴结成毒发于肌肤所致。皮损特点为:深红色斑块,鳞屑为油腻状或结成厚痂,鳞屑下常有轻度渗出或起脓疱。

(2)寒湿白疕　多由于寒湿之邪痹阻经络,使气血凝滞不和而致。皮损特点为:皮损色多黯红,常合并关节损害,以手足小关节肿、痛、变形为常见。

三十、皮肤疣

(一)概念

是指皮肤表面的小赘生物而言,可发于身体各部,小如黍米,大如黄豆,表面光滑或粗糙,形如帽针头或花蕊,呈正常肤色或黄白色。

本症在古代称"鼠乳"、"枯筋箭",俗称"瘊子"、"扁瘊",是青年人常见的皮肤病之一。

(二)常见证候

1.血虚风燥疣

【证候表现】皮损为粟米或黄豆大,圆形或不整形,正常肤色,质坚,表面粗糙不平而带刺,好发于手足背、掌跖部,或头面部,一般无自觉症状,较大者可有疼痛感。

【病因病机】多由于肝虚血燥,筋气不荣所致。

【证候分析】血虚筋气不荣,可见皮损为粟米或黄豆大;血虚机体失养,可兼见心烦少寐,两目干涩,大便干等阴血亏虚表现。

【治法方剂】滋肾水生肝血,润燥消风。方用归芍地黄汤加减,并可采用鸦胆子仁捣碎如泥外敷,三五日换一次,或用黑拔膏棍加温,热滴疣上,三五日换一次。

2. 风邪挟热疣

【证候表现】皮损为帽头或绿豆大扁平坚韧丘疹,正常肤色或淡褐色,表面光滑,好发于面颊及手背,有轻微痒感。

【病因病机】多由于外感风热所致。

【证候分析】外感风热之邪,郁于肌表,可见皮肤出现坚韧丘疹;可兼见恶寒轻发热重,舌红,苔薄黄,脉浮数等表现。

【治法方剂】清热解毒。方用去疣三号方,疣洗方外洗。

3. 风热邪毒疣

【证候表现】皮损为绿豆大或豌豆大半球形隆起的丘疹,中央有脐窝,表面光泽,形如"鼠乳",成散在出现或数个一群,刺破可挤出白色乳酪样物。

【病因病机】多由于外感风热所致。

【证候分析】外感风热之邪,郁久不去,郁于肌肤,可见皮肤出现丘疹,形如"鼠乳"。

【治法方剂】清热解毒。方用去疣三号方。外治:在皮肤消毒后,用三棱针挑刺疣体,挤出白色小体,再用雄黄解毒散外搽。

4. 气血凝聚疣

【证候表现】皮损呈黄豆至蚕豆大坚实的斑块,中央呈白色硬结,压迫时有明显疼痛,好发于手足底或手掌部。

【病因病机】多由于脚热着水感受风寒,气滞血瘀所致。

【证候分析】气血凝聚,郁于肌肤,可见皮肤出现皮损。

【治法方剂】活血软坚。方用去疣四号方。外治:在皮肤消毒后,用三棱针挑刺疣休,挤出白色小体,再用雄黄解毒散外搽。

(三)鉴别诊断

1. 风邪挟热疣与风热邪毒疣的鉴别诊断

(1)风邪挟热疣 多由外感风热所致。皮损特点为:略高出皮面的扁平光滑坚实的丘疹,好发于颜面及手背。

(2)风热邪毒疣 多由外感风热所致。皮损特点为:半球形隆起的坚实丘疹,表面光亮,中央有脐窝,可发生于任何部位。

2.血虚风燥疣与气血凝聚疣的鉴别诊断

(1)血虚风燥疣 多由于肝虚血燥,筋气不荣所致。皮损特点为:疣呈圆形或不整形赘生物,质坚,表面粗糙带刺,形如花蕊。

(2)气血凝聚疣 多由于脚热着水感受风寒,气滞血瘀所致。皮损特点为:疣如黄豆或蚕豆大坚实赘生物,好发于足底手掌。

第五章　耳鼻喉科病症状

第一节　耳部症状

一、耳聋、耳鸣

（一）概念

是指耳的听觉失聪，不能听到外界声响而言。轻者，听而不真，称为重听；重者，不闻外声，则为全聋。《杂病源流犀烛》说："耳聋者，音声闭隔，竟一无所闻者也，亦有不至无闻，但闻之不真者，名为重听。"

耳鸣，是指耳内如有鸣声，故名。《外科证治全书》云："耳鸣者，耳中有声，或若蝉鸣，或若钟鸣，或若火熇熇然，或若流水声，或若簸米声，或睡着如打战鼓，如风入耳。"

在古典医籍中，耳聋名称繁多，如《内经》对耳聋已有粗略的划分，称"耳聋"、"暴聋"；而《素问·生气通天论》又称"耳闭不可以听"。后世按病因病机不同，分为久聋、卒聋、暴聋、劳聋、风聋、虚聋、毒聋、厥聋、气聋、湿聋、风热耳聋、肝火耳聋、痰火耳聋、气虚耳聋、血虚耳聋、肾虚耳聋等；而《景岳全书·杂症谟》归纳为五，"曰火闭、曰气闭、曰邪闭、曰窍闭、曰虚闭"。

耳鸣、耳聋二症，关系甚为密切，因耳鸣为耳聋之渐，耳聋为耳鸣之甚，两者不可绝对划分，故本书合并论述。

有关"聤耳"、"耳痛"、"耵聍"所致耳鸣、耳聋，不属本症讨论范围。

（二）常见证候

1. 风热袭肺耳聋

【证候表现】主要临床表现为一侧或双侧耳聋，耳鸣如刮风样，并有耳闭胀闷感，伴鼻塞、涕多、头痛、发热，舌质红，苔薄，脉浮数。

【病因病机】多由于外感风热或风寒郁久化热所致。

【证候分析】肺之络会于耳中,肺受风热,久而化火上犯,以致窍与络俱闭,窍闭则鼻塞不通,络闭则耳聋无闻;初起多有鼻塞,涕多,耳痛,及耳堵闷感,兼发热、头痛等表症。

【治法方剂】宣泄肺气,佐以清解。方用桑菊饮。

2. 肝火耳聋

【证候表现】耳聋耳鸣,突然发作,甚至全聋,耳鸣声如钟,或如风雷声或如潮水声,伴有耳胀痛,耳闭,口苦咽干,面红目赤,大便燥,小便黄,舌红苔黄,脉弦数。

【病因病机】多由于肝胆之气随经上逆,犯于清道所致。

【证候分析】肝火上犯,窍与络俱闭,可见耳聋耳鸣突然发作;里热内盛,可见口苦咽干,大便燥,小便黄;舌红苔黄,脉弦数,均为肝火内盛表现。

【治法方剂】清肝泻火。方用当归龙荟丸。

3. 肝阳上亢耳聋

【证候表现】耳鸣耳聋,眩晕胀痛,伴有面红目赤,失眠健忘,咽干口燥,腰膝酸软,舌红少津,脉弦细而数。

【病因病机】多由于肝肾阴虚,肝阳上亢所致。

【证候分析】肝阳上亢,上扰清窍,可见耳鸣耳聋,眩晕胀痛;阴虚火旺,可见面红目赤,咽干口燥;肝肾阴虚,可见腰膝酸软;舌红少津,脉弦细而数,均为肝肾阴虚,肝阳上亢表现。

【治法方剂】滋阴潜阳。方用天麻钩藤饮。

4. 肝血不足耳聋

【证候表现】耳鸣如蝉,时轻时重,耳失聪敏,伴有眩晕,夜寐多梦,目干,视物模糊,舌质淡,脉细。

【病因病机】多由于血液生化不足,或失血过多或久病耗伤阴血,以致肝失藏血所致。

【证候分析】肝血不足,清窍失养,可见耳鸣如蝉,时轻时重,伴有眩晕;阴血不足,机体失养,可见夜寐多梦,目干,视物模糊;舌质淡,脉细,均为阴血不足表现。

【治法方剂】滋补肝血。方用补肝汤,或四物汤加丹皮、栀子。

5. 肾阴虚耳聋

【证候表现】耳聋,逐渐加重,病程往往较长,鸣如蝉声,音低而微,伴有头晕目眩,失眠遗精,口咽发干,五心烦热,盗汗,腰膝酸痛,舌红苔薄,脉细数。

【病因病机】多由于久病不愈伤及肾阴,或房劳过度耗伤肾精所致。

【证候分析】肾阴亏虚,虚火上扰,可见耳聋逐渐加重,病程长,鸣如蝉声;肾阴不足,阴虚火旺,可见失眠遗精,口咽发干,五心烦热,盗汗;舌红苔薄,脉细数,均为阴虚火旺表现。

【治法方剂】滋补肾阴,纳气潜阳。方用耳聋左慈丸。

6. 肾气不足耳聋

【证候表现】耳聋耳鸣,日久不愈,伴有畏寒肢冷,腰膝酸软,遗精阳痿,尿多清长,倦怠乏力,纳少便溏,面色㿠白,舌质淡,苔薄白,脉细弱。

【病因病机】多由于素体阳虚或寒邪内袭,耗伤阳气所致。

【证候分析】肾气不足,清窍失养,可见耳聋耳鸣,日久不愈;阳虚易寒,可见畏寒肢冷,腰为肾之府,肾阳不足,可见腰膝酸软,遗精阳痿;阳虚气化不利,可见尿多清长,倦怠乏力,纳少便溏,面色㿠白;舌质淡,苔薄白,脉细弱,均为肾气不足表现。

【治法方剂】温肾壮阳。方用苁蓉丸。

7. 心肾不交耳聋

【证候表现】耳鸣重听,虚烦失眠,心悸健忘,腰膝酸软,潮热盗汗,小便短赤,舌红少苔,脉细数。

【病因病机】多由于素体阴虚,伴心火亢盛,以致心肾不交。

【证候分析】心肾为水火之脏,水火相济,心肾相交,水火失调,心肾不交,可见耳鸣重听,虚烦失眠,心悸健忘;阴虚火旺,可见潮热盗汗,小便短赤;舌红少苔,脉细数,均为阴虚火旺表现。

【治法方剂】滋阴降火,交通心肾,引火归元。方用补心丹或交泰丸。

8. 脾胃虚弱耳聋

【证候表现】耳聋耳鸣,劳倦加重,伴有倦怠乏力,纳少,食后腹胀,面色萎黄,便溏,舌苔薄白,脉虚弱。

【病因病机】多由于素体脾虚或嗜食肥甘厚味,伤及脾胃,脾胃亏虚,气血生化乏源,清窍失养所致。

【证候分析】脾胃为气血生化之源,脾胃虚弱或脾阳不振,则清气不能上升,浊阴阻滞耳部经脉,可见耳聋耳鸣,劳倦加重;脾胃虚弱,失于运化,可见纳少、便溏,面色萎黄;舌苔薄白,脉虚弱,均为脾胃虚弱表现。

【治法方剂】补中益气。方用补中益气汤。

9. 痰火耳聋

【证候表现】两耳轰鸣,听音不清,耳闭堵闷,头昏而重,胸脘满闷,咳嗽痰多,二便不畅,舌质红,苔黄腻,脉弦滑。

【病因病机】多由于脾虚痰郁,郁久化热所致。

【证候分析】《古今医统》云:"耳聋证,乃气道不通,痰火郁结,壅塞而成聋也。"

【治法方剂】清火化痰,和胃降浊。方用二陈汤加味。

10. 气滞血瘀耳聋

【证候表现】耳聋耳鸣,突然发生,伴头晕头痛,心烦急躁,胸胁胀满,舌苔薄,脉弦细。

【病因病机】多由于肝火上犯或外伤所致。

【证候分析】肝气郁结,疏泄失职,气滞则血凝,肝气上扰清窍,可见耳聋耳鸣突然发生;肝气不舒,可见心烦急躁,胸胁胀满。

【治法方剂】行气活血化瘀。方用通窍活血汤。

(三)鉴别诊断

1. 肝火耳聋与肝阳上亢耳聋的鉴别诊断

(1)肝火耳聋　多由于肝胆之气随经上逆,犯于清道所致。多属实证,辨证要点为:耳聋重,全不能听,发展迅速,鸣声宏大的特点。

(2)肝阳上亢耳聋　多由于肝肾阴虚,肝阳上亢所致。多属本虚标实证,辨证要点为:发病缓慢,耳聋耳鸣的程度时轻时重,兼见两目干涩,口燥咽干,头胀而晕等表现。

2. 肾阴虚耳聋与肾气不足耳聋的鉴别诊断

(1)肾阴虚耳聋　多由于久病不愈伤及肾阴或房劳过度耗伤肾精

所致。辨证要点为:兼见五心烦热,口干心烦等阴虚火旺表现。

(2)肾气不足耳聋　多由于素体阳虚或寒邪内袭,耗伤阳气所致。辨证要点为:兼见畏寒肢冷,阳萎等肾阳虚表现。

耳聋耳鸣的辨证,归纳起来,宜分虚实,实证则耳聋暴发,耳鸣声响大,多呈低音调;虚证则听觉逐渐下降,耳鸣呈高调音,如蝉鸣。实者暴聋多因风、热、湿邪所致,虚者渐聋多因脏腑虚损而成。一般而言,虚证多而实证少,暴病者易治,久病者难医。

二、耳痒

(一)概念

耳部包括耳郭和外耳道作痒者,谓之耳痒。本症与耳内流脓、皮肤瘙痒,皮肤湿烂,旋耳疮等症状有关,可互参之。

(二)常见证候

1. 风热湿毒耳痒

【证候表现】耳部作痒难忍,痒甚则耳郭周围皮肤发红灼热,时流黄水,甚则经久不愈,瘙痒不止而出血,疼痛,小儿多有发热,烦躁等症状,舌苔黄腻,脉数有力。

【病因病机】多由于风热湿毒外邪蕴结于耳,气血郁滞不通所致。

【证候分析】风热湿毒蕴结于耳郭,气血郁滞不通,可见耳部作痒难忍;风盛则作痒不止;湿热甚则耳道潮湿,红热,时流黄水;火毒盛则发热,烦躁。

【治法方剂】祛风清热,除湿解毒。方用龙胆泻肝汤加防风、苍耳子、地肤子、白癣皮。

2. 血虚风燥耳痒

【证候表现】耳郭皮肤增厚,干裂,粗糙,作痒不止,有干痂和脱屑,伴见面黄肌瘦,食欲不振,身倦乏力,舌淡,脉虚细等,甚者可蔓延至外耳道。

【病因病机】多由于风热湿毒耳痒经久不已所致。

【证候分析】风热湿毒久蕴,伤及气血脏腑,气虚血少,风燥自生,耳窍肌肤失养,局部干厚发裂粗糙,作痒不止,并有干痂脱屑;湿邪久困,影响脾胃功能,运化失司,生化无源,可见面黄肌瘦,食欲不振,乏力;舌淡,脉虚细,均为血虚表现。

【治法方剂】养血祛风,健脾和胃。方用四物汤合六君子汤加蝉衣、防风、地肤子等。

3.肾虚火旺耳痒

【证候表现】外耳道奇痒难忍,但耳郭可不痒,或流黄水或如风吹,病时兼耳痛;若加搔抓刺激,耳中结痂,粗糙干厚,常伴腰酸乏力,耳鸣眩晕,脉细数,舌质红。

【病因病机】多由于先天肾亏或劳伤肾元所致。

【证候分析】肾开窍于耳,肾精亏虚,元气不足,阴虚火旺上扰于耳,故见耳内作痒不止;且火盛可致痛,流水;肾虚则腰酸乏力,耳鸣,眩晕,脉细数,舌质红。

【治法方剂】补肾降火。方用六味地黄汤加麦冬、五味子、肉桂。

耳痒,多属风、火之证。风热湿毒为病则属实证,血虚风燥、肾虚火旺所致者为虚证。风热湿毒证除耳痒外,多见耳道潮湿,红热,局部症状较剧,且时发热烦躁,脉数,苔黄腻,兼湿热之象。血虚风燥者则不然,其耳窍以干痂脱屑,皮肤干糙发裂为特征,见燥证表现,并有脾虚血少之虚象。肾虚火旺耳痒,一般耳郭局部外症表现不突出,除耳痒外,以肾虚火旺表现如腰酸乏力,脉细数,舌红等比较明显。

三、耳痛

(一)概念

是指耳部疼痛,其病变部位可在耳郭、外耳道和鼓膜。常与耳内流脓并见。

《素问·至真要大论》说:"少阳热胜,耳痛溺赤。"明确指出耳痛因肝经热胜所致。《疡科选粹》指出耳痛有"内热痒痛"、"寒热作痛"和"发热焮痛"之不同。《外科正宗》称"耳窍作痛",而《外科大成》称"耳底疼痛"。从证治分析,均指耳道病变。

凡耳痛与内耳流脓并见者,则不为本书讨论重点,可参阅耳内流脓条目。

（二）常见证候

1. 风热邪毒耳痛

其病变部位可在耳郭、外耳道和中耳等部位，分述如下：

（1）耳郭疼痛：疼痛剧烈，甚则皮肤红肿，耳郭变厚，按之有波动感。

（2）外耳道疼痛：常见于耳疖，耳疮初起，耳部灼热疼痛，咀嚼或呵欠则疼痛加剧，耳道皮肤红肿，如耳道疖肿重者，可妨碍听觉。

（3）属中耳病变者：多发生于外感风热初起，耳内疼痛，听觉减退，鼓膜红或起水疱，并有鼻堵，流涕等症。

除以上局部疼痛外，全身可伴有发热，头痛，怕风，倦怠等症，舌质红，苔薄黄，脉浮数。

2. 肝胆热毒耳痛

【证候表现】其病变仍可分以上三个部位。耳痛剧烈，痛不可忍，皮肤红肿高突，鼓膜红，听力明显减退。全身伴有发热，口苦咽干，大便干，小便黄，舌质红，苔黄腻，脉弦数。

【病因病机】多由于肝郁化火，湿热内生，热毒循经上行，蒸灼耳窍所致。

【证候分析】肝胆热毒，循经上蒸耳窍，可见耳痛；里热炽盛，可见全身发热，口苦咽干，大便干，小便黄；舌质红，苔黄腻，脉弦数，均为肝胆热毒内郁表现。

【治法方剂】清肝泻火。方用龙胆泻肝汤。

3. 气血瘀阻耳痛

【证候表现】耳内疼痛抽掣难忍，头昏耳鸣，舌苔薄，舌质黯，脉细涩。

【病因病机】多由于肝胆热邪，循经上乘，阻塞经络影响气血运行，或耳窍外伤，气血凝滞耳窍所致。

【证候分析】气血凝滞，耳窍失养，可见耳内疼痛抽掣难忍；舌质黯，脉细涩，均为气血瘀阻的表现。

【治法方剂】清肝泄热，活络通窍。方用龙胆泻肝汤合四物汤。

耳痛一症，多属实证，常与肿并见。有气、血、表、里之分。《医学入门》曰："先痛后肿伤乎血，先肿后痛伤乎气。"病在肌表，属气分，为表症;病在筋骨,属血分,为里症。

四、耳衄

(一)概念

即耳窍出血,见于《张氏医通》、《医宗金鉴》等。本条目指外耳、中耳出血,不包括耳郭因外伤及内耳出血。

(二)常见证候

1. 肝火上逆耳衄

【证候表现】血从耳中突然流出,量较多,耳部疼痛,心烦易怒或胸胁胀满,口苦,目赤,头痛,小便黄,脉弦数有力,舌质红。

【病因病机】属"实热",多因七情过激,肝失条达,气郁化火,循经上扰耳窍,迫血妄行所致。

【证候分析】肝火上逆,迫血妄行,可见血从耳中流出,出血量多,发作急骤;肝胆火热搏结,每致气血壅滞,故见耳部疼痛;肝失疏泄,可见心烦易怒,胸胁胀满;口苦,目赤,小便黄,脉弦数有力,舌质红,均为肝火上逆表现。

【治法方剂】清肝泻火,凉血止血。方用犀角地黄汤加龙胆草、旱莲草等,外用龙骨煅灰掺敷。

2. 阴虚火旺耳衄

【证候表现】血从耳中缓缓流出,时作时止,量不多,耳部不肿痛,头晕目眩,心悸耳鸣,腰膝痠软,神疲乏力,脉细数,舌质红。

【病因病机】多由于肾阴不足,水不济火,相火上炎,迫血妄行所致。

【证候分析】阴虚火旺,迫血妄行,可见血从耳中缓缓流出,时作时止;虚火上扰清窍,可见头晕目眩,心悸耳鸣;肾阴不足,可见腰膝痠软,神疲乏力;舌质红,脉细数,均为阴虚火旺表现。

【治法方剂】滋阴降火。方用知柏地黄汤加麦冬、玄参。

上述两证,均为火旺上扰,迫血妄行而致,但肝火上逆耳衄为实火,阴虚火旺耳衄为虚火,辨证鉴别要点在于症状发作的缓急程度,全身表现和耳窍局部肿痛与否,及出血量等。

五、耳内流脓

（一）概念

是指耳内流出脓液，其色或黄或青，其质或稠或稀。

本症首见于《诸病源候论》，称之为"聤耳"。历代医家按脓的颜色不同而命名，如明代王肯堂《杂病准绳·第八册》云："曰停耳亦曰耳湿，常出黄脓；有风耳毒，常出红脓；有缠耳，常出白脓；有耳疳，生疮臭秽；有震耳，耳内虚鸣，常出清脓。"《医宗金鉴》又将红脓称"风耳"，《冯氏锦囊秘录》将清脓称"囊耳"。

凡属"耳疖"流脓者，不属本条讨论范围。

（二）常见证候

1. 风热上扰耳内流脓

【证候表现】耳内疼痛胀闷，跳痛或锥刺状痛，剧痛后，耳内流脓则痛缓解，听觉差，伴有头痛，发热，恶风，鼻塞流涕，咽干而痛，口渴，耳膜破溃，有脓液出，色黄，舌苔薄黄，脉浮数。

【病因病机】多由于风热邪毒侵袭，传热入里，熏蒸耳窍，火热搏结，生腐化脓所致。

【证候分析】风热上扰，火热搏结，生腐化脓，可见耳内疼痛胀闷，剧痛后，耳内流脓则缓解；风邪袭表，可见头痛，发热，恶风，鼻塞流涕；舌苔薄黄，脉浮数，均为风热上扰表现。

【治法方剂】祛风清热，辛凉解表。方用银翘散或桑菊饮，并加蒲公英、紫花地丁、野菊花等清热解毒之品。

2. 肝胆湿热耳内流脓

【证候表现】发作急骤，耳痛重，脓出痛减，伴有发热，口苦，咽干，头痛，便干，溲赤，耳脓黄稠，量多，舌苔黄腻，脉弦数。

【病因病机】多由于湿热之邪蕴结，循足少阳胆经上扰，湿热搏结化腐生脓所致。

【证候分析】肝胆湿热搏结，化腐生脓，可见发作急骤，耳痛脓出；肝胆湿热内郁，可见口苦，咽干，便干，溲赤；舌苔黄腻，脉弦数，均为湿热内郁表现。

【治法方剂】清肝胆湿热。方用龙胆泻肝汤。

3. 肾阴虚损,虚火上炎耳内流脓

【证候表现】耳内流脓日久,时作时缓,脓色清稀无味,伴头晕,耳鸣,耳聋,腰膝痠软,口干心烦,面色潮红,且有低热,舌质红,脉细数。

【病因病机】多由于肾精虚损,不能制阳,虚火上炎,循经上蒸于耳所致。

【证候分析】肾窍空虚,易受外邪,邪与虚火交蒸,化腐为脓,可见耳内流脓,时作时缓;肾精亏虚,清窍失养,可见头晕,耳鸣,耳聋;阴虚火旺,可见口干心烦,面色潮红,且有低热;舌质红,脉细数,均为阴虚火旺表现。

【治法方剂】滋阴降火。方用知柏地黄丸。

耳内流脓一症,涉及肝胆与肾三经,但不外虚实两端,实证多见于小儿,成人多见虚证。

六、耳内长肉

(一)概念

是指耳窍内有小肉突出,形如樱桃,或如羊奶头或如小蘑菇或如枣核,头大蒂小。因其形状不一,故又有"耳痔"、"耳蕈"、"耳挺"等名称。

本症常见于"耳疖"、"耳脓"等疾患,可与"耳痛"、"耳肿"、"耳内流脓"等条目互参。

(二)常见证候

1. 肝胆蕴热,热毒袭耳耳内长肉。

【证候表现】形状大小不一,色红无皮,常湿润,或有稀水溢出或有脓液或出血,触之疼痛,痛引巅顶,伴有耳鸣,甚则耳聋,头晕纳差,便干溲赤,舌苔薄黄,脉弦数。

【病因病机】多由于肝胆蕴热,循经上扰所致。

【证候分析】耳为肝胆经脉所过,邪热结于肝阳,热毒上蒙清窍,气血受阻,凝聚于耳,可见耳内长肉;肝胆湿热,上扰清窍,可见耳鸣,甚则耳聋,头晕;湿邪困脾,可见纳差;湿热内郁,可见便干溲赤;舌苔薄黄,脉弦数,均为肝胆湿热表现。

【治法方剂】清肝泻火。方用柴胡清肝汤。

2.脾肾两虚,邪滞耳窍耳内长肉

【证候表现】其形多不大,色淡红,潮湿,迁延日久,耳内稍痛或有脓水流出,听觉差,伴有脘腹胀闷,纳谷不香,腰膝酸痛,头晕目眩,便溏,溲清长,舌苔薄白,脉细弱。

【病因病机】多由于脾肾两虚,清窍受邪,邪毒滞留、气血凝滞所致。

【证候分析】脾为后天,肾为先天,肾得后天水谷精微充养,则精髓旺盛,耳窍聪灵;脾失健运,化源不足,肾气亦虚,耳为肾窍,脾肾两虚,则耳窍受邪,邪毒滞留,气血凝聚,可见耳内长肉;脾虚失于健运,可见脘腹胀闷,纳谷不香,便溏;肾精亏虚,可见腰膝酸软,溲清长;舌苔薄白,脉细弱,均为脾肾两虚所致。

【治法方剂】补益脾肾。方用附桂八味丸合参苓白术散加枝子、柴胡、连翘等药。

3.邪毒久留,气滞血瘀耳内长肉

【证候表现】色黯无华,触之疼痛,或出血或有脓水流出,伴有听觉差,胃纳尚可,二便正常,舌质黯,苔薄,脉细涩。

【病因病机】多由于邪毒袭耳,迁延日久,阻塞经络所致。

【证候分析】邪毒袭耳,迁延日久,阻塞经络,气血瘀滞不散结聚,可见耳内长肉;舌质黯,苔薄,脉细涩,均为气滞血瘀表现。

【治法方剂】调和气血,行滞化瘀。方用当归桃红汤。

耳内长肉一症,以肝胆热毒为多,治疗宜从肝胆入手,然脾肾两虚或气滞血瘀者亦有之。主要鉴别点在于耳肉的大小、颜色,如耳肉鲜红,多属热毒袭耳;耳肉淡红,色泽不鲜,多为脾肾两虚,气滞血瘀则其色黯红,临症易于鉴别。

第二节　鼻部症状

一、鼻塞

(一)概念

或称鼻堵、鼻不通气,是指呼吸之气通过鼻腔时受阻而言。

在古代医学文献中,鼻塞又称鼻窒,一般认为窒、塞也。根据病因、病理的不同,临床上有发作性、交替性、持续性、间隔性等不同的表现。

(二)常见证候

1.风寒鼻塞

【证候表现】鼻塞呈发作性,伴鼻流清涕,打喷嚏,全身症状有发热,恶寒等,舌苔薄白,脉浮或浮紧。

【病因病机】多由于风寒犯肺,肺气失宣所致。

【证候分析】肺开窍于鼻,风寒犯肺,肺气失宣,可见鼻塞,伴鼻流清涕,打喷嚏;正邪交争,可见发热,恶寒;舌苔薄白,脉浮或浮紧,均为风寒袭表的表现。

【治法方剂】疏风散寒通窍。方用辛夷散。

2.风热鼻塞

【证候表现】鼻塞重,呈发作性,流黄涕,伴有发热,头痛,恶风,汗出,口渴,咽痛等症,舌苔薄黄,脉浮数。

【病因病机】多由于风热上扰,鼻塞不通所致。

【证候分析】风邪上受首先犯肺,肺开窍于鼻,风热上扰,可见鼻塞重,流黄涕;热伤津液,可见汗出,口渴,咽痛;舌苔薄黄,脉浮数,均为风热袭表的表现。

【治法方剂】疏风清热通窍。方用桑菊饮合苍耳子散。

3.肺经郁热鼻塞

【证候表现】鼻塞日久,呈间隔性或持续性,涕黏黄,伴头胀闷,嗅觉差,记忆力减退,舌质红,苔黄,脉弦数。

【病因病机】多由于风热之邪逗留肺系,气机失调,肺失清肃所致。

【证候分析】肺经郁热,肺失清肃,可见鼻塞日久,呈间隔性或持续性;热盛伤津,可见涕黏黄;舌质红,苔黄,脉弦数,均为肺经郁热表现。

【治法方剂】疏风清热,排脓通窍。方用苍耳子散。

4.肝胆湿热鼻塞

【证候表现】鼻塞涕多,黄浊而臭,缠绵日久,嗅觉较差,记忆力减退,伴有咽干,口苦,目昏耳鸣等症,舌质红,苔黄,脉弦数。

【病因病机】多由于肝胆湿热,移热于脑所致。

【证候分析】肝胆湿热,移热于脑,可见鼻塞涕多,黄浊而臭;湿热内郁,可见咽干,口苦;舌质红,苔黄,脉弦数,均为肝胆湿热内阻表现。

【治法方剂】化浊解毒,清肝胆湿热。方用猪胆藿香丸。

5.肺肾两虚鼻塞

【证候表现】鼻塞呈持续性,时轻时重,伴有嗅觉减退,鼻干而痒等症,舌苔薄白,脉细。

【病因病机】多由于久病不愈,耗伤肺肾阴精所致。

【证候分析】肺开窍于鼻,肺气虚,鼻失荣养,肾阴虚,津液不得上承,则虚燥生风,肌膜受灼,可见鼻塞呈持续性,时轻时重,伴有嗅觉减退;舌苔薄白,脉细,均为肺肾两虚表现。

【治法方剂】养阴润燥,滋补肺肾。方用增液汤合百合固金汤。

(三)鉴别诊断

1.风寒鼻塞与风热鼻塞的鉴别诊断

(1)风寒鼻塞　多由于风寒犯肺,肺气失宣所致。辨证要点为:鼻流清涕,鼻黏膜稍红为主。

(2)风热鼻塞　多由于风热上扰,鼻塞不通所致。辨证要点为:鼻涕黄稠,鼻黏膜红明显。

2.肺经郁热鼻塞与肝胆湿热鼻塞的鉴别诊断

(1)肺经郁热鼻塞　多由于风热之邪逗留肺系,气机失调,肺失清肃所致。辨证要点为:鼻塞,黏黄涕。

(2)肝胆湿热鼻塞　多由于肝胆湿热,移热于脑所致。辨证要点为:鼻涕多而且黄稠有臭味,并有头昏等症。

二、鼻流涕

(一)概念

是指从鼻孔内流出分泌物而言。

从流出鼻涕的性质,临床可分为"清涕"、"白黏涕"、"黏脓涕"、"黄脓涕"、"脓血涕"、"臭涕"等数种。

(二)常见证候

1.风寒鼻流涕

【证候表现】鼻涕清稀而多,鼻堵,喷嚏频作,伴发热恶寒,头痛,咳嗽,无汗,舌质淡红,苔薄白,脉浮紧。

【病因病机】多由于外感风寒之邪所致。

【证候分析】风邪上受首先犯肺,肺开窍于鼻,可见鼻涕清稀而多,鼻堵,喷嚏频作;正邪相争,可见发热恶寒;舌质淡红,苔薄白,脉浮紧,均为风寒袭表表现。

【治法方剂】辛温解表,疏风散寒。方用葱豉汤加味。

2. 风热鼻流涕

【证候表现】鼻涕色黄质稠量多,甚则鼻孔周围红肿疼痛,鼻堵;兼见头痛,发热,恶风,咳嗽,汗出,舌红苔白,脉浮数。

【病因病机】多由于外感风热之邪所致。

【证候分析】风热袭表,肺失宣肃,可见鼻涕色黄质稠量多,恶风,咳嗽;舌质红,苔薄白,脉浮数,均为风热袭表的表现。

【治法方剂】辛凉解表,疏风清热通窍。方用苍耳子散加减。

3. 湿热鼻流涕

【证候表现】鼻涕黄浊而量多,甚则倒流,气味腥臭,鼻塞较重,嗅觉差,伴头痛而重,脘闷纳呆,口苦而黏,不欲饮水,小便黄,舌红苔黄腻,脉滑数或濡数。

【病因病机】多由于湿热之邪损伤脾胃,运化失司,湿热蕴阻鼻窍所致。

【证候分析】湿热蕴阻鼻窍,可见鼻涕黄浊而量多,甚则倒流;湿性重浊,黏腻,可见气味腥臭,鼻塞较重,伴头痛而重;湿邪困脾,脾失健运,可见脘闷纳呆,口苦而黏;湿邪内阻,可见不欲饮水;舌红苔黄腻,脉滑数或濡数均为湿热内阻表现。

【治法方剂】清热利湿通窍,湿重于热者利湿兼以清热。方用加味四苓散;热重于湿者,治以清热为主,兼以利湿。方用黄芩滑石汤。

4. 燥热鼻流涕

【证候表现】鼻涕色黄质黏量少,涕中带血,或呈脓血涕,鼻腔干痛不通,伴头痛,胸脘胀闷,咽干口苦,渴喜冷饮,便干溺黄,舌红苔黄,脉细而数。

【病因病机】多由于燥热之邪上干鼻窍所致。

【证候分析】燥热之邪上干鼻窍,煎灼津液,可见鼻流黄黏涕而量少,鼻腔干痛;燥热伤络则鼻涕带血,或呈脓血涕;热伤津液,可见渴喜冷饮,便干溺黄;舌红苔黄,脉细而数,均为里热炽盛表现。

【治法方剂】清燥泻火。热盛者方用凉膈散清而泻之,燥甚者方用清燥救肺汤而润之。

5. 气虚鼻流涕

【证候表现】鼻涕清稀如水,日久则白黏久久不断,或时清时黄或浅黄而臭,鼻堵,遇冷或接触某些过敏物而发作,伴有气短懒言,倦怠乏力,或脘闷纳呆,大便溏薄,舌质胖淡,苔薄白,脉缓而无力。

【病因病机】多由于气虚不摄所致。

【证候分析】气虚失于固摄,可见鼻涕清稀如水气虚鼻流涕或为肺气虚,卫表不固则极易感冒;鼻流清涕质稀如水,反复发作,兼见气短懒言,倦怠乏力;舌质胖淡,苔薄白,脉缓而无力,均为气虚表现。

【治法方剂】补肺健脾益气。方用补中益气汤,若兼挟湿热则为虚实夹杂,鼻涕黄如浆而有臭味,宜于上方加入化湿通窍之品。

6. 肾虚鼻流涕

【证候表现】鼻涕清稀量少,遇冷增多或时清时黄,日久不愈,鼻孔堵塞,嗅觉减退,兼见腰酸膝软,畏寒肢冷,舌淡苔白,脉沉细而弱。

【病因病机】多由于肾虚津少,肾气不固所致。

【证候分析】肾气不固,可见鼻涕量少,遇冷增多;肾阳亏虚,可见腰酸膝软,畏寒肢冷;舌淡苔白,脉沉细而弱,均为肾虚表现。

【治法方剂】益肾清肺。方用真武汤或肾气丸合苍耳子散。

（三）鉴别诊断

1. 风寒鼻流涕与风热鼻流涕的鉴别诊断

（1）风寒鼻流涕　多由于外感风寒之邪所致;兼见恶寒重发热轻,头痛,咳嗽,无汗,鼻涕清稀,脉浮紧等风寒表证表现。

（2）风热鼻流涕　多由于外感风热之邪所致;兼见发热重,恶寒轻,恶风,鼻涕色黄质稠量多,脉浮紧等表现。

2. 湿热鼻流涕与燥热鼻流涕的鉴别诊断

（1）湿热鼻流涕　多由于湿热之邪损伤脾胃,运化失司,湿热蕴阻鼻窍所致;兼见鼻涕呈深黄或黄绿色,质浊如脓而量多,气味腥臭等表现。

（2）燥热鼻流涕　多由于燥热之邪上干鼻窍所致;兼见鼻流黄黏涕而量少,鼻腔干痛,鼻涕带血或呈脓血涕,口苦咽干,渴喜冷饮,便干溺黄等表现。

3.气虚鼻流涕与肾虚鼻流涕的鉴别诊断

（1）气虚鼻流涕　多由于气虚不摄所致；兼见气短懒言，倦怠乏力，脘闷纳呆，大便溏薄等表现。

（2）肾虚鼻流涕　多由于肾虚津少，肾气不固所致；兼见腰酸膝软，畏寒肢冷等肾虚表现。

鼻流涕一症，临床重在辨别表里、寒热、虚实。大抵头痛发热恶风寒为表；色白清稀者多寒；色黄黏稠者多热；黄脓臭秽者为湿热；涕少夹血者属燥热；气虚者气短乏力，纳呆便溏；肾虚者腰膝酸软，畏寒肢冷。总之，从鼻涕的色、质、多少、气味及兼症分析，自能鉴别清楚。

三、鼻痒

（一）概念

是指鼻腔作痒而言，有因痒而嚏者，亦有痒痛者。如《古今医统》说："火热上冲，鼻中痒而嚏也。"本症常见于外感、鼻疳、鼻疮、鼻衄等病中。

（二）常见证候

1.风热犯肺鼻痒

【证候表现】鼻痒喷嚏，鼻塞时轻时重，涕黄稠，全身伴有发热，恶风，头痛，咽痛，咳嗽等症，舌质红，苔薄或薄黄，脉浮或浮数。

【病因病机】多由于风热之邪上侵或风寒郁久化热犯肺，肺失清肃所致。

【证候分析】风热犯肺，肺失清肃，风邪热毒停聚鼻窍，可见鼻痒喷嚏，鼻堵，黄涕，头痛；舌质红，苔薄或薄黄，脉浮数，均为风热犯肺表现。

【治法方剂】轻疏肺卫。方用桑菊饮加苍耳子。

2.肺经燥热鼻痒

【证候表现】鼻痒而干，呼气发热，鼻孔干燥少津，咽干咳嗽少痰，咯出不易，舌质红，苔薄，脉数。

【病因病机】燥热当分为外燥和内燥，外燥多由气候干燥引起，内燥多由于素体阴虚，燥热生风所致。

【证候分析】燥热生风，可见鼻痒干燥，口干津少，咯出不易；舌质红,苔薄,脉数,均为肺经燥热表现。

【治法方剂】清肺润燥。方用清燥救肺汤。

3.热毒侵肺鼻痒

【证候表现】鼻孔痒痛,干燥灼热,皮肤红肿,或起小丘疹或轻度糜烂,反复发作,迁延日久不愈,全身可无明显症状,或有头痛,便干等症,舌质红,苔黄,脉数。

【病因病机】多由于内皮损伤或脓涕浸渍,外受风邪热毒所致。

【证候分析】热毒袭肺,热胜则红肿疼痛而糜烂,风胜则痒,可见鼻孔痒痛,干燥灼热,皮肤红肿;热盛伤津或阴津不足,可见便干;舌质红,苔黄,脉数,均为热毒内郁表现。

【治法方剂】清热解毒。方用黄芩汤或五味消毒饮。

4.脾经湿热鼻痒

【证候表现】鼻孔痒痛,常流黄水或糜烂红肿,伴有脘腹胀闷,便溏,舌苔黄腻,脉滑数。

【病因病机】多由于脾失健运,清阳不升,浊阴不降,湿浊内停,郁而化热,湿热互结,熏蒸鼻窍所致。

【证候分析】脾经湿热,熏蒸鼻窍,可见鼻孔痒痛,流黄水或糜烂红肿;脾失健运,可见脘腹胀闷,便溏;舌苔黄腻,脉滑数,均为湿热内阻表现。

【治法方剂】健脾利湿。方用除湿汤。

5.肺气虚鼻痒

【证候表现】鼻痒阵发,喷嚏频作,鼻塞流清涕,舌质淡,苔薄白,脉细弱。

【病因病机】多由于肺气虚,外邪上犯鼻窍所致。

【证候分析】肺开窍于鼻,主皮毛,肺气虚则卫表不固,腠理不密,风寒乘虚易犯鼻窍,正邪相搏,可见鼻痒。

【治法方剂】祛风散寒。方用玉屏风散。

(三)鉴别诊断

1.风热犯肺鼻痒与肺经燥热鼻痒的鉴别诊断

(1)风热犯肺鼻痒　多由于风热之邪上侵或风寒郁久化热犯肺,肺失清肃所致;兼见恶风,头痛,咳嗽,脉浮数等风热袭表的表现。

（2）肺经燥热鼻痒　外燥多由气候干燥引起,内燥多由于素体阴虚,燥热生风所致;兼见鼻孔干燥少津,痰少不易咯出,脉数等肺经燥热表现。

2.热毒侵肺鼻痒与脾经湿热鼻痒的鉴别诊断

（1）热毒侵肺鼻痒　多由于内皮损伤或脓涕浸渍,外受风邪热毒所致;兼见鼻孔干燥灼热,皮肤红肿,便干等热毒炽盛表现。

（2）脾经湿热鼻痒　多由于脾失健运,清阳不升,浊阴不降,湿浊内停,郁而化热,湿热互结,熏蒸鼻窍所致;兼见脘腹胀闷,便溏,舌苔黄腻,脉滑数等湿热内阻表现。

四、鼻痠

（一）概念

是指鼻窍或鼻根有辛酸感觉的症状。《素问·气厥论》称"辛頞"。本症与鼻痛、鼻干、鼻涕等条目有关,可互相参照。

（二）常见证候

1.风热壅肺鼻痠

【证候表现】鼻根痠胀,按之疼痛,涕出黄稠,因涕多可有鼻塞,搐出后则气通鼻舒,遇风则鼻痠痛或伴有发热,恶风,咽痛口渴,汗出等表症,舌质红,苔黄,脉数。

【病因病机】多由于外感风热之邪或风寒犯肺,郁久化热,肺失宣降所致。

【证候分析】风热壅肺,肺气不宣,肃降失职,鼻窍不利,可见鼻根痠胀,按之疼痛;热盛可见发热,咽痛口渴;舌质红,苔黄,脉数,均为风热壅肺表现。

【治法方剂】疏风清热。方用银翘散加减。

2.痰火阻肺鼻痠

【证候表现】鼻内痠痛,涕稠黏黄,鼻塞,嗅觉差,咳嗽痰多,头重而痛,脉滑数,舌苔黏腻,或色黄。

【病因病机】多由于火邪犯肺,炼液为痰,或痰火交阻于肺所致。

【证候分析】痰火阻肺,肺失宣肃,可见鼻内痠痛,涕稠黏黄;舌苔黏腻,脉滑数,均为痰火内阻表现。

【治法方剂】清火祛痰。方用凉膈散加减。

3. 肺虚感寒鼻瘘

【证候表现】鼻息通利,遇寒则瘘,流清涕,神疲短气,咳喘无力,动则气促,舌淡苔薄,脉细弱。

【病因病机】多由于卫气不固,寒邪外束,肺气不宣所致。

【证候分析】肺虚外感寒邪,可见鼻息通利,遇寒则瘘;气虚,可见神疲短气,咳喘无力,动则气促;舌淡苔薄,脉细弱,均为气虚表现。

【治法方剂】益气固表,佐以宣肺通窍。方用玉屏风散加辛夷、白芷、黄芩等标本兼治。

4. 肺脾气虚鼻瘘

【证候表现】鼻根瘘胀,气息不利,鼻涕白黏,头昏而痛,久咳不已,气短乏力,腹胀便溏,舌质淡,苔白,脉细弱。

【病因病机】肺脾气虚,气机升降失司所致。

【证候分析】脾虚,湿浊停滞,升降失常,影响肺气肃降,可见鼻根瘘胀,伴有腹胀便溏,气短乏力等肺脾虚之象。

【治法方剂】益气健脾化湿。方用四君子汤或参苓白术散加减。

(三)鉴别诊断

1. 风热壅肺鼻瘘与痰火阻肺鼻瘘的鉴别诊断

(1)风热壅肺鼻瘘　多由于外感风热之邪或风寒犯肺,郁久化热,肺失宣降所致;兼见发热,恶风,咽痛口渴等表症表现。

(2)痰火阻肺鼻瘘　多由于火邪犯肺,炼液为痰或痰火交阻于肺所致;兼见咳嗽痰多,头重而痛,脉滑数等痰火内阻表现。

2. 肺虚感寒鼻瘘与肺脾气虚鼻瘘的鉴别诊断

(1)肺虚感寒鼻瘘　多由于卫气不固,寒邪外束,肺气不宣所致;兼见神疲气短,动则气促等肺气虚表现。

(2)肺脾气虚鼻瘘　肺脾气虚,气机升降失司所致;兼见气短乏力,腹胀便溏等肺脾气虚表现。

鼻瘘一证,以风热壅肺及肺脾气虚者为多见,痰火扰肺者较少。

五、鼻干

(一)概念

是指鼻窍干燥的症状。故《内经》称"鼻干",又称"鼻燥"。本症常伴有鼻痛、鼻衄、鼻痠、鼻肿等临床表现,因此可与上述条目互参。

(二)常见证候

1.肺经热盛鼻干

【证候表现】鼻孔干燥,灼热而痛,鼻部微痒或鼻干出血,口干咽燥,咳嗽少痰,重者伴发热,头痛,全身不适,便干溲黄。局部可见鼻孔红肿或糜烂,舌尖红,苔薄黄,脉浮数或弦数。

【病因病机】多由于风热邪毒犯肺所致。

【证候分析】肺开窍于鼻,肺热上壅鼻窍,可见鼻孔干燥,灼热而痛;肺热迫血妄行,可见鼻干出血;热盛伤津,可见口干咽燥,咳嗽少痰,便干溲黄;舌尖红,苔薄黄,脉浮数或弦数,均为肺热内郁表现。

【治法方剂】清热宣肺。方用桑菊饮或清燥救肺汤加减。

2.燥邪伤肺鼻干

【证候表现】鼻干咽燥,堵塞发痒,嗅觉减退,干咳无痰或痰少而黏,口渴唇干,起病时感胸痛,发热头痛,全身痠楚,局部可见鼻黏膜干燥结痂,舌质红,苔薄少津,脉浮细而数。

【病因病机】多发生于秋季燥气当令之时,燥邪伤肺津所致。

【证候分析】燥易伤津,可见鼻干咽燥,干咳无痰或痰少而黏,口渴唇干;舌红,苔薄少津,脉浮细而数,均为燥邪伤津表现。

【治法方剂】清肺润燥。方用桑杏汤。

3.胃热炽盛鼻干

【证候表现】鼻干有灼热感,或伴疼痛或鼻出血或结痂,口燥咽干,渴喜冷饮,口气臭秽或消谷善饥,泛酸嘈杂,便秘溲赤,舌质红苔黄,脉滑数。

【病因病机】多由于过食辛辣,助热生火或外邪传里,化热伤胃所致。

【证候分析】胃脉起于鼻旁,胃热上蒸,鼻窍被热邪熏灼,故见鼻干;血热迫血妄行,可见鼻出血;热盛伤津,可见口燥咽干,渴喜冷饮,便秘溲赤;舌质红苔黄,脉滑数,均为胃热炽盛表现。

【治法方剂】清泻胃火。方用清胃散或调胃承气汤加减。

4.肺燥阴虚鼻干

【证候表现】鼻燥咽干,涕少痰黏,喉痒咳嗽,胸痛,盗汗或声音嘶哑,舌红少津,苔薄白,脉细无力。

【病因病机】多由于热病初愈,阴津未复或发汗太过,损伤肺阴所致。

【证候分析】肺燥阴虚,鼻窍失于濡润,可见鼻燥咽干;阴津亏虚,可见涕少痰黏,声音嘶哑;阴虚内热,可见盗汗出;舌红少津,苔薄白,脉细无力,均为阴虚表现。

【治法方剂】滋阴润燥。方用百合固金汤。

5.肺脾气虚鼻干

【证候表现】鼻干而痒,鼻孔有干痂或伴有面色㿠白,咳喘无力,短气自汗,腹胀纳呆,便溏,舌质淡,苔薄白,脉细弱。

【病因病机】多由于肺脾气虚,精微不能上承鼻窍所致。

【证候分析】脾主运化,肺主输布,肺脾气虚,水谷精微不能上输于鼻,鼻失濡养,故见鼻孔干燥;肺气虚,可见咳喘无力,短气自汗出;脾气虚,失于健运,可见腹胀纳呆,便溏;舌质淡,苔薄白,脉细弱,均为气虚的表现。

【治法方剂】补中益气,培土生金。方用补中益气汤或金水六君煎加减。

(三)鉴别诊断

1.肺经热盛鼻干与胃热炽盛鼻干的鉴别诊断

(1)肺经热盛鼻干　多由于风热邪毒犯肺所致;病位在肺,兼见鼻部微痒,咳嗽少痰,脉浮数等风热犯肺表现。

(2)胃热炽盛鼻干　多由于过食辛辣,助热生火或外邪传里,化热伤胃所致;病位在胃,兼见口燥咽干,渴喜冷饮,消谷善饥,口气臭秽,脉滑数等胃热炽盛表现。

2.燥邪伤肺鼻干与肺燥阴虚鼻干的鉴别诊断

(1)燥邪伤肺鼻干　多发生于秋季燥气当令之时,燥邪伤肺津所致;此属外燥,故鼻干,鼻窍堵塞明显,起病有发热头痛,全身瘦楚等燥邪犯表症状。

(2)肺燥阴虚鼻干　多由于热病初愈,阴津未复或发汗太过,损伤肺阴所致;此属阴虚致燥为内燥,故见喉痒烦热,咳而胸痛,盗汗等阴虚症状。

鼻干一症,其病因不外燥、热、虚三个方面,总由津伤液损所致,与肺、脾、胃等脏腑有关。此外,尚有药燥鼻干,乃误用、过用温燥药物而形成,治应配合益阴润燥之品。并可外用滴鼻药滋润局部,如菊花蜜或香油局部涂擦。

六、鼻衄

(一)概念

即鼻中流血,包括在衄血范围内。《灵枢·百病始生》篇云:"阳络伤则血外溢,血外溢则衄血。"

若鼻衄不止又名鼻洪;鼻血过多,溢入口中,口鼻俱出血,名脑衄(《血证论》);甚而口、鼻、耳皆出血,名大衄(《诸病源候论》)。伤寒太阳病发热无汗而鼻衄,衄则表解为自衄(《伤寒论》)。若以病因名之,则有时气衄血、伤寒衄血、温病衄血等(《诸病源候论》)。对太阳伤寒自衄,后世有称为红汗者,以示汗血同源,邪不从汗解而从衄血解。

鼻衄,与鼻塞、鼻干、鼻痠、鼻痛、鼻涕等症状相关。

妇人经期鼻衄,呈规律性发作,系代偿性月经,称倒经;《医宗金鉴·妇科心法要诀》谓之经行衄血,则另立专条讨论。

(二)常见证候

1.风寒欲解鼻衄

【证候表现】恶寒发热,身痛,头痛,无汗,鼻出血而热退症减,脉浮紧,舌苔薄。一般鼻血量不多,能自行停止。

【病因病机】多由于风寒郁于太阳,外邪不得以汗解,上扰鼻窍所致。

【证候分析】风寒之邪上扰鼻窍,可见鼻衄;正邪交争,可见恶寒发热;寒邪束表,可见身痛,头痛,无汗;舌质红,苔薄,脉浮紧,均为风寒外束表现。

【治法方剂】一般不作处理,若鼻衄而表证仍在,当发汗解表,方用麻黄汤;如或阴虚体质,见形瘦体弱,心烦,舌红等,治宜养阴发汗解表,用麻黄人参芍药汤。

2.风热壅肺鼻衄

【证候表现】发热,汗出,口渴,咽痛,咳嗽痰少,鼻干燥疼痛,出血鲜红,量不多,脉浮数,舌苔薄白而干。

【病因病机】多由于风热郁于肌表,上扰鼻窍所致。

【证候分析】风热上扰鼻窍,可见鼻衄;热邪熏蒸,可见发热,汗出;热盛伤津,可见口渴,咽痛,咳嗽痰少,鼻干燥;舌苔薄白而干,脉浮数,均为风热外感表现。

【治法方剂】疏风清热。方用桑菊饮加丹皮、茅根等清热凉血。

3.胃火炽盛鼻衄

【证候表现】鼻干燥疼痛,出血量多,色鲜红,心烦,口渴欲饮,口臭,消谷善饥,大便秘结,小便黄,舌红苔黄,脉洪数。

【病因病机】多由于嗜酒或过食辛辣厚味,胃火内炽上扰破血妄行所致。

【证候分析】胃火上扰,迫血妄行,可见鼻干燥疼痛,出血量多;里热炽盛,可见心烦,口渴欲饮,口臭,消谷善饥;舌红苔黄,脉洪数,均为胃火炽盛表现。

【治法方剂】清胃泻火。方用三黄泻心汤加减。

4.肝火犯肺鼻衄

【证候表现】由情绪激动诱发,鼻出血量多,血色鲜红,并经常反复发作,头胀痛,心烦易怒,口苦咽干,胸胁苦满,目赤,小便黄,舌质红,脉弦数。

【病因病机】多由于情志不遂,肝郁化火,肝不藏血所致。

【证候分析】肝火犯肺,肝不藏血,可见鼻出血量多,色鲜红;肝失疏泄,可见头胀痛,心烦易怒;肝火旺盛,可见口苦咽干,胸胁苦满,目赤;舌质红,脉弦数,均为肝火内盛表现。

【治法方剂】清肝泻火。方用犀角地黄汤加龙胆草等。

5.脾不统血鼻衄

【证候表现】鼻出血渗出不止,血色淡红,反复发作,易止易发,面色无华,食欲不振,神疲乏力,气短懒言,腹胀便溏,口淡无味,心悸头晕,舌质淡,脉濡细无力。

【病因病机】多由于素体脾虚或嗜食肥甘损伤脾气所致。

【证候分析】脾主统血,脾虚失于统摄,可见鼻出血渗出不止,血色淡红;脾胃为气血生化之源,脾虚可见面色无华,神疲乏力,气短懒言;

运化水谷失司,可见腹胀便溏,食欲不振,口淡无味;舌质淡,脉濡细无力,均为脾虚表现。

【治法方剂】益气健脾统血。方用归脾汤加减。

6.肾阴虚损鼻衄

【证候表现】鼻出血量不多,血色鲜红,时作时止,反复发作,口干渴,头晕目眩,心悸耳鸣,腰膝酸软,五心烦热,面色潮红,时盗汗,舌质红,脉细数。

【病因病机】多由于先天肾亏或劳损伤肾,阴虚火旺上逆,破血妄行所致。

【证候分析】阴虚火旺,迫血妄行,可见鼻出血量不多,色鲜红;阴津亏损,机体失养,可见口干渴,头晕目眩,心悸耳鸣,腰膝酸软;阴虚火旺,可见五心烦热,面色潮红,时盗汗;舌质红,脉细数,均为阴虚火旺表现。

【治法方剂】滋阴降火。方用知柏地黄汤加茅根、旱莲草、阿胶等。

7.阴竭阳脱鼻衄

【证候表现】鼻出血不止,量多,甚而口、鼻、耳、齿、皮肤亦见出血,大汗出,面色苍白,口开且合,四肢厥冷,手撒尿遗,神志昏糊不省人事,呼吸喘促,舌质淡,脉微细欲绝或促大无伦。

【病因病机】多见于大出血症,出血量多而不止时,气随血脱所致。

【证候分析】阴竭阳脱,气随血脱,可见鼻出血不止,量多,多处出血;阳脱,可见大汗出,面色苍白,四肢厥冷,手撒遗尿;舌质淡,脉微细欲绝,均为阴竭阳脱表现。

【治法方剂】回阳救逆,益气摄血。方用独参汤或参附龙牡汤合生脉散加减。

(三)鉴别诊断

1.风寒欲解鼻衄与风热壅肺鼻衄的鉴别诊断

(1)风寒欲解鼻衄 多由于风寒郁于太阳,外邪不得以汗解,上扰鼻窍所致;兼见恶寒,无汗,头痛,身痛,脉浮紧等表寒证表现。

(2)风热壅肺鼻衄 多由于风热郁于肌表,上扰鼻窍所致;兼见鼻干燥疼痛,咳嗽,咽痛,口渴,脉数等肺热表现。

2. 胃火炽盛鼻衄与肝火犯肺鼻衄的鉴别诊断

（1）胃火炽盛鼻衄　多由于风热郁于肌表，上扰鼻窍所致；兼见口干，口臭，大便秘结，消谷善饥等胃火炽盛表现。

（2）肝火犯肺鼻衄　多由于情志不遂，肝郁化火，肝不藏血所致；兼见胸胁苦满，目赤，头胀痛，咽干口苦等肝火旺表现。

3. 脾不统血鼻衄与肾阴虚损鼻衄的鉴别诊断

（1）脾不统血鼻衄　多由于素体脾虚或嗜食肥甘损伤脾气所致；兼见面色不华，食欲不振，腹胀便溏，神疲乏力，口淡无味，舌淡，脉濡细等脾虚表现。

（2）肾阴虚损鼻衄　多由于先天肾亏或劳损伤肾，阴虚火旺上逆破血妄行所致；兼见腰膝酸软，心悸眩晕，耳鸣，五心烦热，面色潮红，盗汗，舌红，脉细数等阴虚火旺表现。

鼻衄一症，临床证候较多。风寒欲解，风热壅肺见于表证，由外感引起，其他均为里证。里证鼻衄，从病因辨，有饮酒嗜食辛辣食物史者多为胃火鼻衄；有情志因素者多为肝火鼻衄；由劳累诱发者多为脾虚、肾虚鼻衄；由大出血所致者常转为阴竭阳脱鼻衄。从病情辨，风寒、风热、胃火、肝火、阴竭阳脱鼻衄发病较急，脾虚、肾虚鼻衄发病较缓。从鼻出血量辨，胃火、肝火、阴竭阳脱鼻衄者出血多，而以阴竭阳脱者尤甚。

七、鼻痛

（一）概念

是指鼻部疼痛而言，始见于《诸病源候论》，可与鼻肿、鼻干、鼻疹并见，本条只讨论以鼻痛为主症者。

（二）常见证候

1. 风寒湿邪壅滞鼻痛

【证候表现】鼻窍微痛，鼻塞流清涕，微恶风寒或有发热，脘闷纳呆，腹胀便溏，舌苔薄，或白腻，脉浮数或濡数。

【病因病机】多由于外感风寒湿邪或素体湿盛复外感风寒所致。

【证候分析】风邪上受首先犯肺，肺开窍于鼻，风寒犯肺，可见鼻窍微痛，鼻塞流清涕；湿邪困脾，可见脘闷纳呆，腹胀便溏；舌苔白腻，脉浮数或濡数,均为风寒湿邪壅滞所致。

【治法方剂】祛风化湿散寒。方用藿香正气散加葛根。

2. 风热壅肺鼻痛

【证候表现】鼻窍灼热疼痛红肿,有浊涕,伴发热,头痛,口渴,咳嗽黄痰等症,舌质红,苔薄或微黄,脉浮数。

【病因病机】多由于外感风热之邪所致。

【证候分析】风热壅肺,熏灼鼻窍,可见鼻窍灼热疼痛,有浊涕;热盛伤津,可见发热,口渴,咳嗽黄痰;舌质红,苔薄黄,脉浮数,均为风热外感表现。

【治法方剂】祛风清热。方用银翘散加白芷、葛根。

3. 肺胃热盛鼻痛

【证候表现】鼻部疼痛剧烈,多在鼻窍前端及中膈部位,按之痛甚或有少量出血,并见口渴咽干,便秘溲黄等症,舌苔黄,脉数。

【病因病机】多由于嗜酒及恣食辛热炙煿,外受邪热,火热之邪上扰鼻窍所致。

【证候分析】肺胃热盛,上扰鼻窍,经络壅滞,可见鼻部疼痛剧烈,按之痛甚;热盛伤津,可见口渴咽干,便秘溲黄;舌苔黄,脉数,均为肺胃热盛表现。

【治法方剂】清胃泄肺。方用清胃散合调胃承气汤加减,腑气一通,鼻痛自宁,盖肺与大肠相表里故也。

总之,鼻痛一症以实热为多,病在肺、胃,故李时珍《本草纲目》曰:"鼻痛是阳明热。"

八、鼻肿

(一)概念

是指鼻窍红肿而言。多发生在鼻前孔,陈士锋《石室秘录》中专有"鼻肿"的记载,常见于鼻疮、鼻疔、鼻疖、鼻疽等病的初起阶段,与鼻衄、鼻涕等症有关。因患酒渣鼻而鼻红肿者,可参阅外科有关条目。

(二)常见证候

1. 热毒壅肺鼻肿

【证候表现】鼻窍肿胀,初起症状如粟粒,或起小白疱或红赤,焮热感,肿形有项且根脚坚硬,疼痛或麻痒,3～5日肿胀顶部现黄色脓点,根软而脓溃自消,伴憎寒壮热,头痛,舌红,苔黄,脉数。

【病因病机】多由于恣食膏粱厚味辛热之物,肺胃积热,循经上犯鼻窍所致。

【证候分析】毒热壅肺,循经上扰鼻窍,可见鼻窍肿胀或红赤,焮热感,肿胀;正邪相争,可见憎寒壮热,头痛;舌质红,苔黄,脉数,均为毒热内郁表现。

【治法方剂】清热解毒消肿。方用五味消毒饮或黄连解毒汤加减,并用犀黄醒消丸内服或外搓。

2. 热毒内陷营血鼻肿

【证候表现】多由上症转化而来,鼻窍内肿胀,顶陷无脓,根脚散漫,疮头紫黯,甚而鼻肿如瓶,延及唇、腮、眼睑亦肿,疼痛灼热感剧烈,且伴高热,烦躁,呕恶,口渴,便秘,甚则神昏谵语,四肢抽搐,角弓反张,舌红绛,苔黄厚干燥,脉数。

【病因病机】多由于热毒鼻肿传复入里或鼻疔走黄,热毒内陷营血所致。

【证候分析】《外科启玄》说:"鼻疔寒热交作,毒气攻心,头面肿大,呕吐昏迷,十难救一。"表现为鼻窍肿胀如瓶,甚及唇、腮、眼睑,肿形顶陷无脓,根脚散漫;热毒内陷营血,犯及心包,故高热烦躁,呕恶,口渴,便秘,甚至神昏谵语;扰动肝风,则四肢抽搐,角弓反张;舌红绛,苔黄厚干燥,脉数,均为热毒内陷表现。

【治法方剂】清营凉血解毒,方用清营汤,若神昏加用安宫牛黄丸、紫雪丹;而热毒壅肺病在气分,一般舌不绛,无神昏等症状;再从局部肿胀,脓之有无,顶之高陷等情况体察,不难辨别。

3. 疳热攻肺鼻肿

【证候表现】鼻窍肿胀,如粟粒状,疼痛不甚,干痒灼热,继而糜烂,结干痂、皲裂、出血,反复不愈,时伴发热,头痛,便秘,舌红,苔黄,脉数。

【病因病机】多见于营养不良小儿之鼻疳。

【证候分析】毒入营血,且无走黄,然常呈邪毒久恶,反复不愈的特点;其鼻肿而疼痛不甚,可无全身症状,但或挟风、挟湿,风盛则作痒,干裂;湿盛则流黄水,糜烂;湿性缠绵,可见病情缠绵不已,每导致湿热郁蒸鼻肿。

【治法方剂】清热解毒。方用清金散,风盛加蝉衣、僵蚕;湿盛加苦参、赤茯苓,外以苦楝树叶煎水洗患处。

4.湿热郁蒸鼻肿

【证候表现】鼻窍肿胀,潮红,糜烂流黄水,痒痛,时干裂出血,鼻塞,肿胀糜烂可蔓延至鼻翼、口唇,伴食欲不振,腹胀便溏,易怒,易啼哭吵闹,舌苔黄腻,脉滑数。

【病因病机】多由于脾虚湿邪久郁不解,上扰鼻窍所致。

【证候分析】湿热攻肺鼻肿久延,热毒挟湿日盛,湿热郁蒸则鼻肿糜烂流黄水,干裂出血,痒痛,鼻塞,甚至延及鼻翼,口唇亦糜烂肿胀;脾胃为湿热久困,升降失司,故腹胀便溏,食欲不振;小儿脾虚则肝木旺,故见易怒而吵闹啼哭;舌红,苔黄腻,脉滑数,均为湿热之象。

【治法方剂】清热利湿。方用除湿汤。

九、鼻臭

(一)概念

是指鼻孔呼吸有臭味。多见鼻藁及鼻渊病,严重者可有恶臭,其臭味特殊,俗称"鼻臭症"。

(二)常见证候

1.肝胆湿热鼻臭

【证候表现】鼻涕黄绿,有臭味,鼻塞头痛,嗅觉减退,鼻孔局部压痛或有头晕,面红目赤,口干咽燥,便干溲黄,舌质红,苔黄,脉弦滑。

【病因病机】多由于肝胆湿热郁结,循经上扰鼻窍所致。

【证候分析】湿蕴热蒸,化腐为脓,故脓有臭味;肝经郁热,可见口苦,咽干,且伴胸胁苦满;舌质红,苔黄腻,均为肝胆湿热之表现。

【治法方剂】清泄肝胆湿热,佐以解毒通窍。方用龙胆泻肝汤加金银花、蒲公英、紫花地丁、辛夷等清热解毒之品。

2.脾虚湿热鼻臭

【证候表现】鼻有臭味,恶臭难闻,鼻孔内有黄绿干痂,嗅觉减退或不闻香臭,伴有脘闷腹胀,头痛思睡,神疲乏力,口干不欲饮,舌苔白腻或黄燥,脉濡数。

【病因病机】多由于脾虚失运,湿浊停聚,郁久化热,上扰鼻窍所致。

【证候分析】湿浊停聚,致清阳不升,浊阴不降,湿郁久则化热,湿热互结,伴有化腐成脓,故见其臭难闻;湿邪困脾,可见脘闷腹胀,神疲乏力,口干不欲饮;舌苔白腻,脉濡数,均为湿热内郁表现。

【治法方剂】清热化湿。方用三仁汤加减。

本症前者属实热证(肝胆湿热),后者属本虚标实证(脾虚湿蕴化热),临床不难鉴别鼻为肺窍,故二者与肺均有密切关系。

十、失嗅

(一)概念

是指鼻窍嗅觉减退或嗅觉丧失而言。《诸病源候论》曰:"鼻气不宣调,故不知香臭,而为齆也。"《外科大成》称之为"鼻聋"。本症与鼻塞及鼻涕条目有密切关系,可互相参阅。

(二)常见证候

1.肺经风热失嗅

【证候表现】嗅觉减退,鼻塞涕黄,伴有发热,咳嗽,痰多,舌红苔薄黄,脉浮数。

【病因病机】多由于外感风热或风寒郁久化热,热壅鼻窍所致。

【证候分析】风热之邪,上壅鼻窍,可见嗅觉减退,鼻塞涕黄;肺失宣降,可见咳嗽,痰多;舌质红苔薄黄,脉浮数,均为风热外感表现。

【治法方剂】祛风清热。方用苍耳子散合桑菊饮加减。

2.胆腑郁热失嗅

【证候表现】嗅觉减退,鼻塞,涕黄浊而有臭味,一般鼻通气后,嗅觉也逐渐恢复,同时伴有发热,头痛,口苦,咽干,痰多,全身乏力,舌红苔黄,脉弦数。

【病因病机】多由于邪热入里,客于胆经,郁而化火上犯鼻窍所致。

【证候分析】胆腑郁热上扰鼻窍,可见嗅觉减退,鼻塞,涕黄浊而有臭味;热邪客于胆经,可见口苦,咽干;舌红苔黄,脉弦数,均为胆腑郁热表现。

【治法方剂】清胆泻火。方用龙胆泻肝汤。

3. 脾经湿热失嗅

【证候表现】嗅觉减退或消失,涕多黄稠而有臭味,鼻塞兼有头重头痛,咳嗽痰黄,脘腹胀闷,胃纳不佳,大便黏滞不爽,溲黄,舌苔黄腻,脉滑数。

【病因病机】多由于湿热困于脾土,致运化失常,清阳不升,浊阴不降,鼻窍不利所致。

【证候分析】脾经湿热内阻,清阳不升,浊阴不降,可见嗅觉减退或消失;湿性重浊黏滞,可见涕多黄稠而有臭味,鼻塞兼有头重头痛;湿邪困脾,可见脘腹胀闷,胃纳不佳,大便黏滞不爽;舌苔黄腻,脉滑数,均为湿热内阻表现。

【治法方剂】健脾清热利湿。方用黄芩滑石汤。

4. 肺脾两虚失嗅

【证候表现】嗅觉差,鼻涕黏白,鼻塞,时轻时重,头昏而胀,气短懒言,全身倦怠,食少腹胀,舌苔薄白,脉缓。

【病因病机】素体脾虚或久病不愈致使肺脾两虚所致。

【证候分析】肺主气,脾主运化水谷精微,脾为肺母,脾虚则不能散精于肺,致脾肺两虚,津微不能上荣鼻窍,故嗅觉减退,甚则失嗅;气虚,气化不利,可见气短懒言,全身倦怠,食少腹胀。

【治法方剂】偏于肺气虚者,治宜温补肺气,而散风寒,方用温肺止流丹;如无涕鼻干者,应养阴润燥,方用清燥救肺汤;偏于脾虚者,治宜补中益气,培土生金,方用补中益气汤加减。

5. 血瘀阻肺失嗅

【证候表现】嗅觉减退或消失,鼻塞或有鼻涕,伴有头昏而闷,头痛较剧,咳嗽,舌苔薄,质黯,或有瘀斑,脉细涩。

【病因病机】多由于邪毒滞留鼻窍,迁延日久或鼻受外伤致气滞血瘀,窍络阻塞所致。

【证候分析】气滞血瘀,鼻窍阻塞,可见嗅觉减退或消失,鼻塞;血瘀内阻,不通则痛,可见伴有头昏,头痛较剧;舌苔薄,质黯或有瘀斑,脉细涩,均为瘀血内阻表现。

【治法方剂】调和气血,行滞化瘀。方用当归芍药散。

6.气血两亏失嗅

【证候表现】嗅觉丧失,不闻香臭,鼻窍通气尚可或微觉不利,少涕,全身可伴有头晕,心慌气短,全身乏力,舌质灰苔薄,脉细弱。

【病因病机】多由于素体气血两亏或久病不愈耗伤气血,机体失养所致。

【证候分析】气血两亏,鼻窍失于濡养,经脉不充,可见嗅觉丧失,不闻香臭;气血不足,机体失养,可见心慌气短,全身乏力,头晕;舌质灰苔薄,脉细弱,均为气血不足表现。

【治法方剂】补气养血。方用八珍汤加减。

本症可分虚实两类,实证与鼻塞及鼻渊有关,因风、热、湿邪阻滞为多见,病位以肺、脾、肝胆为主,治疗较易。血瘀与气血虚者,多因毒邪侵袭,迁延日久所致,其治亦较困难。

第三节　喉部症状

一、喉痒

(一)概念

是指喉部发痒而言,每与咳嗽、咽干、声音嘶哑、鼻干等症兼见,可互参。

(二)常见证候

1.风寒喉痒

【证候表现】喉痒咳嗽,咯痰清稀,咽喉微痛,声音不扬,鼻塞声重,流清涕,打喷嚏。全身伴有发热,恶寒,头痛,咽喉黏膜淡红不肿,舌苔薄白,脉浮紧。

【病因病机】多由于风寒客肺,肺气不利所致。

【证候分析】风寒袭肺,肺气不利,可见喉痒咳嗽,咯痰清稀;舌苔薄白,脉浮紧,均为风寒外束表现。

【治法方剂】疏风散寒。方用六味汤。

2.风热喉痒

【证候表现】喉内干痒而咳,声出不利或咽喉疼痛,伴有发热,恶风,头痛,咽喉黏膜红肿明显,舌苔薄黄,舌质红,脉浮数。

【病因病机】多由于风热侵肺,肺气失于宣肃所致。

【证候分析】风热袭肺,肺气失肃,可见喉痒咽干多伴疼痛;舌质红,苔薄黄,脉浮数,均为风热外袭表现。

【治法方剂】疏风清热。方用桑菊饮。

3. 肺燥喉痒

【证候表现】喉痒,干咳少痰或痰黏不易咯出,鼻燥咽干,舌干少津,或痰中带血丝,咽喉疼痛,或发热恶风或恶寒发热,舌苔薄黄或薄白,脉浮数或浮紧。

【病因病机】多由于燥邪伤津,肺失濡润所致。

【证候分析】秋令燥胜,燥胜则干,或燥邪伤肺,上犯咽喉,损伤津液,肺失濡养,清肃失常可见喉痒;燥易伤津,可见痰黏不易咯出,鼻燥咽干,舌干少津;热盛破血,可见痰中带血丝;与风热合邪,称"温燥";与风寒合邪,称为"凉燥"。

【治法方剂】治宜润燥养肺为主,方用桑杏汤。属"温燥"者,可加芦根、麦冬等清润之品;属"凉燥"者,当去沙参、梨皮,加荆芥、防风等散寒之品。

4. 肺阴虚喉痒

【证候表现】喉觉微痒,咽干口燥,咳嗽痰稠,气短少言,语言费力,甚则嘶哑,舌红少苔,脉细数。

【病因病机】多因久病,或邪热久恋于肺或发汗太过,损伤肺阴,肺失濡养所致。

【证候分析】肺阴亏虚,肺失濡养,喉属肺系,故见喉痒,咽干口燥,咳嗽痰稠;舌红少苔,脉细数,均为阴虚火旺表现。

【治法方剂】润燥生津。方用百合固金汤。

(三)鉴别诊断

1. 风寒喉痒与风热喉痒的鉴别诊断

(1)风寒喉痒　多由于风寒客肺,肺气不利所致;兼见咯痰清稀,鼻塞声重,流清涕,舌苔薄白,脉浮紧等风寒外袭表现。

(2)风热喉痒　多由于风热侵肺,肺气失于宣肃所致;兼见咽喉疼痛,喉黏膜红肿明显,舌苔薄黄,脉浮数等风热外袭表现。

2. 肺燥喉痒与肺阴虚喉痒的鉴别诊断

（1）肺燥喉痒　多由于燥邪伤津，肺失濡润所致；兼见干咳少痰，舌干少津或痰中带血，舌苔薄黄，脉浮数或浮紧等表现。

（2）肺阴虚喉痒　多因久病，或邪热久恋于肺或发汗太过，损伤肺阴，肺失濡养所致；兼见咽干少津，口燥而不欲饮，舌红少苔，脉细数等阴虚火旺表现。

喉痒一症，大体可分为虚实两类，属虚者，多为肺阴不足，失于濡润；属实者，常因风、燥所致，风有兼寒、兼热，燥有偏温、偏凉之异，临症较易鉴别

二、咽干

（一）概念

是指咽喉部干燥而言。本症首见于《黄帝内经素问》，如"嗌干"、"喉咽干燥"、"嗌燥"等。

（二）常见证候

1. 风热袭肺咽干

【证候表现】咽喉干燥，有灼热感或觉痛痒，口渴欲饮或与外感风热症状并见，如发热，恶风，头痛，鼻塞，咽部黏膜红肿等症，舌质红，苔薄白或薄黄，脉浮数。

【病因病机】多由于风热之邪或风寒郁久化热所致。

【证候分析】风热袭肺，灼伤肺津，可见咽喉干燥，有灼热感；风热袭表，可见发热，恶风，头痛，鼻塞；舌质红，苔薄黄，脉浮数，均为风热外感表现。

【治法方剂】清宣肺热。方用桑菊饮。

2. 燥热伤肺咽干

【证候表现】咽干鼻燥，干咳无痰或痰少而黏，不易咯出，常伴有胸痛，发热头痛，周身疲楚不适，咽部黏膜红而干燥，舌质红，苔薄白，脉浮细而数。

【病因病机】多由于燥热之邪耗伤肺津所致。

【证候分析】燥热伤津，可见咽干鼻燥，干咳无痰或痰少而黏。

【治法方剂】清肺润燥。方用桑杏汤加减。

3.脾胃热盛咽干

【证候表现】咽干口燥,烦渴欲饮,口中有臭味,胃脘灼热疼痛,泛酸嘈杂,便干溲赤,咽部黏膜红,舌质红,苔黄,脉滑数。

【病因病机】多由于脾胃素热,或外邪入里化热或过食辛辣厚味所致。

【证候分析】肺胃二经均循行于咽喉,肺胃热盛,耗伤津液,可见咽干口燥,烦渴欲饮;脾胃热盛,可见口中有臭味,胃脘灼热疼痛;热盛伤津,可见便干溲赤,咽部黏膜红;舌质红,苔黄,脉滑数,均为脾胃热盛表现。

【治法方剂】清泻脾胃之火。方用清胃散加减。

4.肝胆郁热咽干

【证候表现】咽干,口苦,目眩,胸胁满闷,不欲饮,心烦喜呕,寒热往来,咽部黏膜红,舌质红,舌苔薄黄,脉弦细。

【病因病机】多由于情志不舒,肝郁日久化火所致。

【证候分析】肝胆主升发,性喜条达,常易郁而化火,上蒸咽喉,发为咽干;少阳郁热,可见寒热往来,心烦喜呕,不欲饮食;舌质红,舌苔薄黄,脉弦细,均为肝胆郁热表现。

【治法方剂】清肝泻火。方用当归龙荟丸。

5.肺阴虚咽干

【证候表现】咽干喉痒,干咳无痰或痰少而黏,声音嘶哑或鼻干少涕,咽部黏膜红,舌质红苔薄,脉细。

【病因病机】多由于久病体弱,或邪热恋肺,发汗太过所致。

【证候分析】肺阴亏虚,无以上润咽喉,可见咽干喉痒,干咳无痰,或痰少而黏或鼻干少涕。

【治法方剂】滋养肺阴。方用百合固金汤。

6.肾阴虚咽干

【证候表现】口咽及舌根干,耳鸣耳聋,头晕目眩,腰膝酸软,遗精失眠,舌质红,脉细数。

【病因病机】多由于肾阴液不足,阴不制阳,虚火上炎所致。

【证候分析】肾阴不足,虚火上炎,可见口咽及舌根干;肾精不足,清窍失养,可见耳鸣耳聋,头晕目眩;腰为肾之府,可见腰膝酸软,遗精失眠;舌质红,脉细数,均为阴虚火旺表现。

【治法方剂】滋阴清热。方用六味地黄丸。

(三)鉴别诊断

1. 风热袭肺咽干与燥热伤肺咽干的鉴别诊断

(1)风热袭肺咽干　多由于风热之邪、或风寒郁久化热所致。辨证要点为:咽干多口渴欲饮,咳嗽痰黄,并伴有咽喉疼痛等表现。

(2)燥热伤肺咽干　多由于燥热之邪耗伤肺津所致。辨证要点为:以咽干燥为主症,咽干鼻燥,干咳无痰,或少痰。

2. 脾胃热盛咽干与肝胆郁热咽干的鉴别诊断

(1)脾胃热盛咽干　多由于脾胃素热,或外邪入里化热,或过食辛辣厚味所致。兼见烦渴欲冷饮,口臭,胃脘灼热疼痛等脾胃热盛表现。

(2)肝胆郁热咽干　多由于情志不舒,肝郁日久化火所致。兼见口苦,咽干,目眩,胸胁满闷,不欲饮等少阳郁热表现。

3. 肺阴虚咽干与肾阴虚咽干的鉴别诊断

(1)肺阴虚咽干　多由于久病体弱,或邪热恋肺,发汗太过所致。兼见喉痒,干咳,声音嘶哑,或鼻干少涕等表现。

(2)肾阴虚咽干　多由于肾阴液不足,阴不制阳,虚火上炎所致。兼见耳鸣耳聋,腰膝酸软,遗精失眠等表现。

咽干一症,总由津液不足,但有虚实之分,临床宜加辨析。

三、咽肿

(一)概念

是指咽喉部红肿的症状。历代医学文献有"喉痹"、"嗌肿"、"喉风"、"乳蛾"、"喉痈"等名称。咽喉白腐,亦可咽肿,另见专条。

(二)常见证候

1、风热犯肺咽肿

【证候表现】咽喉红肿疼痛,干燥灼热伴发热,汗出,头痛,鼻塞流涕,咳嗽,舌质红、苔薄白或微黄,脉浮数。

【病因病机】多由于风热之邪袭于肺卫所致。

【证候分析】风热之邪袭于肺卫,致肺气失宣,经络壅滞,而见发热、鼻塞流涕、咽肿、咳嗽;风邪挟热为患,故发热较高,不恶寒,汗出,咽痛灼热较甚;舌质红,苔微黄,脉浮数,均为风热犯肺表现。

【治法方剂】疏风清热消肿。方用银翘散加僵蚕、土牛膝。

2. 肺胃热盛咽肿

【证候表现】咽喉红肿,灼热疼痛,有咽喉堵塞感,且颌下结核疼痛,伴高热,口渴欲饮,咳嗽痰黄,口臭,舌红,苔黄,脉洪数。

【病因病机】多由于嗜食辛辣炙煿,肺胃蕴热所致。

【证候分析】肺胃蕴热,循经上扰咽喉,气血壅滞,可见咽喉红肿,灼热疼痛,有堵塞感;热盛伤津,可见口渴欲饮;胃热炽盛,可见口臭;舌红,苔黄,脉洪数,均为肺胃热盛表现。

【治法方剂】清热利咽消肿。方用金灯山根汤加减。

3. 热毒壅闭咽肿

【证候表现】咽喉肿胀、疼痛剧烈,语言、吞咽困难,颌下结核疼痛,痰鸣气急,牙关紧闭,如肿胀坚硬散漫则无脓,肿胀高突根脚紧束顶软则有脓,伴发热,口渴,头痛,苔黄,舌红,脉数。

【病因病机】多由于脾胃积热化火,上扰咽喉,熏灼肌膜,血肉壅腐所致。

【证候分析】热毒壅闭,可见咽喉部肿胀壅闭疼痛甚剧,吞咽及呼吸困难,痰鸣气急;热毒盛炽,可见肌膜血肉为热毒腐伤化脓,生于喉关,喉核,软腭,喉关红肿突出,症状略轻;生于颌下,喉核不红肿,但下颌部肿明显;生于喉底,症状最重,易闭阻咽喉关门,致呼吸困难,以小儿多见。

【治法方剂】清热解毒消肿,根据肿胀无脓或有脓,选用五味消毒饮,清咽利膈汤,仙方活命饮加减。

4. 肺肾阴虚咽肿

【证候表现】咽喉部喉核肿胀,压之可有豆渣样物渗出,微红微痛,有咽喉堵塞感,干咳无痰或痰少而黏,伴口渴,五心烦热,午后面部潮红,气短懒言,神疲乏力,舌红少苔,脉细数。

【病因病机】多由于素体阴虚,虚火上炎于咽喉所致。

【证候分析】肺肾阴虚,虚火上炎,可见咽喉部喉核肿胀,压之可用豆渣样物渗出,微红微痛;阴虚火旺,可见五心烦热,午后面部潮红;气虚可见气短懒言,神疲乏力;舌红少苔,脉细数,均为阴虚火旺表现。

【治法方剂】偏于肺阴虚者,干咳无痰或痰少而黏,气短懒言,治宜养阴清肺,方用甘露饮;偏于肾阴虚者,腰酸膝软,虚烦失眠,眩晕耳鸣,治宜滋肾降火,方用知柏地黄汤。

四、咽喉痛

(一)概念

是指咽喉部位的疼痛而言,或称喉咙痛、咽嗌痛。

"白喉"、"喉痧"等引起的咽喉疼痛常与咽肿有关,不属本症讨论范围。

(二)常见证候

1. 风寒咽痛

【证候表现】咽部多为微痛或刺痛,黏膜红而肿,常伴有鼻塞,喷嚏,清涕,咳嗽痰稀,头痛身痛,发热无汗,舌苔薄白,脉浮紧。

【病因病机】多由于风寒外袭所致。

【证候分析】咽喉为肺胃之门户,首当其冲,肺失宣和,邪结咽喉,故见咽喉疼痛;风寒外袭,正邪交争,可见发热轻,恶寒重,无汗等表现。

【治法方剂】疏风散寒。方用六味总方。

2. 风热咽痛

【证候表现】咽部多为刺痛,吞咽时明显,纳食尤甚,咽黏膜焮红,肿胀,常伴有发热,恶风,汗出,头痛,舌质红,苔薄黄,脉浮数。

【病因病机】多由于外感风热之邪所致。

【证候分析】风邪上受首先犯肺,咽喉为肺之门户,可见咽部刺痛,吞咽时明显;风热外感,正邪交争,可见发热重,恶风,汗出;舌质红,舌苔薄黄,脉浮数,均为风热外感表现。

【治法方剂】疏风清热。方用银翘散。

3. 湿热咽痛

【证候表现】咽部剧痛或刺痛,黏膜红肿,且生小泡,破后成溃疡,多伴有发热,咳嗽,吐黄痰,胸膈不利,舌质红,苔黄腻,脉数。

【病因病机】多由于脾胃失运,湿热内蕴中焦,复感外邪,湿与邪互结,阻塞咽喉所致。

【证候分析】湿热互结,阻于咽喉,发为咽痛,疼痛剧烈,咽部生小泡,破后形成溃疡;舌质红,苔黄腻,脉数,均为湿热内阻表现。

【治法方剂】清热解毒利湿。方用甘露饮加大青叶。

4.郁火咽痛

【证候表现】咽喉刺痛,发病迅速,来势凶猛,伴吞咽困难,呼吸急促,咽喉黏膜嫩红,会厌水肿,舌质红,少苔或薄黄苔,脉洪大而数。

【病因病机】多由于肝失疏泄,郁久化火所致。

【证候分析】郁火结于咽喉,气机不利,可见咽喉部刺痛,伴吞咽困难,呼吸急促,会厌水肿。

【治法方剂】降火散结。方用丹栀宣痹汤(即宣痹汤加丹皮、栀子)治之。

5.阴虚咽痛

【证候表现】咽喉干痛,口干欲饮,咽中似有痰阻,不易咯出,午后痛剧,黏膜黯红。伴见午后潮热,或手足心热,盗汗,大便干,小便黄,舌质红,少苔,脉细数。

【病因病机】多由于阴虚津伤,虚火上炎,蒸灼咽喉所致。肺肾阴虚,多系素体阴虚或房事过度,相火上炎所致。

【证候分析】阴津亏虚,虚火上炎,蒸灼咽喉,可见咽喉干痛,口干欲饮;阴虚火旺,可见午后痛剧,伴午后潮热或手足心热,盗汗;肺肾阴虚,可见腰膝酸软,耳鸣目花,虚烦失眠;舌质红,少苔,脉细数,均为阴虚火旺表现。

【治法方剂】肺阴虚者,治宜滋阴润肺,方用养阴清肺汤治之;肺肾阴虚,治宜滋补肺肾,清虚热,方用知柏地黄丸治之。

6.气阴两虚咽痛

【证候表现】咽干疼痛,多为隐痛,劳累加重,气短乏力,潮热,便干,舌淡苔薄,脉细无力。

【病因病机】多由于久病耗伤气阴所致。

【证候分析】气虚,机体气化失司,可见气短乏力;阴虚,虚火内灼,可见咽干疼痛,多为隐痛;阴虚火旺,可见潮热,便干;舌淡苔薄,脉细无力,均为气阴两虚表现。

【治法方剂】益气养阴。方用百合固金汤加益气药治之。

(三)鉴别诊断

1.风寒咽痛与风热咽痛的鉴别诊断

(1)风寒咽痛　多由于风寒外袭所致。咽部微痛或刺痛,兼见恶寒重,发热轻,无汗出,舌淡,苔薄白,脉浮紧等风寒外袭表现。

(2)风热咽痛　多由于外感风热之邪所致。咽部多为刺痛,吞咽时明显,兼见发热重,恶风,汗出,舌质红,苔薄黄,脉浮数等风热外感表现。

2.湿热咽痛与郁火咽痛的鉴别诊断

(1)湿热咽痛　多由于脾胃失运,湿热内蕴中焦,复感外邪,湿与邪互结,阻塞咽喉所致。兼见黏膜红肿,且生小泡,破后成溃疡,咳吐黄痰,胸膈不利,舌红,苔黄腻等湿热内郁表现。

(2)郁火咽痛　多由于肝失疏泄,郁久化火所致。兼见会厌水肿,吞咽非常困难,有时呼吸急促,发憋等表现。

3.阴虚咽痛与气阴两虚咽痛的鉴别诊断

(1)阴虚咽痛　多由于阴虚津伤,虚火上炎,蒸灼咽喉所致。肺肾阴虚,多系素体阴虚,或房事过度,相火上炎所致。兼见午后潮热,或手足心热,盗汗,舌质红,少苔,脉细数等阴虚火旺表现。

(2)气阴两虚咽痛　多由于久病耗伤气阴所致。兼见气短乏力,潮热,便干,舌淡苔薄,脉细无力等表现。

咽喉痛一症,不外风、火、痰、虚四个方面,风、火、痰多实证,其特点是咽喉疼痛重,吞咽困难,呼吸急促,咽喉发堵,黏膜焮红,肿胀。虚证咽痛的特点是咽喉微痛而干,多兼有乏力,低热等虚证表现。

五、声音嘶哑

(一)概念

是指发音时或嘶或哑的症状。

在《内经》中有"瘖"、"暴瘖"、"无音"等名,后世医家又有称为"音瘖"、"失音"、"声不出"、"不能言"、"声哑"、"喉中声嘶"、"暴哑"者。

另有"子瘖"、"产后瘖"、"痘瘖"、"麻疹瘖"不属本症讨论范围。

（二）常见证候

1.风寒声音嘶哑

【证候表现】突然嘶哑，喉痒咳嗽，伴有发热，恶寒，声带肿胀，充血，舌苔薄白，脉浮紧。

【病因病机】多由于风寒外袭所致。

【证候分析】风寒外袭，肺气失宣，寒邪凝滞于喉，可见突然声音嘶哑，喉痒咳嗽；正邪交争，可见恶寒发热；舌苔薄白，脉浮紧，均为外感风寒表现。

【治法方剂】疏风散寒，宣肺开音。方用三拗汤。

2.风热声音嘶哑

【证候表现】声哑咽痛，有灼热感，伴有发热，恶风，咳嗽痰黄，声带充血水肿，舌苔薄黄，脉浮数。

【病因病机】多由于风热外袭或寒邪化热所致。

【证候分析】风热袭肺，肺失清肃，热灼咽喉，可见声音嘶哑；舌苔薄黄，脉浮数，均为外感风热表现。

【治法方剂】疏风清热，宣肺开音。方用清咽宁肺汤。

3.热邪犯肺声音嘶哑

【证候表现】声哑咽痛，有堵塞感，黏膜红肿，声带充血，痰黏胸闷，便干溲赤，舌质红，苔黏黄，脉滑数。

【病因病机】多由于燥热之邪上犯肺金所致。

【证候分析】燥热之邪犯肺，灼津成痰，痰热交阻，可见声音嘶哑；热盛伤津，可见便干溲赤；舌质红，苔黄，脉滑数，均为热邪犯肺表现。

【治法方剂】清燥救肺。方用清燥救肺汤加减。

4、肺肾阴虚声音嘶哑

【证候表现】声哑日久，咽喉干痛，喉痒痰黏，声带微红，黏膜干燥，舌质红少苔，脉细数。

【病因病机】多由于素体阴虚，劳伤肺肾所致。

【证候分析】肺肾阴虚，津液不足，虚火上炎，可见咽喉不利，声音嘶哑；舌质红少苔，脉细数，均为阴虚火旺表现。

【治法方剂】益气养阴。方用四君子汤合百合固金汤。

5. 血瘀痰聚声音嘶哑

【证候表现】声哑日久，或逐渐加重或咽干而痛，声带肥厚，或有小结或有息肉或喉间肿物，舌色紫黯，苔薄，脉弦细。

【病因病机】多由于气滞血瘀或痰浊凝聚，阻塞喉间所致。

【证候分析】血瘀痰聚，阻于喉间脉络，以致声带肥厚或生小结，可见声哑。

【治法方剂】血瘀为主者，治宜活血化瘀，方用通窍活血汤；痰浊凝聚为主者，可见声带息肉，治宜除痰化瘀，消肿散结，方用二子二石汤加山慈姑、土贝母、橘核、荔枝核。

声音嘶哑是喉病中的常见症状，有寒热虚实之别；《景岳全书》曰："声音出于脏气，凡脏实则声宏，脏虚则声怯。"因此，声哑的辨证治疗不外虚实两端。又"音哑之病，当知虚实。实者其症在标，因窍闭而瘖也，虚者其症在本、因内夺瘖也。"

六、咽喉白腐

（一）概念

即指咽喉部出现白色腐膜，严重者可蔓延至鼻部。《重楼玉钥》云："喉间起白如腐一症，其害甚速。乾隆四十年前无是症，即有亦少。自年来患此者甚多，惟小儿尤甚，……按白腐一证，即所谓白缠喉是也，诸书皆未论及。"亦称缠喉急瘖，或分为时疫白喉，蛾风白喉，痨证白喉，虚寒白喉。一般而论，时疫白喉为疫毒所致，有传染性，以小儿多见；其他则无传染性，小儿、成人均可得之。

（二）常见证候

1. 时行疫毒咽喉白腐

【证候表现】为时疫白喉的初期，咽喉疼痛肿胀，局部出现灰白色腐膜，范围较小，呈点、片状，边缘清楚，腐膜紧贴咽喉，不易拭去，坚韧厚实，拭去则出血，伴有发热恶寒，头痛，身痛，舌苔薄白或微黄，脉浮数。

【病因病机】多由于疫毒之邪，侵袭肺卫所致。

【证候分析】疫毒之邪，侵袭肺卫，咽喉为肺胃之门户，可见咽喉疼痛肿胀，有灰白色腐膜；正邪相争，可见发热恶寒，头身疼痛。

【治法方剂】疏风清热解毒。方用银翘散加土牛膝、僵蚕、蝉衣、山豆根、玄参等。

2.疫毒内盛咽喉白腐

【证候表现】为时疫白喉的中期，咽喉红肿剧烈，且疼痛干燥；白腐范围较大，超过喉核部位，腐膜呈块状，牢固坚韧附着于咽喉壁上，拭之则出血；高热汗出，面红目赤，口渴欲饮，心烦唇焦，便干溲少或泄泻色黄黑，舌质红，苔黄厚甚则焦黑起芒刺。

【病因病机】多由于疫毒内传，阳明气分实热所致。

【证候分析】疫毒内传，可见咽喉红肿剧烈；热盛伤津，可见疼痛干燥、口渴欲饮、唇焦、便干溲少；清浊相混，可见大便泻下如黄黑水状；舌质红，苔黄厚甚则焦黑起芒刺，均为阳明热盛表现。

【治法方剂】清热解毒消肿。方用仙方活命饮加僵蚕、蝉衣、土茯苓、大便干结加大黄。

3.痰浊壅闭咽喉白腐

【证候表现】为时疫白喉的变证，腐膜经久不退，时而自行脱落，面色苍白，口唇青紫，烦躁不安，喘息有痰鸣声，呼吸困难，甚则息高抬肩，干咳阵作，声似犬吠，音哑，汗出舌青紫，脉急促。

【病因病机】多由于时疫白喉久病不愈之变证所致。

【证候分析】咽喉腐膜自行脱落，闭塞气道，兼挟痰浊壅滞，故可见喘息痰鸣，呼吸困难，甚则息高抬肩，干咳阵作，音哑，声似犬吠；气道狭窄，气失宣畅，气不行则血不行，无以上荣头面，故见面色苍白；气滞血瘀，可见口唇与舌青紫；痰浊壅闭，阳气欲脱未脱，故见烦躁不安，汗出，脉急促。

【治法方剂】逐痰宣闭解毒。方用《三因》解毒雄黄丸。

4.疫毒凌心咽喉白腐

【证候表现】为时疫白喉的危证，腐膜经久不退，时或自行脱落；喘息抬肩，汗出如油，面色苍白如纸，两目直视，四肢不温，口唇青紫，烦躁不安，甚而抽搐，角弓反张，舌质淡，脉沉微细欲绝，或结代或促急无伦。

【病因病机】多由于疫毒内盛凌心，心阳虚脱所致。

【证候分析】疫毒凌心，心阳虚脱，阴阳不相维系，故见喘息抬肩，汗出如油,面色如纸,四肢逆冷,脉沉微细欲绝或结代或急促无伦;疫毒内侵心脏,常引动肝风,故见两目直视,四肢抽搐,角弓反张。

【治法方剂】温阳固脱,益气生脉。方用四逆汤合生脉散,肝风上扰则加羚羊角、珍珠母、牡蛎等息风平肝。

5.肺肾阴虚咽喉白腐

【证候表现】为时疫白喉的后期,咽喉疼痛不甚,白腐呈点状或块状,紧贴咽壁,不易拭去,拭去则出血,范围可超过喉核,伴低热,口干舌燥,渴欲引饮,舌质红少苔,脉细数。

【病因病机】多见于白喉后期,疫毒逗留肺肾,阴虚里热所致。

【证候分析】肺肾阴虚,阴虚里热,故见低热,口干舌燥,口渴欲饮,舌红少苔,脉细数;诚如《重楼玉钥》云:"喉间发白之症。……属少阴一经,热邪伏其间,盗其肺金之母气,故喉间起白。"足少阴肾经循于咽喉,疫毒内踞虽邪退亦必伤阴,肾水不足,子盗母气,肺肾阴虚也。

【治法方剂】养阴清热。方用养阴清肺汤。

6.肺胃热盛咽喉白腐

【证候表现】咽部红肿剧烈,喉核尤甚,疼痛较剧,喉核部出现白黄色脓点逐渐连成腐膜,但范围固定,易拭去而不出血,颌下有结核且痛,高热口渴,咳嗽痰黄,口臭腹胀,便秘,溲黄,舌红苔黄厚,脉洪数。

【病因病机】多由于热毒壅阻肺胃,循经上扰伤腐咽部肌膜所致。

【证候分析】肺胃热盛,循经上扰,可见咽部红肿剧烈;血肉壅滞化为黄白脓液溢出;肺胃热盛伤津,可见高热口渴,咳嗽痰黄,口臭,便秘,溲黄;舌红苔黄厚,脉洪数,均为热盛的表现。

【治法方剂】清热解毒消肿。方用普济消毒饮或凉膈散加减。

7.阴虚火旺咽喉白腐

【证候表现】咽喉部出现片、块状白色腐膜,但范围较小,一般不超过喉核,腐膜浅薄不牢,易落易长,常反复不已,喉核部有突出疣状物呈灰白色,不易拉脱;咽痛涎多,吞咽苦难,甚至咽喉腐烂;伴腰酸,神疲无力,盗汗,五心烦热,舌质红,脉细数。

【病因病机】多由于先天不足或素体肾亏,邪毒循经上扰所致。

【证候分析】素体肾阴不足,阴虚火旺,循经上扰咽喉,可见咽喉部出现白色腐膜；阴虚火旺，可见盗汗，五心烦热，舌质红，脉细数等表现。

【治法方剂】滋阴降火。方用知柏地黄汤加玄参、麦冬。

8.肾阳虚寒咽喉白腐

【证候表现】局部症状与阴虚火旺相似，但伴面色㿠白，疲乏腰酸，畏寒怯冷，舌质淡，脉沉迟。

【病因病机】多由于先天不足，或久病耗伤阳气所致。

【证候分析】肾阳亏虚，虚寒循经上扰咽喉，可见咽喉部出现片、块状白色腐膜；阳虚机体失于温养，可见面色㿠白，畏寒怯冷，舌质淡，脉沉迟。

【治法方剂】温阳散寒。方用桂附八味丸。

(三)鉴别诊断

1.疫毒内盛咽喉白腐与疫毒凌心咽喉白腐的鉴别诊断

(1)疫毒内盛咽喉白腐　多由于疫毒内传，阳明气分实热所致。咽喉白腐范围较大，兼见高热，汗出，面红，目赤，口渴欲饮，脉洪大等阳明气分热盛表现。

(2)疫毒凌心咽喉白腐　多由于疫毒内盛凌心，心阳虚脱所致；兼见汗出如油，面色如纸，四肢逆冷，脉沉微细欲绝或结代或急促无伦等阴阳不相维系表现。

2.肺肾阴虚咽喉白腐与阴虚火旺咽喉白腐的鉴别诊断

(1)肺肾阴虚咽喉白腐　多见于白喉后期，疫毒逗留肺肾，阴虚里热所致；兼见腰膝酸软，低热，口干舌燥，口渴欲饮，舌红少苔，脉细数等阴虚火旺表现。

(2)阴虚火旺咽喉白腐　多由于先天不足，或素体肾亏，邪毒循经上扰所致；兼见盗汗，五心烦热，舌红，脉细数等阴虚火旺表现。

七、喉中梗阻

(一)概念

是指咽喉部似有异物梗阻，咯之不出，咽之不下的症状，但并不妨碍饮食进入。

《金匮要略》描述本症为"咽中如有炙脔"，《古今医鉴》称"梅核气"。

凡因其他病症而出现吞咽受碍者,均不属本症讨论范围。

(二)常见证候

1. 肝气上逆喉中梗阻

【证候表现】咽部梗阻,状如梅核,咯之不出,咽之不下,时或消失,吞咽无碍,每因情志不畅而症情加重,可伴有头晕,心烦易怒,胸胁胀满,嗳气,舌苔薄,脉弦。

【病因病机】多由于厥阴疏泄失常,气失和降所致。

【证候分析】肝气上逆,气失和降,可见喉间如有异物,咯之不出,咽之不下,时或消失,而饮食无妨;肝失疏泄,肝气上逆,可见头晕,心烦易怒,两胁胀满。

【治法方剂】疏肝理气。方用柴胡疏肝散合旋复代赭汤加减。

2. 痰凝气滞喉中梗阻

【证候表现】咽喉梗阻,时轻时重,痰多而黏或色黄,胸闷纳呆,舌苔腻,脉濡滑。

【病因病机】多由于脾失健运,痰湿内生,凝聚喉间所致。

【证候分析】痰湿内生,痰凝则气滞,聚结于咽喉,可见咽喉梗阻,时轻时重,喉间痰多而黏,不易咯出,胸闷不畅;舌苔腻,脉濡滑,均为痰湿内阻表现。

【治法方剂】化痰宣中,方用四七汤;如痰湿挟热,咽红痰黄者,治宜化痰清热,方用清咽利膈汤。

3. 肺热阴虚喉中梗阻

【证候表现】咽喉焮红干燥微痛,介介如有物梗阻,干咳少痰,烦热盗汗,舌苔薄黄质红,脉细数。

【病因病机】多由于肺受热灼,阴液耗伤,气失肃降,咽喉失于濡润所致。

【证候分析】肺热阴虚,咽喉不获濡润,故见咽喉焮红介介如有物梗阻;兼见咽干微痛,干咳少痰,烦热盗汗,舌红少津,脉细数等阴虚火旺表现。

【治法方剂】润肺清热。方用养阴清肺汤加减。

上述三证,主症均为喉中梗塞,且多与情志有关,但病机并不相同,治法亦异,临床应注意鉴别。

八、悬雍下垂

(一) 概念

是指悬雍垂因肿而垂长的症状。《世医得效方》称之为"帝钟风"，亦有称"悬旗风"者。

(二) 常见证候

1. 火毒内侵悬雍下垂

【证候表现】悬雍过长而红肿，且疼痛，吞咽时明显，口咽干燥，喜冷饮，胃脘胀闷，嗳气，口臭，大便干，小便黄，舌苔黏腻，脉滑数。

【病因病机】多由于脾胃积热，蕴于血分或平素嗜食辛辣，伤及血络所致。

【证候分析】火毒内侵，伤及血络，迫血妄行，郁滞不散，致悬雍红肿而过长或起血泡；热盛伤津，可见口咽干燥，喜冷饮，口臭，大便干，小便黄；舌苔黏腻，脉滑数，均为火毒内阻表现。

【治法方剂】清热解毒，消肿止痛。方用黄连解毒汤、六神丸或凉膈散；外治法可将血泡轻轻刺破，局部吹冰硼散。

2. 邪毒郁久，气滞血瘀悬雍下垂

【证候表现】悬雍稍长，其头部有如小球悬挂，形如小菜花，不红，吞咽或有异物感，纳可，二便调，舌质黯，苔薄，脉涩。

【病因病机】多由于邪毒侵袭，郁久不散，阻塞经络，气滞血凝所致。

【证候分析】邪毒郁久，气滞血瘀，郁于咽喉，可见悬雍稍长，如有小球悬挂，形如菜花，吞咽或有异物感；舌质黯，苔薄，脉涩，均为气滞血瘀表现。

【治法方剂】活血祛瘀，消肿散结。方用散结汤加减，外用生蒲黄粉吹敷。

第六章　眼科病症状

一、目痒

（一）概念

是指睑边、眦内甚则痒连睛珠，痒及难忍为主证，但睛珠完好，视力也正常而得名。

临床上由于风、火、湿热、血虚以及邪退正复，气血得行均可引起目痒。轻者痒处不定，重则痒若虫行或痒极难忍。《普济方·眼目门》说："夫肝经虚，风邪乘之，则目痒。"《审视瑶函·目痒》说："痒者有因风、因火、因血虚者。"另外若偶然发痒，痒轻不甚者则不属病态。若因"睑生椒粟"、"眼眩赤烂"等而发痒者，则不属本书讨论范围。

（二）常见证候

1. 风热目痒

【证候表现】自觉双眼奇痒，痒极难忍或痒若虫行，有灼热感，微有畏光流泪，眼眵呈黏丝状但不多，或胞睑内有似椒粟高低疙瘩或见黑白睛间抱轮灰黄微隆呈胶出样，以青少年在春季发病为多，脉浮数，舌苔薄白。

【病因病机】多由于邪客肝胆经脉，循经上犯目窍所致。

【证候分析】风热之邪，循经上犯目窍，可见自觉双眼奇痒；舌质红，苔薄白，脉浮数，均为风热外感表现。

【治法方剂】疏风清热，祛邪止痒。方用驱风一字散。

2. 风寒目痒

【证候表现】症见双目发痒，遇风加剧，流泪眵稀，病人眼睛端好，内外均无翳障，视力正常，唯睛珠痒甚连接眉棱骨处酸楚不适；兼见恶寒鼻塞等症，脉浮弦，舌苔薄白。

【病因病机】多由于风寒外感,上犯目窍所致。

【证候分析】风寒之邪,上扰目窍,可见双目发痒,遇风加剧;恶寒鼻塞,舌苔薄白,脉浮弦,均为风寒外感表现。

【治法方剂】祛风散寒。方用人参羌活汤去枳壳、天麻,加川芎、川乌,外可用姜粉和白蜜点之。

3. 火盛目痒

【证候表现】自觉双眼灼热奇痒,白睛发红,泪热眵稠,口干口苦,尿黄便结,脉数,舌红苔黄。

【病因病机】多由于脏腑热盛,火热上炎,扰及双目所致。

【证候分析】脏腑热盛上炎,扰及双目,可见自觉双眼灼热奇痒,白睛发红;热盛伤津,可见口干口苦,尿黄便结;舌红苔黄,脉数,均为里热炽盛表现。

【治法方剂】降火泄热。方用凉膈散加地肤子。

4. 血虚目痒

【证候表现】双目发痒,痒作轻缓,揉拭则止,止后又痒,双眼干涩不适,面色少华,舌淡,脉弦细。

【病因病机】多由于素体血虚,或久病伤及阴血,血虚生风,上扰目窍所致。

【证候分析】血虚生风,上扰目窍,可见双目发痒,痒作轻缓,揉拭则止;血虚机体失养,可见双眼干涩不适,面色少华;舌淡,脉弦细,均为阴血亏虚表现。

【治法方剂】养血活血,熄风止痒。方用四物汤加防风、白芷、全蝎、川乌。

(三)鉴别诊断

1. 风热目痒与风寒目痒的鉴别诊断

(1)风热目痒 多由于邪客肝胆经脉,循经上犯目窍所致。辨证要点为:双目奇痒灼热,畏光流泪,多发于青少年,每逢春夏病势加剧。

(2)风寒目痒 多由于风寒外感,上犯目窍所致。辨证要点为:双目发痒,遇冷风加剧,流泪眵稀。

2. 火盛目痒与血虚目痒的鉴别诊断

(1)火盛目痒 多由于脏腑热盛,火热上炎,扰及双目所致。辨证要点为:目痒灼热,白睛发红,热泪眵稠为特征,兼见口干口苦,尿黄便结等内热炽盛之证。

(2)血虚目痒 多由于素体血虚或久病伤及阴血,血虚生风,上扰目窍所致。辨证要点为:双目发痒,时痒时止或揉拭则止,止后又痒,反复发作。

此外目痒一症,除按上述分证之外,还可根据其程度与性质,对多种眼病的诊断、预后有很大参考价值。如眼无病而痒,是眼病之前兆症状;有经治疗后,症状渐减而目痒是邪退正复,气血得行,眼病将愈之征。这些都宜临证时仔细鉴别。

二、羞明怕热

(一)概念

是指每遇明亮温暖场所,眼睛痛涩,畏避难睁的症状。

本症又称"怕日羞明",但《证治准绳·七窍门》对此作了更正:"羞明怕热证,谓明热之处,而目痛畏避不开也。……今人皆成为怕日羞明者,俗传音近之误。盖日热二音类近,习俗呼误不久,不察其理,遂失其正,只以怕热羞明论之,其理灼然可见。夫明字所包已广,何用再申日字,若以日字专主阳光言之,则怕热一证无所归矣。"

(二)常见证候

1. 风寒束表羞明怕热

【证候表现】双目发赤微痛而涩,眵多如糊,羞明畏热,眼睫成纽,眉头肿胀,恶风寒,鼻塞流涕,舌苔薄白,脉浮紧。

【病因病机】风寒束表,肺气郁闭,脉络受阻。

【证候分析】风寒之邪,侵袭皮毛,内合于肺,肺卫不和,故恶风畏寒,闭塞流涕;肺主气,肺之精腾为白睛,肺气郁滞,脉络受阻,故目赤微痛而涩,羞明怕热,不敢睁眼。

【治法方剂】辛温解表,佐以活血行瘀。方选明目细辛汤。

2. 气虚风热羞明怕热

【证候表现】目赤恶日,痛涩难开,眦角发紧,迎风流泪,久视昏花,舌淡,脉细而数。

【病因病机】气虚腠理不固,风热上乘目窍。

【证候分析】气虚则腠理不固,风热感客,上乘目窍,故目赤恶日,痛涩难开,眦角发紧;不耐久视,久视则昏花,乃素体气虚,目失濡养,光华不足,复感风热外邪所致。

【治法方剂】益气扶正,疏邪清热。方选连翘饮子。

3.气阴两虚羞明怕热

【证候表现】视物昏花,目喜垂闭,羞明怕热,白睛轻度赤痛,头晕耳鸣,口干咽燥,大便溏薄,下肢畏寒,舌苔薄白,脉细。

【病因病机】气阴亏虚,清窍不充。

【证候分析】气阴亏虚,不能上充清窍,故视物昏花,目喜垂闭,耳聋或耳鸣;津液不足,故口干咽燥;水不涵木,木火侮金,心火上炎,故白睛赤痛,羞明怕热。

【治法方剂】益气养阴,清热降火,方选滋阴地黄丸;如大便溏薄,下肢畏寒,乃气虚阳衰,失于温煦,治宜益气温阳,方用平气和衷汤。

三、胞睑肿胀

(一)概念

是指上胞下睑肿胀不适而言。

本证《灵枢·水肿》称"目窠上微肿";《素问·评热病论》称"目下肿";《金匮要略·水气病脉证并治》称"目窠上微拥";《诸病源候论》称为"目风肿候";《银海精微》称为"胞肿如桃";《证治准绳》则称"肿胀如杯"、"脾虚如毬",前者为外障实邪,后者乃气虚所致,后世医家多从其说,并把"肿胀如杯"称之为"蚌合","脾虚如毬"称之为"悬球"。因二者都以胞睑肿胀为主症,同是肉轮病变,故现予合并论述。

(二)常见证候

1.肺脾积热胞睑肿胀

【证候表现】属"肿胀如毬"范畴。主要症状为目先赤痛,热泪时出,怕光羞明,继则胞睑肿胀,红肿如桃,疼痛拒按,痛引头额,或伴恶寒发热,舌红,脉数。

【病因病机】热邪入里,以致脾胃积热,热积胞睑。

【证候分析】多因热邪入里或饮食失节,以致肺脾积热,壅热上攻,燥火客邪,血分热盛,热积胞睑,发而为病。《银海精微·胞肿如桃》

说："此乃脾肺之壅热,邪客于腠理,致上下胞肿如桃,痛涩泪出。"

【治法方剂】清火散风解毒。方选散热消毒饮。

2.脾虚湿滞胞睑肿胀

【证候表现】属"脾虚如毬"的范畴。主要症状为上胞浮肿,虚肿如球,患处喜按,拭之稍平,少顷复起,目不赤痛,或兼目痒,脉若,舌胖苔薄白。

【病因病机】脾胃气虚,中气不足,运化失司,水湿停于胞睑。

【证候分析】脾胃气虚,中气不足,运化失司,水湿停于胞睑,因虚而浮肿,故按之不硬不痛,患处水湿稍散,胞睑浮肿稍平,继而水湿复聚,顷复如故;风为肝之气,脾虚则风邪更易侵入,若兼风邪则见目痒。

【治法方剂】补中益气,健脾除湿。方选神效黄芪汤或助阳活血汤。

四、眼胞瘀痛

(一)概念

指眼睑内受钝性外伤后,血溢络外,局部瘀血停滞,引起肿胀疼痛而言。

本症在《证治准绳·杂病》中谓"偶被物撞打而血停滞于睑睥之间,以致胀痛也。缓而失治则胀入珠内,瘀血灌睛,而睛有损坏之。"另有"肿胀如杯"及"睑硬睛痛"等症,不因外伤所致,故不在本篇讨论范围内。至于外伤睛珠受损或血灌瞳神,详见专条。

(二)常见证候

1.早期眼胞瘀痛

【证候表现】眼部钝性外伤后一昼夜间,眼睑肿胀,局部呈青紫瘀色,双眼疼痛难睁,白睛红赤,泪多,视物模糊,苔脉如常或见弦脉。

【病因病机】眼部钝性外伤

【证候分析】眼部钝性损伤后,瘀血阻络,故眼部疼痛肿胀,色青紫。

【治法方剂】凉血止血消肿。内服生地黄散,外敷一绿散。亦可冷敷,以凉血止痛。

2.后期眼胞瘀痛

【证候表现】有眼部钝性外伤史,受伤超过一昼夜之后,眼部肿胀瘀痛稍减,眼睑皮肤呈暗青色或略显黑紫色。

【病因病机】眼部钝性损伤

【证候分析】眼部钝性外伤,瘀血阻络,伤后逾一天,眼睑肿胀略减,局部青紫较前加深或由青紫而转黑色。

【治法方剂】活血化瘀。内服桃红四物汤或坠血明目饮去知母,外敷七厘散,局部热敷可助止痛消肿之效。

(三)鉴别诊断

眼胞瘀痛一症,因眼胞外伤络损血溢,凝滞不行而成,早期重在止血消肿,后期血止,则需化瘀消肿,故鉴别分期甚为重要。本症有自愈之机,但不能因此而忽视积极治疗,避免变生他证。

五、眼睑丹毒

(一)概念

是指胞睑皮肤红如涂丹,热如火灼而言。因其常引起头面肿大,故亦名"火胀大头"。

本症首见于《疮疡经验全书》,称"上下眼丹",《证治准绳》称"火胀大头",《外科启玄》、《外科正宗》简称"眼丹"。

"针眼"与本症都生于眼睑边缘,病因大致相同,但"针眼"较轻,多呈局限的小节;眼睑丹毒病情较重,整个胞睑漫肿赤痛,硬结拒按,常伴有寒热头痛等全身症状。故针眼另列专章,不属本书讨论范畴。

(二)常见证候

1.风热相搏眼睑丹毒

【证候表现】眼睑漫肿赤痛,硬结拒按,重则头面肿大,泪眵并多;兼见恶寒发热,烦躁不安,舌苔薄白,脉浮数;或口干烦渴,壮热不恶寒,舌红苔微黄,脉数有力。

【病因病机】风热之邪搏结于里,客于胞睑。

【证候分析】风热之邪搏结于里,客于眼睑,故眼睑漫肿赤痛,硬结拒按,可见恶寒发热;若风胜于热,则恶寒重,发热轻,口不渴,苔薄白,脉浮数;若热胜于风,则口干烦渴,发热重,恶寒轻,甚者壮热不寒,苔微黄,脉数有力。

【治法方剂】疏风清热,泻火解毒。方选普济消毒饮。

2. 湿热壅遏眼睑丹毒

【证候表现】眼睑面颊发红而微带黄白,面部灼热痒痛,并有风粟,湿疮,糜烂,头重体倦,四肢重怠,胸闷纳少,小便黄涩,舌苔黄腻,脉濡数。

【病因病机】脾胃湿热内蕴,上冲头目,停于胞睑。

【证候分析】脾胃湿热内蕴,上冲头目,停于胞睑,以致眼睑面颊发红而微带黄白,潮湿糜烂,发痒作痛;湿热内蕴,则见头重体倦,四肢重怠,胸闷纳少,舌苔黄腻,脉濡数。

【治法方剂】清热利湿。方选除湿胃苓汤。

(三)鉴别诊断

风热相搏眼丹与湿热壅遏眼丹的鉴别

(1)风热相搏眼丹　风热之邪搏结于里,客于胞睑,眼睑漫肿赤痛,硬结拒按,重则头面肿大,泪眵并多;兼见恶寒发热,烦躁不安,舌苔薄白,脉浮数。

(2)湿热壅遏眼丹　脾胃湿热内蕴,上冲头目,停于胞睑,面部灼热痒痛,并有风粟,湿疮,糜烂,头重体倦,四肢重怠,胸闷纳少,小便黄涩,舌苔黄腻,脉濡数。

六、眼生偷针

(一)概念

眼生偷针,俗称"针眼"、"眼疮",是指在眼睑边缘生小疖而言。因其眼睑内应脾胃,脾胃属土,固有"土疳"、"土疡"之称。

本症《内经》称之为"目眦疡"。《素问·气交变大论》云:"岁金太过,燥气流行,肝木受邪,民病两胁下少腹痛,目赤痛眦疡,耳无所闻。"《诸病源候论》称"针眼",指出本症是因"热气客在眦间,热搏于津液所成"。宋·杨士瀛《直指方》称"偷针",明·王肯堂《证治准绳》称"土疳"。此外,尚有"偷针窝"、"包珍珠"、"挑针"等俗名。

本症与"眼丹"均生于胞睑边缘,但针眼较轻,多呈局限性的小疖;

"眼丹"较重,呈漫肿的疮毒,临床上应加以区别。将另立专条论述,不属本症范畴。

(二)常见证候

1. 外感风热针眼

【证候表现】胞睑局部轻度红肿热痛,病变较为局限,触之局部有硬结及触痛,常以近眦部为多,初起微痒微肿,继则赤痛拒按,轻者数日内自行消散,重者数日后破溃排脓始愈。一般无明显全身症状,重则兼见发热恶寒,脉浮数等表热证候。

【病因病机】外受风寒之邪,客于胞睑,阻滞经络,以致局部气血瘀滞。

【证候分析】外受风寒之邪,客于胞睑,阻滞经络,以致局部气血瘀滞,眼部症状较轻,初起红肿热痛,数日内自行消散。

【治法方剂】疏风清热。方选银翘散。

2. 热毒炽盛针眼

【证候表现】胞睑红肿热痛明显,或肿连颧额或白睛肿胀,局部红肿疼痛拒按,入夜尤甚,兼见身热,大便秘结,舌红,脉弦数等证。

【病因病机】热度蕴积上冲。

【证候分析】多因过食辛辣炙煿之物,以致热度蕴积上冲,发为本病。局部胞睑红肿热痛较重,甚则白睛肿胀,痒痛难忍,入夜更甚;因脾胃积热故便秘,口渴,苔黄等证俱见。

【治法方药】祛风清热,泻火解毒。方选通脾泻胃汤。

3. 气阴两虚针眼

【证候表现】胞睑上肿胀如豆粒状,触之痛,按之或软或硬,红肿轻微;兼见疲怠少言,胸闷不舒,大便秘结,日晡潮热,舌红,苔薄白,脉细数。

【病因病机】气虚运化不利,阴虚内热虚火上炎,以致胞睑气血瘀滞而成。

【证候分析】气阴两虚常见热病后患者,因气虚运化不利,阴虚内热虚火上炎,以致胞睑气血瘀滞;因其是虚火,故局部红肿热痛不甚,肿块软硬兼有;因气虚,故疲怠少言,胸闷不舒;阴虚故见潮热便结。

【治法方药】益气滋阴。方选排脓养阴汤。

4.脾虚气弱针眼

【证候表现】眼睑有微红肿块,疼痛不明显,肿块时起时效消,反复发作,日久不愈,或一目愈另一目又生或双目同时反复发作,兼脾虚食少,胃纳不佳,消化差等证。

【病因病机】胞睑属脾,脾虚于内,外有风热余毒蕴结,留滞胞睑。

【证候分析】脾虚气弱针眼常见于脾胃虚弱之人,因胞睑属脾,脾虚于内,外应胞睑,风热余毒蕴结,留滞胞睑,余邪未尽,以致针眼反复发作,久治不愈;脾虚又兼见食少便溏等证。

【治法方药】健脾和胃,扶正祛邪。方选资生丸。

（三）鉴别诊断

1.外感风热针眼与热毒炽盛针眼的鉴别诊断

（1）外感风热针眼　因外受风寒之邪,客于胞睑,局部气血瘀滞而致;表现为胞睑局部轻度红肿热痛,病变较为局限,触之局部有硬结及触痛,近眦部多见等证候。

（2）热毒炽盛针眼　因过食辛辣炙煿之物,热度蕴积上冲而致;表现为局部胞睑红肿热痛较重,甚则白睛肿胀,痒痛难忍,入夜更甚便秘,口渴等证候。

2.气阴两虚针眼与脾虚气弱针眼的鉴别诊断

（1）气阴两虚针眼　因气虚运化不利,阴虚内热虚火上炎,胞睑气血瘀滞而致;表现为局部红肿热痛不甚,肿块软硬兼有,疲怠少言,胸闷不舒,潮热便结等证候。

（2）脾虚气弱针眼　因脾虚于内,外有风热余毒蕴结,留滞胞睑而致;表现为针眼反复发作,久治不愈,食少便溏等证候。

七、眼皮跳

（一）概念

指眼皮频频振跳,牵及眉际,不能自主控制而言。若偶然一发,不属病态。

本症《审视瑶函》称"脾轮振跳",《目经大成》称"目眮",现俗称"眼眉跳"。

（二）常见证候

1. 血虚生风眼皮跳

【证候表现】眼皮频频振跳，不能自止，目干涩时痒，面色无华，唇舌淡白，脉细。

【病因病机】肝血亏虚，血虚生风，不能濡养胞睑。

【证候分析】久视伤血或亏血过多等原因，导致肝血亏虚，阴血不足不能濡养胞睑，血虚生风，故见眼皮频频振跳，不能自止，目干涩时痒。

【治法方药】养血疏风。方选当归活血汤加全蝎。

2. 脾胃气虚眼皮跳

【证候表现】眼睑多眨眴动，眼酸痛疲劳，眼睫无力，面色萎黄，食少倦怠，头晕目眩，舌淡胖，苔白润，脉沉细。

【病因病机】脾虚运化失常，不能制约胞睑。

【证候分析】脾胃气虚则运化失常，胞睑属脾，脾虚不能制约胞睑，以致眼皮频频振跳，眼睫无力；气虚故见倦怠乏力，食少气短等全身症状。

【治法方药】补气健脾。方选补中益气汤。

3. 风热外侵眼皮跳

【证候表现】眼皮振跳不如前者频繁，每见目赤痒痛，胞睑湿烂，兼见头痛恶风，形寒发热，舌红苔白，脉浮数。

【病因病机】风寒之邪上客目窍，胞睑受邪。

【证候分析】风寒之邪上客目窍，胞睑受邪，则眼皮时时振跳；风热交织，故目赤痒痛，且兼有头痛恶风等证。

【治法方药】疏风散热。方选祛风散热饮子。

八、上胞下垂

（一）概念

是指眼皮下垂，难以抬举，影响视瞻，轻者半掩瞳仁，重者黑睛全遮，垂闭难张而言。

本症《诸病源候论》称之为"睢目"，亦名"侵风"；《普济方》称"眼睑垂缓"；《目经大成》称"睑废"。此外尚有"睥倦"、"胞垂"之称。现统称"上胞下垂"。

上胞下垂,一般分为先天与后天两种,先天性上胞下垂多双眼同病,由遗传或先天发育不全引起;后天性上胞下垂多单眼发病,得之于病后、创伤或其他原因。若因脑内或眼窝肿瘤引起上胞下垂,需由专科治疗,不属本书讨论范围。

(二)常见证候

1. 中气下陷上胞下垂

【证候表现】起病较缓,上胞缓慢下垂,逐渐加重,轻者半掩瞳仁,重者黑睛全遮,垂闭难张,病人瞻视往往仰首提眉,久则额部皱纹深凹,甚则需以手提睑,方能视物。全身体弱乏力,形寒气短,四肢虚软,舌质淡嫩,脉虚沉微。或见脱肛,妇女或见子宫下垂。

【病因病机】饮食不节,或忧思伤脾或平素脾胃虚弱,以致中气下陷。

【证候分析】多因饮食不节,或忧思伤脾或平素脾胃虚弱,以致中气下陷而成本证。中焦受气取汁化赤而为血,肝主宗筋,筋赖血养,脾胃虚弱,中气下陷,则提睑无力;血少不能养筋则弛缓,失去约束之力故上胞下垂;脾胃气虚是逐渐出现的,故上胞下垂亦缓慢加重。

【治法方药】补中益气。方选补中益气汤。

2. 风邪入络上胞下垂

【证候表现】起病较急,忽然上胞下垂,且痒如虫行,头痛目胀,舌红,脉浮数。

【病因病机】外感风寒,入里中络,筋脉受损所致。

【证候分析】因外感风寒,入里中络,筋脉受损所致。风善行而数变,故发病急速,忽然上胞下垂;风盛则痒,上冲头目,故头痛目胀。

【治法方药】养血祛风。方选除风益损汤。

3. 气滞血瘀上胞下垂

【证候表现】有明显的眼部或头额部外伤史,上胞下垂因外伤所致。

【病因病机】头部或眼部外伤,瘀血阻滞经络,胞睑无力提举。

【证候分析】主要因为眼部或头额部遭受外伤,瘀血阻滞经络,胞睑纵而不收或筋脉已断,气滞血瘀,胞睑无力提举。

【治法方药】行气活血。方选祛瘀四物汤。

(三) 鉴别诊断

中气下陷上胞下垂与风邪入络上胞下垂

(1)因饮食不节,或忧思伤脾或平素脾胃虚弱,以致中气下陷,表现为上胞缓慢下垂,逐渐加重,轻者半掩瞳仁,重者黑睛全遮,垂闭难张,病人瞻视往往仰首提眉

(2)因外感风寒,入里中络,筋脉受损所致,表现为忽然上胞下垂,且痒如虫行,头痛目胀,舌红,脉浮数。

九、眼生痰核

(一) 概念

是指生于胞睑皮里肉外的核状硬结而言,进展缓慢而易于复发。因其发生于上胞较多,下睑较少,故又称"睥生痰核"。

本症首见于《原机启微》,称"血气不分,混而遂结之病";《证治准绳》、《审视瑶函》、《张氏医通》、《医宗金鉴》均称之为"睥生痰核";《银汉指南》、《目经大成》称"痰核";《眼科菁华录》称"胞生痰核",此外尚有"眼瘤"、"胞睑肿核"、"目疣"等不同名称。

(二) 常见证候

1. 痰湿混结眼生痰核

【证候表现】生于胞睑皮里肉外,有核隆起,细如米粒或黄豆,甚则大如蚕豆,不痛不痒,表面皮肤不红,皮核不相切,推之移动,触之较硬,翻转胞睑可见睑内有紫红色或灰黑色隆起,肿核大者有坠胀及轻度异物感,无明显全身症状。

【病因病机】脾胃运化功能失常,津液停聚,聚而为痰,阻滞经络,结于胞睑。

【证候分析】多因过食辛辣肥甘,脾胃功能受损,运化失常,津液停聚,聚而为痰,痰湿阻滞经络,结于胞睑,渐成肿核;痰核阻塞经络,气血运行受阻,气血瘀滞则胞睑内出现紫红色肿核隆起。

【治法方药】化痰软坚。方选化坚二陈汤。

2. 痰火郁滞眼生痰核

【证候表现】胞睑肿核痛痒,表面皮肤发红,甚者口干咽燥,舌红,

脉数。

【病因病机】痰湿混结,郁久化火,痰火相搏,痰湿混结兼风毒之邪外袭。

【证候分析】因痰湿混结,郁久化火,痰火相搏,痰湿混结兼风毒之邪外袭所致。《审视瑶函》说:"火胜于痰者,其色红紫,乃痰因火滞而结。"又说:"此阳明积热,平昔饮酒过多,而好食辛辣炙煿之味所致也。"

【治法方药】清热散结。方选清胃汤。

总之,本症系痰湿阻滞经络,结于胞睑,渐成肿核,早期服药可消,深年月久,服药无效时,可借助手术治疗。

十、目生椒粟

(一)概念

是指胞睑内发生色细小颗粒而言。因色红而坚,状如花椒,故名椒疮;若色黄质软,状如粟米者则名粟疮,亦名"椒疡""粟疡"。

本症《银海精微》称"睑生风粟",《证治准绳》将其分为"椒疮"和"粟疮"。两者形状虽有一定的区别,但病因大致均属风湿热内外合邪,胞睑脉络壅滞,气血失和而发,故合并讨论。

(二)常见证候

1. 脾经风热目生椒粟

【证候表现】本症初期仅感眼部不适,微痒,翻转胞睑,可见少量细小颗粒,色红而坚,状如花椒。继则胞睑内颗粒增加,病史加剧,沙涩羞明,结眵流泪,胞睑肿硬,颗粒成片,凸凹不平,隐隐摩擦眼珠,致使赤膜下垂,风轮星点翳膜,并发他症,故合并讨论。

【病因病机】风热邪毒侵袭胞睑,脾胃积热上攻于目,脉络受阻,气血瘀滞。

【证候分析】因风热邪毒侵袭胞睑,脾胃积热上攻于目,风热相搏,脉络受阻,气血瘀滞,故细小颗粒突起,风盛则痒,热盛则红;若气血瘀滞较甚则胞睑肿硬,颗粒层生,累累成片;椒粒摩擦气轮、风轮,固有沙涩、流泪等证。

【治法方药】清脾疏风,方选清脾凉血汤;血瘀较甚者,当治以凉血散瘀,方选归芍红花散。

2. 脾经湿热目生椒粟

【证候表现】初起常无明显自觉症状或仅感微痒不适,翻转胞睑,可见胞睑内生有颗粒,形圆色黄而质软,或稀或密,尤以睑内和风轮交接处最多,常先发生于下睑。患者面色萎黄,脉濡而缓,苔薄白微腻,重者沙涩痒痛,羞明流泪,甚则胞肿目赤,睑内颗粒密集,摩擦眼珠,并可发拳毛倒入黑睛生翳等而影响视力,脉滑数,苔黄腻。

【病因病机】脾虚湿盛,胃有积热,湿热蕴积脾胃,上攻胞睑,阻塞气血。

【证候分析】因脾虚湿盛,胃有积热,湿热蕴积脾胃,上攻胞睑,气血阻塞,湿热与血气互结,故睑内发生颗粒;若日久不愈,湿热不散,则颗粒增多而见胞睑肿胀,兼见脉滑数,苔黄腻等证。

【治法方药】轻者以健脾除湿为治,方选白术汤;重者以清热除湿兼以疏散,方选除风清脾饮。

总之本症当以内外兼治,除内服上药外,外点犀黄散。如颗粒顽固难消,应结合手术进行治疗。

十一、胞内生肉

(一) 概念

是指胞睑之内,瘀肉高起,渐渐长大,甚至掩及全木而言。若生于睑眦之内,形如鸡冠蚬肉者,称"鸡冠蚬肉"。

本症《诸病源候论》称"目息肉淫肤候",《世医得效方》称"鸡冠年肉",《石室密录》称"眼生长肉"。此外尚有"眼生肉线"、"奚魁年肉"、"眼祟"等病名。

"胬肉攀睛"与本症虽都是胞睑之内生肉,但前者是从眦角发出,似昆虫翼状,横贯白睛,渐侵黑睛,多因心肺二经风热壅盛,气滞血瘀所致,与本症病因、病证方面都有区别,故另辟专文论述。

(二) 常见证候

1. 风热壅盛胞内生肉

【证候表现】胞睑之内,瘀肉高起,渐渐长大,色红如鸡冠,似蚬肉,甚者掩及全目,头目胀痛,形寒身热,舌红,苔薄白,脉细数。

【病因病机】脾胃积热,肝火上冲。

【证候分析】脾胃积热,肝火上冲,风热搏结胞睑,气血瘀滞,则胞内生肉;因于实热,故瘀热色红似鸡冠,如蚬肉;如肝风上冲,则头目胀痛,脉弦数或浮数。

【治法方药】治宜先用手法钩割后,再服清热祛风之剂。方选抽风汤。

2.阴虚火炎胞内生肉

【证候表现】胞睑之内所生之肉色淡而薄,发展缓慢,红筋乍起乍退,微感色痒,五心发热,潮热盗汗,舌红,脉细数。

【病因病机】肾阴不足,水火不济,虚火上炎。

【证候分析】多因劳损体亏,肾阴不足,水火不济,虚火上炎而成。虚火上扰,气血瘀滞,故瘀肉薄而色淡,且发展缓慢;风邪盛衰,随天地阴阳而动,适其时正复邪衰,则病有所退,逆其时邪盛正衰,则病有所进,故红筋乍起乍退;阴虚则见五心烦热,潮热盗汗,舌红,脉细数等证。

【治法方药】滋阴降火。方选知柏地黄丸。

十二、拳毛倒睫

(一)概念

指睫毛倒入,内刺睛珠,涩痛流泪,羞明难睁,渐生翳膜而言。

本症《银海精微》称"拳毛倒睫",《原机启微》称"内急外驰之病",《普济方》则称"倒睫拳挛",《审视瑶函》、《医学纲目》均称"倒睫拳毛",《中医临证备要》称"睫毛倒入"。此外,尚有"拳毛倒插"之称等。今都简称为"倒睫"。

倒睫常是"睑生椒粟"、"睑弦赤烂"等眼病后期的并发症,因此在辨证论证是必须兼顾其他眼科疾病。

(二)常见证候

1.风热内积倒睫

【证候表现】目红涩痒,羞明多泪,睑肿紧急,睫毛倒入,内刺睛珠,刺痛流泪,频频扎目,舌红,脉数。

【病因病机】脏腑久积风热,内熏肝脾,上冲于目。

【证候分析】多由脏腑久积风热,内熏肝脾,上冲于目所致。《医宗金鉴·眼科心法要诀》说:"倒睫拳毛之证,由皮松弦紧,故拳毛倒睫,内刺睛珠,碜涩难开,眼胞赤烂,痒而兼疼。此乃脾热肝风,合邪上壅所致。"因于风热而起,倒睫兼见红肿痒热流泪。

【治法方剂】疏风散热。方选细辛汤。

2.肺脾气虚倒睫

【证候表现】胞睑微微作痒,时轻时重,睫毛一根或数根拳曲倒入,重者皮宽弦紧,内急外驰,睫毛大部分倒入,内刺瞳仁,刺痛流泪,羞明难睁,体弱乏力,少气,舌淡,脉弱。

【病因病机】肺脾气虚,气血精微不能正常输布于胞睑,筋脉皮毛失养。

【证候分析】多由肺脾气虚,气血精微不能正常输布于胞睑,筋脉皮毛失养,皮宽弦紧,内急外驰,导致本病。《银海指南·脾经主病》说:"上睑宽纵,拳毛倒睫红痛,属肺气虚兼风,不红痛属中气下陷。"

【治法方剂】补益肺脾之气。方选补中助阳汤。

此外,本病症若病情较重,或因椒疮、粟疮之疤痕收缩,或睑弦赤烂睫毛乱生所引起者,如服药无效,可采取手术治疗。

十三、流泪

(一)概念

指泪液无制,溢出眼外而言。

《素问·解精微论》有"见风则泣下"的记述;《神农本草经》称"泪出"、"泣下",《证治准绳·七窍门》归纳为"迎风冷泪"、"迎风热泪"、"无时冷泪"、"无时热泪"四类。

因情志变化或悲喜过剧,而引起的涕泪并下,属生理变化的流泪;若因风寒热邪客扰或肝胆实火导致的外障眼病,火邪激动其水,亦会形成热泪不止;如暴风客热之热泪如汤,热泪外溢,或凝脂翳之疼痛羞明,眵泪如糊,均不属本篇讨论范围。此外,由于泪瞠阻塞,常年泪出汪汪者,亦当别论。

(二)常见证候

1.肝经虚寒流泪

【证候表现】即迎风冷泪,属"冷泪"范畴。常见于年高体虚之人。

主要表现为遇风则冷泪频流,形体消瘦,面色无华,唇淡甲白,舌质淡,脉细,甚则伴有肢冷身凉,口中和,舌质淡,苔白润,脉沉迟。

【病因病机】肝血不足,不能上荣头目,目窍空虚,因虚引邪,风寒趁虚而侵,寒邪凝滞遇风则动,冷泪频频涌出。

【证候分析】肝血不足,不能上荣头目,目窍空虚,因虚引邪,风寒趁虚而侵,寒邪凝滞遇风则动,冷泪频频涌出,故有"迎风冷泪"之名。《圣济总录·目风泪出》提到"肝开窍于目,其液为泪,肝气即虚,风邪乘之,则液不能制,故常泪出,冲风则甚也"。

【治法方剂】养血祛寒,方选养血祛寒饮;若兼见肝气虚弱的证候,则用河间当归汤;冷泪日久,目视不明者,可服用枸杞酒调治。

2. 肝经风热流泪

【证候表现】即迎风热泪,属"热泪"范畴。主要表现为见风流热泪,两目赤涩,口鼻干燥,头晕耳鸣,舌质红,苔薄白,脉弦或带细数。

【病因病机】肝经蕴热,复感风邪,内外合邪,引而外发,风热相搏,上攻于目。

【证候分析】肝经蕴热,复感风邪,内外合邪,引而外发,风热相搏,上攻于目,致迎风频流热泪;若风热化火,火热炎蒸,可见两目赤涩,口鼻干燥,头晕耳鸣。

【治法方剂】轻者治宜清肝祛风,方选羚羊角散、白僵蚕散加减;甚者治宜生阳发散,滋阴降火,方选升阳降火汤加减。

3. 肝肾两亏流泪

【证候表现】即无时冷泪,亦属"冷泪"范畴。主要表现常流冷泪,遇寒更甚。初起泪止如无病证,久则冷泪常流,伴有眼目昏暗,瞻视不明,耳鸣耳聋,失眠遗精,腰腿酸软,舌苔白,脉细弱。

【病因病机】肝肾两亏,阴损及阳,泪液不能制。

【证候分析】多由房事不节,精血衰少,或悲伤哭泣、伤阴耗液,致肝肾两亏,阴损及阳,泪液不能制,故冷泪频流,遇寒则泪下更甚;阴阳两虚,因而兼见两目干涩,瞻视昏化,头晕目眩,耳鸣耳聋,腰酸腿软,失眠遗精等症。

【治法方剂】温养肝肾,补益精血。方选菊睛丸、肝肾双补丸,配合麝香吹鼻。

4.阴虚火旺流泪

【证候表现】即无时热泪,亦属"热泪"范畴。主要表现日间常流热泪,夜则干涩,伴有头晕目暗,舌苔薄白或薄黄,质红,脉细数。

【病因病机】肝肾阴虚,水火不济,虚火上炎。

【证候分析】由肝肾阴虚,水火不济,虚火上炎所致。《证治准绳·无时热泪》说:"盖肝胆肾水耗而阴精亏涩,及劳心竭意,过度深思,动其火而伤其汁也,故血虚膏液不足,人哭泣太伤者,每每患此。"故临床表现为白昼热泪频频;头晕目昏,两目干涩等虚热征象,可与肝经风热流泪的头晕耳鸣,两目干涩,口苦咽干的证候相鉴别。

【治法方剂】滋补肝肾,从阴引阳。方选椒苓丸;如虚中夹实,兼挟肝胆之火者,用加味当归饮子。

十四、漏睛

(一)概念

是指泪窍时时溢出浓汁或黏薄浑浊泪液而言。因泪窍开窍在眦角,故又称"眦漏"。

本症《诸病源候论》称"目脓漏候",《原机启微》称"热积必溃之病",《秘传眼科龙木论》和《世医得效方》均称"漏眼脓出",《证治准绳》则称"大眦漏"、"窍漏",此外尚有"外漏"等病名。《银海精微》所称的"漏眼脓血"是指"风热壅毒攻充于黑睛黄仁生出毒疮,灌溉水输控血,溃烂流脓",实属风轮、水轮疾患,不属本病范畴。《古今医统》所称"漏眼脓血",是指"目内生疮,脓血泛流",亦非本症,应予以区别。

(二)常见证候

1.外感风热漏睛

【证候表现】内眦部轻度胀痛,肤色稍红,局部轻度隆起,压之有脓汁或黏薄浑浊泪液外溢,兼见恶寒发热,头身疼痛,舌红,苔白,脉浮数。

【病因病机】风热邪毒,上犯目窍,停留睑中,引动内火,内外合邪而成。

【证候分析】由于风热邪毒,上犯目窍,停留睑中,引动内火,内外合邪,风热停滞眼睑,故眦睑红肿疼痛;风热外感,故见恶寒发热,舌红脉浮数等表热证候。

【治法方剂】疏散风热。方选疏风清肝散。

2. 心火炽盛漏睛

【证候表现】内眦部肿胀疼痛明显,硬结拒按,发热口渴,尿黄,舌红,脉数。

【病因病机】心经热邪,蕴蓄已久,上攻内眦。

【证候分析】心经热邪,蕴蓄已久,上攻内眦,故以内眦部红肿热痛明显;发热,口渴,舌红,脉数等均为热证的表现。

【治法方剂】清火解毒。方选竹叶泻经汤。

3. 热邪稽留漏睛

【证候表现】内眦部肿胀疼痛,按之变软,有脓汁从泪窍流出,发热口渴,舌红,脉数。

【病因病机】热毒之邪久蕴不去,腐化肌肤。

【证候分析】热毒久蕴不去,腐化肌肤,渐成脓液,脓蓄泪窍,故压之有脓液从泪窍排出;热邪滞留,固有发热口渴,舌红,脉数等证。

【治法方剂】清心排脓。方选清心排脓汤。

4. 气血两虚漏睛

【证候表现】眦部肿胀日久,红肿见消,疼痛渐减,唯有稀汁脓液或青黑腥秽脓水时时从眼窍溢出,久久不愈,体虚乏力,面色无华,舌淡,脉细弱。

【病因病机】患者平素体虚,正不胜邪。

【证候分析】患者体质素虚,正不胜邪,故见眦部虽不红肿,但泪窍脓汁不断,久久不愈;体虚乏力,面色无华,舌淡,脉细弱等均是体虚的表现。

【治法方剂】扶正祛邪。方选人参养荣汤。

(三)鉴别诊断

1. 外感风热漏睛与心火炽盛漏睛

(1)外感风热漏睛 因风热邪毒,上犯目窍,停留睑中,引动内火,内外合邪而成,表现为内眦部轻度胀痛,肤色稍红,局部轻度隆起,压之有脓汁或黏薄浑浊泪液外溢,兼见恶寒发热,头身疼痛,舌红,苔白,脉浮数。

(2)心火炽盛漏睛 因心经热邪,蕴蓄已久,上攻内眦,表现为内眦部肿胀疼痛明显,硬结拒按,发热口渴,尿黄,舌红,脉数。

2. 热邪稽留漏睛与气血两虚漏睛

(1)热邪稽留漏睛　因热毒之邪久蕴不去,腐化肌肤,表现为内眦部肿胀疼痛,按之变软,有脓汁从泪窍流出,发热口渴,舌红,脉数。

(2)气血两虚漏睛　因患者平素体虚,正不胜邪,表现为眦部肿胀日久,红肿见消,疼痛渐减,唯有稀汁脓液或青黑腥秽脓水时时从眼窍溢出,久久不愈,体虚乏力,面色无华,舌淡,脉细弱。

十五、目赤

(一)概念

俗称"火眼"、"红眼",是指双眼(或一眼)白睛红赤而言。

本症在《内经》、《伤寒论》中均称"目赤"。其后历代医家根据目赤的病因、病症等不同特点分别又有"暴风客热"、"天行赤眼"、"赤丝虬脉"、"赤痛如邪"、"大小眦红"、"白睛黄赤"等名称;此外,在《审视瑶函》中,"目赤"项下还包括"瘀血灌睛"、"血灌瞳神"、"色似胭脂"等内容;《张氏医通》的"目赤"还包括"赤脉灌睛"等。这些病症虽然都有赤目症状,但主要由其他眼病所致,将另列专条论述,不属本症讨论范畴。

(二)常见证候

1. 外感风热目赤

【证候表现】相当于"暴风客热"范畴。主要表现为白睛暴赤,热泪如汤,羞明隐涩;兼见恶寒发热,头痛鼻塞,舌苔薄白,脉浮数。

【病因病机】感受风热之邪。

【证候分析】主要是感受风热之邪而发,多偏于风盛。《医宗金鉴眼科心法要诀》说:"此证源于肺客邪热,外招风邪。"故发病急,以白睛暴赤,热泪如汤,羞明隐涩为主,兼见恶寒发热,头痛鼻塞,舌苔薄白,脉浮数等表热证候。

【治法方剂】疏风清热。方选荆防汤或羌活胜风汤。

2. 天行实邪目赤

【证候表现】相当于"天行赤眼"。主要表现为白睛红赤灼热,眵多黏结,怕日羞明,眼涩难睁,或先患一眼而累积两眼或两眼齐发,传染性强,常一家之内,一里之中,老幼相传,同时发病。

【病因病机】感受时气之毒而发,多偏于热盛。

【证候分析】《医宗金鉴·眼科心法要诀》说:"天行赤眼者,四时流行风热之毒,传染而成。"故发病急而传染性强,白睛红赤灼热,眵多黏结,每于晨起时睫毛与两睑胶封,发病轻重与受邪深浅及体质强弱有关。

【治法方剂】疏风邪热解毒。方选祛风散热饮子。

3. 热邪伏络目赤

【证候表现】属"赤丝虬脉"范畴。常见白睛淡红,表面赤脉纵横,虬蟠旋曲,丝脉粗细稀密不等,久而不愈,兼见羞明流泪或微痒微痛,视物容易疲劳,午后更甚。

【病因病机】多由于热性眼疾失于调理,转变而成。

【证候分析】多由于热性眼疾失于调理,转变而成;或因经久冒涉风沙及长期近火烟熏或长期从事微精细工作,目力过劳,以致热瘀血滞而发病,故白睛淡红,表面赤脉纵横,虬蟠旋曲,长期不愈。

【治法方剂】搜热散瘀。方选退热散。

4. 酒毒内蕴目赤

【证候表现】相当于"白睛黄赤"。本症常发于嗜酒患者,症见白睛渐渐黄赤,眼涩干痒;兼见湿热内蕴之证,舌苔黄腻,脉象濡数。

【病因病机】长期嗜酒,酒毒内蕴,脾弱肝旺,湿热上行。

【证候分析】因长期嗜酒,酒毒内蕴,脾弱肝旺,湿热上行,两目渐渐黄赤,赤脉纵横不明显;湿热内蕴,故舌苔黄腻,脉象濡数。

【治法方剂】清热利湿。方选茵陈五苓散。

5. 肝胆火盛目赤

【证候表现】白睛红赤热痛,甚则赤脉纵横,热泪多眵,两目发胀,兼见恶热头痛(以巅顶及两侧太阳穴为甚),口苦咽干,胁肋胀痛,尿赤或便结,舌红,脉弦数。

【病因病机】肝胆火盛,火热上冲,双目受累,发为目赤。

【证候分析】《诸病源候论·目病诸侯》说:"凡人肝气通于目,言肝气有热,热冲于目,故令目赤。"故两目红赤胀痛,口苦口干,胁肋胀痛。

【治法方剂】清肝泻热。方选龙胆泻肝汤。

6.肝肾阴虚目赤

【证候表现】相当于"赤痛如邪",常发于久病体弱之人。症见白睛淡红,病势缓慢,时作时止,常常一年数发;兼见腰膝酸软,五心烦热,潮热盗汗,脉细数。

【病因病机】肝血不足,肾精亏虚,精血不能上乘于目,虚火上炎,发为目赤。

【证候分析】肝藏血,肾藏精,肝血不足,肾精亏虚,精血不能上乘于目,虚火上炎,发为目赤

【治法方剂】滋阴养血,清肝降火。方选十珍汤。

(三)鉴别诊断

1.外感风热目赤与天行实邪目赤的鉴别

(1)外感风热目赤 感受风热之邪而致。表现为白睛暴赤,热泪如汤,羞明隐涩;兼见恶寒发热,头痛鼻塞,舌苔薄白,脉浮数。

(2)天行实邪目赤 感受时气之毒而发,表现为白睛红赤灼热,眵多黏结,怕日羞明,眼涩难睁,或先患一眼而累积两眼或两眼齐发,传染性强。

2.热邪伏络目赤与酒毒内蕴目赤的鉴别

(1)热邪伏络目赤 多由于热性眼疾失于调理,转变而成,表现为表面赤脉纵横,虬蟠旋曲,丝脉粗细稀密不等,久而不愈;兼见羞明流泪或微痒微痛,视物容易疲劳,午后更甚。

(2)酒毒内蕴目赤 长期嗜酒,酒毒内蕴,脾弱肝旺,湿热上行而致,表现为白睛渐渐黄赤,眼涩干痒;兼见湿热内蕴之证,舌苔黄腻,脉象濡数。

3.肝胆火盛目赤与肝肾阴虚目赤的鉴别

(1)肝胆火盛目赤 由肝胆火盛,火热上冲,双目受累,发为目赤而致,表现为睛红赤热痛,甚则赤脉纵横,热泪多眵,两目发胀;兼见恶热头痛,口苦咽干,胁肋胀痛,尿赤或便结,舌红,脉弦数。

(2)肝肾阴虚目赤 由血不足,肾精亏虚,精血不能上乘于目,虚火上炎而致,表现为白睛淡红,病势缓慢,时作时止;兼见腰膝酸软,五心烦热,潮热盗汗,脉细数。

十六、目赤烂

(一)概念

是指眼睑皮肤或眼睑边缘或两眦部睑弦皮肤红赤糜烂而言。眼睑皮肤红赤称"风赤疮痍",眼睑边缘红肿糜烂称"睑弦赤烂"或"眼弦赤烂",两眦部睑弦及皮肤赤烂者称"眦帷赤烂";若发于新生儿则称"胎风赤烂"。

本症始见于《诸病源候论》,称"目赤烂眦候";《世医得效方》分别称"胎风赤烂"和"风赤疮疾";《古今医统》称"烂弦风睑";《证治准绳》分证详细,有"风沿烂眼"、"风弦赤烂"、"迎风赤烂"、"眦赤烂"等名称;《银海精微》称"风弦赤眼";《医宗金鉴》称"风赤疮痍"。明目虽多,其证则一。

(二)常见证候

1. 湿热偏盛目赤烂

【证候表现】睑弦红肿溃烂,疼痛奇痒,怕光流泪,睫毛根部结痂,除了痂皮外,可见溃烂部分小脓疱,舌红苔腻,脉弦滑。

【病因病机】脾胃内蕴湿热,停聚胞睑而成。

【证候分析】因脾胃内蕴湿热,湿热相搏,停聚胞睑,以致睑弦红肿赤烂;热盛则红赤而腐,湿盛则糜烂流液,湿热合邪则腐溃成脓,故红赤糜烂流眼泪,溃烂部有脓疱。

【治法方剂】清热除湿。方选清风散或三黄散。

2. 郁火上冲目赤烂

【证候表现】属"风赤疮痍"范畴。眼睑皮肤刺痒灼热,红肿糜烂,红甚烂轻,色如涂丹,并有黏液脓汁溢出,腥臭胶黏,或结痂成块或兼见目胀头痛,口苦胁胀,心烦易怒,舌红,脉弦数。

【病因病机】多由劳心忧郁,气郁化火,郁火上冲而致。

【证候分析】气郁不舒,故见胸胁胀闷;郁火上冲则目胀疼痛;气郁化火则见口苦舌红,脉弦数。

【治法方剂】泻火解郁。方选加减四物汤或丹栀逍遥散。

3. 血虚受风目赤烂

【证候表现】眼睑干涩而痒,睫毛根部有皮屑附着或眼睑皮肤增厚粗糙,多见于老年人或身体衰弱者。

【病因病机】血少脉虚,胞睑失荣,风邪乘虚而入,结于睑弦。

【证候分析】由脾胃不足,血少脉虚,胞睑失荣,风邪乘虚而入,结于睑弦而成。血虚则干涩,风盛则痒甚,风郁化火则弦赤涩痛;血虚风燥则皮脱成屑。

【治法方剂】养血祛风。方选养血除风汤。

4.脾虚夹湿目赤烂

【证候表现】睑弦微红而痒,红轻烂重,糜烂胶着或见白色鳞屑积聚睫毛周围,脘闷腹胀,嗳气时作,食少纳呆,舌胖嫩,苔腻,脉濡或弦滑。

【病因病机】运化失司,水液停于胞睑。

【证候分析】多由饮食不节或忧思伤脾,运化失司,水液不行,停于胞睑,故胞睑糜烂胶着;脘闷腹胀,嗳气时作,食少纳呆,舌胖嫩,苔腻,脉濡或弦滑均为脾虚夹湿的表现。

【治法方剂】健脾渗湿。方选参苓白术散。

(三)鉴别诊断

1.湿热偏盛目赤烂与郁火上冲目赤烂的鉴别

(1)湿热偏盛目赤烂 由脾胃内蕴湿热,停聚胞睑而成,表现为睑弦红肿溃烂,疼痛奇痒,怕光流泪,睫毛根部结痂,除了痂皮外,可见溃烂部分小脓疱。

(2)郁火上冲目赤烂 由劳心忧郁,气郁化火,郁火上冲而致,表现为眼睑皮肤刺痒灼热,红肿糜烂,红甚烂轻,色如涂丹,并有黏液脓汁溢出,腥臭胶黏,或结痂成块或兼见目胀头痛,口苦胁胀,心烦易怒。

2.血虚受风目赤烂与脾虚夹湿目赤烂的鉴别

(1)血虚受风目赤烂 由于血少脉虚,胞睑失荣,风邪乘虚而入,结于睑弦而致,表现为眼睑干涩而痒,睫毛根部有皮屑附着,或眼睑皮肤增厚粗糙。

(2)脾虚夹湿目赤烂 由于运化失司,水液停于胞睑而致,表现为睑弦微红而痒,红轻烂重,糜烂胶着,或见白色鳞屑积聚睫毛周围,脘闷腹胀,嗳气时作,食少纳呆。

十七、目干涩

(一)概念

是指两目干涩少津,滞涩不爽,易感疲劳而言。

本症《灵枢》早有记载,命之曰"夺精";《诸病源候论·目涩候》说:"液竭者目涩";《证治准绳》则称"干涩昏花";《审视瑶函》有"白涩证"的名称。此外尚有"目枯涩"等异名。

目昏与目干涩虽然常常同时并见,但目昏是以视物不清,昏暗不明为主;目干涩是以目干燥少津,涩滞不爽为主,二者主病仍有一定的区别,故目昏另列专节,不属本书讨论范畴。

(二)常见证候

1. 阴亏血虚目干涩

【证候表现】目内干燥少津,涩滞不爽,视物易疲劳,面色萎黄,爪甲色淡,失眠多梦,头晕耳鸣,咽干舌燥,或五心烦热或腰酸遗精,舌淡或舌红,脉细数。

【病因病机】阴精亏虚,不能上荣于目。

【证候分析】因读书用目太过,久视伤血;或嗜酒恣欲,阴精亏损;或悲哀哭泣,久而耗液;或是忧思伤脾,生化之源不足,以致目干涩少津,滞涩不爽,视物疲劳。

【治法方剂】养血活血,滋补肝肾。方选四物五子丸。

2. 燥热伤津目干涩

【证候表现】目干涩作痒,目热且涩,干咳少痰,口鼻干燥,口渴欲饮,舌红少津,脉数。

【病因病机】感受燥热之邪。

【证候分析】感受燥热之邪,燥应于肺,五行属金,金盛克木,目为肝窍,燥邪易乘,故两目干涩热痒,口鼻干燥,口渴欲饮,干咳少痰。

【治法方剂】清热润燥。方选清燥救肺汤。

十八、白睛生疳

(一)概念

是指白睛表面有形如玉粒的小泡样颗粒,隆起一个或数个,周围赤丝环绕,眼部隐涩不爽,畏光流泪而言。若小泡样颗粒生于风轮边缘,并有赤脉自气轮牵绊者,则称"白膜侵睛"。

本症《证治准绳》称"金疳",此外还有"白睛粒起"等异名。

(二)常见证候

1.风热犯肺白睛生疳

【证候表现】白睛泡样颗粒隆起,部位不定,此起彼伏,周围赤丝环绕,目赤痒痛,热泪如汤,眵多难睁,口渴,舌红苔微黄,脉浮数。

【病因病机】风热犯肺,肺火亢盛,滞结于目。

【证候分析】风热之邪,入内犯肺,肺火亢盛,滞结而成。风盛则目痒且痛;热盛则目赤眵多,热泪如汤;口渴,脉浮数均是肺热的表现。

【治法方剂】疏风清热。方选九仙散加减或桑白皮汤加减。

2.心火上乘白睛生疳

【证候表现】白睛小泡样颗粒,多在近眦部或眦睑裂部风轮边缘上,目赤涩痛,舌尖红,脉数。

【病因病机】邪热入里,心经受邪,久而化火,火邪郁滞,心火上乘。

【证候分析】两眦属心,心火上乘,故白睛小泡样颗粒聚集于两眦部;热盛则白睛红肿热痛,泪热眵多,症见心烦;舌为心之苗,故舌尖红,甚则口舌糜烂;脉数亦为有热的表现。

【治法方剂】清心泻火。方选洗心汤。

3.脾胃湿热白睛生疳

【证候表现】白睛小泡样颗粒,部位不固定,患眼眦部或睑弦潮热糜烂,头重体倦,胸闷不舒,舌红苔腻,脉濡数。

【病因病机】脾胃受损,运化失司,水湿内蕴,复感热邪,湿热搏结。

【证候分析】湿热为病,故白睛小泡样颗粒,患处潮热糜烂;湿性重浊,故头重体倦,胸闷不舒,舌红苔腻。

【治法方剂】清热利湿。方选茵陈五苓散,适当加入活血破瘀散结之品。

4.脾胃虚寒白睛生疳

【证候表现】白睛小泡样颗粒不固定,周围赤丝不多,兼见胃脘满闷,脘腹隐痛,便溏乏力,舌淡苔白,脉沉细无力。

【病因病机】由饮食生冷肥甘,或过用寒凉药物,或久病失养,或小儿平素脾胃虚弱,运化失调,寒邪上注郁滞而成。

【证候分析】寒邪上注,故赤丝不多;胃脘满闷,脘腹隐痛,便溏乏力,舌淡苔白,脉沉细无力等均为脾胃虚寒的表现。

【治法方剂】温中散寒。方选温中健脾汤。

(三)鉴别诊断

1.风热犯肺白睛生疬与心火上乘白睛生疬的鉴别

(1)风热犯肺白睛生疬　由于风热犯肺,肺火亢盛,滞结于目而致,表现为白睛泡样颗粒隆起,部位不定,此起彼伏,周围赤丝环绕,目赤痒痛,热泪如汤,眵多难睁,口渴。

(2)心火上乘白睛生疬　由于邪热入里,心经受邪,久而化火,火邪郁滞,心火上乘而致,表现为白睛小泡样颗粒,多在近眦部或眦睑裂部风轮边缘上,目赤涩痛。

2.脾胃湿热白睛生疬与脾胃虚寒白睛生疬的鉴别

(1)脾胃湿热白睛生疬　由于脾胃受损,运化失司,水湿内蕴,复感热邪,湿热搏结而致,表现为白睛小泡样颗粒,部位不固定,患眼眦部或睑弦潮热糜烂,头重体倦,胸闷不舒。

(2)脾胃虚寒白睛生疬　由于由饮食生冷肥甘,脾胃虚弱,运化失调,寒邪上注郁滞而成,表现为白睛小泡样颗粒不固定,周围赤丝不多,兼见胃脘满闷,脘腹隐痛,便溏乏力。

十九、白睛鱼胞

(一)概念

指眼珠白睛隆起,不赤不紫或呈白色,形若鱼腹之胞而得名。

本症首见于《政治准绳》,称"状如鱼胞证";《张氏医通》写作"状若胕鱼";《目经大成》称"气胀"。

另有白睛"形如虾座",亦为白睛胀起,但其色带赤,乃"因瘀滞已甚,血胀无所从出,遂致壅起气轮,状如虾座甚则吐出眶外者,病尤急,非比鱼胞气分之可缓者",应予鉴别。

(二)常见证候

1.肺经风热鱼胞

【证候表现】白睛半边或全部隆起,一般呈白色,有轻度磨痒碜涩感,可伴恶风咳嗽,舌苔白腻,脉濡数。

【病因病机】感受外来风热之邪,风热客肺。

【证候分析】风热客肺,风甚于热,其性清扬,故白睛隆起,色白而不怒胀,伴恶风咳嗽。

【治法方剂】疏风泻肺。方选桑菊饮。

2. 肺火上炎鱼胞

【证候表现】白睛肿胀壅起,色红,伴有赤脉爬行,甚则遮盖黑睛,突出珠外,眼睑难开,痒涩刺痛,眵泪较多,伴有口干咽燥,大便秘结,舌苔黄腻,脉数。

【病因病机】肝火内蕴,火热上炎。

【证候分析】肝火内蕴,火热上炎,故白睛红赤,怒胀,壅肿,涩痛,伴有丝脉爬行,眵泪较多,口干咽燥,大便秘结。

【治法方剂】清肺泻火。方选泻肺汤或玄参饮,外用洗眼青皮汤。

3. 阴虚内热鱼胞

【证候表现】白睛部分或全部隆起,但怒胀不甚,色呈淡红,有轻度灼热感,眵少不结,心烦少寐,口舌生疮,舌红少苔,脉细数。

【病因病机】肝肾亏虚,水不制火,虚火上炎。

【证候分析】由于肝肾亏虚,水不制火,虚火上乘于肺,故白睛隆起不甚,其色淡红,有轻度灼热感;病在阴分,故口舌生疮,心烦少寐。

【证候表现】滋阴清热。方选六味地黄汤合四物汤,加连翘、赤芍等。

4. 气虚下陷鱼胞

【证候表现】白睛壅起,不红不紫,如鱼腹中之白胞,眼睫无力,常欲垂闭,不耐久视,久视则酸疼,面色㿠白,神疲乏力,食少纳呆,舌淡,脉细弱。

【病因病机】脾虚气陷,土不生金,清阳失展。

【证候分析】脾虚气陷,土不生金,清阳失展,故白睛壅起而不怒胀,色不红赤;病在气分,脾气虚弱,则眼睫无力,常欲闭合,神疲乏力。

【治法方剂】益气升阳,佐以活血。方选四君子汤合助阳活血汤。

(三)鉴别诊断

1. 肺经风热鱼胞与肺火上炎鱼胞的鉴别

(1)肺经风热鱼胞　由于感受外来风热之邪,风热客肺而致,表现为白睛半边或全部隆起,一般呈白色,有轻度磨痒碜涩感,可伴恶风咳嗽。

(2)肺火上炎鱼胞　由于肝火内蕴,火热上炎而致,表现为白睛肿胀壅起,色红,伴有赤脉爬行,甚则遮盖黑睛,突出珠外,眼睑难开,痒涩刺痛,眵泪较多,伴有口干咽燥,大便秘结。

2. 阴虚内热鱼胞与气虚下陷鱼胞的鉴别

(1)阴虚内热鱼胞　由于肝肾亏虚,水不制火,虚火上炎而致,表现为白睛部分或全部隆起,但怒胀不甚,色呈淡红,有轻度灼热感,眵少不结,心烦少寐,口舌生疮。

(2)气虚下陷鱼胞　由于脾虚气陷,土不生金,清阳失展而致,表现为白睛壅起,不红不紫,如鱼腹中之白胞,眼睫无力,常欲垂闭,不耐久视,久视则酸疼,面色㿠白,神疲乏力,食少纳呆。

二十、白睛溢血

(一)概念

是指球结膜下小血管破裂引起的出血,其色鲜红,成点片状,边界清楚,状似胭脂涂抹。故《证治准绳·七窍门上·杂病》曰:"不论上下左右,但见一点或一片红血状似胭脂者涂抹是也。"《审视瑶函》、《眼科金镜》均称"色似胭脂症",《眼科抄本》名"血逆眼",梁翰芬《眼科学讲义》称"白睛凝脂",近代《中医眼科学》简称"白睛溢血"。

本症由鲜红而转紫暗,再变黄褐色,大小与部位均不一致,以后消失,不留痕迹,眼部余无不适,偶见眼胀,眼涩,两周内多能吸收。《审视瑶函》将本症包含在"目赤"篇。根据临床观察,"天行赤眼"、"暴风客热"、"血灌瞳神"、"赤脉灌睛"、"抱轮红赤"、"目生星翳"、"黄液上冲"等均见目赤,但眼部都有不同程度的畏光、流泪、疼痛等症状。此外,小儿顿咳,妇女逆经常可引起"白睛溢血",均属其他眼病,应予区别,另有专条,不属本症讨论范畴。

（二）常见证候

1.风热犯肺白睛溢血

【证候表现】咳嗽胸痛,咳痰黄稠,口渴引饮,发热头痛,微恶风寒,汗出;兼见咽痛,大便干燥,舌尖红,脉浮数。

【病因病机】风热之邪外侵,内合于肺,肺气不清,滞而成患。

【证候分析】风热之邪外侵皮毛,内合于肺,热盛气壅,故咳嗽胸痛;热迫血溢伴有发热头痛,汗出;热盛伤津,故口渴引饮;津灼成痰,痰热交阻而咳痰黄,咽痛;肺与大肠相表里,热移大肠,故大便干燥;舌红,脉浮数均为表热证。

【治法方剂】疏风清热,宣肺止咳。方选桑菊饮,加桃仁、红花等活血破瘀之品,促其溢血吸收;或用退赤散亦可。

2.风寒袭肺白睛溢血

【证候表现】咳嗽胸闷,咳痰清稀,恶寒发热无汗,头身疼痛,脉浮紧,舌苔薄白。

【病因病机】风寒之邪外侵,内合于肺,肺气不清,滞而成患。

【证候分析】风寒之邪外袭皮毛,内合于肺,肺失宣降,水津不能通调输布,脉络受阻,血不循经而溢络外,伴有咳嗽胸闷,咳痰清稀;风寒外束,肺卫郁闭,故恶寒发热,头身疼痛;舌苔薄白,脉浮紧均为表寒证。

【治法方剂】辛温解表,宣肺止咳。方选华盖散,酌加当归、赤芍等活血化瘀之品。

3.燥热伤肺白睛溢血

【证候表现】双眼干涩,头痛身热,周身酸楚,口渴咽干,干咳无痰或痰少而黏,舌尖红,脉浮细而数。

【病因病机】燥邪与热邪相合,侵袭肌表。

【证候分析】燥邪与热邪均伤津液,肺燥络伤,热血迫溢,故白睛斑点状溢血,大小不一;燥邪伤津,故干咳无痰或痰少而黏,口渴咽干;邪入肌表,故头痛身热,周身酸楚;舌红少津,脉浮数均是燥邪伤表的表现。

【治法方剂】清肺润燥。方选桑杏汤或沙参麦冬饮加减,酌加生地、玄参、丹皮、红花等凉血止血,活血破瘀之品。

4.肝火上炎白睛溢血

【证候表现】头痛目胀,面红眩晕,口苦耳鸣,胸胁刺痛,烦躁易怒,尿黄,舌红,苔黄,脉弦数。多见于高血压患者。

【病因病机】火性炎上,迫血妄行,邪害空窍。

【证候分析】肝主怒,暴怒伤肝,肝有郁热,久而化火,肝火上炎,迫血妄行,故白睛大片溢血,伴面红头晕,头痛目胀,口苦耳鸣,烦躁易怒。

【治法方剂】清肝泻火,稍佐平肝潜阳,凉血散瘀。方选龙胆泻肝汤,酌加石决明、槐花、参三七粉。

5.阴虚火旺白睛溢血

【证候表现】白睛点状溢血,伴神烦少眠,口干喜饮,舌红,脉数。

【病因病机】竭视若思,心神过劳,心阴不足,阴虚动火,火热上炎,迫血妄行。

【证候分析】因心阴不足,心火上炎,百脉沸腾,迫血妄行,故白睛点状溢血;心火内盛,扰及神明,故神烦少眠;津伤则口干喜饮,舌红,脉数;若心火下移小肠,则见小便短赤而灼热涩痛。

【治法方剂】清心泻火。方选导赤散加白茅根或滋阴降火汤以清热泻火,活血化瘀。

6.撞击外伤白睛溢血

【证候表现】轻则白睛大片溢血,重则白睛全部赤如血贯,头痛眼胀,脉弦数,舌稍红,苔薄白。

【病因病机】眼部遭受外伤或撞击。

【证候分析】眼部撞击外伤,或针刺球后、睛明穴过深,或连续呕吐,酗酒过度等均可导致脉络破损,故白睛大片溢血,甚者白睛全部赤如血贯;更因血瘀气滞,外邪乘虚而侵,故伴有头痛,眼胀。

【治法方剂】养血活血,祛风止痛,方选除风益损汤加减;如白睛溢血由鲜红而变紫暗者,改用养血活血,破瘀通络,方选桃红四物汤加干地龙。

二十一、赤脉传睛

(一)概念

是指赤脉从大眦或小眦起始,横贯白睛之症。

《秘传眼科龙木论》有"小眦赤脉外障"的记载,《银海精微》等书则分为"大眦赤脉传睛"和"小眦赤脉传睛"两种。

本症必须是赤脉积始于两眦部方能确诊,若赤脉从他处起始,虬蟠缠绕者,称"赤丝虬脉",如从眦部生长出大片红肉,横贯白睛,状如蝇翅者,称为"胬肉",均不属本条论述范畴。

(二)常见证候

1. 心火赤脉传睛

【证候表现】赤脉从一眦或两眦部起始,横贯白睛,血脉粗大深红,痒涩刺痛,眵多干结,头痛烦热,口渴而饮,舌红少苔,脉数。

【病因病机】心经实火,上乘目窍。

【证候分析】心主血,二眦属血轮,内应于心,心火燔灼,故赤脉粗大深红,痒涩刺痛,赤多干结;心火上灼伤津,故口渴引饮,舌红少苔。

【治法方剂】清心泻火,方选泻心汤;溲赤心烦者,合导赤散化裁。

2. 阴虚火旺赤脉传睛

【证候表现】赤脉从一眦或两眦发生,白睛淡红,赤脉细小,刺痒轻微,眵少而不结,双目干涩,头晕目眩,舌红无苔,脉细数。

【病因病机】阴虚水火不济,虚火上扰。

【证候分析】阴虚水火不济,虚火上炎,故目眦红赤不甚,赤脉细小如丝,眵少而不结;心阴虚,故心烦不寐,舌红少苔。

【治法方剂】滋阴降火,方选知柏地黄丸;心悸怔忡,心烦不寐者,合得效救心丹。

3. 肾精亏损赤脉传睛

【证候表现】眦部赤脉细小,白睛淡红,双目干涩昏花,耳鸣耳聋,腰膝酸软,遗精早泄,舌红少苔,脉细无力。

【病因病机】房事不节,劳伤心肾,精亏液耗,目乏滋养。

【证候分析】由于房事不节,劳伤心肾,精亏液耗,目乏滋养,故见眦部赤脉细小,白睛淡红,双目干涩昏花,耳鸣耳聋,腰膝酸软,遗精早泄等证。

【治法方剂】补肾填精。方选驻景丸。

二十二、赤膜下垂

(一)概念

是指黑睛上缘有细小血丝,渐渐长成赤膜,向下延伸,掩及瞳仁,甚至遮盖黑睛的症状。

本症初起赤脉从白睛沿黑睛上缘垂贯而下,稀疏细小者称"赤脉下垂",继而赤脉增多,变厚成膜者,称"赤膜下垂"。在《秘传眼科龙木论》中则称"眼赤膜下垂外障",因其状如垂帘,又有名"垂帘翳"、"垂帘膜"者。日久赤膜增厚,犹似赤肉,从四周侵入,遮瞒黑睛,称"血翳包睛"。因此,本条将"赤膜下垂"和"血翳包睛"合并讨论。

(二)常见证候

1. 脾肺积热赤膜下垂

【证候表现】胞睑内面粟疮、椒疮丛生,白睛红丝赤脉,垂贯黑睛上际,痒涩赤疼,眵稠而黄,口苦咽干,大便干燥,舌苔黄腻,脉滑数。

【病因病机】多为饮食失节,过食辛辣厚味,脾胃积热。

【证候分析】胞睑属脾,白睛属肺,脾热熏蒸肺络,故胞睑内粟疮丛生,椒疮连片,磨癎睛珠,致白睛赤脉,垂贯黑睛上部,目痒涩赤痛而眵黄;津液被灼,故口苦咽干,大便干燥,舌红苔黄腻,脉滑数。

【治法方剂】清泻脾肺热邪,方选大黄当归散;待积热减轻,再予阴清热,方选生地黄散,以善其后。

2. 肝肺风热赤膜下垂

【证候表现】白睛红赤,赤脉丛生,簇集肥厚为膜,累及黑睛上部,沙涩刺痒,灼热流泪,怕热羞明,眵多,舌苔薄白,脉弦数。

【病因病机】外感风热犯肺,肺失宣降,邪热恋肺而成。

【证候分析】白睛属肺,肺热上扰,故白睛红赤,目涩赤痛,眵多;黑睛属肝,肺经蕴热,侵袭肝络,故赤脉下垂,簇集为膜,漫延黑睛,甚至目痛流泪,怕热羞明之症更甚。

【治法方剂】清肺泻热,凉肝退翳。方选归芍红花散加减。

3. 肝胆火炽赤膜下垂

【证候表现】黑睛上缘丝脉红赤,粗大成膜,丝脉尽头生星翳,色灰白而凹陷或如新月,甚则如筋结赤肉之血翳,包裹黑睛,遮蔽瞳神,眦角紧小,不能睁眼,头痛面赤,烦躁易怒,口干便结,舌红苔黄糙,脉弦数。

【病因病机】多因七情郁结,忿怒伤肝,肝胆火炽,上犯清窍,目睛受损。

【证候分析】肝胆火炽,上扰清窍,目睛受损,故赤脉粗大,赤涩羞明,赤膜肥大;火犯黑睛,故丝脉尽头生星翳,色灰白而凹陷,肝胆火灼,故眦角紧小,不能睁眼;肝火内扰,故头痛面赤,烦躁易怒,口干便结,苔黄糙。

【治法方剂】清肝泻火,凉血和络。方选龙胆泻肝汤或泻心汤加龙胆草、炒山栀、归尾、红花、丹皮之类。

赤膜下垂之症,临床多见火热之邪上犯目睛,白睛赤丝成膜,下垂至黑睛,故与肺、脾、肝三脏关系密切,治疗当以清肝泻火为主,并结合症情,兼泻肺、脾积热,才能奏效。

二十三、胬肉攀睛

(一)概念

是指眼眦部长出大片红肉,其状如蝇翅,横贯白睛,向黑睛攀入,甚则遮盖瞳神的症状。

《诸病源候论》中有"目肤翳"、"目肤翳复瞳子"的记载,《秘传眼科龙木论》称"胬肉侵睛外障",《证治准绳》还有"马蝗积"、"肺瘀"之说,均属本症的范畴。

(二)常见证候

1. 肺经蕴热胬肉

【证候表现】胬肉始愈眦部,贯穿气轮,呈黄脂或赤脉数条,状如蝇翅,渐攀向黑睛,有轻度涩痒感,伴咳嗽痰稠,舌苔薄黄,脉数。

【病因病机】邪热犯肺,肺经蕴热,灼伤津液。

【证候分析】邪热犯肺,肺经蕴热,灼伤津液,津液无以上承头目,故起胬肉;邪致上焦,故胬肉色淡,目色痒较轻;肺失宣降,故咳嗽痰稠。

【治法方剂】清热泻肺。方选除风汤或清肺饮加减。

2. 心火内炽胬肉

【证候表现】眦部红赤,胬肉阔厚,头体红赤,痒涩刺痛,伴口渴心烦,少寐,溲赤便秘,舌尖红,苔薄,脉细数。

【病因病机】心火上炎,消铄津液,目失所养。

【证候分析】因五志过极,劳心竭思,心火暴甚而上炎,销铄津液,目失所养,故胬肉骤起,两目赤痛;心火内炽,心神被扰,故口渴心烦,少痹;心移热于小肠,故溲赤;热灼津液,肠热干涸而便秘。

【治法方剂】清心泻火。方选泻心汤和导赤散加减或定心丸加黄连、山栀、黄芩、木通、生地。

3. 肝经热积胬肉

【证候表现】胬肉如黄油,渐大增厚,赤瘀努起,如肉堆积,色赤若朱,干涩刺痛,伴胁痛口苦,大便干燥,舌红苔黄,脉弦带数。

【病因病机】肝郁化火,肝火上凌,目窍受害。

【证候分析】肝郁化火上炎,目窍受害,故胬肉赤瘀,肉厚胀起,痒涩刺痛;肝主疏邪,肝经郁滞,故胁痛口苦;肝阳上亢,故头晕目眩;火热内盛,灼伤津液,故大便干燥。

【治法方剂】清肝泻火。方选栀子胜奇散加减。

4. 脾胃蕴热胬肉

【证候表现】胬肉色红,生长迅速,头尖而薄,中间高厚,若马蝗堆积,横卧于中,四周赤脉围绕,伴大便秘结,腹胀满,舌苔黄腻,脉弦滑。

【病因病机】脾胃湿热内蕴,湿热熏蒸,目睛被害。

【证候分析】脾胃湿热内蕴,湿热熏蒸,目睛被害,故胬肉阔厚,尖端隆起,遮掩瞳神;中焦湿热聚结,故腹胀满;热结胃腹,腹气不通,故大便秘结。

【治法方剂】泻脾通腹,佐以化湿。方选泻脾除热饮加茯苓、泽泻等。

5. 肾经虚火胬肉

【证候表现】胬肉色淡红,时轻时重,腰膝酸软,五心烦热,舌红少苔,脉细弦或弦数。

【病因病机】肾阴不足,水不制火,虚火内烁,损害目窍。

【证候分析】肾阴不足,虚火内烁,目窍受害,故胬肉渐生,色红而淡;肾虚则腰府空虚,故腰膝酸软;阴虚则生内热,故五心烦热;肾虚津亏,故口干。

【治法方剂】滋补肾阴而降虚火。方选知柏地黄丸加减。

6. 术后屡发胬肉

【证候表现】胬肉割除后反复发作,生长迅速,堆积高低不平,牵扯睛珠,转动受限,甚者胬肉收缩,将眼珠牵向病侧,舌淡,脉细弱无力。

【病因病机】术后正气不足,心火、肝火、脾胃湿热等因素未除,正虚邪盛。

【证候分析】术后正虚邪盛,故胬肉割去复生;屡经手术,胬肉牵强收缩,眼珠活动受限而牵向病侧;病累日久,气血损伤,故见舌淡,脉细弱。

【治法方剂】补益气血。方选八珍汤加减。

二十四、轮上赤豆

(一)概念

是指白睛或黑睛的表面有颗粒突起,推之可移其上或周围有赤脉环绕或赤脉成束,色红如赤豆而得名。常发于素体虚弱之小儿。

《证治准绳·七窍门》称"轮上一颗如赤豆证"。近代医术则称为"风轮赤豆"。另"火疳"证,亦生于白睛,但在里层,推之不能移动,可以鉴别,如《证治准绳·七窍门》说:"若白轮有红颗而胀急涩痛者有变,而急痛连内,而根深接内者,火疳也。"

(二)常见证候

1.肺经燥热轮上赤豆

【证候表现】白睛表层有灰红色颗粒隆起,推之可移,四周有赤脉环绕,小颗粒可自行消退或溃破,伴有轻度畏光或眵泪,舌红少津,脉数。

【病因病机】肺经燥热熏蒸。

【证候分析】白睛属肺,燥热于上,故白睛外层出现灰红色颗粒,状如赤豆,推之可随白膜移动,压之不痛,周围赤脉环抱;燥邪伤津,故舌红少苔。

【治法方剂】清肺泻热,凉血散瘀。方选桑白皮汤加丹皮、赤芍、生地。

2.肺肝郁热轮上赤豆

【证候表现】白黑睛交界处,有淡红色粟粒突起,赤脉围绕,畏光流泪,灼涩疼痛,舌红苔微黄,脉弦而数。

【病因病机】肝肺郁热上蒸。

【证候分析】肝肺得病,郁热上腾,黑睛属肝,故黑白睛交界处颗粒隆起如赤豆状;热邪为患,故灼涩疼痛,舌红苔黄。

【治法方剂】清肝泻肺。方选桑白皮汤加草决明、夏枯草、青葙子等。

3.肝经实火轮上赤豆

【证候表现】黑睛边际颗粒隆起,破溃后渐向黑睛中央蔓行,并有赤脉成束追随,状如彗星或缠绕如赤豆,高度羞明,患儿常以手遮目,或欲躲藏暗处,闭塞户牖,疼痛流泪较重,舌红,脉弦数。

【病因病机】肝火上蒸于目。

【证候分析】肝火上蒸于目,故黑睛边际颗粒隆起;肝经实火,邪气旺盛,故疼痛难忍,高度羞明。

【治法方剂】清泻肝胆。方选龙胆泻肝汤,加桃仁、红花、泽兰、丹皮、

4.阴虚火炎轮上赤豆

【证候表现】白睛或黑睛颗粒隆起,疼痛怕光轻微,病延日久不愈,或反复发作,赤脉隐现,口干咽燥,舌红苔少,脉细数。

【病因病机】阴虚不能制阳,虚火上炎。

【证候分析】虚火上炎,故白睛或黑睛颗粒状隆起,疼痛怕光;阴虚津液不足,故口干咽燥,舌红少苔。

【治法方剂】滋阴降火。方选知柏地黄汤,去薄荷,加茺蔚子、蝉衣、谷精草。

5.气虚肝热轮上赤豆

【证候表现】白睛或黑睛上颗粒隆起,时发时愈,羞明怕热,食少神疲,烦躁不宁,舌淡红,脉濡数。

【病因病机】气虚阳浮,肝经郁热.

【证候分析】气虚阳浮,故白睛或黑睛上颗粒隆起,反复发作;热郁于肝,故烦躁不宁,羞明怕热。

【治法方剂】益气和中,清肝泻热。方选异功散,加白芍、夏枯草、胡黄连、草决明。

6.脾虚兼痰轮上赤豆

【证候表现】白睛或黑睛上颗粒,反复发作,面色㿠白,颈部痰核累累,舌润苔白,脉濡滑。

【病因病机】脾虚不运,痰湿上壅。

【证候分析】痰湿上壅,故白睛或黑睛颗粒隆起;湿聚成痰,凝阻脉络,因而颈部、颌下出现痰核累累。

【治法方剂】健脾化痰,行气和营。方选香贝养营汤。

(三)鉴别诊断

1.肺经燥热轮上赤豆与肺肝郁热轮上赤豆的鉴别

(1)肺经燥热轮上赤豆　由于肺经燥热熏蒸而致,表现为白睛表层有灰红色颗粒隆起,推之可移,四周有赤脉环绕,小颗粒可自行消退或溃破。

(2)肺肝郁热轮上赤豆　由于肝肺郁热上蒸而致,表现为白黑睛交界处,有淡红色粟粒突起,赤脉围绕,畏光流泪,灼涩疼痛。

2.肝经实火轮上赤豆与阴虚火炎轮上赤豆的鉴别

(1)肝经实火轮上赤豆　肝火上蒸于目而致,表现为黑睛边际颗粒隆起,破溃后渐向黑睛中央蔓行,并有赤脉成束追随,状如彗星或缠绕如赤豆。

(2)阴虚火炎轮上赤豆　阴虚不能制阳,虚火上炎而致,表现为白睛或黑睛颗粒隆起,疼痛怕光轻微,病延日久不愈或反复发作,赤脉隐现,口干咽燥。

3.气虚肝热轮上赤豆与脾虚兼痰轮上赤豆的鉴别

(1)气虚肝热轮上赤豆　气虚阳浮,肝经郁热而致,表现为白睛或黑睛上颗粒隆起,时发时愈,羞明怕热,食少神疲,烦躁不宁。

(2)脾虚兼痰轮上赤豆　脾虚不运,痰湿上壅而致,表现为白睛或黑睛上颗粒,反复发作,面色㿠白,颈部痰核累累。

二十五、抱轮红

(一)概念

是指绕黑睛周围的白睛红赤,赤环如带,故而得名。

本症见于元代的《原机启微》,但在宋《直指方》中已有“乌轮赤晕”的记载。

(二)常见证候

1.肝胆火盛抱轮红

【证候表现】黑睛周围的白睛,红赤如环,瞳神紧小,触痛拒按,羞明流泪,怕热喜凉,视力有不同程度下降,头晕目眩,口苦咽干,烦躁易怒,舌质红,苔黄,脉弦数。

【病因病机】肝胆之火上炎犯肺,白睛属肺。

【证候分析】肝胆之火上炎犯肺,故黑睛与白睛之间抱轮红赤,甚则白睛肿胀;热闭血滞于黑白之间,故疼痛拒按;里热炽盛,故怕热喜凉,口苦咽干,烦躁易怒。

【治法方剂】疏风清热,佐以散瘀。方选东垣救苦方。

2. 脾胃实热抱轮红

【证候表现】黑睛周围抱轮红,后下方黄脓上涌,疼痛流泪,羞明怕热,喜凉拒按,口干欲饮,大便干燥,舌苔黄腻,脉滑数。

【病因病机】多由过食辛辣炙煿,脾胃积热上冲。

【证候分析】脾胃积热上冲,故黑睛周围白轮回赤,疼痛拒按;热邪蒸灼黄仁、神水、神膏,故脓自黑睛下际向上漫延,甚则掩及瞳神;热灼津液,故口干欲饮,大便干燥。

【治法方剂】邪热润燥。方选通脾泻胃汤。

3. 气虚风盛抱轮红

【证候表现】黑睛周围抱轮隐隐淡红,稍有羞明,疼痛不甚,病延日久,时轻时重,眼睫无力,常欲垂闭,舌质淡,苔白,脉虚细。

【病因病机】多由形体劳累,七情忧思,房事不节,耗伤元气。

【证候分析】各类原因耗伤元气或目病过服凉药,阳气郁遏,复感风邪,故黑睛周围隐隐淡红,目酸胀微痛;气虚清阳不升,故眼睫无力,眼睑长欲垂闭。

【治法方剂】益气扶正,祛风升阳,方选助阳和血汤;风从热化,可配合黄连羊肝丸。

二十六、目生星翳

(一)概念

是指黑睛上出现细小星点,渐成翳障的症状。

早在《神农本草经》中已有用秦皮等药治疗目翳的记载;《诸病源候论》称"目内有丁";《秘传眼科龙木论》则称"钉翳根深外障","暴赤眼后急生外障","花翳白陷外障";《证治准绳·七窍门》对星翳的阐述较为详细,补充了"银星独见"、"聚星障"、"疑脂翳"诸症。"目生星翳"与"目生云翳"常易混淆,"星翳"浮嫩或下陷,兼有疼痛羞明流泪;而"云翳"则表面平滑,无疼痛羞明之苦,应予鉴别。

(二)常见证候

1. 肝经风热星翳

【证候表现】黑睛出现星翳,色呈青白,初起略隆起,继则溃破凹陷,微痛而羞明流泪,舌苔薄黄,脉弦代数。

【病因病机】邪热循经上烁。

【证候分析】黑睛属肝,邪热循肝经上烁,故星翳细小,色呈青白,初起微隆,继而破溃凹陷羞明流泪。

【治法方剂】疏风清热,消翳明目,方选蝉花散,加白蒺藜、谷精草;若星翳经久不退,可采取阿魏搐鼻法。

2. 热毒壅盛星翳

【证候表现】黑睛起细颗星翳,其色灰白或微黄,边缘不清,中央凹陷,或齐起,或先后次第相生,或满睛皆是,或聚或散,或如丝缕树枝,或连缀成片,上有黄膜,状如凝脂,症情发展,黑睛可溃破成蟹睛突出,伴有疼痛羞明,热泪如汤,舌质红,苔黄,脉弦滑数。

【病因病机】热毒火邪互结,充斥三焦。

【证候分析】火毒炽盛,充斥三焦,故黑睛起稀粒状隆起,极度羞明多泪,热泪如汤,甚则黄液上冲。

【治法方剂】清热泻火,凉血解毒。方选四顺清凉饮子。

3. 肾阴亏损星翳

【证候表现】星翳内陷,红赤隐涩,羞明轻微,无明显疼痛流泪,头晕目眩,腰膝酸软,遗梦滑精,舌红苔少,脉细数。

【病因病机】风轮星点翳障经久不愈,阴亏不能养目。

【证候分析】阴亏不能养目,故见星翳内陷,红赤羞明;肾阴亏虚,故见头晕目眩,腰膝酸软,遗梦滑精。

【治法方剂】益肾滋阴,去翳明目。方选六味地黄丸加谷精草、白蒺藜、车前子等。

4. 气血两虚星翳

【证候表现】星翳凹陷,红赤疼痛,羞明流泪均较轻,形体虚弱,面色㿠白,少气懒言,舌淡苔薄,脉细弱。

【病因病机】脾胃虚弱,生化之源不足,气血无以上荣于目。

【证候分析】风轮星点翳障经久不愈,气血亏虚无以上荣于目,故星翳凹陷,羞明流泪较轻;脾胃气虚,故少气懒言,形体虚弱,面色㿠白。

【治法方剂】益气健脾,养营补血。方选八珍汤加减。

二十七、目生云翳

(一)概念

是指黑睛星翳后,遗留大小不等、形状不一的瘢痕而言。

本症因瘢痕大小、厚薄、形态、色泽不同而有不同的名称。如《经验眼科秘书》称"薄者为云,厚者为翳"。此外,尚有称"冰瑕翳"、"水晶翳"、"玉翳浮满"、"冰轮"、"斑脂翳"、"剑脊翳"、"阴阳翳"等等。

"目生星翳"亦在黑睛部位,但"星翳"浮嫩凹陷,伴羞明流泪疼痛;"云翳"则形态光滑,无羞明疼痛流泪,可以分辨。

(二)常见证候

1. 风热余邪云翳

【证候表现】黑睛星翳已平复,目隐涩不爽,留有云翳,白睛轻度红赤,舌苔薄,脉微数。

【病因病机】风热外邪侵袭头目,上攻目窍。

【证候分析】风热侵袭头目,黑睛星翳已平复,然余邪尚未尽彻,故疼痛羞明虽止,而两目隐涩不爽,白睛红赤尚有,黑睛留有云翳。

【治法方剂】退翳明目,佐以疏风清热。方选拨云退翳散加减。

2. 胃阴不足云翳

【证候表现】黑睛云翳甫愈,白睛淡红,双眼干涩,口干,纳呆,舌红苔剥,脉细带数。

【病因病机】胃阴耗伤,不能上养目窍。

【证候分析】热邪退后,胃阴耗伤,故黑睛云翳虽愈却留有云翳,双眼干涩;津液不足,故口干,舌苔红剥。

【治法方剂】养阴退翳明目。方选滋阴退翳汤加减。

3. 肾阴亏损云翳

【证候表现】黑睛云翳,头晕目眩,腰膝酸软,健忘,五心烦热,舌红少苔,脉细数。

【病因病机】素体肾虚,黑睛星翳后,遗留云翳。

【证候分析】素体肾虚,黑睛星翳后,遗留云翳;肾阴亏虚,则腰府空虚,故腰膝酸软;阴亏于下,阳盛于上,故头晕目眩;阴虚则生内热,故五心烦热,舌红苔少,脉细数。

【治法方剂】补益肾阴,退翳明目。方选通明补肾丸加减。

4.气滞血瘀云翳

【证候表现】黑睛云翳,色焦黄或微红,如玛瑙状,口渴时欲漱水,舌质黯,苔薄,脉细涩。

【病因病机】热毒炽盛,血脉运行不畅,脉络瘀滞。

【证候分析】热毒炽盛,黑睛星翳,损伤严重,致愈后黑睛遗下焦黄或微红云翳;病累日久,气血运行不畅,脉络瘀滞,故云翳焦黄状如玛瑙,舌质黯。

【治法方剂】行气活血,退翳明目。方选消翳汤加减。

二十八、疳翳

(一)概念

是指疳毒上攻眼目,初为夜盲,继则黑睛生翳白膜成片或为凝脂蟹睛,甚则黑睛泛起,或睛珠枯陷的症状。

本症多发于小儿,《秘传眼科龙木论》称"小儿疳眼外障",《银海精微》称"小儿疳伤",《原机启微》称"深疳为害之病",亦有称"疳眼症"、"五疳攻眼"、"疳伤内障"者。

(二)常见证候

1.脾虚湿困疳翳

【证候表现】初起夜盲,眼干涩不爽,眼睑频频眨动,脘腹胀满,形体消瘦,毛发不泽,便溏泄泻,舌苔白腻,脉濡细。

【病因病机】饮食不节,脾胃受伤,水谷精微不能上荣于目。

【证候分析】脾虚湿困,水谷精微不能上荣于目,故眼干涩不爽,眼睑眨动;实邪困脾,故脘腹胀满,便溏泄泻;舌苔腻,脉濡均是湿邪表现。

【治法方剂】健脾化湿。方选苍术一味,或与米熬粥进服,或用石斛散。

2. 伤食积滞疳翳

【证候表现】夜视罔见,眼目涩痒,目札羞明,形体消瘦,腹部膨大,厌食,大便多而秽臭,舌苔厚腻,脉滑。

【病因病机】饮食不节,胃肠积滞,气血生化不及,无以涵养目窍。

【证候分析】胃肠积滞,气血生化不及,无以涵养目窍,故夜视罔见,双眼涩痒;食积脾胃无力运化,故腹部膨大,形体消瘦;饮食积滞,故大便多而秽臭,舌苔厚腻。

【治法方剂】健脾消食,清热除疳。方选四味肥儿丸,甚者用消疳退云饮。

3. 虫积疳翳

【证候表现】入暮视而不见,上下眼皮眨动不定,白睛红赤,涩痒羞明,黑睛无光泽而生白膜,伏面而卧,入睡后咬牙错齿,午后潮热,大便常见蛔虫,舌苔薄白,脉弦细。

【病因病机】虫蚀气血,气血不足,无以上荣于目。

【证候分析】虫蚀气血,目失所养,故视物异常,涩痒羞明,黑睛无光泽;腹中虫积,故入睡后咬牙错齿,大便见蛔虫。

【治法方剂】杀虫消疳,方选消疳散,如圣丸;病久脾伤的可佐以扶脾益气,方选肥儿丸。

4. 脾虚气陷疳翳

【证候表现】目眨羞明,揉鼻拊发,白睛粗厚皱起,甚则呈同心圆样白晕,黑睛枯涩晦暗,生白膜一片,有溃腐、凝脂、蟹睛之变,形瘦腹大,面色萎黄,毛发稀疏,大便溏泻,甚则脱肛,舌淡,苔白,脉弱。

【病因病机】脾胃气虚,水谷精微不能上荣于目。

【证候分析】脾虚,水谷精微不能上荣于目,故白睛粗厚皱起,黑睛枯涩晦暗,生白膜一片;脾不运化,故形瘦腹大,面色萎黄,毛发稀疏;脾气不升,故大便溏泻,甚则脱肛。

【治法方剂】益气健脾。方选参苓白术散或茯苓泻湿汤。

5. 脾肾阳虚疳翳

【证候表现】入夜视物不清,痒涩羞明,白睛灰白无光泽,黑睛生白膜腐烂,伴有久泻不止,四肢不温,委靡羸瘦,腹部膨大,青筋暴露,手脚俱肿,舌质淡红,苔薄白,脉沉迟无力。

【病因病机】多患于他病之后或疳翳日久,有气虚渐致阳虚。

【证候分析】"阳气者,精则养神,柔则养筋",阳虚不能温阳于上,久则两目视物不清,痒涩羞明,黑睛生白膜腐烂;阳虚温煦功能失常,故久泻不止,四肢不温;肾阳虚,水液无以气化,故手脚俱肿。

【治法方剂】温补肾阳。方选附子理中汤。

二十九、蟹睛

(一)概念

是指黑睛因凝脂溃破,黄仁自溃破出绽出,状如蟹眼,故而得名。多见于凝脂翳、黄液上冲、疳眼等重症。《目经大成》说:"凝脂、黄液、目疡诸病,蚀破青睛,黑睛(黄仁)从破处而出。"

本症首见于《秘传眼科龙木论》,亦称"蟹目"、"蟹珠"。

蟹睛与"黑翳如珠"症状相似,但实非一症。《证治准绳》曾指出:"此证与黑翳如珠状类而治大不相同。夫黑翳如珠源从膏内生起,非若此因破而出,故大不同然。"说明黑翳如珠乃在黑睛未破之前,已逐渐膨胀,故不属本篇讨论范围。

(二)常见证候

1. 肝胆实火蟹睛

【证候表现】发病急速,睛珠疼痛难当,坐卧不宁,羞明泪出,白睛红赤,黄仁一侧从黑睛障翳溃破处怒张而出,犹如蟹睛,甚则呈黑豆大,瞳神紧小,不易观察或偏于黑睛溃破一侧,兼伴溲赤便秘,口苦咽干,面赤,舌红苔黄,脉弦数。

【病因病机】肝胆有热,实火上逼。

【证候分析】肝胆有热,实火上逼,故黑睛溃破,黄仁自溃口突出,疼痛难当,瞳神紧小;火邪熏蒸,故口苦咽干,溲赤便秘。

【治法方剂】清泻肝胆,方选龙胆泻肝汤;如火盛阴伤,可用泻肝汤。

2. 气虚肝热蟹睛

【证候表现】发病较慢,睛珠疼痛较轻,黄仁从黑睛溃破处突出,羞明泪出不甚,瞳神可见,如枣核杏仁之状,偏于黑睛溃破处,神疲乏力,舌红苔薄黄,脉细弱而数。

【病因病机】素体阴虚,肝经郁热上乘。

【证候分析】素体阴虚,肝经郁热上乘,故黄仁突出并不膨胀,羞明不甚,瞳神虽小,如枣核杏仁之状,偏于黑睛溃破处;气虚无力,故神疲乏力,发病较缓。

【治法方剂】益气扶正,清肝泻热。方选防风泻肝汤,去羚羊角加生石膏。

3. 阴虚火旺蟹睛

【证候表现】蟹睛迁延日久,突出的黄仁松弛平塌而不痛,白睛淡红,干涩不爽,头晕耳鸣,腰膝酸软,舌红无苔,脉细数。

【病因病机】肝肾阴虚,虚火上乘。

【证候分析】肝肾亏虚,虚火上灼黑睛,故突出的黄仁松弛而不痛,白睛淡红;阴虚无以濡养清窍,故眼干涩不爽,头晕耳鸣;肾阴虚,故见腰膝酸软。

【治法方剂】养肝益肾,滋阴降火。方选镇肾决明丸或清肾汤加减。

(三)鉴别诊断

肝胆实火蟹睛与气虚肝热蟹睛的鉴别

(1)肝胆实火蟹睛　由于肝胆有热,实火上逼而致,表现为睛珠疼痛难当,坐卧不宁,羞明泪出,白睛红赤,黄仁一侧从黑睛障翳溃破处怒张而出,犹如蟹睛,甚则呈黑豆大,瞳神紧小。

(2)气虚肝热蟹睛　由于素体阴虚,肝经郁热上乘而致,表现为睛珠疼痛较轻,黄仁从黑睛溃破处突出,羞明泪出不甚,瞳神可见,如枣核杏仁之状,神疲乏力。

三十、黄液上冲

(一)概念

是指黑睛之内与黄仁之间,腐化而生黄色脓液,向上漫增,以致掩及瞳神的症状。

本症在《秘传眼科龙木论》中称“黄膜上冲外障”;《目经大成》指出“实则非膜而为液”,故改称为“黄液上冲”;《眼科易简开光秘本》称“黄脓上冲”。

另有"涌波翳"起自黑睛外的下缘,向上增长,与"黄液上冲"之在黑睛向上漫增,发病危急的症状,应加以区别。诚如《证治准绳七窍门》说:"障从轮外自下而上,故曰涌波。非黄膜上冲从内向上之急甚者可比。"

(二)常见证候

1. 脾胃实热黄液上冲

【证候表现】起病急骤,疼痛难忍,羞明怕日,不敢睁眼,泪热如汤,但无眼眵,白睛红赤或紫红,黑睛与黄仁之间下方渐生脓液,向上漫延,呈液平面,如人指甲根部半月白岩之状,甚则掩过瞳仁,兼见口苦咽干,胸闷纳呆,小便短赤,大便干燥,舌红,苔黄腻而干,脉滑数。

【病因病机】平素饮食不节,过食辛辣炙煿,醇酒厚味,脾胃积热,热邪上攻于目,熏蒸黄仁。

【证候分析】热邪上攻于目,蒸腐神水神膏与黄仁,致脓自内而生,多起病急骤,脓液色黄而漫增;脾胃热结,灼伤津液,故口苦咽干;里热蕴盛,气机不畅,故胸闷纳呆,小便黄溲,大便干结,舌苔黄腻而干。

【治法方剂】清泻阳明实火以存津液,方选通脾泻胃汤,方中软石膏改为生石膏,熟大黄改用生大黄;热甚者加玄明粉;若兼有肝胆火盛,黑睛凝脂及瞳仁紧小,治宜清泻肝胆实火,方选四顺清凉饮子加减。

2. 脾胃虚寒黄液上冲

【证候表现】起病缓慢,疼痛轻微,或不作痛,不畏光,无眵泪,黑睛周围仅有淡淡赤环,黑睛之内,黄仁之前,从下方有少量淡黄色脓液,呈水平面,兼见面色晦滞,或呕吐泄泻,腹满食少,舌淡,苔白,脉沉细或迟缓。

【病因病机】平素饮食失调,过食生冷,脾胃受损,寒湿内阻,脾阳不振,运化失司,水谷精微无以输布上养晴珠。

【证候分析】脾阳不振,寒凝脉络而生黄脓,脓液色淡黄而量少,疼痛轻,起病缓;寒邪中阻,胃气上逆,故呕吐;脾胃虚弱,运化不及,故腹满食少,大便泄泻,舌质淡白。

【治法方剂】温中散寒,补益脾胃。方选理中汤加香附、陈皮。

三十一、目札

（一）概念

是指眼睑开合失常，时时眨动，不能自主的症状，多见于小儿。本症在《小儿药证直诀》称"目连札"，亦有称"小儿目札"者。习惯性或癔病性目札，不属本篇讨论范围。

（二）常见证候

1. 肝经风热目札

【证候表现】两目连札，上下左右如吹风，不能自主，或伴发热或致风搐，舌质红，苔薄白，脉细数。

【病因病机】风热侵袭肝经，引动内风，循经上扰。

【证候分析】肝风上扰，故眼睑筋肉上下左右如风吹，频频眨动或伴抽搐。

【治法方剂】疏风清热，平肝定搐。方选泻青丸或柴胡清肝饮；若阴液已伤，应配合六味地黄丸。

2. 肝气乘脾目札

【证候表现】两眼睑时时眨动，面色发青，夜卧易惊，体倦乏力，舌苔白腻，脉濡数。

【病因病机】肝气过盛化风，脾土受侵，肝风上犯目系。

【证候分析】肝气化风侵犯脾土，故见面色发青，夜卧易惊；脾虚无力运化，故体倦乏力，舌苔白腻。

【治法方剂】平肝健脾，方选五味异功散，加柴胡、白芍、生姜；如肝风较甚，去人参，加赤芍、蝎尾、钩藤。

3. 肝虚血少目札

【证候表现】双睑连札不止，眼部涩痒，常以手揉眼，时轻时重，甚者入暮不能视物，舌淡红，脉濡细。

【病因病机】肝血亏虚，血虚生风，眼睑筋肉失于濡养。

【证候分析】肝虚亏虚，不能濡养双目，故见眼部涩痒，入暮不能视物。

【治法方剂】补肝养血。方选养肝丸加减，亦可采用新鲜猪肝、羊肝煮食。

4.脾伤疳积目札

【证候表现】眼睑频频札动,轻者眼如常人,重者轻度畏光流泪,痒涩时作或灼热疼痛,白睛红赤,午后症状加重或有潮热,烦躁易怒,苔微黄,脉弦细。

【病因病机】饮食偏嗜,饥饱失常,脾胃损伤,酿成疳积,积久化热,肝热上冲眼目。

【证候分析】肝热上冲眼目,故见眼睑频频眨动,痒涩时作,白睛红赤;肝经有热,故烦躁易怒,午后热甚,苔黄。

【治法方剂】健脾消疳,疏肝清热。方选肥儿丸。

三十二、目昏

(一)概念

是指视物不清,昏暗不明而言,俗称"眼花"。

本症《素问·至真要大论》名曰"目昧",《诸病源候论》称"目茫茫候",《千金方》则称"眼昏暗",《素问玄机源原式》称"目昏"。其后历代医家根据病人主述症状的不同,又有"眼暗"(《黄帝素问宣明论方》)、"目瞀"(《医宗必读》)、"目昏昧"(《审视瑶函》)等名称。现统称"目昏"。

(二)常见证候

1.风痰上扰目昏

【证候表现】目昏眼花,眼皮时时跳动,头晕胸闷,少食多寐,痰多呕恶,舌苔白腻,脉弦滑。

【病因病机】痰湿中阻,脾弱肝旺,肝风夹痰上扰清窍。

【证候分析】肝风夹痰上扰,故见眼皮时时跳动,目昏眼花;痰湿阻滞中焦,故胸闷恶心,少食多寐;苔白腻,脉滑均是湿邪表现。

【治法方剂】疏风化痰。方选半夏白术天麻汤。

2.肝郁气滞目昏

【证候表现】目昏目胀,头晕口苦,精神抑郁,两胁作痛,舌红,苔白,脉弦数。

【病因病机】七情郁结,肝气郁滞,肝失条达。

【证候分析】肝气郁滞,故目昏目胀,头晕口苦;肝经布两胁,故两胁作痛。

【治法方剂】疏肝解郁。方选逍遥散验方。

3. 心肝血虚目昏

【证候表现】视物昏渺,双目干涩,遇劳更甚,兼见面色无华,心悸失眠,唇舌色淡,脉细无力。

【病因病机】肝藏血,心主血,若肝血虚,血不能上濡目窍,心血不足,心营亏虚,血不养睛,神光耗散,故病目昏。

【证候分析】心肝血虚,无以上荣目窍,故目昏,双目干涩;心血虚,故面色无华,心悸失眠,唇舌色淡。

【治法方剂】补血养肝。方选四物汤合补心丹。

4. 脾虚气弱目昏

【证候表现】双目视物昏渺,眼睑无力,视物易疲劳,兼见面色萎黄,倦怠无力,食少便溏,脉虚弱,舌微红,苔薄白。

【病因病机】思虑太过,脾气耗伤,或饮食不节,或大病之后脾胃气虚,运化失常,脏腑精微必能输布清窍而发为病。

【证候分析】脏腑精微不能上荣于目,故见目昏,双目视物不清;脾主肌肉,脾气虚,故眼睑无力,倦怠乏力;脾虚无力运化,故食少便溏,面色萎黄。

【治法方剂】补中益气。方选补中益气汤。

5. 肝肾阴虚目昏

【证候表现】视瞻昏渺,双目干涩,兼见头晕耳鸣,腰膝酸软,遗精盗汗,咽喉干痛,舌红,脉细数。

【病因病机】肝肾阴虚,精血耗损,精气不能上荣,目失濡养。

【证候分析】精气不能上荣于目,故见视瞻昏渺,双目干涩;肾阴亏虚,故腰膝酸软,遗精盗汗;肾开窍于耳,故头晕耳鸣。

【治法方剂】滋补肝肾。方选左归丸。

6. 命门火衰目昏

【证候表现】视物昏暗,面色㿠白,形寒肢冷,阳痿早泄,自汗,夜尿多,脉沉细无力。

【病因病机】年老体虚,倦劳过度,久病失养,元气耗损。

【证候分析】元气耗损不足,不能上荣于目,故见视物昏暗;命门之火亏虚,温煦无力,故形寒肢冷面色㿠白;肾阳虚,气化无力,故夜尿多,自汗。

【治法方剂】温补命门。方选右归丸。

(三)鉴别诊断

1.风痰上扰目昏与肝郁气滞目昏的鉴别

(1)风痰上扰目昏　由于痰湿中阻,脾弱肝旺,肝风夹痰上扰清窍而致,表现为目昏眼花,眼皮时时跳动,头晕胸闷,少食多寐,痰多呕恶。

(2)肝郁气滞目昏　由于七情郁结,肝气郁滞,肝失条达而致,表现为目昏目胀,头晕口苦,精神抑郁,两胁作痛。

2.心肝血虚目昏与脾虚气弱目昏的鉴别

(1)心肝血虚目昏　由于心肝血虚,血不能上濡目窍而致,表现为视物昏渺,双目干涩,遇劳更甚,兼见面色无华,心悸失眠,唇舌色淡。

(2)脾虚气弱目昏　由于脾胃气虚,运化失常,脏腑精微必能输布清窍而发为病,表现为双目视物昏渺,眼睑无力,视物易疲劳,兼见面色萎黄,倦怠无力,食少便溏。

3.肝肾阴虚目昏与命门火衰目昏的鉴别

(1)肝肾阴虚目昏　由于肝肾阴虚,精血耗损,精气不能上荣,目失濡养而致,表现为视瞻昏渺,双目干涩,兼见头晕耳鸣,腰膝酸软,遗精盗汗,咽喉干痛。

(2)命门火衰目昏　由于年老体虚,倦劳过度,久病失养,元气耗损而致,表现为视物昏暗,面色㿠白,形寒肢冷,阳痿早泄,自汗,夜尿多。

三十三、目珠自胀

(一)概念

是指自觉眼珠发胀,甚则眉棱骨亦感酸胀的症状而言。

本症见于《证治准绳》称"神珠自胀"。另有"鹘眼凝脂症"初起及"目珠胀痛"均与本症相似,但因病因病机不同,应加以区别。

(二)常见证候

1.外感风热目珠自胀

【证候表现】目珠自觉作胀,甚则延及眉棱骨疼痛或酸痛,眼睑无力不能久视,舌红,苔黄,脉数。

【病因病机】足太阳经起于目内眦,为目上网,足阳明经脉交会于足太阳经的睛明穴,为目之下网,风邪挟热,循太阳、阳明经上乘于目。

【证候分析】风热上乘于目,故目珠作胀;前额属阳明经,故见眉棱骨痛,眼睑无力;舌红,脉数均为风热表现。

【治法方剂】疏风清热。方选芎菊上清丸。

2.肝郁气滞目珠自胀

【证候表现】目珠自觉发胀不适,无明显疼痛及红赤眵泪,胸闷胁痛,口苦咽干,舌红太薄,脉弦细或数。

【病因病机】肝郁不达,厥阴经气失疏泄,邪热内蕴,上扰于目。

【证候分析】足厥阴之脉连接目系,厥阴经失于疏泄,挟热内蕴,故目珠发胀不适,胸闷胁痛,口苦咽干。

【治法方剂】疏肝解郁,佐以凉肝清热。方选加味逍遥散。

3.气血亏虚目珠自胀

【证候表现】目珠常感发胀难受,每遇形体劳倦或妇女临经之际尤甚,无赤涩眵泪,面色萎黄,唇甲淡白,心悸失眠,气短自汗,舌质淡,脉细弱。

【病因病机】心为血之主,脾为生化之源,心脾两虚则气血衰少,不能上荣于目。

【证候分析】心脾两虚,气虚衰少,不能上荣于目,故目珠发胀难受;妇女经期气血愈见亏虚,故症状加重;心血虚,故见心悸失眠,唇甲淡白。

【治法方剂】益气养血,调肝理气。方选柴胡参术汤加减。

三十四、目视无神

(一)概念

是指两目神光不足而言。轻者自觉视物无力,多看酸困,重者行羸色败,昏不知人。

《审视瑶函目为至宝论》说:“神光者,谓目中自然能视之精华也。夫神光原于命门,通于胆,发于心,皆火之用事”。《银海精微》说:“肝肾之气充则精彩光明,肝肾之气乏则昏蒙眩晕。”论述了神光与全身脏腑精气的关系。

（二）常见证候

1. 阴血虚亏目视无神

【证候表现】两目光彩不足，自觉视物昏蒙，易于疲困，头昏耳鸣，肢软乏力，心悸失眠，潮热盗汗，舌红或舌淡，脉细数或虚软无力。

【病因病机】其病因有四，一为劳心思虑太过，心脾受损，心脾血虚，血不养睛。二为外伤、虫兽或夫人产后失血太多，血虚眼目失养。三为久病失治，气阴两虚，目失濡养。四为饮食失节，纵酒恣欲，房劳伤肾，肾虚精亏，精血不能上充。

【证候分析】鉴于上述原因，眼目无所养，故两目无光，视觉昏蒙；肾阴虚，则头晕耳鸣潮热盗汗；心阴不足，则见心悸失眠。

【治法方剂】滋阴养血。方选三仁五子丸。

2. 精气衰败目视无神

【证候表现】两目内陷，目视无光，瞳仁散大，目不识人，行羸色败，喘急异常，二便失禁，或两手循衣摸床，或语无伦次。

【病因病机】此症乃是病势垂危的征兆。脏腑精气衰败，不能上行于目。

【证候分析】脏腑精气衰败，不能上荣于目，久病穷必归肾，肾精衰败，则两目内陷，黯淡无光，瞳仁神光自散；目不识人，循衣摸床均是病势垂危之症。

【治法方剂】回阳救逆。方选四逆加人参汤。

三十五、头目胀痛

（一）概念

是指头部和眼均有胀痛，一般多见单侧先发，亦可同时出现。病累日久、失治、误治可导致目盲。

本症在《秘传眼科龙木论》中称"五风变内障"、"青风内障"、"绿风内障"、"雷头风内障"等，《证治准绳》增有"黄风内障"、"左右偏头风证"等。

本症与内科中的"雷头风"、"偏头风"易于混淆。《证治准绳·诸痛门》指出雷头风的症状是："头痛而起核块者是也，或云头如雷鸣也，为风邪所客,风动则作声也。"偏头风为"头半边痛者是也"。可见"雷头风"、"偏头风"虽有头疼胀痛或一侧头痛,但少有损目之忧,应予鉴别。

(二)常见证候

1. 痰湿上逆头目胀痛

【证候表现】头痛,目睛胀痛,视物昏暗,瞳神散大,伴恶心,呕吐清涎或胸闷身重,纳呆,口渴不欲饮,舌苔腻或黄腻,脉濡细或滑数。

【病因病机】多为痰湿之体,或饮食不节,损伤脾胃,脾阳不振,湿困中土,湿浊上犯,清窍被蒙,阳气不能上荣于目。

【证候分析】痰湿中困,有寒化和热化之别。脾胃虚弱,中焦气虚,或进食生冷,湿从寒化,痰湿上逆,清窍被蒙,症见头目胀痛;脾失健运,胃气不得和降,故呕吐清涎,舌苔白腻,脉濡细。湿从热化,痰热上壅,清窍被蒙,见头目胀痛;中焦痰热阻滞,浊阴不降,故头晕、恶心呕吐;津不上乘,口渴不欲饮,舌苔黄腻,脉滑数。

【治法方剂】湿从寒化者,宜温中健脾,和胃降逆,方选吴茱萸汤;湿从热化者,宜清热化湿,方选黄连温胆汤加减。

2. 肝火犯胃头目胀痛

【证候表现】头痛偏甚,目珠胀痛,甚则头痛如劈,目胀欲脱,瞳神散大,视力骤降,发燥易怒,口渴欲饮,呕吐频作,舌红苔黄,脉弦滑。

【病因病机】性情急躁,暴怒伤肝,肝火旺盛,怒则气上,肝火上灼清窍。

【证候分析】肝火上灼清窍,故头目胀痛,瞳神散大,视力骤降;肝胆经上行于头目,故头痛如劈,目珠胀痛欲脱;肝喜疏泄,情绪波动则肝气郁化火,症状虽情绪波动而阵作,常发病于七情过激之际;肝火横逆犯胃,故呕吐频作;脉弦主肝,肝火内盛,故舌红苔黄,脉弦滑。

【治法方剂】清肝泻火,和胃降逆。方选泻肝汤加减。

3. 肝阳上亢头目胀痛

【证候表现】头痛偏于一侧,目珠胀痛,瞳神或大,视物模糊,可见虹视,头晕泛恶,口干咽痛,腰膝酸软,舌红,苔薄,脉弦细。

【病因病机】素体肝肾阴虚,肝藏血,肾藏精,精血同类,乙癸同源,肝肾阴虚则水不涵木,肝阳上亢,清窍被扰。

【证候分析】肝肾阴虚,水不涵木,肝阳扰清窍,故见虹视及瞳神散大;脉络受阻,不通则痛,见头目胀痛;热盛生风,故见头晕泛恶;肝阴耗伤,故视物模糊;肾虚故腰膝酸软;阴液亏损,故口干咽痛,舌红苔薄,脉弦细。

【治法方剂】育阴潜阳,平肝明目。方选杞菊地黄汤酌加羚羊角、钩藤、天麻、

4.阴虚火旺头目胀痛

【证候表现】头晕头痛,目珠胀痛,瞳神或大,两眼昏花,可见虹视,心悸神烦,夜寐不安,舌红苔少,脉细数无力。

【病因病机】忧思过度,心血耗损或肝血不足,阴血亏虚,虚火上炎,清窍被扰。

【证候分析】阴虚,虚火上扰,故见头目胀痛,瞳神或大及虹视;心肝血虚,无以上荣头目,故头晕目昏;心主失养,故心悸心慌,夜寐不安,舌红苔少,脉细数。

【治法方剂】养血宁神,滋阴降火。方选滋阴降火四物汤酌加车前子、茯苓、柏子仁。

(三)鉴别诊断

1.肝火犯胃头目胀痛与痰湿上逆头目胀痛的鉴别

均有头目胀痛于呕吐,然其病因病机不同。前者主要是肝火犯胃,火性上炎,故病势急重;后者主要是脾虚痰湿内阻,清窍被蒙,胃失和降,故病势较缓。

2.肝阳上亢头目胀痛与肝火犯胃头目胀痛的鉴别

二者均与肝有关,然一为肝阴不足,阴不制阳,肝阳上亢,其病机是肝肾阴虚;一为肝气郁滞,肝郁化火,肝火上炎,其病机则由于肝火犯胃。临床重在辨明虚实。

三十六、目偏视

(一)概念

是指双眼平视前方,一眼或双眼偏斜于一侧,甚者黑睛为该侧眼眶半掩,或全部掩没,外观只显白睛而言。

本症始见于《诸病源候论》,后世医书尚有"目偏视风引"、"风引㖞斜"、"偏视"等名称。由于目经偏斜的程度、方向不同,并可引起复视,

故有的文献合并在"视一为二"、"神珠将反"、"瞳神反背"、"双目通睛"、"坠睛"、"天旋"、"目仰视"等中阐述。至于因肿物引起的目偏视者,不属本篇讨论范畴。

(二)常见证候

1. 风邪中络目偏视

【证候表现】目睛不红不肿,目偏视,或患眼胞睑下垂,眼睫无力,眼球运动受阻,视一为二,多发单眼,伴眼角、口角㖞斜,每于晨起或午睡后发觉,兼见恶风,自汗,头痛,目眩,舌苔薄白,脉浮缓。

【病因病机】外风上扰于目,眼带筋脉偏缓以致目偏视。

【证候分析】外风上扰于目,眼带筋脉偏缓以致目偏视或胞睑下垂;外风入中经络,风属阳邪,病偏于表,故兼见恶风,自汗,舌苔薄白,脉浮缓等表虚中风之象。

【治法方剂】祛风通络。方选羌活胜风汤合牵正散加减。

2. 痰湿阻络目偏视

【证候表现】骤起目偏视向内或向外,多发单眼,患眼睑胞下垂,睛珠运动受阻或视一为二,平素常感胸闷不舒,眩晕恶心呕吐,神疲倦怠,纳差便溏,舌苔白腻,脉弦滑。

【病因病机】脉络受阻,眼带约束失常。

【证候分析】痰湿内生,阻滞经络,筋脉缓急不相称而出现目偏视;湿阻中焦,气机不畅,故胸闷不舒,眩晕,恶心呕吐,神疲倦怠。

【治法方剂】祛痰除湿活络。方选省风汤加减

3. 风热上攻目偏视

【证候表现】双目偏视或仰视,发热头痛,甚至神昏抽搐,角弓反张,舌红,苔黄,脉细数或弦滑。

【病因病机】风热之邪上攻头目,损伤眼带筋膜。

【证候分析】风热之邪上攻头目,损伤眼带筋膜,属实热之症,常见于小儿高热,神昏,惊厥之后。

【治法方剂】祛风清热,舒经活络,佐以养阴。方选牛黄抱龙丸或正容汤酌加黄芩、伸筋草、地龙、石斛、麦冬等。

4. 肝风内动目偏视

【证候表现】单眼或双眼偏视,目睛斜向内或向外,兼见目赤头痛,

眩晕足软,口苦,易怒,手足麻木,筋肉瞤动,舌红,脉弦数。

【病因病机】肝肾亏虚,阴不制阳,内风扰动筋脉,损及眼带。

【证候分析】内风扰动筋脉,损及眼带,故见目偏视;阴虚不能濡养筋脉,故手足麻木,筋肉瞤动。

【治法方剂】育阴潜阳,平肝熄风,方选羚角钩藤汤或平肝熄风降压方;如潮热而目赤心烦,可用补肝散;伴有半身不遂,后期可用补阳还五汤。

5. 瘀血凝滞目偏视

【证候表现】眼睑、眶部或头部外伤后,伤目黑睛偏斜向内或向外,小儿则多见心神不宁,夜梦啼哭,睡眠惊惕,指纹青紫,脉弦等。

【病因病机】脉络受阻,眼带约束失常。

【证候分析】眼睑、头部外伤后,瘀血阻滞,眼带约束失常,故目睛偏斜,指纹青紫。

【治法方剂】活血行气通络,佐以镇静之品。方选桃红四物汤加丝瓜络、地龙、黄连、朱砂。

6. 禀赋不足目偏视

【证候表现】多为先天性,单眼或双眼偏视,患儿常伴发育迟缓,步迟齿迟,智力较差或由于眼球发于异常,视功能不全,日久而致偏视,亦有婴儿体弱,长期侧卧斜视,筋脉凝定,形成目偏视。

【病因病机】属于先天病变。

【证候分析】由于先天发育不完全,精气不充,故见发育迟缓,步迟齿迟,智力较差;精气无以上充养目系,故发为视功能不全,体质偏弱。

【治法方剂】补肝益肾,舒筋活络。方选六味地黄汤加丝瓜络、伸筋草、地龙。

7. 偏废性目偏视

【证候表现】单眼黑睛向外偏视,多兼内、外障眼疾,视力极差,长期废用,以致眼带筋脉迟缓,病目向外偏视。

【病因病机】多因内障眼疾或黑睛宿翳等症而致。

【治法方剂】临床应根据不同病情辨证治疗,并配合针灸。如无效果,则需采取手术治疗。

（三）鉴别诊断

1. 风邪中络目偏视与肝风内动目偏视的鉴别

（1）风邪中络目偏视　由于外风上扰于目，眼带筋脉偏缓以致目偏，表现为目睛不红不肿，目偏视，或患眼胞睑下垂，眼睑无力，眼球运动受阻，视一为二，多发单眼，伴眼角、口角㖞斜。

（2）肝风内动目偏视　由于肝肾亏虚，阴不制阳，内风扰动筋脉，损及眼带而致，表现为单眼或双眼偏视，目睛斜向内或向外，兼见目赤头痛，眩晕足软，口苦，易怒，手足麻木，筋肉瞤动。

2. 痰湿阻络目偏视与瘀血凝滞目偏视的鉴别

（1）痰湿阻络目偏视　脉络受阻，眼带约束失常，表现为骤起目偏视向内或向外，多发单眼，患眼睑胞下垂，睛珠运动受阻，或视一为二，平素常感胸闷不舒，眩晕恶心呕吐，神疲倦怠，纳差便溏。

（2）瘀血凝滞目偏视　脉络受阻，眼带约束失常而致，表现为眼睑、眶部或头部外伤后，伤目黑睛偏斜向内或向外，小儿则多见心神不宁，夜梦啼哭，睡眠惊惕，指纹青紫。

3. 禀赋不足目偏视与偏废性目偏视的鉴别

（1）禀赋不足目偏视　属于先天病变，表现为单眼或双眼偏视，患儿常伴发育迟缓，步迟齿迟，智力较差或由于眼球发于异常，视功能不全，日久而致偏视。

（2）偏废性目偏视　多因内障眼疾或黑睛宿翳等症而致，表现为单眼黑睛向外偏视，多兼内、外障眼疾，视力极差，长期废用，以致眼带筋脉迟缓，病目向外偏视。

三十七、瞳神散大

（一）概念

是指较正常散大，甚至展缩失灵，散而不收，黄仁仅剩窄细如线的症状。

本症在《兰室秘藏》称"瞳子散大"，《银海精微》称"辘轳展开"，《证治准绳》则称"瞳神散大"。尚有"瞳仁开大"、"瞳仁散大"、"瞳仁散杳"者。

(二)常见证候

1.气阴两虚瞳神散大

【证候表现】视物如在云雾中,患眼干涩不爽,头晕目眩,体倦乏力,心烦少寐,口咽干燥,舌质红,苔黄,脉濡细。

【病因病机】心肝火盛,气不摄敛,阴失濡养。

【证候分析】心火亢盛,故心烦少寐,口咽干燥;火盛灼津,故眼干涩不爽,视物模糊;气阴两虚,故头晕目眩,体倦乏力。

【治法方剂】益气养阴。方选滋阴地黄丸。

2.阴虚火炎瞳神散大

【证候表现】视物模糊,目赤眵结,耳鸣耳聋,腰膝酸软,遗精滑泄,舌红少苔,脉虚细带数。

【病因病机】肝肾阴亏,阴虚于下,火旺于下。

【证候分析】肝肾阴虚,故瞳神散大,视物模糊,目赤眵结;肾阴虚,无以滋养腰府,故腰膝酸软,遗精滑泄;阴虚不能上养耳窍,故耳鸣耳聋。

【治法方剂】滋阴降火。方选泻肾汤,兼服磁朱丸。

1.痰厥头风瞳神散大

【证候表现】视物不清,眼珠及额眉棱胀痛或偏于一侧,身热口渴,呕吐涎沫,舌苔腻,脉弦滑。

【病因病机】痰火上乘,痰与火结,火动升阳。

【证候分析】痰火上乘目窍,故视物不清,眼珠或眉棱疼痛;火动升阳,故身热口渴。

【治法方剂】化痰清火。方选清痰饮。

2.暴怒伤肝瞳神散大

【证候表现】视物昏蒙,面红目赤,胸闷胁痛,烦躁不宁,嗳气食少,舌红苔薄,脉弦。

【病因病机】肝气凌逆,肝郁不达,怒气上逆。

【证候分析】暴怒伤肝,肝气郁结上逆,故视物昏蒙,面红目赤;肝气犯胃,故嗳气食少;肝郁气逆,则胸闷胁痛。

【治法方剂】调肝理气。方选调气汤,兼服磁朱丸。

3.外伤瞳神散大

【证候表现】撞击伤目,视物昏蒙,头眼胀痛,甚则血灌瞳神,胞睑瘀血,肿胀疼痛。

【病因病机】直接或间接撞击睛珠,损伤脉络及黄仁,真气内耗,无以摄血。

【证候分析】直接或间接撞击睛珠,损伤脉络及黄仁,真气内耗,无以摄血,故瞳神散大或偏斜不圆,甚则血灌瞳神,胞睑肿胀血肿。

【治法方剂】和营化瘀,滋肾益精。方选大黄当归散合六味地黄丸加减。

三十八、血灌瞳神

(一)概念

是指血液溢于黑睛与黄仁之间,轻者仅沉积下方呈水液平面,甚则一片鲜红,全掩瞳神,视力障碍的症状而言。因黑睛与黄仁之间溢血而得名。

本症在古典医籍中有"血灌瞳仁"、"目血灌瞳仁"、"血灌瞳仁外障"等不同名称。《银海精微》卷上云:"血灌瞳仁者,因毒血灌入金井瞳人水内也,犹如水流入井中之状,清浊相混,时涩痛,红光满目,视物蒙蒙,如隔绢看物,若云雾中然。"《证治准绳·血灌瞳神证》亦云:"视瞳神不见其黑莹,但见一点鲜红,甚则紫浊色也,病至此亦甚危且急也。"

另有"瘀血灌睛",是由瘀血停滞胞睑皮下及白酒部位,致白睛红赤,甚则紫黑,应予区别。

(二)常见证候

1.肝胆火炽血灌瞳神

【证候表现】黑睛与黄仁之间溢血,色泽鲜红,轻者沉积下方呈水液平面,甚则黑睛一片鲜红,遮盖瞳仁,眼目胀色疼痛,白睛混赤或抱轮红赤,热泪如汤,羞明难睁,视物模糊,如隔沙娟烟雾,或红光满目,兼见头痛耳鸣,口苦咽干,胸胁胀满,心烦易怒,溲赤便秘,舌红,脉弦数。

【病因病机】肝胆炽热,火气上逆,熏蒸耳目,迫血妄行。

【证候分析】肝胆火旺,破血妄行,故黑睛与黄仁间溢血;火邪为患,故白睛混赤或抱轮红赤,热泪如汤;肝火郁闭,故见心烦易怒,胸胁胀满。

【治法方剂】清肝泻热,凉血止血。方选龙胆泻肝汤加赤芍、丹皮,或瘀血灌睛方加减。

2. 肝肾阴亏血灌瞳神

【证候表现】黑睛与黄仁之间瘀血积滞,睛珠干涩少泪而痛,白睛红赤,视物模糊,不耐久视,兼见头晕耳鸣,腰膝酸软,潮热盗汗,夜梦遗精,舌尖红,脉细数。

【病因病机】房事不节或久病伤阴,阴不制阳,虚火上炎,损于目络,溢血灌入瞳神。

【证候分析】肝肾阴虚,阴不制阳,虚火上炎损伤脉络,故白睛红赤干涩,视物模糊,不耐久视;肾阴虚,无以滋养肾府,故腰膝酸软,头晕耳鸣,夜梦遗精。

【治法方剂】滋阴降火,和营止血。方选滋阴降火汤加减;出血已止,酌加花蕊石、丹参、三七粉等活血化瘀之品。

3. 脾不统摄血灌瞳神

【证候表现】瘀血留滞黑睛与黄仁之间,甚则黑睛一片鲜红,睛珠胀痛,白睛红赤,视力疲劳,视物不清;兼见面色少华,神疲乏力,食少便溏,失眠多梦,舌淡,脉濡。

【病因病机】素体脾胃气弱或久病中虚,统摄无能,血不循经,溢于络外。

【证候分析】脾虚不能统摄血液,血溢于络外,故瞳神血灌,白睛色赤,眼睫无力;脾虚运化不利,故神疲乏力,食少便溏。

【治法方剂】补脾摄血。方选归脾汤加减。

4. 被物所伤血灌瞳神

【证候表现】为钝物所伤或施眼科手术中失手,黄仁络脉受损,血溢络外,停滞于黑睛与黄仁之间,甚至黑睛一片鲜红,瞳神被掩,白睛紫黑一片或如血灌,胞睑肿胀,青紫瘀痛,视物模糊,舌质如常,脉弦。

【病因病机】钝物所伤或手术外伤,损害睛珠。

【证候分析】因外伤或眼科手术失手,黄仁被伤,故胞睑肿胀,青紫瘀痛,视物模糊。

【治法方剂】凉血止血,佐以化瘀。方选大黄当归散加丹皮、阿胶、三七粉;若瘀血久积不消,则当滋阴平肝,活血破瘀,益气明目,软坚散结,方用坠血明目饮,酌加三棱、莪术、昆布、夏枯草、生芪、白术等;目珠胀痛,方用止痛没药散。

(三)鉴别诊断

1.肝胆火炽血灌瞳神与肝肾阴亏血灌瞳神的鉴别

(1)肝胆火炽血灌瞳神　由于肝胆炽热,火气上逆,熏蒸耳目,迫血妄行而致,表现为黑睛与黄仁之间溢血,色泽鲜红,轻者沉积下方呈水液平面,甚则黑睛一片鲜红,遮盖瞳仁,眼目胀色疼痛,白睛混赤或抱轮红赤,热泪如汤,羞明难睁,视物模糊。

(2)肝肾阴亏血灌瞳神　由于房事不节或久病伤阴,阴不制阳,虚火上炎,损于目络,溢血灌入瞳神而致,表现为黑睛与黄仁之间瘀血积滞,晴珠干涩少泪而痛,白睛红赤,视物模糊,不耐久视,兼见头晕耳鸣,腰膝酸软,潮热盗汗,夜梦遗精。

2.脾不统摄血灌瞳神与肝肾阴亏血灌瞳神的鉴别

(1)脾不统摄血灌瞳神　由于素体脾胃气弱,统摄无能,血不循经,溢于络外而致,表现为晴珠胀痛,白睛红赤,视力疲劳,视物不清;兼见面色少华,神疲乏力,食少便溏,失眠多梦。

(2)肝肾阴亏血灌瞳神　由于房事不节或久病伤阴,阴不制阳,虚火上炎,损于目络,溢血灌入瞳神而致,表现为黑睛与黄仁之间瘀血积滞,晴珠干涩少泪而痛,白睛红赤,视物模糊,不耐久视;兼见头晕耳鸣,腰膝酸软,潮热盗汗,夜梦遗精。

三十九、近视

(一)概念

是指目本无病,近视清楚,远视模糊者。

隋《诸病源候论》已有目不能远视的记载。《证治准绳·七窍门》称为"能近怯远证",清《目经大成》始简称"近视"。《审视瑶函》曾说:"此证非谓禀受生成近觑之病不治者。盖言平昔无病能远视,忽目患能近视而不能远视者。"故先天性近视不属于本条讨论范畴。

(二)常见证候

1.气虚神伤近视

【证候表现】能近视而不能远视,夜寐梦多,恍惚健忘,心烦不宁,体倦无力,苔薄白,脉细弱。

【病因病机】内伤劳倦,灯下阅读细字,目力过劳,耗气伤神所致,神伤气损,阳火无以越发。

【证候分析】神气耗伤,故远视不明,气虚则见体倦乏力,恍惚健忘。

【治法方剂】益气养心,安神定志。方选定志丸。

2.肝肾亏虚近视

【证候表现】眼目昏暗,远视不明,时间黑花,日久可形成内障或伴见腰膝酸软,阳痿遗精,小便余沥,舌淡,脉细弱。

【病因病机】劳心竭思,房事不节,忿怒暴悖,肝肾精气虚衰。

【证候分析】精不足则无以化气,气不足则无以充养神光,故能近视而不能远视;肝肾阴虚,故腰膝酸软,阳痿遗精,小便余沥。

【治法方剂】滋补肝肾,益精明目。方选补肾磁石丸,如见气虚,加黄芪、党参。

四十、远视

(一)概念

是指目能视远而不能视近或视远较视近清楚而言。

本症在《素问病机气宜保命集》称"能远视不能近视",《证治准绳·七窍门》称为"能远怯近症",《目睛大成》简称"远视"。

至清末,《眼科篆要》中明确指出,远视是平日无本病,乃因病而成,若先天生成者,非针药之力所能及,不属本条论述范畴。

(二)常见证候

1.阴精不足远视

【证候表现】能远视而不能近视,久视则目珠酸痛,头晕耳鸣,腰膝酸软,口咽干燥,甚则遗精盗汗,牙齿松动,舌红少苔,脉细数。

【病因病机】房事不节,饥饱失常,形体劳倦,悲泣过度,耗伤阴精,不能上乘目窍而敛聚光华。

【证候分析】阴精耗伤,不能上荣目窍,故近视模糊;阳火发越于外,故视远尚清;肾主藏精,阴精虚则里热肆扰,故五心烦热,口咽发干,遗精盗汗。

【治法方剂】滋水益精。方选六味地黄丸,加五味子、牡蛎;目珠酸痛,加川芎、当归、蔓荆子或地芝丸。

2.阴虚火旺远视

【证候表现】能远怯近,不能久视,两目大小眦角发赤,头晕耳鸣,腰酸腿软,潮热颧红,手足心热,夜多盗汗,舌质红绛,脉细弦数。

【病因病机】水衰不能制火,虚火僭越所致。

【证候分析】阴虚不能制火,虚火上炎,故两目眦发赤,头晕耳鸣;虚火鼓动津液外泄热,故手足心热,夜寐盗汗,潮热颧红。

【治法方剂】滋阴降火。方选知柏地黄汤或滋阴降火汤加减。

3.气血两虚远视

【证候表现】视远较视近清楚,不耐久视,久视两目酸痛,甚则痛连两眶及前额部,面色少华,心悸怔忡,头晕失眠,气短神疲,夜多盗汗,舌质绛红,脉细弦数。

【病因病机】气虚血亏,光华散乱。

【证候分析】气血亏虚,不能上养目系,故不耐久视,视物酸痛;血不荣面,故面色少华,头晕失眠;气虚虚,无以养心,故心悸怔忡,夜寐多汗。

【治法方剂】补益气血。方选八珍汤、柴胡参术汤加减。

4.阴阳两虚远视

【证候表现】目力减退,近视昏蒙,但视远较视近略清楚,伴形寒肢冷,舌淡苔白,脉沉细。

【病因病机】阳气虚弱,神光不能发越于外而远照。

【证候分析】阳气虚弱,神光不能发越于外而远照,故视远较模糊;阴精亏耗,光华不能聚敛,故近视亦昏蒙;阳气亏虚,故伴见形寒肢冷,舌淡苔白。

【治法方剂】扶阳益阴,收敛真气。方选全真益气汤。

四十一、行经目痛

(一)概念

是指妇女行经之际,眼目或隐痛或涩痛,甚则肿胀难睁,黑睛生翳的症状。

本症在《银海精微》称"血室涩痛症",《眼科金镜》称"经脉目病",《医宗金鉴·眼科心法要诀·补遗篇》则称"行经目痛"。

（二）常见证候

1. 肝虚血亏行经目痛

【证候表现】睛珠隐痛,伴有头晕眼花,面色苍白,心悸失眠,唇舌色淡,脉沉细。

【病因病机】妇女素禀虚弱,行经血去过多,营血不足,清窍失养。

【证候分析】营血不足,不能滋养清窍,故睛珠涩痛,头晕眼花;血不养心,故心悸失眠,面色苍白。

【治法方剂】补血养营,方选四物汤加减;血虚常伴气虚,若兼气短神疲者,酌加黄芪、党参等。

2. 血虚受风行经目痛

【证候表现】睛珠疼痛,眉眶酸痛和偏侧头痛,伴有面色苍白,舌质淡,脉弦细。

【病因病机】经量过多,血损体虚,营血不能上充,风邪乘虚外侵。

【证候分析】营血不充,风邪外侵,故睛珠疼痛,偏侧头痛血虚不容于面,故面色苍白,舌质淡,脉细。

【治法方剂】养血疏风,方选当归养荣汤加荆芥、蔓荆子、其效尤佳。

3. 肝热受风行经目痛

【证候表现】白睛红赤,头目疼痛,羞明流泪,伴有涩痛难睁,黑睛星翳或凝脂,舌质较红,苔薄白或薄黄,脉弦细而数。

【病因病机】肝有积热,外受风邪,风热相搏,上攻于目。

【证候分析】肝有积热,外受风邪,风热相搏,上攻于目,故白睛红赤,头目疼痛,羞明流泪,涩痛难睁,黑睛星翳或凝脂,舌质较红。

【治法方剂】祛风清热,滋阴活血,退翳明目,方选红肿翳障经验方;若行经量多,邪气方盛,正气不足,睛珠涩痛加剧,宜清肝和营,祛风消翳,方选当归补血散或当归补血汤。

4. 血凝翳留行经目痛

【证候表现】黑睛斑翳脆嫩,睛珠胀痛,行经加重,舌质淡红,脉细而缓。

【病因病机】目疾久服寒凉和祛风之剂而致。

【证候分析】血遇寒则凝,风药性燥,每易伤阴化热,翳自热生,病在黑睛,故翳凝难消,睛珠胀痛。

【治法方剂】滋阴活血,退翳明目。方选四物退翳汤。

四十二、云雾移睛

(一)概念

是指眼目外观端好,自视眼外似有云雾浮移或飞蚊蝇翅,旗斾绦环在空中飞扬缭乱的症状而言。

本症在《银海精微》称"蝇翅黑花",《证治准绳》称"云雾移睛",论述颇详,后世医家多宗其说。此外,尚有称为"眼前黑花"、"蝇翅黑花内障"、"飞蝇散乱",或于"目妄见"中提及本症。

若因出血导致的严重的眼前云雾移睛,继而目盲者,则属"暴盲",详见该条。

(二)常见证候

1.肝肾亏虚云雾移睛

【证候表现】双目外观如常,自觉眼前有蚊蝇状黑影飞舞飘动,仰视则上,俯视则下,视物模糊,久视则双目干涩坠痛,兼见头晕耳鸣,腰膝无力,夜梦遗精,舌红少苔,脉细弱或虚大。

【病因病机】肝肾不足,阴精不能上承二目,多见于老年机羸弱之体。

【证候分析】肝肾不足,不能上乘目系,故眼前有蚊蝇状黑影飞舞飘动,视物模糊,久视则双目干涩坠痛;阴精不足,故腰膝无力,夜梦遗精。

【治法方剂】补益肝肾。方选补水宁神汤加桑椹、黑芝麻或明目地黄丸。

2.气血两虚云雾移睛

【证候表现】双侧外观端好,常觉目外有如蝇蛇绦环等状黑影缭绕,目珠隐痛干涩,引及眉棱骨痛,久视更甚,面色不华,气短懒言,心悸失眠,舌淡,脉濡细。

【病因病机】心脾两虚,气血不足,不能滋养二目,多见于久病体弱或新产失血之后。

【证候分析】心脾两虚,气血不足,不能滋养二目,故目外有如蝇蛇绕环等状黑影缭绕,目珠隐痛干涩,面色不华,气短懒言,心悸失眠。

【治法方剂】益气养血。方选人参养营汤或补气养血方。

3. 痰浊上泛云雾移睛

【证候表现】眼前有旗旆蛱蝶或蚊蝇翅状物飘动或微黄,双眼外观如常,兼头蒙不爽,目不欲睁,痰多胸闷,神疲乏困,纳呆便溏,舌苔腻或白滑,脉滑。

【病因病机】脾失健运,痰浊停聚,清阳不升。

【证候分析】脾失健运,清阳不升,故眼前有旗旆蛱蝶或蚊蝇翅状物飘动,头蒙不爽;痰湿困脾,故痰多胸闷,神疲乏困,纳呆便溏。

【治法方剂】除湿化痰。方选温胆汤加白术、胆南星、海浮石。

4. 湿热蕴蒸云雾移睛

【证候表现】眼前常有蛛丝飘动,蚊蝇飞舞,随眼珠动定而移止,视物模糊,如隔轻纱薄雾,常见白睛红赤,或抱轮红赤,头痛目痛,畏光,瞳神紧小,兼见口苦,心烦,溲赤,舌苔白腻,脉濡滑数。

【病因病机】湿阻气机,郁而化热。

【证候分析】湿邪阻滞气机,郁而化热,上蒸目窍,故视物模糊,如隔轻纱薄雾,白睛红赤或抱轮红赤,头痛目痛,畏光;湿热上熏,故口苦,心烦。

【治法方剂】清热利湿。方选秘方猪苓汤加苦参、滑石粉或龙胆泻肝汤加减。

（三）鉴别诊断

1. 肝肾亏虚云雾移睛与气血两虚云雾移睛的鉴别

（1）肝肾亏虚云雾移睛　由于肝肾不足,阴精不能上承二目而致,表现为双目外观如常,自觉眼前有蚊蝇状黑影飞舞飘动,仰视则上,俯视则下,视物模糊,久视则双目干涩坠痛,兼见头晕耳鸣,腰膝无力,夜梦遗精。

（2）气血两虚云雾移睛　由于心脾两虚,气血不足,不能滋养二目而致,表现为双侧外观端好,常觉目外有如蝇蛇绕环等状黑影缭绕,目珠隐痛干涩,引及眉棱骨痛,久视更甚,面色不华,气短懒言,心悸失眠。

2. 痰浊上泛云雾移睛与湿热蕴蒸云雾移睛的鉴别

（1）痰浊上泛云雾移睛　由于脾失健运,痰浊停聚,清阳不升而致,表现为眼前有旗旆蛱蝶或蚊蝇翅状物飘动或微黄,双眼外观如常,兼头蒙不爽,目不欲睁,痰多胸闷,神疲乏困,纳呆便溏。

（2）湿热蕴蒸云雾移睛　由于湿阻气机,郁而化热而致,表现为眼前常有蛛丝飘动,蚊蝇飞舞,随眼珠动定而移止,视物模糊,常见白睛红赤,头痛目痛,畏光,瞳神紧小;兼见口苦,心烦,溲赤。

四十三、暴盲

（一）概念

是指骤然一眼或双眼视力迅速下降,以致视力丧失的内障症状。

本症见于《证治准绳·七窍门》,如说"暴盲":平日素无他病,外不伤轮廓,内不损瞳神,倏然盲而不见也。

暴盲与"青盲"都是盲而不见,眼外观正常,瞳神内无翳障气色可寻。然"青盲"以视力渐渐下降或因其他内障眼病而盲为特征。二者有别,故不属本条讨论范围。

（二）常见证候

1. 热如营血暴盲

【证候表现】壮热口干,双眼突然盲而不见,神昏谵语或见斑疹,舌红绛苔光剥,脉细数。

【病因病机】多发于热性病的后期,温病之邪内陷营血,玄府闭阻,血热妄行,上冲头目,目系受伤,双目暴盲。

【证候分析】营分热盛,神明被扰,故壮热,神昏谵语;邪热灼伤津液,故口渴;血热妄行,溢于皮肤,故斑疹显现;邪热稽留营血,津液内耗,故舌苔光剥,脉细数。

【治法方剂】清营解毒,凉血止血。邪在营血,舌红苔少,方选清营汤;邪入血分,外发斑疹,舌绛苔光剥,方选犀角地黄汤;邪陷心包,神昏壮热,谵语,方选安宫牛黄丸或全宝丹,或紫雪丹。

2. 肝火上逆暴盲

【证候表现】烦躁易怒,骤然一眼或双眼盲而不见,目珠疼痛,头晕目痛,面红目赤,胁痛口苦,舌红苔黄,脉弦数。

【病因病机】忿怒暴悖,怒则气盛火炎,神珠受损而致暴盲。常见单侧或双侧失明。

【证候分析】神珠受损而致暴盲,常见单侧或双侧失明;肝火炽盛,上扰清窍而头痛,目赤、面红;肝经郁热,目失疏泄,故胁痛口苦;心神被扰,则烦躁不安;火旺热灼,故舌红苔黄,脉弦数。

【治法方剂】清肝泻火。方选龙胆泻肝汤加减。

3.阴虚火旺暴盲

【证候表现】头晕目眩,眼前自觉炊烟缕缕,逐渐散开,呈一片红光,继而目盲不见,颧红潮热,心悸盗汗,五心烦热,舌红苔少,脉细数无力。

【病因病机】素体阴血不足或劳心竭思,耗伤心阴,以致心阴不足,心火旺盛,上损神珠而暴盲。

【证候分析】阴血不足,心失所养,故心悸;血不上荣,故头晕目眩;阴虚则生内热,故颧红盗汗,五心烦热;阴虚火旺则舌红少苔,脉细数。

【治法方剂】滋阴降火,养心安神,方选黄连阿胶汤加减;若兼肾阴不足,腰酸梦遗,方选知柏地黄丸加减。

4.气血瘀阻暴盲

【证候表现】瞬息单眼盲而不见,伴头痛口苦,舌苔薄,脉细涩。

【病因病机】气火上逆,浸淫目系,睛内络脉阻滞,气行不畅,瘀血内阻,清窍失养。

【证候分析】不通则痛,故见头痛,口苦,苔薄,脉弦细。

【治法方剂】活血化瘀,行气通窍。方选通窍活血汤加白蒺藜、夏枯草、石决明等。

四十四、内障

(一)概念

是指瞳神内黄睛混浊,逐渐发展成翳障,影响视力,甚至失明的症状,因其从内藏故名。《目经大成》说:"此症盖目无病失明,金井之中,有翳障于神水之上,曰内障。"多见于老年人,亦有因胎患或外伤震击所致者。

内障之名,见于《秘传眼科龙木论》,分内障于外障两大类,属内障者二十三症,包括瞳神以内的疾患。《原机启微·阴若不能配阳之病》记载的"内障",即指"圆翳内障"之类;《医学纲目》始明确将"内障"于瞳神以内的其他病变区分。并说"内障先患一目,次第相引,两目俱损者,皆有翳在黑睛内,遮盖瞳子而然"。

另"青盲"症,亦视物昏蒙,但外观端好,无气色形态可辨,应与"内障"有别。

(二)常见证候

1. 脾虚内障

【证候表现】视物模糊,不能久视,久视则酸痛,渐致失明,兼见面色㿠白,肢体倦怠,气怯懒言,食少纳呆,舌淡,脉虚细。

【病因病机】饥饱劳倦,饮食不节,损伤脾胃,脾气虚弱,升降失司,清阳不能上养瞳神。

【证候分析】脾气虚弱,升降失司,清阳不能上养瞳神,故视物模糊,久视则酸痛,渐致失明;气虚则肢体倦怠,气怯懒言;脾虚无力运化,故食少纳呆。

【治法方剂】健脾补中,益气升阳。方选补中益气汤,益气聪明汤或冲和养胃汤。

2. 阴亏内障

【证候表现】初起视觉昏花,常见空中黑花缭乱,继则视歧,睹物称二体,瞳神气色呈淡白或淡黄,逐渐转为全白而失明;兼见头晕耳鸣,腰膝酸软,舌质红,苔黄,脉细弱。

【病因病机】年高体弱,或房劳过度,阴精耗伤,不能充养目窍。

【证候分析】阴精不能充养目窍,故视物昏花;肾府空虚,故腰膝酸软,头晕耳鸣。

【治法方剂】养肝益肾,滋阴明目。方选杞菊地黄丸。

3. 火盛内障

【证候表现】视物昏花,眼前蝇飞蝶舞,或若垂蟢或若薄烟轻雾,不痛不痒,渐渐加重而失明;兼见口苦咽干,心烦少寐,睡眠多梦,舌红,脉细数。

【病因病机】劳心竭思,过食心热炙煿,暴怒忿郁,肝木不平,内挟心火,蒸灼神水、神膏。

【证候分析】肝火蒸灼神水、神膏,故视物昏花,渐渐失明;肝火扰神,故心烦失眠多梦;肝火上炎,故口苦咽干。

【治法方剂】清肝泻心,养阴泻热。方选滋阴地黄丸。

4.胎患内障

【证候表现】小儿出生后即视物不辨,瞳神内黄睛混浊,有白翳在神水之中,障于瞳神,常伴有眼内其他病变或与先天禀赋畸形等症并见。

【病因病机】在母腹中,饮食乖违,恣啖辛热厚味;或将息失度,患有他病;或受惊恐等,影响胎儿发育。

【证候分析】母体恣啖辛热厚味,故胎儿瞳神内黄浊,视物不辨。

【治法方剂】临床上难获疗效。

5.惊震内障

【证候表现】眼珠顿挫损伤,瞳神内黄睛逐渐混浊,视物昏蒙,甚则只辨三光。

【病因病机】外伤损害,触动神水,神膏。

【证候分析】外伤后触动神水,神膏,损及黄睛而混浊,视物昏蒙。

【治法方剂】活血行瘀。方选经效散。

(三)鉴别诊断

1.脾虚内障与阴亏内障的鉴别

(1)脾虚内障　由于脾气虚弱,升降失司,清阳不能上养瞳神而致,表现为视物模糊,不能久视,久视则酸痛,渐致失明;兼见面色㿠白,肢体倦怠,气怯懒言,食少纳呆

(2)阴亏内障　由于阴精耗伤,不能充养目窍而致,表现为初起视觉昏花,常见空中黑花缭乱,继则视歧,睹物称二体,瞳神气色呈淡白或淡黄,逐渐转为全白而失明,兼见头晕耳鸣,腰膝酸软。

2.胎患内障与惊震内障的鉴别

(1)胎患内障　由于在母腹中,饮食乖违,恣啖辛热厚味;或将息失度,患有他病;或受惊恐等,影响胎儿发育而形成,表现为小儿出生后即视物不辨,瞳神内黄睛混浊,有白翳在神水之中,障于瞳神。

(2)惊震内障　由于外伤损害,触动神水,神膏而致,表现为眼珠顿挫损伤,瞳神内黄睛逐渐混浊,视物昏蒙,甚则只辨三光。

四十五、视物变形

(一)概念

是指病眼外观正常,唯视物歪斜,形态失真的表现。

本症首见于《证治准绳·杂病篇·视正反斜症和视直如曲症》,明确指出:"目本正而目视为邪也,乃阴阳偏胜,神光欲散之候……视直物如曲弓弦界尺之类,视之皆如钩。"《银海指南肾经主病》亦提到"视正为横";《审视瑶函》、《张氏医通》、《眼科菁华录》等均称"妄见",其内容包括"视正反邪"、"视小为大"、"视直如曲"……等多种症名;《目经大成》则称"视惑",根据临床观察,"视惑"应为视觉变异之总称,近代简称"视物变形"。

(二)常见证候

1.肝肾阴虚视物变形

【证候表现】视直如曲,视大为小,伴有头晕目眩,口咽干涩,耳鸣失眠,腰酸遗精或五心烦热,盗汗,舌红少苔,脉细数。

【病因病机】房劳伤精,神劳伤血,精血亏损,不能上充清窍而视觉变异。

【证候分析】精血不能上充清窍,故头晕目眩,耳鸣,口咽干涩;肾精不能充养腰府,故腰酸遗精;阴虚生内热,则见五心烦热,盗汗,口苦神烦。

【治法方剂】滋补肝肾,方选杞菊地黄汤或明目地黄丸,酌加芡实、金樱子益肾固精;若阴虚火旺者,治宜滋阴降火,养血活血,方选滋阴降火汤或知柏地黄汤加减。

2.肝气郁结视物变形

【证候表现】视正反斜,视大为小,头痛眼胀,伴有神烦易怒,胸胁胀满,食欲不振,妇女月经不调或经前乳房作胀,舌苔微黄薄腻,脉弦。

【病因病机】精神刺激,情志抑郁,肝气不舒,目窍失养。

【证候分析】肝郁不舒,目失所养,故视物变形;肝布胸胁,肝经气血郁滞,故胸胁胀满;胃失和降,故食欲不振;气郁化火上逆,故头痛眼胀,神烦易怒;肝失疏泄则月经不调。

【治法方剂】疏肝解郁。方选丹栀逍遥散去生姜,酌加茺蔚子、决明子。

3. 脾虚气弱视物变形

【证候表现】视正反斜,视大为小,头痛绵绵,纳少便溏,伴有神疲气短,舌质淡胖,脉沉细。

【病因病机】脾失健运,水湿不化,清阳下降,浊阴乘虚凝聚目窍,或水湿上泛于目。

【证候分析】脾不健运,清阳不升,故头痛绵绵;脾虚下陷,故纳少便溏,神疲气短。

【治法方剂】益气升阳,调脾健胃。方选补中益气汤或香砂六君子汤加炒薏米。

4. 心脾两虚视物变形

【证候表现】视大为小,视正反斜,视力疲劳,眼睑乏力,心悸健忘,食欲不振,夜寐少宁,舌淡苔薄,脉细。

【病因病机】劳伤心脾,气血亏损,脉络空虚,血不养睛。

【证候分析】血不养睛,故视物变形,视力疲劳;脾主肌肉,脾虚故见眼睑乏力;脾虚不运化,故食欲不振;心血虚,故心悸健忘,夜寐不安。

【治法方剂】补益心脾。方选归脾汤加减或助阳活血汤加减。

5. 气滞血瘀视物变形

【证候表现】视正反斜,视大为小,时轻时重,每遇劳累而作,舌质紫黯或有瘀点,脉细涩。

【病因病机】外伤或久病,脉络气滞,血行不畅,不通则痛。

【证候分析】脉络阻滞,故视物变形;舌质紫黯或有瘀点,脉细涩等均为瘀血的表现。

【治法方剂】活血破瘀。方选血府逐瘀汤或桃红四物汤,酌加夏枯草、三棱、莪术等软坚散结之品;若余邪未尽,正气未复,酌加党参、太子参、生黄芪等益气活血,扶正祛邪。

四十六、夜盲

(一)概念

是指白昼视觉正常,入暮或居暗室之中,则视物不见或昏蒙的症状。

《诸病源候论》说:"有人昼而睛明,至暝则不见物,世谓之雀目。"

后世又称"雀盲"、"鸡盲"或"鸡蒙眼"等。因夜盲多见于小儿,故《银海精微》另立"小儿雀盲"之名。

(二)常见证候

1. 肝血不足夜盲

【证候表现】每至日落之后,视力昏暗,不能见物,眼涩痒羞明,瞬目频作,时轻时重,甚则黑睛溃烂生翳,伴头晕心悸,舌淡苔薄,脉弦细。

【病因病机】素体虚弱或失血,病后血虚,造成肝血不足,神水神膏失于濡养。

【证候分析】肝血不足,神水失于濡养,故视力昏暗,干涩羞明;血虚不能上荣头目,故头晕;血不养心,故心悸,舌淡脉细。

【治法方剂】养血补肝,方选转光丸加减。平时应多食动物内脏,如猪、羊、鸡肝等,以肝补肝,增加营养。

2. 肝肾阴虚夜盲

【证候表现】白昼明目,至暝则不见物,视野狭窄,眼干不适,心烦少寐,腰酸腿软,头晕口干,遗精,舌红少苔,脉细数。

【病因病机】多从肝血不足夜盲发展而来,亦可因素体阴虚,房劳不节,肝肾同病,阴精亏损,髓海空虚,无以上荣脑窍。

【证候分析】髓海空虚,无以上充睛明,故目不见,视野狭窄;肾水不足,故头晕耳鸣;腰府空虚,故腰酸腿软;阴虚则生内热,故心烦少寐,口干;阴虚火动,精关不固,故遗精。

【治法方剂】滋补肝肾,佐以养心安神。方选六味地黄丸合酸枣仁汤加减。

3. 脾虚气弱夜盲

【证候表现】目入暮不能视物,视野狭窄,神疲乏力,少气懒言,舌质淡,苔薄白,脉细软。

【病因病机】饥饱失常,劳累过度或思虑伤脾,中气不足,脾运失司,清阳之气不能升运,头目失养而致。

【证候分析】脾运失司,清阳之气不能升运,头目失养,故致夜盲;脾气虚弱,故神疲乏力,少气懒言,舌质淡。

【治法方剂】益气健脾,补中升阳。方选补中益气汤或益气聪明汤合决明夜灵散加减。

4. 脾肾阳虚夜盲

【证候表现】昼视通明,夜视罔见,视力减退,视野狭窄,形寒肢冷,腰膝酸软,阳痿早泄,五更泄泻,小便清长或尿后余沥,舌质淡胖,苔白腻,脉沉细,两尺微。

【病因病机】多从脾气虚发展而来或素体阳虚,脾肾两亏,清阳不升,气不容睛。

【证候分析】脾肾两亏,清阳不升,气不荣睛而见夜盲;阳虚生外寒,故形寒肢冷;脾肾阳虚,阳气衰微,故腰膝酸冷,阳痿早泄,甚则五更泄泻。

【治法方剂】温补脾肾。方选金匮肾气丸或全鹿丸加减。

5. 气血两虚夜盲

【证候表现】头晕目眩,暮无所见,视野狭窄,面色苍白,心悸失眠,神疲乏力,气短自汗,舌质淡,脉细弱。

【病因病机】多因久病或素体脾胃虚弱,气血生化之源不足,无以滋养头目。

【证候分析】气血不足,无以上养头目,故入暮不见,视野狭窄;气虚则气短自汗;血虚则心悸少寐;气血两虚则头晕目眩,面色苍白,色淡而胖。

【治法方剂】补益气血。方选柴胡参术汤加减。

四十七、小儿青盲

(一)概念

是指小儿双眼(或单眼)外观正常,黑白分明,唯视物不见。

本症首见于《秘传眼科龙木论》,称"小儿青盲外障"。《诸病源候论小儿杂病篇目盲候》说:"眼无翳障,而不见物,谓之青盲。"《眼科金镜》对本症描述较为生动和详细,如"小儿青盲眼,此症极危险,疹后余热未尽得是病者不少……不痛不痒,不红不肿,如无症状,只是不能睹物"。

(二)常见证候

1. 肝经风热小儿青盲

【证候表现】双眼无光感,瞳神散大,神烦多语,双耳失聪,睑废口歪,咬牙踢足,伴有项强口噤,手足屈伸不利或偏瘫,舌绛苔薄黄,脉弦数,指纹青紫,透现风关或气关。

【病因病机】温热病后期,热邪阻窍。

【证候分析】热邪阻窍而致青盲,双耳失聪;热极生风,肝风内动,故瞳散神烦,咬牙踢足;心肺热邪郁阻而神烦多语或口噤;肝风挟热留滞经脉,故项强,肢体强直,屈伸不利或偏瘫;风邪侵络,中邪之处,血脉涣散,故睑废口歪。

【治法方剂】平肝熄风,清热解毒,芳香开窍。方选钩藤熄风饮加减,并服安宫牛黄丸或局方至宝丹;如往来寒热,伴有项强,抽搐者,为邪热郁于少阳,宜清透少阳,和解为治,方选小柴胡汤酌加全蝎、僵蚕、钩藤、青蒿等熄风定惊,养阴清热之品;肢体强直,屈伸不利者,酌加桑寄生、牛膝、伸筋草、木瓜等补肝肾,强筋骨之品。

2. 血虚肝郁小儿青盲

【证候表现】双眼无光感或有光感,间有瞳散,烦躁不安,伴肢体颤抖或偏瘫,舌稍红,苔薄白或微黄,脉细数。

【病因病机】温热病后治疗不及时或不彻底,余邪未尽,热留经络,玄府郁闭,精血不能上荣。

【证候分析】"肝开窍于目,目受血而能视",玄府通利,肝血畅旺,则目得濡养而神光充沛。因肝风未熄,故瞳神稍大;热病伤阴,阴虚肝旺而神烦不宁,肝主筋。

3. 脾虚气弱小儿青盲

【证候表现】双眼光感,面色萎黄,食少短气,便溏量多,消化不良,伴眼睑无力,肢体萎软,舌淡体胖,边有齿痕或苔中剥,脉沉细。

【病因病机】病后调护失宜或过服寒凉镇惊之药。

【证候分析】脾为后天之本,生化之源,脾虚则运化失健,中气不足,清阳下陷,脏腑精气不能上承于目,故面色萎黄,眼睑无力,消化不良,大便溏薄;脾主肌肉四肢,气血复损则筋骨失养,故下肢萎软。

【治法方剂】益气升阳,调脾健胃。方选补中益气汤;若双耳失聪,可用益气聪明汤加石菖蒲芳香开窍,聪耳明目。

4. 肝肾不足小儿青盲

【证候表现】双眼光感,口眼干涩,手足颤抖或足软无力,虚烦少眠,智力不足,小便频数,口干咽燥,舌质偏红少苔,脉细数。

【病因病机】病因有二：一为先天肾气不足或苔受惊邪，生后双目青盲；二为热病后，伤阴耗液，肝肾阴虚，精血不足。

【证候分析】肝肾阴虚，精血不足，表现双眼干涩，足软无力，虚烦少眠；脑为髓之海，髓海失充故智力不足；肾虚则膀胱摄纳无权，约束失灵而小便频数。

【治法方剂】滋补肝肾。方选杞菊地黄汤或滋阴肾气丸；病程久者，酌加丹参、鸡血藤、路路通、丝瓜络、干地龙等活血通络。

5. 撞击外伤小儿青盲

【证候表现】双眼（或单眼）无光感，瞳神间有散大，伴头眼胀痛，舌苔薄白，脉稍弱。

【病因病机】头眼脉络受损，血凝气滞，不通则痛。

【证候分析】头眼脉络受阻，内有瘀滞，外受风邪，故头眼胀痛，视物不见。

【治法方剂】养血活血，祛风止痛。方选除风益损汤，酌加蔓荆子、干地龙、丝瓜络或选桃红四物汤加防风、羌活、白芷，参以枸杞子、女贞子、五味子补肾明目之品。

（三）鉴别诊断

1. 肝经风热小儿青盲与血虚肝郁小儿青盲的鉴别

（1）肝经风热小儿青盲　由于温热病后期，热邪阻窍而致，表现为双眼无光感，瞳神散大，神烦多语，双耳失聪，睑废口歪，咬牙踢足，伴有项强口噤，手足屈伸不利或偏瘫。

（2）血虚肝郁小儿青盲　由于热留经络，玄府郁闭，精血不能上荣而致，表现为双眼无光感或有光感，间有瞳散，烦躁不安，伴肢体颤抖或偏瘫。

2. 脾虚气弱小儿青盲与肝肾不足小儿青盲的鉴别

（1）脾虚气弱小儿青盲　由于病后调护失宜或过服寒凉镇惊之药而致，表现为双眼光感，面色萎黄，食少短气，便溏量多，消化不良，伴眼睫无力，肢体萎软。

（2）肝肾不足小儿青盲　由于先天肾气不足或热病后，伤阴耗液，肝肾阴虚，精血不足而致，表现为双眼光感，口眼干涩，手足颤抖或足软无力，虚烦少眠，智力不足，小便频数，口干咽燥。